의공기사 등을 위한

의료관계법규

의공기사 등을 위한

의료관계법규

임재근

보무각

임재근(강동대학교 보건의료공학과 교수)

의공기사 등을 위한 제2판

의료관계법규

제2판발행 2019년 6월 25일
초판발행 2019년 1월 8일

지은이 임재근
펴낸이 이호동
발행처 보문각
블로그 http://blog.naver.com/bomungak
e-mail bomungak@naver.com
주소 서울시 서초구 바우뫼로 7길 8
등록번호 302-2003-00085
전화 02) 468-0457
팩스 02) 468-0458

값 22,000원

ISBN 978-89-6220-383-7 93510

머리말

모든 국민이 수준 높은 의료 혜택을 받을 수 있도록 국민의료에 필요한 사항을 규정함으로써 국민의 건강을 보호하고 증진하는 데에 목적을 두고 있는 의료법, 의료기사 등에 관한 법률 및 의료기기법 등은 그 목적을 실현하고자 계속하여 법조문을 개정, 신설 및 폐지 등을 해오고 있다.

이에 본서는 의공기사 · 의공산업기사 · 의료기기RA(규제과학)전문가가 되고자 국가자격 시험을 준비하는 수험생과 이를 양성하는 대학에서 학생들을 위한 교재로 활용하고자 최신 개정된 법조문을 바탕으로 정리하였다.

이 책은

첫째, 관련 법규들에 앞서 의료법규의 주요 용어와 개요를 정리하여 법의 개념과 일반적인 이해를 도울 수 있도록 하였다.

둘째, 각 법규의 앞부분에 요약정리를 일목요연하게 하여 국가자격 시험을 준비하는 수험생들에게 해당 법규의 개괄적인 이해를 도와주고자 하였다.

셋째, 해당 법조문에 관련된 시행령, 시행규칙을 함께 정리하여 일일이 찾아 대조하는 번거로움을 덜었다.

마지막으로 각 법규의 마지막에 적중예상문제와 해설을 두어 해당 법률의 중요한 부분에 대한 정리를 도와주고자 하였다.

참고로 의공기사 · 의공산업기사 · 의료기기RA(규제과학)전문가의 국가자격 시험 의료법규 범위는 의료기기법과 그 시행령 및 그 시행규칙으로 한다.

아무쪼록 이 책을 통해 시험을 준비하는 수험생과 학생들의 건승을 바라며, 향후 법령의 개폐에 맞춰 수정 또는 개정할 것을 약속드린다.

이 책이 나올 수 있도록 도움을 주신 여러분들과 편집에 힘써 주신 분들에게 감사드린다.

저자

Contents

의료관계법규 주요 용어정리

감독(監督)

일정한 자의 행위를 감시하고 그 자에 대하여 필요한 명령 등을 함으로써 그 자의 행위의 합법성 및 합목적성을 보장하는 행위. 공공단체에 대한 감독, 상급행정관청의 하급행정관청의 사무에 대한 감독 등 공법상 그 예가 많다. 감독행위에는 예방적 감독행위(감시·훈령·인가)와 교정적 감독행위(취소·정지명령 등)가 있다.

과료(科料)

벌금과 같이 범인으로부터 일정액의 금액을 징수하는 형벌이지만, 그 금액이 적고 또 비교적 경미한 범죄에 과하여진다는 점에서 벌금과 차이가 있다. 금전적 제재의 일종이지만 형벌이 아닌 과태료와 구별함을 요한다. 과료는 2천원 이상 5만원 미만이고, 과료를 완납할 수 없는 자는 1일 이상 30일 미만의 기간 노역장에 유치하여 작업에 복무하게 된다.

과실(過失)

형법상 과실은 책임조건의 하나이며, 고의에 비하여 비난의 정도가 낮은 것이다. 과실에 의한 행위는 법률에 특별한 규정이 있는 경우에 한하여 처벌된다. 과실이란 일정한 결과가 발생한다는 것을 알고 있어야 함에도 불구하고 그것을 부주의로 알지 못하고 한 경우이다. 과실은 부주의 즉 주의 의무위반이다.

과징금(過徵金)

과징금이란 행정법상의 의무위반에 대한 제재로서 부과하는 금전적 제재를 말한다. 이는 일정한 행정법상의 의무에 위반함으로 인하여 그 위반자에게 일정한 경제적 이득이 발생하게 되는 경우에 과징금으로써 그 이득을 흡수하여 오히려 경제적 불이익이 생기게 하려는 것. 그러나 과징금은 행정법상의 의무위반에 대한 금전적제재인 점에서는 벌금 과태료와 본질적으로는 다를 것이 없으나, 과징금은 형식상 형벌에 속하지 아니하며, 다분히 이득환수적인 내용의 것인 점에서 벌금, 과태료와 다르다.

과태료(過怠料)

국가 또는 공공단체가 국민에게 과하는 금전벌. 형벌이 아니고 일종의 행정처분,이다. 따라서 형벌인 벌금 과료와 구별되며, 형법총칙의 규정 적용은 없다. 과료라고도 한다. 과태료는 주로 질서벌로서의 과태료를 의미하며, 법질서를 유지하기 위하여 법령에 위반한 자에 대한 제 재로서 과하여지는 것이다. 그 과벌 절차도 형사소송법에 의하지 않으며, 각 법률에 특별한 규정이 없는 한 비송사건절차법의 규정에 의한다.

검안(檢案)

검안이란 의사의 진찰을 받지 아니하고 사망한 자의 시체에 관하여 의사가 사망사실을 의학적으로 확인하는 것을 말함. 사망사실을 확인하는 증명서를 검안서라 한다 .

권리능력(權利能力)

자연인으로서 가지는 사법상의 권리 의무의 주체가 될 수 있는 지위, 자격을 권리능력이라고 한다.

권한의 위임(權限의 委任)

행정관청이 자기에게 주어진 권한의 일부를 다른 관청에게 이양하고 그것을 이양 받은 관청의 권한으로써 그의 명의와 책임하에서 행사하는 것

고의(故意)

형법상 과실과 더불어 행위자에게 책임을 지우기 위한 조건의 하나. 범의(犯意)라고도 한다. 형법은 법률에 특별한 규정이 없는 한, 고의의 행위만을 벌한다. 고의의 요건으로서는 첫째, 범죄사실의 인식, 둘째, 위법성의 인식, 셋째, 기대가능성을 들 수 있다 .

공공부조(公共扶助)

국가 및 지방자치단체의 책임하에 생활유지능력이 없거나 생활이 어려운 국민의 최저생활을 보장하고 자립을 지원하는 제도를 말한다.

구류(拘留)

형법에 규정된 주형의 하나로 징역 금고와 함께 자유형의 하나, 1일 이상 30일 미만을 구류장에 구금하는 것. 가장 가벼운 자유형으로서 주로 경범죄에 과한다. 구류장도 교도소의 일종 이지만 실제로는 대용교도소로서의 경찰의 유치장에 구금하는 것이 많다

금고(禁錮)

강제노동을 과하지 아니하고 수형자를 교도소에 구치하는 것. 징역과 같은 자유형의 일종, 그러나 금고수도 희망하면 작업자에 나갈 수 있다. 금고에도 무기와 유기가 있고 그 기간은 징 역의 경우와 같다. 금고는 징역보다 가벼운 형벌(형기가 같은 경우)이며, 주로 과실범이나 정 치상의 확신범과 같은 비파렴치적인 범죄에 과해지는 것이지만, 노동경시 사상의 표현이라 하겠다.

금치산자(禁治産者)

심신상실의 상태에 있기 때문에 배우자 등의 청구에 의하여 법원으로부터 금치산선고를 받은 자

등록(登錄)

일정한 사실 또는 법률관계를 행정청 등에 비치되어 있는 공부(公簿)에 기재하는 것. 그 주된 효과가 이들의 사실 또는 법률관계의 존부를 공중에 표시하고 또 증명한다고 하는 점에서 ' 등기'와 같으나, 등기소에 비치된 등기부에 기재하는 것이 등기이고, 등기소 이외의 공적기관 에 비치된 장부에 기재하는 것이 '등록'이라고 하는 점에서 다르다.

면허(免許)

허가와 같은 뜻으로, 일반적으로 허가라 함은 학문상 법령에 의하여 일반적으로 금지되어 있는 행위를 해제하여 적법하게 그 행위를 할 수 있도록 하는 행정처분,을 말하며, 실정법상에 서는 면허(免許)·허가(許可)·인가(認可)·승인(承認)·지정(指定) 등 각종으로 쓰이고 있다. 허가는 법령상의 제한 금지를 제거하여 자유를 회복시키는 행위이므로, 권리를 설정하는 특허(特許)나 타인의 행위의 법률적 효력을 보충하는 인가(認可)와 다르다 .

무능력자(無能力者)

권리나 의무를 가지기 위한 행위를 혼자서 완전히 할 수 있는 능력을 행위능력이라 하고, 행위능력을 가질 수 없는 자를 무능력자라 한다. 무능력자의 행위는 보호자의 동의를 받아서 하든가 또는 보호자가 대리해서 하지 않으면 이후 취소가 되어 무효가 될 우려가 있다. 민법이 인정하는 무능력자에는 미성년자·한정치산자·금치산자가 있다. 무능력자가 한 법률행위일 지라도 취소되지 않는 한 유효하다.

민사책임 형사책임(民事責任 刑事責任)

민법상의 책임, 특히 불법행위로 인한 책임을 민사책임이라 한다. 형법상의 책임을 형사책임이라한다. 민사책임은 개인에 대한 책임이고, 형사책임은 국가에 대한 책임이다

벌금(罰金)

범인으로부터 일정액의 금전을 징수하는 형벌. 형법이 규정하는 주형의 일종이며, 과료와 더불어 재산형이다. 금고보다 경하고 구류보다 중하다. 벌금은 5만원 이상 이지만 경감하는 경우 에는 5만원 미만으로 할 수 있다. 상한에 대하여는 규정이 없다. 확정판결일로부터 30일내 에 납부함을 요한다. 벌금을 완납할 수 없는 자는 1일 이상 3년 이하의 기간 동안 노역장에 유치하여 작업에 복무하는 바 이를 환형처분이라 한다.

법률관계(法律關係)

법에 의하여 규율되는 사람과 사람의 관계를 말함. 예를 들면, 갑·을 간에 핸드폰의 매매계약이 체결되면, 매도인 갑은 매수인 을에 대하여 대금의 지급을 청구할 권리를 취득하고, 매수인 을은 핸드폰의 소유권을 취득한다고 하는 관계가 법에 의하여 생긴다. 이와 같은 갑·을 간의 관계가 법률관계이다. 즉 법률관계는 사람과 사람간의 권리와 의무의 관계이다.

법인(法人)

자연인 이외에 법률상의 권리의무의 주체가 되는 자. 법인은 사회적 활동을 하는 단체를 거래의 필요상 독립의 법적주체로 다루는 법률적 기술이라 할 수 있다. 법인은 공법인과 사법인, 비영리법인과 영리법인, 사단법인과 재단법인, 내국법인과 외국법인 등으로 분류된다.

보수(報酬)

노무, 일의 완성, 사무의 처리 등의 대가로서 지급되는 금전. 또는 물건

비영리법인(非營利法人)

학술·종교·자선·기예·사교·기타 영리 아닌 사업을 목적으로 하는 법인, 사단법인과 재 단법인의 2종류가 있다. 민법은 법인을 비영리법인과 영리법인으로 구분하고 있다. 비영리법 인의 설립에는 허가주의가 취하여지고 있다.

사단법인(社團法人)

일정한 목적을 위하여 결합된 사람의 집단으로서 권리능력이 인정된 것, 즉 사람의 집합체인 단체이며, 법인으로서 법률상 권리의무의 주체임을 인정받은 것. 민법의 규정에 의한 비영리 법인인 사단법인과 상법의 규정에 의한 영리법인인 사단법인이 있다. 보통 사단법인이라 할 때는 비영리사단법인을 가리킨다.

설립허가(設立許可)

비영리법인에 관하여는 허가주의를 취하고 있다. 회사에 관하여는 준칙주의

손실보상(損失補償)

행정상 손실보상은 국가나 지방자치단체가 공공복리를 목적으로 하는 적법한 권력행사로 인한 사인의 재산권에 특별한 희생을 가한 경우에, 그 사인에게 보상을 하는 것

손해배상(損害賠償)

법률이 규정하는 일정한 경우에, 타인이 입은 손해를 전보하여 손해가 없는 것과 같은 상태

로 하는 것, 민법상 손해배상의무를 발생시키는 원인으로서 가장 중요한 것은 위법행위, 즉 채무불이행과 불법행위이다. 채무자가 채무의 내용에 좇은 이행을 하지 아니한 때에는 채권자는 손해배상을 청구할 수 있다(민법 390). 고의 또는 과실로 인한 위법행위로 타인에게 손해를 가한 자는 그 손해를 배상할 책임이 있다(민법7 50).

수수료(手數料)

국가·공공단체 또는 그 기관이 타인을 위하여 행하는 공적역무에 대하여 그 보상으로 징수하는 요금. 엄밀한 의미에서는 공물의 이용에 대한 반대급부를 사용료라 하고, 인적인 역무에 대한 반대급부를 수수료라 할 수 있다.

신고(申告)

일정한 법률사실 또는 법률관계의 존부에 관하여 서면이나 구술로써 관계행정청에 통고하는 행위. 행정청에 대한 통고로 그치면 그에 대한 행정청의 반사적 결정을 기다릴 필요가 없는 것이 보통이다. 특정한 사항에 대한 신고가 법령상 의무 지워진 자를 신고의무자라 한다.

압류(押留)

금전채권에 관한 강제집행의 제1단계로서 집행기관(집달이 또는 집행법원)이 먼저 채무자의 재산의 사실상 또는 법률상의 처분을 금지하고 이를 확보하는 강제행위

업무(業務)

사회생활상의 지위에 기하여 계속하여 행하는 사무

업무상비밀누설죄(業務上秘密漏泄罪)

의사·치과의사·한의사·약제사·약종상·조산사·변호사·계리사·공증인 대서업자나 그 직무상 보조자 또는 차등의 직에 있던 자가 그 업무처리 중 지득한 타인의 비밀을 누설하거나, 종교의 직에 있는 자 또는 있던 자가 그 직무상 지득한 타인의 비밀을 누설한 자는 3년 이하의 징역이나 금고, 10년 이하의 자격정지 또는 1,000만원 이하의 벌금에 처한다(형법 317). 이 죄는 고소가 있어야 논한다. 비밀이란 일반적으로 알려져 있지 않은 사실로서 이를 남에게 알리지 아니함으로 본인에게 일정한 이익이 있는 것을 말한다. 그 비밀성의 표준은 객관적으로 일반인이 비밀로 할 것을 원하고 또한 주관적으로 본인이 남에게 알려지는 것을 원 하지 않는 사항이라는 설이 옳다.

위임·위탁(委任·委託)

행정기관이 자기의 지휘계통에 있지 않은 타 행정기관에 권한을 위임하는 것, 공법상의 위

임의 하나로, 행정청이 그 사무의 일부를 다른 행정관청에 행하게 하는 행위이다(주로 하급의 행정관청에). 위임을 받은 행정청은 그 사무를 자기의 직권으로 행하게 된다. 따라서 그것은 법령이 정하는 행정청의 권한을 변경하는 것이므로 법령에 특별한 정함이 있는 경우에 한하여 행할 수 있다.
'위탁'이라고 하는 것은 법률행위 또는 사실행위를 하는 것을 타인 또는 다른 기관에 의뢰하는 것이다. 공법관계에서는 어떤 기관이 본래 그 권한에 속하는 사무를 대등한 관계에서 다른 기관에 의뢰하여 행하게 하는 경우에 이 '위탁'이라는 용어가 사용되고 있다.

의료업(醫療業)

반복 계속의 의사를 가지고 사람의 질병을 예방·진찰·치료·재활하는 것을 업으로 하는 직종

의료행위(醫療行爲)

의료인이 의학의 전문지식을 기초로 경험과 기능에 의하여 실시하는 진찰 검안 처방 투약외 과수술 등 질병의 예방이나 치료행위

의사능력(意思能力)

사법상의 권리 의무관계는 행위자의 자유로운 의사에 의하여 형성된다(사적자치의 원칙). 즉 사람이 자기의 행위의 의미나 결과를 판단할 수 있는 능력을 의사능력이라 한다. 의사능력이 없는 자, 유아·광인 등의 행위는 무효이다.

재단법인(財團法人)

일정한 목적에 바쳐진 재산의 실체로서 권리능력을 가진 것. 사단법인과는 달리 사원이나 사원총회는 없고, 출연행위에 따라 이사가 의사결정 업무집행 대외대표의 일을 행한다. 재단법인은 종교·자선·학술·기예·기타의 영리 아닌 사업을 목적으로 하는 것에 한하여 인정되며, 학교법인·의료법인 등의 예가 많다.

정관(定款)

법인의 조직 활동을 정한 근본규칙 또는 그것을 기재한 서면 설립자 발기인 등 법인의 설립을 담당하는 자가 그것을 정하여 서면에 기재하고 서명날인 한다.

조정(調停)

분쟁해결을 위하여 제 3자가 당사자 간을 중개하여 화해타협의 성립에 노력하는 것. 조정을 위하여 국가가 이를 처리하는 기관을 설치하고, 법정절차를 정하여 이용시키는 것이 조정제도이다. 조정은 당사자의 호양에 의하여 법규의 구속을 떠나서 조리에 맞고 실정에 맞는 해

결을 기하는 것이므로, 소송에 의한 해결보다 시간 비용 등에 효율적이다. 조정이 설립되면 재판상의 화해와 동일한 효력이 있다.

징역(懲役)

수형자를 교도소에 구금하고 일정한 강제노동을 과하는 형벌. 수형자의 신체의 자유를 박탈하는 것을 내용으로 하는 것이므로 금고 구류와 함께 자유형이라 한다. 징역에는 무기와 유기가 있고, 무기는 종신, 유기는 원칙적으로 1월 이상 15년 이하이나, 형을 25년까지 높일 수 도 있고 감경할 때에는 그 형기의 2분의 1로 내릴 수 있다.

청문(聽聞)

행정기관이 규칙의 제정, 행정처분, 또는 결정을 함에 있어서 처분의 상대방 기타 이해관계인 및 제 3자의 의견을 듣기 위하여 취하는 절차. 공청이라고도 한다. 이 제도는 행정권의 위법, 부당한 행사로 말미암아 국민의 권익이 침해당하는 것을 미리 막고자 하는 제도이다.

취소(取消)

공적 행위의 성립에는 하자가 없으나 그 후에 발생한 사유에 의하여 그 효과를 지속시키는 것이 부당하므로 장래에 향하여 그 효력을 상실시키는 경우, 학문상 철회에 해당하며 행정행위의 폐지라고도 한다.

한정치산자(限定治産者)

심신박약 또는 자기나 가족의 생활을 궁박하게 할 염려가 있는 낭비벽 때문에 배우자 등의 청구에 의하여 법원으로부터 한정치산선고를 받은 자. 그 행위능력의 제한은 미성년자의 그것과 같다.

화해(和解)

당사자가 서로 양보하여 당사자 사이의 분쟁을 종지할 것을 약정함으로써 성립하는 계약

행정계획(行政計劃)

행정청이 장래의 질서 있는 행정활동을 위한 목표를 설정하고, 그 목표를 달성하기 위하여 관련된 행정수단을 종합 조정하는 것을 내용으로 하는 행정형식

행정지도·명령(行政指導·命令)

행정지도란 행정주체가 일정한 행정질서를 형성하기 위하여 행정객체를 일정한 방향으로 유도할 의도 아래 하는 비권력적 사실행위. 행정명령이란 공법상 의무를 부과하여 국민의 사

실 상의 자유를 제한하는 처분

행위능력(行爲能力)

일반적으로 의사능력의 유무는 개별적 구체적으로 판단하여야 하며, 그 입증이 곤란하여 거래의 안전을 해하는 경우가 발생할 수 있다. 이에 민법은 거래능력이 모자라는 자를 일정한 기준에 의하여 획일적으로 결정하고, 의사능력의 유무를 불문하고 법률행위의 취소를 인정 하고 있다. 이것을 행위능력의 제도이다. 행위무능력자는 미성년자·한정치산자·금치산자 이다.

허가(許可)

법령에 의한 일반적·상대적 금지를 특정한 경우에 해제하여 자연의 자유를 회복시켜 주는 행정행위. 실정법상으로는 허가 이외에 면허·인가·승인·등록·지정 등 각종으로 쓰이고 있다.

형의 종류 및 경중의 순서

사형·징역·금고·자격상실·자격정지·벌금·구류·과료·몰수

형벌(刑罰)

범죄에 대한 법률상의 효과로서 행위자에게 과하여 지는 법익의 박탈(제재). 형벌의 종류로는 생명형·신체형·명예형·자유형·재산형 등이 있다. 형법은 형벌이라는 용어를 사용하지 않고 형이라 부르며, 그 종류로는 사형·징역·금고·자격상실·자격정지·벌금·구류 ·과료·몰수를 규정하고 있다. 몰수는 원칙적으로 부가형으로 하고 있다 .

호주(戶主)

호적상 일가의 가장으로서 그 가(家)의 구성원인 가족을 통솔하는 자. 가에는 반드시 한 사람 의 호주가 있다. 호주제를 폐지하자는 공론이 언급되고 있지만 쉽게 해결될 부분은 아닌 것 같다.

파산선고(破産宣告)

파산의 신청이 적법하고 또한 파산의 요건을 구비한 경우에 파산의 개시를 명하는 재판

의료관계법규의 개요

법의 단계(法의 段階) : 법에 존재하는 상·하위의 단계를 말함. 국내법에 있어서는, 헌법이 최상위에 있고 그 다음에 법률(국회에서 제정된 법)이 있으며, 대통령령(국무회의의 심의를 거쳐 대통령령이 제정한 명령), 국무총리령 및 각부 부령, 조례(지방자치단체의 의회에서 제정한 법) 및 규칙(지방자치단체의 장이 제정한 법)은 그 하위에 있다. 하위의 법이 상위의 법에 반하는 경우에는 무효이다.

법의 타당성(法의 妥當性) : 첫째로는 법이 정의에 맞는 것을 말하고, 둘째로는 법이 사람의 복종을 요구하는 성질(사람에게 의무를 지우는 성질)을 가지고 있다는 것을 말한다. 법은 늘 지켜지고 있다고 단정할 수는 없지만 법이 만들어진 이상 법은 그 성질로서 법에 의하여 규율되는 사람의 복종을 요구하는 것이다. 셋째로는 법의 실효성과 같은 의미로 사용된다.

법의 실효성(法의 實效性) : 법이 실제로 효력을 가지고 있는가 없는가의 성질을 말함. 법이 실제로 시행되고 있을 때에는 법은 실효성을 가지고 있다고 하고, 법이라고 하더라도 시행되고 있지 않을 때에는 실효성이 없다고 한다.

1-1 법의 본질

인간은 사회에 태어나 사회 속에서 살다가 사회에서 죽어간다. 따라서 인간은 사회를 떠나서 생존할 수 없고 사회로부터 고립된 인간도 존립할 수 없는 것이다. 그러므로 아리스토텔레스(Aristoteles, BC 384-322)는 인간은 사회적 동물이라 하였고, 기에르케(Otto Fried-rich von Geirke, 1841-1921)는 사람의 사람된 까닭은 사람과 사람과의 결합에 있다고 하였으며, 하이데거(Heidegger, 1889-1976)는 인간의 존재는 타인과의 공존에 있다고 역설하였다.

이와 같이 인간은 다른 사람과 더불어 살아야 하는 상호의존적인 공동생활을 누리면서, 다른 한편으로는 자기보존본능과 자기욕망충족을 위한 의사의 충돌, 이해관계의 대립 등으로 인해 분쟁이 발생하여 사회적 혼란이 일어나기도 하는 홉스(Thomas Hobbes, 1588-1679)의 이른바 만민의 만민에 대한 투쟁상태가 예상되기도 하는 것이다. 그러므로 사회에는 반드시 질서유지를 위한 행위의 준칙(準則)이 필요한 것이다.

법이라는 말은 나라마다, 그 성립이나 역사의 차이에 따라서 그 내용이 다르다. 헤브라이어의 thorah는 '가르침'을, 그리스어의 dik는 '관습', 독일어의 Recht는 '정의(正義)', 같은 독일어인 Gesetz 및 영어의 law는 '놓인 것'을 의미한다.

1) 법의 개념적 요소

① 법은 「행위의 준칙」이다. ② 법은 「사회규범」이다.

③ 법은 국가권력에 의하여 「강행되는 규범」이다.

2) 법의 구조

법 규법을 구조적으로 보면 행위규범(명령규범), 제재규범(강제규범·재판규범), 조직 규범 등의 3중 구조로 이루어진 복합체이다. 그런데 사회규범 중에서 도덕·관습·종교 등은 행위규범(명령규범)뿐인 단순구조로 되어 있으나 법은 행위규범, 제재규범의2 중 구조로 되어 있기도 하고, 또 어떤 법은 조직규범의 역할을 하는 3중 구조로 되어 있는 것도 있다.

3) 법의 기능

법은 정의(正義)·법적 안정성(法的 安定性)·합목적성(合目的性)의 달성을 그 목표로 하고 있다.

① 질서유지의 기능 ② 기본권보장의 기능 ③ 사회통제 및 권력통제의 기능

④ 행위평가의 기능 ⑤ 사회개혁의 기능 ⑥ 제도보장의 기능

⑦ 예측가능의 기능

1-2 법의 목적(이념)

법이념(法理念)은 인간이 왜 법을 가져야만 되고, 법을 준수해야 하는지에 대한 해답을 주는 동시에, 법의 정당성을 판단하는 기준이 된다. 즉 법이념은 법의 존재(存在)근거 내지 타당(妥當)근거인 동시에 법이 추구하고 달성해야 할 최고의 목적 또는 가치라 할 수 있다. 그런데 법의 목적에는 두 가지가 있다. 그 하나가 개별적인 법의 목적이고, 다른 하나가 법일반 의 목적이다.

법의 1차적 목적은 개인의 자유와 권리를 보호하며 공익의 증진을 위하여 인간행위를 통 제하는 것이다. 그런데 2차적 목적은 가능한 한 재판관의 자의에 의한 판결을 방지하여 법의 재판규범에 의해서 사회의 정의를 실현하는데 있다.

1-3 법의 연원(법원)

법원(Source of law, Rechtsquellen)이란 법의 연원(淵源)의 준말로서 법을 제정하는 힘, 법을 인식하는 자료, 법의 내용을 이루고 있는 규범의 기원, 또 법을 형성하는 원동력 등 여러 가지 의미로 사용되어왔다. 그러나 오늘날 널리 사용되고 있는 법원의 의미는 법을 구체적으로 알려고 하는 경우의 인식수단, 즉 법의 존재형식을 말한다.

쉽게 말하자면 법원이란 재판 등의 근거가 될 수 있는 법규를 말한다. 우리나라의 현행법상의 법원은 대한민국 헌법, 법률, 조약, 대법원규칙, 관습법, 판례, 국회규칙·명령·조례·조리 등이 있다. 법원의 효력 순위에 대하여는, 법원이 서로 모순된 내용을 포함할 때는 우선 법

형식의 우열을 비교하고(헌법은 법률보다 우위에 있고, 법률은 명령보다 앞서는 등), 동일한 법형식 사이에서는 후법(시간적으로 뒤에 성립한 법)이 전법보다 우선하고, 특별법이 일반법보다 우선하는 것으로 되어 있다.
법원은 성문법과 불문법으로 구분한다.

1) 성문법
성문법(Written law, Geschriebenes recht)은 문자로 표현되고 문서의 형식을 갖춘 법을 말한다. 성문법은 입법기관에 의하여 일정한 절차를 거쳐 성립된 법으로 제정 법(Gesetz esrecht)이라고도 한다. 그리고 성문법을 주요한 법원으로 삼는 입장을 성문법주의라고 한다. 성문법에는 헌법·법률·명령·규칙·자치규범 및 조약 등이 있는데, 독일·프랑스를 비롯하여 유럽대륙 여러 나라에서는 성문법을 주된 법원으로 삼고 있으며, 우리나라는 여기에 속한다.

2) 불문법
불문법(Unwritten law, Ungeschriebenes recht)이란 문자나 문장으로 표시되 지 않고, 입법기관에 의한 일정한 절차에 따라 제정되지 아니한 비제정법(非制定法)을 말한다. 오늘날 성문법주의가 요구되고 있지만, 유동변전(流動變轉)하는 생활관계와 고 정된 성문법규 사이에는 필연적으로 간격이 생기기 때문에 불문법의 필요성은 항상 존재하기 마련이다. 대륙법계와는 달리 영미법계는 불문법이 법원의 근간을 이루고 있다. 불문법에는 관습법(慣習法)·판례법(判例法)·조리(條理) 등이 있다.

1-4 법의 분류

1) 적용면에서의 분류
① 공법 : 정부의 설립, 유지, 운영에 관한 법으로써 행정기구의 규정, 상호관계 및 조정과 개인 또는 집단과 국가 간의 관계를 나타내는 것이다. 그리고 헌법, 행정법(행정권 의 조직 및 작용에 관한 법), 형법(사회질서를 유지하는 데 관계를 규정한 법)으로 나 눌 수 있다.
② 사법 : 개인 및 집단 상호간의 권리와 의무에 대한 법이다.

2) 단계구조면에서의 분류
① 헌법(Constitution, Verfassung)이란 국가의 기본법으로서 국민의 기본권 보장 과 통치조직의 기본원리를 정하고 있는 최고법이라 할 수 있다. 이것은 국가의 최고 법으로서 하위법(법률, 명령, 규칙 등)의 타당성의 근거가 되는 법이다.
② 법률 : 광의로는 법규, 명령 등을 포함한 성문법과 불문법을 의미하며, 협의로는 입법기관인 국회의 의결을 거쳐 대통령이 서명·공포함으로써 성립하는 국법의 한 형식으로서의 법률(Act, Gesetz)을 가리키며, 행정기관이나 사법기관에 의해 정립되는 명령·규칙 등과 구별

된다.

③ 명령 : 명령은 국회의 의결을 거치지 않고, 행정기관에 의하여 제정되는 성문법을 말한다.

④ 행정규칙 : 법률과 시행령의 위임범위 내에서 그 내용을 실행하기 위한 구체적인 내용, 즉 행정규정이다.

1-5 법의 시행

법의 시행 형태는 일반적으로 법률, 시행령, 시행규칙 등으로 구별된다.

1) 법률

국회가 의결하여 정부의 공포로 시행되는 것으로서 국민의 기본권에 관한 것은 법률로서 정한다. 법률은 국민 전체에 적용되는 것으로서 법이 없이 개개인의 행위를 제한할 수 없다.

2) 시행령

법률을 시행하는데 필요한 사항을 규정한 것으로서 공포, 발령은 대통령령으로 표시한 다. 행정수반이며 집행권자인 대통령이 정치력에 의해서 법률을 시행할 수 있도록 위임 한 위임법이다.

3) 시행규칙

법률시행의 입법을 정리한 규범이라고 할 수 있는데, 이 역시 여러 법률이나 시행령의 위임규정에 근거를 둔 것으로서 시행령으로 규정할 수 없는 구체적 사항을 실무행정 기관으로 하여금 적법하도록 시행하게 한 것이다.

1-6 법의 효력과 벌칙

법의 효력은 법으로서 실효성, 타당성을 갖추었을 때에 법이 적용되는 범위를 말한다.

1) 법의 시간적 효력

그 법에 특별한 규정이 없는 한 20일이 경과함으로써 효력을 발휘하는 것과 같이 법의 유효기간, 폐지, 경과규정 등을 말한다.

2) 법의 인적 효력

인적 적용의 범위로서 공무원에게만 적용되는 공무원법 등이 있다.

3) 법의 장소적 효력

국적 여하를 불문하고 그 영역에 있는 사람은 다 같이 적용되는 법 등이 있다. 그러나, 법의 효력을 벌칙으로 결과지을 때, 법이 요구하는 의미사항 등을 이행하지 않으면 처벌대상이 된다. 이러할 때에는 그 의무위반에 상당하는 책임요건이 처벌요건으로 결부 된다.

1-7 법의 용어 해석

① 이상, 이하, 이전, 이후, 이내 : 그 수치를 포함한다.

② 초과, 미만, 넘는 : 그 수치를 포함하지 않는다.

③ 내지 : '에서', '까지'를 뜻하며 '제1항 내지 제7항'이란 제1항에서 제7항까지 전부를 뜻한다.

④ 각호에, 각호의 1 : '각호에'는 제기된 호의 전부를 뜻하고, '각호의 1'은 제기된 호중 어느 하나의 호만을 말한다.

⑤ 전3항, 제3항 : '전3항'은 그 항을 포함하지 않는 그 항 앞에 있는 3개의 항을 말하고, '제3항'은 세 번째 오는 제3항만을 의미한다.

⑥ 준용한다 : 비슷한 내용의 조항을 되풀이 하지 않고, 그 조항에 필요한 사항만을 적용한다는 뜻이다.

⑦ 그러하지 아니하다 : 허용(許容)

⑧ 하여서는 아니된다 : 불허(不許)

⑨ 병과한다 : 벌칙사항에 대하여 징역형과 벌금형을 동시에 과한다는 뜻이다.

⑩ 공하는 : '쓰이는', '사용되는'을 뜻한다.

⑪ 갈음할 수 있다 : '대신할 수 있다'는 뜻이다.

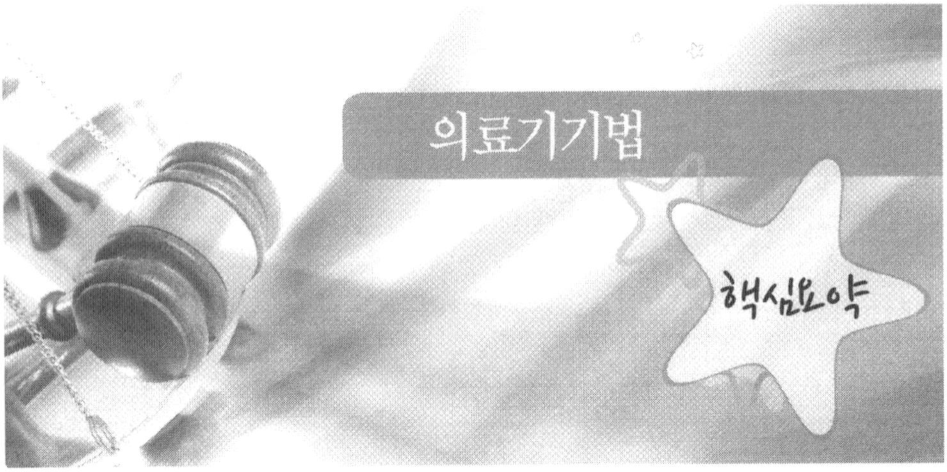

Ⅰ. 의료기기법의 제정

의료기기법은 2003년 5월 29일 법률 제6909호로 공포되었으며, 의료기기법 제정·공포 후 1년이 경과한 날부터 시행에 들어갔다. 의료기기법을 제정한 이유는 현재 의료기기가 의약품, 의약외품 등과 함께 의약품이 중심인 '약사법'의 테두리 내에서 관리되고 있어서, 다양한 신 의료기기의 출현 및 국제환경변화에 부합하는 효과적인 의료기기 관리체계 구축에 어려움이 있어서 이러한 문제점들을 개선하고 우리나라 의료기기산업의 활성화 및 국제경쟁력 강화를 위해 별도의 독립법 제정이 필요하게 되었다. 이에 의료기기법을 제정하여 의료기기 등급분류에 대한 합리적 사전관리체계 확립 및 사용 중인 의료기기에 대한 효율적인 성능관리, 의료기기 수리업제도 도입, 의료기기의 사용으로 인한 국민보건 위해요소 사전방지를 위한 의료기기 회수제도, 추적관리대상 의료기기제도의 도입 등 우리나라 의료기기의 관리 제도를 국제적 환경변화에 능동적으로 대처할 수 있도록 개선하고자 하였다.

Ⅱ. 총 칭

1. 의료기기법의 목적

의료기기의 제조·수입 및 판매 등에 관한 사항을 규정함으로써 의료기기의 효율적인 관리를 도모하고 국민보건 향상에 이바지함을 목적으로 한다.

2. 정의

1) 의료기기의 정의

"의료기기"란 사람이나 동물에게 단독 또는 조합하여 사용되는 기구·기계· 장치·재료 또는 이와 유사한 제품으로서 다음에 해당하는 제품을 말한다.

(1) 질병을 진단·치료·경감·처치 또는 예방할 목적으로 사용되는 제품

(2) 상해(傷害) 또는 장애를 진단·치료·경감 또는 보정의 목적으로 사용되는 제품

(3) 구조 또는 기능을 검사·대체 또는 변형할 목적으로 사용되는 제품

(4) 임신조절의 목적으로 사용되는 제품

※「약사법」에 따른 의약품과 의약외품 및「장애인복지법」제65조에 따른 장애인보조기구 중 의지(義肢)·보조기(補助器)는 제외한다.

2) 기술문서의 정의

의료기기의 성능 및 안전성 등 품질에 관한 자료로서 해당 품목의 원자재, 구조, 사용목적, 사용방법, 작용원리, 사용 시 주의사항, 시험규격 등이 포함된 문서를 말한다.

3) 의료기기취급자의 정의

의료기기를 취급하는 다음에 해당하는 자로서이 법에 따라 허가를 받거나 신고를 한 자, 「의료법」에 따른 의료기관 개설자 및「수의사법」에 따른 동물병원 개설자를 말한다.

(1) 의료기기 제조업자

(2) 의료기기 수입업자

(3) 의료기기 수리업자

(4) 의료기기 판매업자

(5) 의료기기 임대업자

3. 의료기기의 등급분류와 지정

1) 식품의약품안전처장은 의료기기의 사용목적과 사용 시 인체에 미치는 잠재적 위해성 등의 차이에 따라 체계적·합리적 안전관리를 할 수 있도록 의료기기의 등급을 분류하여 지정하여야 한다.

2) 의료기기의 등급분류 및 지정에 관한 기준과 절차 등에 관하여 필요한 사항은 보건복지부령으로 정한다.

Ⅲ. 의료기기위원회

1. 의료기기 위원회

1) 의료기기위원회의 조사·심의사항

(1) 의료기기의 기준규격에 관한 사항

(2) 의료기기의 재심사·재평가에 관한 사항

(3) 추적관리대상 의료기기에 관한 사항
(4) 의료기기의 등급 분류 및 지정에 관한 사항
(5) 그 밖에 의료기기에 관한 중요 사항
※ 의료기기위원회의 구성 및 운영 등에 필요한 사항은 대통령령으로 정한다.

2) 의료기기위원회의 구성
(1) 의료기기위원회는 위원장 1인과 부위원장 2인을 포함한 50인 이상 100인 이하의 위원으로 구성한다.
(2) 위원장
식품의약품안전처장
(3) 부위원장은 보건복지부 및 식품의약품안전처의 고위 공무원단에 속하는 공무원으로 각 1명으로 한다.
(4) 위원회의 위원은 다음에 해당하는 자 중에서 보건복지부장관이 임명 또는 위촉 한다 .
① 의료기기 관련 업무를 담당하는 4급 이상의 공무원 또는 고위공무원단에 속하는 일 반직 공무원
② 의료기기 관련 단체, 시민단체, 관련 학회 및 대학의 장이 추천한 자
③ 의료기기에 관한 학식과 경험이 풍부한 자

IV. 의료기기의 제조 등

≫ 제 1절 제조업

1. 의료기기의 제조업 허가사항
1) 제조소별로 식품의약품안전처장의 제조업허가를 받아야 한다.
(1) 제조업자 결격사유
① 「정신보건법」에 따른 정신질환자. 다만, 전문의가 제조업자로서 적합하다고 인정하는 사람은 그러하지 아니하다.
② 금치산자·한정치산자 또는 파산선고를 받은 자로서 복권되지 아니한 자
③ 마약이나 그 밖의 유독물질의 중독자
④ 이 법을 반하여 금고 이상의 형을 선고받고 그 집행이 끝나지 아니하거나 그 집행을 받지 아니하기로 확정되지 아니한 자
⑤ 이 법을 위반하여 제조업허가가 취소된 날부터 1년이 지나지 아니한 자
2) 제조업자는 제조하려는 의료기기에 대하여 다음의 구분에 따라 제조허가를 받거나 제조신고를 하여야 한다.
(1) 인체에 미치는 잠재적 위해성이 낮아 고장이나 이상이 발생하더라도 생명이나 건강에 위해를 줄 우려가 거의 없는 의료기기로서 식품의약품안전처장이 정하여 고시하는 의료기기

: 품목별 제조허가 또는 제조신고

(2) (1)외의 의료기기: 품목별 제조허가 또는 제조신고

3) 제조업허가를 신청할 때에는 1개 이상의 제조품목허가를 함께 신청하거나 1개 이상의 제조품목을 동시에 신고하여야 한다.

4) 의료기기의 제조시설 및 품질관리체계를 갖추어야 한다.

5) 제조허가를 받거나 제조신고를 하려는 경우에는 보건복지부령으로 정하는 바에 따라 기술문서, 임상시험자료 등 필요한 자료를 식품의약품안전처장에게 제출하여야 한다.

6) 의약품 또는 의약외품과 의료기기가 조합되거나 복합 구성된 것으로서 그 주된 기능이 의약품 또는 의약외품에 해당하여 이미 제조판매품목허가를 받거나 제조판매 품목신고를 한 때에는 제조허가를 받거나 제조신고를 한 것으로 본다.

2. 조건부허가

식품의약품안전처장은 제조업허가 또는 제조허가를 하거나 제조신고를 받을 때에는 시설 및 품질관리체계를 일정한 기간 이내에 갖출 것을 조건으로 허가하거나 신고를 받을 수 있다.

3. 의료기기의 재심사대상

1) 식품의약품안전처장은 제조허가를 받으려는 품목류 또는 품목이 다음의 어느 하나에 해당하는 의료기기인 경우에는 제조허가를 하면서 해당 품목류 또는 품목이 시판된 후 일정기간 내에 그 안정성과 유효성에 대하여 재심사를 받을 것을 명할 수 있고, 재심사 결과에 따라 필요한 조치를 명할 수 있다.

(1) 허가를 받고자 하는 품목이 작용원리, 성능 또는 사용목적 등이 이미 허가를 받거나 신고한 품목과 본질적으로 같지 아니한 신개발의료기기

(2) 식품의약품안전처장이 지정하는 희소의료기기에 해당하여 시판 후 안전성과 유효성에 대한 조사가 필요하다고 인정하는 경우

2) 재심사 대상 의료기기의 제조업자는 그 품목류 또는 품목의 제조허가일 부터 4년 이상 7년 이하의 범위에서 식품의약품안전처장이 정하는 기간에 재심사를 신청하여야 한다.

※ 이 경우 사용성적에 관한 자료, 부작용 사례, 그 밖에 총리령으로 정하는 자료를 첨부 하여야 한다.

4. 의료기기의 재평가

식품의약품안전처장은 제조품목허가를 허가나 제조품목 신고를 받은 의료기기 중 안전성 및 유효성에 대하여 재검토가 필요하다고 인정되는 의료기기에 대하여 재평가를 할 수 있다.

1) 재평가의 방법 및 절차

식품의약품안전처장은 의료기기에 대한 재평가를 실시하고자 하는 때에는 의료기기위원회의 심의를 거쳐 재평가 대상품목을 결정한 후 다음의 사항을 공고하여야 한다.

(1) 재평가 대상품목

(2) 재평가 신청기간

(3) 재평가에 필요한 제출 자료의 내용

2) 재평가의 방법 ·절차 및 기준 등에 관하여 필요한 사항은 총리령으로 정한다.

5. 의료기기 임상시험계획의 승인 등

1) 의료기기로 임상시험을 하려는 자는 임상시험계획서를 작성하여 식품의약품안전 처장의 승인을 얻어야 한다.

2) 임상시험을 하고자 하는 자는 사회복지시설 등 총리령이 정하는 집단시설에 수 용 중인 자(이하 '수용자'라 한다)를 임상시험의 피험자로 선정하여서는 아니 된다(다 만, 임상시험의 특성상 수용자를 피험자로 하는 것이 불가피한 경우는 총리령이 정하는 기준에 따른다).

3) 임상시험이 국민보건위생상 큰 위해를 미치거나 미칠 우려가 있다고 인정하는 경우 임상시험을 변경·취소할 수 있다.

4) 임상시험을 하고자 하는 자는 임상시험의 내용 및 임상시험 중 피험자에게 발생할 수 있는 건강상의 피해에 대한 보상내용과 절차 등을 피험자에게 설명하고 피험자의 동의를 얻어야 한다.

6. 의료기기 제조 허가·신고 등의 사전 검토

1) 제조허가를 받거나 제조신고를 하려는 자와 임상시험을 하려는 자는 허가·신고·승인 등에 필요한 자료에 대하여 미리 식품의약품안전처장에게 검토를 요청할 수 있다.

2) 식품의약품안전처장은 검토 요청을 받으면 이를 확인한 후 결과를 신청인에게 알려야 한다.

3) 사전 검토의 대상·범위와 그 절차·방법 등에 관하여 필요한 사항은 총리령으로 정한다.

4) 사전 검토의 대상 및 범위

(1) 신개발의료기기 및 희소의료기기의 기술문서 등에 관한 사항

(2) 식품의약품안전처장이 사전 검토가 필요하다고 인정하는 의료기기의 기술문서 등에 관한 사항

7. 의료기기의 변경허가

제조업자는 규정에 의하여 이미 허가받은 사항 또는 신고한 사항이 변경된 경우에는 식품의약품안전처장에게 변경허가를 받거나 변경신고를 하여야 한다.

8. 의료기기 제조업자의 의무

1) 시설 및 품질관리체계를 유지하여야 한다.

2) 의료기기의 생산실적 등을 식품의약품안전처장에게 보고하여야 한다.

3) 제조업자는 판매촉진을 목적으로 의료인이나 의료기관 개설자 · 의료기관 종사자에게 금전, 물품, 편익, 노무, 향응, 그 밖의 경제적 이익을 제공하여서는 아니 된다.

9. 폐업·휴업 등의 신고

1) 제조업자가 제조소를 폐업 또는 휴업하거나 휴업한 제조소를 재개(再開)한 때, 총리령으로 정하는 사항이 변경된 때
2) 폐업·휴업·재개한 날 또는 변경된 날부터 30일 이내에 그 사실을 식품의약품안전처장에게 신고

※ 휴업기간이 1개월 미만인 경우에는 예외

≫ 제 2절 수입업

1. 의료기기 수입업허가 등

1) 의료기기의 수입업자는 식품의약품안전처장의 수입업허가를 받아야 한다.
2) 수입업허가를 받은 자는 수입하려는 의료기기에 대하여 품목별로 수입허가를 받거나 수입신고를 하여야 한다.
3) 수입허가를 받거나 수입신고를 하려는 자는 품질검사를 위한 시설 및 품질관리체계를 갖추어야 한다.
4) 의약품 또는 의약외품과 의료기기가 조합되거나 복합 구성된 것으로서 그 주된 기능이 의약품 또는 의약외품에 해당하여 「약사법」에 따라 이미 수입품목허가를 받거나 수입 품목신고를 한 때에는 수입허가를 받거나 수입신고를 한 것으로 본다.

≫ 제 3절 수리업

1. 의료기기 수리업의 신고

1) 의료기기 수리업자는 식품의약품안전처장에게 수리업신고를 하여야 한다.
2) 신고를 하고자 하는 자는 보건복지부령으로 정하는 바에 따라 의료기기 수리시설 및 품질관리체계를 갖추어야 한다.
3) 신고 절차
   (1) 수리업자는 수리업신고서에 필요한 서류를 첨부하여 수리업소의 소재지를 관할하는 시·도지사에게 제출하여야 한다.
   (2) 시·도지사는 수리업신고를 수리한 경우에는 신고인에게 신고증을 발급하고 수리업 신고 대장에 다음의 사항을 기재하여야 한다.
      ① 신고수리번호 및 수리연월일
      ② 수리대상 의료기기의 유형
      ③ 수리업자의 성명 및 주민등록번호(법인인 경우에는 그 대표자의 성명 및 주민등록 번호)
      ④ 수리업소의 명칭 및 소재지(법인인 경우에는 그 주된 사무소의 소재지)
   (3) 수리업자가 신고한 사항을 변경하고자 하는 경우에는 변경신고서에 변경사유 및 그 근거 서류와 신고증을 첨부하여 수리업소의 소재지를 관할하는 시·도지사에게 제출하여야 한다.

≫ 제 4 절 판매업 및 임대업

1. 의료기기 판매업 및 임대업 등의 신고
   1) 판매업자 및 임대업자는 영업소 소재지의 시장·군수 또는 구청장에게 판매업 또는 임대업 신고를 하여야 한다.
   2) 위 1)에 의한 신고를 하지 않아도 되는 경우는 다음과 같다.
      (1) 제조업자나 수입업자가 그 제조 또는 수입한 의료기기를 의료기기 취급자에게 판매 또는 임대하는 경우
      (2) 판매업신고를 한 자가 임대업을 하는 경우
      (3) 약국 개설자나 의약품 도매상이 의료기기를 판매 또는 임대하는 경우
      (4) 임신조절용 의료기기 및 자가진단용 의료기기를 판매하는 경우

2. 판매업자 등의 준수사항
   1) 의료기기를 판매하거나 임대할 수 있는 자는 총리령으로 정하는 바에 따라 영업소에서의 의료기기 품질 확보방법과 그밖에 판매질서 유지에 관한 사항을 지켜야 한다.
   2) 판매업자·임대업자는 의료기기 채택·사용유도 등 판매 또는 임대 촉진을 목적으로 의료인이나 의료기관 개설자·의료기관 종사자에게 경제적 이익 등을 제공하여서는 아니 된다.
   ※ 견본품 제공 등의 행위로서 식품의약품안전처장과 협의하여 보건복지부령으로 정하는 범위의 경제적 이익 등인 경우에는 예외

V. 의료기기의 취급 등

≫ 제 1 절 기준

1. 의료기기의 품질기준

   식품의약품안전처장은 의료기기의 품질에 대한 기준이 필요하다고 인정하는 의료기기에 대하여 기준규격을 정할 수 있다.
   1) 적용범위에 관한 기준
   2) 형상에 과한 기준
   3) 구조에 관한 기준
   4) 시험규격에 관한 기준
   5) 기재사항에 관한 기준

≫ 제 2 절 기재사항 및 광고

1. 의료기기 용기의 기재사항

의료기기의 용기나 외장(外裝)에는 다음의 사항을 적어야 한다.

※ 보건복지부령으로 정하는 용기나 외장의 경우에는 예외

1) 제조업자 또는 수입업자의 상호와 주소
2) 수입품의 경우는 제조원(제조국 및 제조사명)
3) 품목명, 형명(모델명), 품목허가(신고)번호
4) 제조번호와 제조연월일
5) 중량 또는 포장단위
6) “의료기기”라는 표시

2. 외부포장 등의 기재사항

의료기기의 용기나 외장에 적힌 사항이 외부의 용기나 포장에 가려 보이지 아니할 때에는 외부의 용기나 포장에도 같은 사항을 적어야 한다.

3. 의료기기 첨부 문서의 기재사항

1) 사용방법과 사용 시 주의사항
2) 보수점검에 관한 사항
3) 식품의약품안전처장이 기재하도록 정하는 사항
4) 그밖에 총리령으로 정하는 사항

4. 기재 시 주의사항

규정된 사항은 다른 문자·기사·도화 또는 도안보다 쉽게 볼 수 있는 장소에 적어야 하고, 총리령으로 정하는 바에 따라 한글로 읽기 쉽고 이해하기 쉬운 용어로 정확히 적어야 한다.

1) 기재사항의 표시방법

의료기기의 용기나 외장, 외부의 용기나 포장 및 첨부문서에 기재사항을 적을 때에는 다음의 방법에 따라야 한다.

(1) 한글로 적거나, 한글에 한글과 같은 크기의 한자 또는 외국어를 함께 적을 것 .

※ 수출용 의료기기는 수출 대상국의 언어만 사용할 수 있다.

(2) 글자 크기, 줄 간격 및 그 밖의 기재방법에 관하여 식품의약품안전처장이 정하여 고시하는 사항을 지킬 것

5. 의료기기의 기재 및 광고의 금지사항

1) 의료기기의 용기, 외장, 포장 또는 첨부문서에 해당 의료기기에 관하여 다음의 사항을 표시하거나 적어서는 아니 된다

(1) 거짓이나 오해할 염려가 있는 사항
(2) 품목허가 등을 받지 아니한 성능이나 효능 및 효과
(3) 위해가 발생할 우려가 있는 사용방법이나 사용기간

2) 의료기기의 광고와 관련하여 다음의 어느 하나에 해당하는 광고를 하여서는 아니 된다.
   (1) 의료기기의 명칭·제조방법·성능이나 효능 및 효과 또는 그 원리에 관한 거짓 또는 과대 광고
   (2) 의사·치과의사·한의사·수의사 또는 그 밖의 자가 의료기기의 성능이나 효능 및 효과에 관하여 보증·추천·공인·지도 또는 인정하고 있거나 그러한 의료기기를 사용하고 있는 것으로 오해할 염려가 있는 기사를 사용한 광고
   (3) 의료기기의 성능이나 효능 및 효과를 암시하는 기사·사진·도안을 사용하거나 그 밖 에 암시적인 방법을 사용한 광고
   (4) 의료기기에 관하여 낙태를 암시하거나 외설적인 문서 또는 도안을 사용한 광고
   (5) 허가를 받지 아니하거나 신고를 하지 아니한 의료기기의 명칭·제조방법·성능이나 효능 및 효과에 관한 광고
   (6) 심의를 받지 아니하거나 심의 받은 내용과 다른 내용의 광고

≫ 제 3 절 취급

1. 의료기기 취급 시 일반 행위의 금지

1) 품목허가를 받지 아니하거나 품목신고를 하지 아니한 의료기기를 판 수리·판매·임대·수여 또는 사용하여서는 아니 된다.
2) 판매·임대·수여 또는 사용할 목적으로 제조·수입·수리·저장 또는 진열하여서는 아니 된다.
3) 다음의 어느 하나에 해당하는 의료기기를 제조·수입·판매 또는 임대하여서는 아니 된다.
   (1) 허가를 받거나 신고한 내용과 다른 의료기기
   (2) 불결하거나 병원미생물에 오염된 물질 또는 변질이나 변패한 물질로 된 의료기기
   (3) 국민보건에 위해를 끼쳤거나 끼칠 우려가 있는 경우로서 폐기·사용중지·허가취소 등을 명한 의료기기
4) 의료기기 수리업자는 허가받거나 신고한 성능, 구조, 정격, 외관, 치수 등을 변환하여서는 아니 된다.
5) 의료기관개설자 및 동물병원개설자는 신고한 내용과 다르게 변조 또는 개조하여서는 아니 된다.
6) 규정에 의하여 허가를 받거나 신고한 내용과 다르게 제조·수입 또는 수리된 의료기기를 수리·판매·임대 또는 진열하여서는 아니 된다.
7) 식품의약품안전처장으로부터 임상시험에 관한 승인을 얻지 아니한 의료기기에 대하여는 이를 임상시험에 사용하여서는 아니 된다.

2. 시험검사기관의 지정 등

1) 식품의약품안전처장은 허가를 하거나 신고를 받기 전이나 검사명령을 한 경우에는 의료기기의 안전성 및 성능 등에 관하여 시험검사를 할 수 있다.
2) 식품의약품안전처장은 시험검사를 수행할 기관을 지정할 수 있다.

3) 시험검사기관으로 지정받으려는 자는 의료기기의 시험검사에 필요한 시설과 전문 인력을 갖추어야 한다.
4) 시험검사기관은 시험검사를 실시한 때에는 시험검사성적서를 작성·발급하고 시험 검사에 관한 기록을 보관하는 등 보건복지부령으로 정하는 사항을 지켜야 한다.

VI. 관 리

1. 추적관리대상 의료기기

다음의 어느 하나에 해당하는 의료기기 중에서 사용 중 부작용 또는 결함이 발생하여 인체에 치명적인 위해를 줄 수 있어 그 소재를 파악해 둘 필요가 있는 의료기기

1) 인체에 1년 이상 삽입되는 의료기기
2) 생명 유지용 의료기기 중 의료기관 외의 장소에서 사용이 가능한 의료기기

※ 식품의약품안전처장은 추적관리대상 의료기기를 별도로 정하여 관리할 수 있다.

2. 기록의 작성 및 보존

1) 추적관리대상 의료기기의 제조·판매·임대 또는 수리내역 등에 대한 기록을 작성· 보존하여야 한다.
2) 의료기기 사용자는 추적관리대상 의료기기를 이용하는 환자에 대한 추적이 가능하도록 기록을 작성·보존하여야 한다.

3. 의료기기의 부작용 관리

1) 의료기기를 사용하는 도중에 사망 또는 인체에 심각한 부작용이 발생하였거나 발생할 우려가 있음을 인지한 경우에는 이를 식품의약품안전처장에게 즉시 보고하고 그 기록을 유지하여야 한다.
2) 의료기기의 제조업자는 의료기기가 품질불량 등으로 인체에 위해를 끼치거나 끼칠 위험이 있다는 사실을 알게 되었을 때에는 지체 없이 해당 의료기기를 회수하거나 회수에 필요한 조치를 하여야 한다.
3) 식품의약품안전처장은 의료기기 회수계획을 보고 받으면 제조업자 또는 수입업자에게 회수계획을 공표하도록 명할 수 있다.
4) 식품의약품안전처장, 특별자치도지사 또는 시장·군수·구청장은 회수 또는 회수에 필요한 조치를 성실히 이행한 제조업자등에게 총리령으로 정하는 바에 따라 행정처분,을 감면할 수 있다.

Ⅶ. 감 독

1. 보고와 검사 등

식품의약품안전처장 또는 특별자치도지사, 시장·군수·구청장은 의료기기 취급자에게 필요한 보고를 하게 하거나 관계 공무원에게 다음 각 호의 행위를 하게 할 수 있다.

1) 의료기기를 취급하는 의료기관, 공장·창고 또는 점포나 사무소, 그밖에 의료기기를 업무상 취급하는 장소에 출입하여 그 시설 또는 관계 장부나 서류, 그 밖의 물건의 검사 또는 관계인에 대한 질문을 하는 행위
2) 다음 중 어느 하나에 해당한다고 의심되는 의료기기 또는 시험이나 품질검사에 필요한 의료기기를 최소량만 수거하는 행위
   (1) 제26조(일반 행위의 금지)를 위반하여 판매·저장·진열·제조 또는 수입한 의료기기
   (2) 사용 시 국민건강에 중대한 피해를 주거나 치명적 영향을 줄 가능성이 있는 것으로 인정되는 의료기기
3) 출입·검사·질문·수거를 하려는 공무원은 그 권한을 표시하는 증표를 지니고 이를 관계인에게 내보여야 한다.

2. 검사명령

식품의약품안전처장은 해당 의료기기가 국민보건에 위해를 끼칠 우려가 있다고 인정하는 경우 식품의약품 안전청에 등록된 시험검사기관의 검사를 받을 것을 명할 수 있다.

3. 회수·폐기 및 공표 명령

1) 식품의약품안전처장 또는 특별자치도지사, 시장·군수·구청장은 해당 의료기기의 사용이 국민건강에 중대한 피해를 주거나 치명적 영향을 줄 가능성이 있는 경우 회수나 폐기 또는 그 밖의 처치를 할 것을 명할 수 있다.
2) 식품의약품안전처장 또는 특별자치도지사, 시장·군수·구청장은 명령을 받은 자가 그 명령을 이행하지 아니한 경우 또는 국민보건을 위하여 긴급한 경우에는 관계 공무원으로 하여금 그 물품을 폐기하게 하거나 봉함 또는 봉인, 그밖에 필요한 처분을 하게 할 수 있다.

4. 사용중지명령

식품의약품안전처장 또는 특별자치도지사, 시장·군수·구청장은 사용 중인 의료기기가 부적합으로 판정되거나 국민건강에 중대한 피해, 치명적 영향을 줄 가능성이 있는 경우, 의료기기의 사용 중지 또는 수리 등 필요한 조치를 명할 수 있다.

Ⅷ. 보 칙

1. 의료기기산업의 발전을 위한 연구개발

식품의약품안전처장은 의료기기 품질평가 기반 구축, 의료기기 기준 규격화사업 지원, 그 밖에 의료기기산업의 발전을 위한 연구개발 사업을 「한국보건산업진흥원법」에 따른 한국보건산업진흥원에 위탁하고 이에 필요한 비용을 지원할 수 있다.

2. 의료기기정보기술지원센터의 설립

국내외의 신개발의료기기 동향 및 임상정보 등에 관한 종합적인 정보·기술의 지원 등에 관한 업무를 하기 위하여 의료기기정보기술지원센터를 둔다.

3. 의료기기정보기술지원센터의 사업

1) 의료기기의 기술 향상을 위한 국제규격 연구, 국내외 정보의 수집·분석 및 관리 등 의료기기에 관한 정보 또는 기술의 지원
2) 신개발의료기기를 제품화하기 위한 임상시험의 지원
3) 위험관리 등 품질관리체계 및 허가·신고 관련 정보에 대한 교육·홍보 및 지원
4) 의료기기의 관리를 선진화하기 위한 기준규격의 국제화 등 지원
5) 그밖에 식품의약품안전처장이 필요하다고 인정하는 의료기기의 정보 및 기술 지원과 관련되는 사업

4. 제출자료의 보호

1) 식품의약품안전처장은 자료를 제출한 자가 자료의 보호를 문서로 요청하면 그 제출된 자료를 공개하여서는 아니 된다.
※ 공익상 자료를 공개할 필요가 있다고 인정한 경우에는 예외
2) 보호를 요청한 제출 자료를 열람·검토한 자는 그 내용을 외부에 공개하여서는 아니 된다.

Ⅸ. 벌칙,

1. 5년 이하의 징역 또는 5천만 원 이하의 벌금

품목허가나 품목신고를 하지 아니한 의료기기를 수리·판매·임대·수여 또는 사용하거나 판매·임대·수여 또는 사용할 목적으로 제조·수입·수리·저장 또는 진열할 경우

※ 박람회·전람회·전시회 등에서 전시할 목적으로 총리령으로 정하는 절차 및 방법 등에 따라 의료기기를 제조·수입·저장 또는 진열하는 경우에는 그러하지 아니 한다.

2. 3년 이하의 징역 또는 3천만 원 이하의 벌금

1) 의료기기 임상시험 시 임상시험계획서를 식품의약품안전처장의 승인 및 변경승인을 얻지 않은 경우
2) 의료기기 임상시험 시 집단시설에 수용 중인 자를 임상시험의 피험자로 선정하는 경우
3) 의료기기 임상시험 시 임상시험의 내용 등을 피험자에게 설명하고 피험자의 동의를 얻 지 않은 경우
4) 임상시험용 의료기기를 적합하지 않은 제조시설에서 제조하거나 그러한 의료기기를 수입하는 경우
5) 의료기기 변경허가 또는 변경신고를 하지 않은 경우
6) 의료기기 제조업자가 규정에 의한 시설 및 품질관리체계를 유지하지 않을 경우
7) 의료기기 판매업자 또는 임대업자가 판매업 또는 임대업신고를 하지 않은 경우
8) 의료기기의 용기, 외장, 포장 또는 첨부문서에 거짓 또는 오해할 염려가 있는 사항, 품목허가 등을 받지 아니한 성능이나 효능 및 효과, 보건위생상 위해가 발생할 우려가 있는 사용방법이나 사용기간을 기재한 경우
9) 의료기기의 명칭·제조방법·성능이나 효능 및 효과 또는 그 원리에 관한 거짓 또는 과대광고를 한 경우
10) 의료기기의 성능이나 효능 및 효과에 관하여 의사·치과의사·한의사·수의사 그 밖의 자가 이를 보증한 것으로 오해할 염려가 있는 기사를 사용한 광고를 한 경우
11) 의료기기의 성능이나 그 밖의 효능 및 효과에 관하여 암시적 기사·사진·도안 암시적 방법에 의한 광고를 한 경우
12) 의료기기에 관하여 낙태를 암시하거나 외설적인 문서나 도안을 사용한 광고를 한 경우
13) 규정에 의한 품목허가를 받지 아니하거나 품목신고를 하지 아니한 의료기기의 명칭· 제조방법·성능이나 효능 및 효과에 관한 광고를 한 경우
14) 관계공무원이 행하는 폐기·봉함·봉인 등 그 밖의 필요한 처분을 거부·방해하거나 기피한 자

3. 500만 원 이하의 벌금

1) 제조업자가 의료기기의 생산실적 등을 식품의약품안전처장에게 보고하지 않은 경우
2) 의료기기의 판매업자 또는 임대업자가 의료기기의 품질확보방법 및 판매질서 유지에 관한 사항을 준수하지 않은 경우
3) 의료기기의 용기나 외장에 다음의 사항을 기재하지 않은 경우
   (1) 제조업자 또는 수입업자의 상호와 주소
   (2) 수입품의 경우 제조원(제조국 및 제조사명)
   (3) 제품명, 형명(모델명), 품목허가(신고) 번호
   (4) 제조번호와 제조연월일
   (5) 중량 또는 포장단위
4) 추적관리대상 의료기기의 제조·판매·임대 또는 수리내역 등에 대한 기록을 작성·보존하지

않은 경우

5) 의료기기를 취급하는 의료기관개설자 및 의료기관 종사자가 추적관리대상 의료기기를 이용하는 환자에 대한 기록을 작성 및 보존하지 않은 경우

6) 취급자 및 사용자가 식품의약품안전처장의 자료제출요구 등의 명령을 거부한 경우

7) 의료기기취급자가 의료기기 사용 도중에 사망 또는 인체에 심각한 부작용이 발생하였을 때 식품의약품안전처장에게 즉시 보고하고 그 기록을 유지하지 않은 경우

8) 규정에 따라 관계공무원의 출입·수거·폐쇄 또는 그 밖의 처분을 거부·방해 하거나 기피한 자

9) 규정에 따라 검사·폐기·사용금지·업무정지 등의 명령을 위반한 자

4\. 100만 원 이하의 과태료

1) 의료기기의 생산실적, 수입실적 등을 보고하지 아니한 자

2) 폐업·휴업 등을 신고하지 아니한 자

3) 허가증 또는 신고수리서의 갱신을 하지 아니한 자

의료기기 용어의 이해

1. 의료기기 기본용어(가나다순)

- 국제방사선방어위원회(International Commission on Radiological Protection, ICRP)
  인체를 방사선으로부터 보호하는 것을 목적으로 하는 국제기구. 방사선의 영향, 방사선량 측정, 의료방사선 등의 분야를 연구하며, 국제사회에 방사선 방어를 위한 기본지침을 마련·권고한다.

- 국제비전리방사선방어위원회(International Commission on Non-Ionizing Radiation Protection, ICNIRP)
  인체를 비이온화 방사선으로부터 보호하는 것을 목적으로 하는 국제기구. 휴대전화, 전자레인지 등 전자기파를 발생시키는 제품에 대한 노출 제한 값을 결정 및 권고한다.

- 국제의료기기규제당국자협의회(International Medical Device Regulators Forum, IMDRF)
  의료기기의 국제적 표준화를 위하여 2011년2월 발족한 국제 의료기기 규제 조화 기구로 미국, 일본, 유럽연합, 캐나다, 오스트레일리아, 브라질 정부로 구성되어 있다. 1993년 유럽연합 집행위원회에서 발족한 의료기기 국제표준화회의(Global Harmonization Task Force, GHTF)가 전신이다.

- 국제전자기술위원회(International Electrotechnical Commission, IEC)
  전기·전자 기술 분야에 대한 표준화를 위하여 국제협력을 도모하고, 기준규격을 제정하는 국제기구. 전기를 사용하는 의료기기의 경우 감전, 화상 등의 위해 예방을 위해 국제 규격(IEC 60601-1)을 기반으로 한 식품의약품안전처 고시(의료기기의 전기 기계적 안전에 관한 공통 기준규격)를 제정하여 시험을 통해 안전성을 확인하고 있다.

- 국제표준화기구(International Organization for Standardization, ISO)
  전기·전자 기술 분야를 제외한 제품 및 서비스 등 기술 분야의 국제협력을 도모하고, 기준규격을 제정하는 국제표준화기구. 인체에 접촉, 삽입되는 의료기기의 경우 국제규격(ISO 10993)을 기반으로 한 식품의약품안전처 고시(의료기기 생물학적 안전에 관한 공통 기준규격)를 제정하여 시험을 통해 안전성을 확인하고 있다.

- 면역독성시험(Immunotoxicity Study)

  시험물질에 의한 면역이상반응을 검사하는 시험. 식품, 의약품 등의 안전성 평가를 위한 비임상시험으로 면역억제 또는 면역증강에 미치는 영향을 평가하기 위한 시험이다.

- 무균시험(Sterility Test)

  미생물에 오염되지 않은 것을 무균상태, 모든 미생물을 죽이거나 없앤 것을 멸균상태라고 한다. 무균시험은 무균상태가 어느 정도인지를 확인하는 시험방법이다. 멸균상태 또는 무균상태로 만든 의약품을 적절한 배지를 써서 배양할 때, 자라는 세균 또는 진균의 유무를 시험하는 것이다.

- 미국 식품의약품청(Food and Drug Adminstration, FDA)

  미국 보건복지부(HHS)의 산하기관으로 식품과 의약품 등에 대한 관리 규제를 하는 기관. 식품, 의약품, 수의약품, 생물제제, 의료기기, 화장품, 방사능 발생 제품, 담배 등 제품들의 안전성과 유효성을 담당한다.

- 발암성시험(Carcinogenicity Study)

  시험물질의 장기 투여에 의해 암(종양)의 발생 유발 여부를 검사하는 시험이다. 식품·의약품 등의 안전성 평가를 위한 비임상시험으로 사람에서의 발암성 위험을 예측하기 위한 시험이다.

- 방사능(Radioactivity)

  방사선을 방출할 수 있는 능력. 불안정한 물질이 안정화하기 위하여 스스로 붕괴하면서 방출하는 에너지의 세기로, 단위는 베크렐(Becquerel, Bq)이다.

- 방사선(Radiation)

  방사능 물질이 방출하는 에너지. 물질에 작용하여 전리를 일으키는 성질이 있으며, 종류는 X-레이, 알파선, 베타선, 감마선이 있다. 환경으로부터 받는 '자연방사선'과 사람이 인위적으로 발생시키는 '인공방사선'이 있다.

- 방사선피폭(Radiation Exposure)

  방사선이 인체에 조사되거나 노출되는 것이다.

  외부 방사선피폭: 사람을 기준으로 방사선을 인체 외부로부터 받는 피폭이다.

  내부 방사선피폭: 방사성 물질이 인체 내부에 들어와 내부에서 받는 피폭이다.

- 부작용(의료기기)(Side Effect)(Medical Device)
  의료기기를 정상적인 사용 방법에 따라 사용할 경우 발생한 모든 의도되지 아니한 결과를 말한다.

- 비임상시험관리기준(Good Laboratory Practice, GLP)
  의약품·건강기능식품·화장품·의료기기 등의 제조(수입)허가 또는 심사신청 등을 위한 목적으로 실시되는 비임상시험(독성시험)의 시험 과정 및 결과에 대한 신뢰성을 확보하기 위한 비임상시험 실시기관의 지정·운영·관리 기준 및 사후관리 등에 대한 규정이다.

- 비전리방사선(Non-Ionizing Radiation)
  물질에 작용하여 전리시키는 능력이 없는 파동. 방사선이 물질을 통과할 때 전리 능력이 전혀 없는 것으로 자외선, 가시광선, 적외선, 전자파 등이 있다.

- 생식발생독성시험(Reproductive and Developmental Toxicity Study)
  시험물질이 포유류의 생식, 발생에 미치는 영향을 검사하는 시험. 식품, 의약품 등의 안전성 평가를 위한 비임상시험으로 임신, 출산, 후세대 등에 미치는 영향을 평가하기 위한 시험이다.

- 세계보건기구(World Health Organization, WHO)
  보건위생 분야에서 국제협력을 하는 국제연합(UN) 전문기구. 스위스 제네바에 본부를 두고 있으며, 6개 지역(서태평양, 동남아시아, 아프리카, 중동, 아메리카, 유럽)에 지역사무소가 있다. 세계보건 총회는 통상 제네바에서 매년 5월에 열리며 각국 대표가 참가한다.

- 시정 및 예방조치(Corrective Action and Preventive Action, CAPA)
  시정조치 및 예방조치의 합성어로, 시정조치는 이미 일어난 부적합 사항의 재발 방지를 위하여 취해야 하는 조치를 말하며, 예방조치는 부적합의 발생 방지를 위하여 잠재적 부적합의 원인을 제거하기 위한 조치이다. 「의료기기 제조 및 품질관리기준」에 따라 부적합의 재발 방지를 위하여 부적합의 원인을 제거하거나, 잠재적 부적합의 원인을 제거하는 조치 또는 제도이다.

- 실험동물운영위원회(Institutional Animal Care and Use Committe, IACUC)
  동물실험시설의 동물실험 및 시설운영, 실험동물관리 등에 관한 사항을 심의하는 위원회. 실험동물운영위원회는 「실험동물에 관한 법률」에 따라 모든 동물실험시설에 설치되어야 한다. 동물실험의 윤리성, 안전성, 신뢰성을 확보하기 위해 동물실험 계획 및 실행에 관한 사항, 동물실험시설의 운영과 평가, 유해물질을 이용한 동물실험의 적정성에 관한 사항, 실험동물의 사육 및 관리에 관한 사항 등을 심의한다.

- 유헬스케어 의료기기(U-healthcare Medical Device)
  유비쿼터스(Ubiquitous) 헬스케어 의료기기의 약어로, 정보통신 기술을 이용해 실시간 원격진료를 위한 의료기기이다. 의료기관 이외의 장소에서 사용자의 생체신호 정보를 측정 및 수집하여 의료기관으로 전송한 후 진단 지원 시스템의 정보 분석, 보조 진단 및 의료인의 피드백을 제공하여 환자의 질병을 진단 또는 치료하거나 또는 일반인의 질병을 예방하기 위해 원격진료에 사용되는 의료기기이다.

- 의료기기아시아표준화회의(Asian Harmonization Working Party, AHWP)
  아시아태평양 지역에서 아시아 의료기기 관리제도를 국제적 방향으로 표준화하기 위하여 결성된 국가 간 협의체로, 한국, 중국 등 23개 국가의 정부와 의료기기 관련 단체로 구성되었다. 주요 활동은 의료기기 제도 관련 가이드라인 등을 개발, 국제의료기기규제당국자협의회(IMDRF)에서 결정한 최종문서를 분석하고 아시아 각국에 교육을 수행함으로써 각국의 의료기기 관리 제도의 국제 표준화를 이루는 데 목적이 있다.

- 의료기기위원회(Medical Device Committee)
  식품의약품안전처장·보건복지부장관의 자문에 따른 사항을 조사·심의하기 위한 기구. 의료기기 기준규격, 재심사·재평가, 등급 분류 및 지정에 관한 사항, 추적관리대상 의료기기에 관한 사항 등을 조사·심의한다.

- 재심사(의료기기)(Reexamination)(Medical Device)
  신개발 의료기기, 희소 의료기기에 대하여 품목류(또는 품목) 허가 시 시판된 후 일정 기간 내에 그 안전성과 유효성을 검증할 수 있는 제도. 시판 후 임상적 관찰이 이루어지는 재심사 기간 중에 재심사 대상 의료기기의 안전성 및 유효성과 관련하여 필요한 정보를 수집·검토하고 그 결과를 토대로 보건위생상의 위해를 방지할 수 있도록 시판 후 조사를 실시한다.

- 재평가(의료기기)(Re-Evaluation)(Medical Device)
  품목 허가·신고 된 의료기기 중 최신의 과학수준에서 안전성 및 유효성에 대한 검증의 필요성이 인정되는 의료기기를 재검토하는 제도이다. 품목 허가·신고 된 의료기기 중 시판 후 정보 등에 의해 안전성 및 유효성에 대한 재검토가 필요하여 식품의약품안전처장이 공고한 의료기기에 대하여 예시 기간 중 재평가 신청에 필요한 제출 자료를 준비하여 재평가 신청 기간 내에 제출한다.

- 전리방사선(Ionizing Radiation)

방사능 물질이 방출하는 에너지로 물질에 작용하여 전리시킨다. 일반적으로 방사선이라고 한다. 물질에 작용하여 전리를 일으키는 성질이 있으며, 종류는 X-레이, 알파선, 베타선, 감마선이 있다.

- 전자파적합성(Electromagnetic Compatibility, EMC)

전기를 사용하는 의료기기가 주변 환경에 대한 전자파 간섭의 허용 범위를 준수하면서도 기능은 완벽하게 수행하는 능력. 즉, 전자기적 주위 환경에 영향을 받지 않고 다른 것에 영향을 주지도 않는 것의 총칭이다. 전기를 사용하는 의료기기는 본래의 기능을 최대한 발휘하는 동시에, 자체에서 발생하는 전자파 방해를 억제하여 다른 시스템에 나쁜 영향을 주지 않도록 관리하고 있다. 국제규격(IEC 60601-1-2)을 기반으로 식품의약품안전처 고시(「의료기기의 전자파 안전에 관한 공통기준규격」)를 제정하였고, 시험을 통해 전자파 적합성을 확인하고 있다.

- 체외진단용시약(Reagents for In Vitro Diagnostics, IVD Reagents)

인체에 유래한 검체(조직, 혈액 등)를 대상으로 체외에서 검사하여 검체 내 특정 물질을 검출한 결과로 질병 감염 여부 등에 대한 정보를 얻기 위하여 사용되는 시약. 자률 관리하고 있던 체외진단용 시약을 의료기기로 분류(9개 중분류 49개 품목)하여 2012년도부터 허가·관리하고 있다.

- 추적관리대상 의료기기(Medical Device Subject to Tracking)

사용 중 부작용 또는 결함의 발생으로 인체에 치명적인 위해를 줄 수 있어 소재 파악이 필요한 의료기기. 인체에 1년 이상 사용되는 의료기기나 의료기관 외의 장소에서 사용이 가능한 생명유지용 의료기기이다.

- 피부감작성(Skin Sensitization)

시험물질이 피부에 반복 노출되어 나타날 수 있는 홍반 및 부종 등의 면역학적 피부과민 반응이다. 화장품 동물대체시험법 가이드라인 및 기능성 화장품 등의 안전성 심사자료로 제출되는 시험법이다.

- 항원성시험(Antigenicity Study)

시험물질이 생체의 항원으로 작용하여 나타나는 면역원성 유발 여부를 검사하는 시험.

식품, 의약품 등의 안전성 평가를 위한 비임상시험으로 쇼크와 같은 반응을 검사하는 아나필락시스 반응시험과 피부 접촉으로 인한 피부감작성 시험이 있다.

- 환자선량(Patien Dose)

  의료방사선에 의한 방사선 피폭량. 의료기관에서 진단을 위해 방사선영상의학검사를 실시함에 따라 피폭되는 방사선량이다.

- 환자선량권고기준(Diagnostic Reference Level, DRL)

  의료방사선에 의한 방사선 피폭량 기준. 방사선 영상의학검사 시 환자선량을 적정수준 이하로 촬영하기 위해 전국 의료기관의 환저선량 분포 중 75% 수준으로 환자선량 기준을 설정하여 권고하는 값(방사선량)이다.

2. 의료기기법 관련 용어

- 의료기기

  사람이나 동물에게 단독 또는 조합하여 사용되는 기구·기계·장치·재료 또는 이와 유사한 제품으로서 다음 각 호의 어느 하나에 해당하는 제품을 말한다. 다만, 「약사법」에 따른 의약품과 의약외품 및 「장애인복지법」 제65조에 따른 장애인보조기구 중 의지(義肢)·보조기(補助器)는 제외한다.

  1. 질병을 진단·치료·경감·처치 또는 예방할 목적으로 사용되는 제품
  2. 상해(傷害) 또는 장애를 진단·치료·경감 또는 보정할 목적으로 사용되는 제품
  3. 구조 또는 기능을 검사·대체 또는 변형할 목적으로 사용되는 제품
  4. 임신을 조절할 목적으로 사용되는 제품

- 기술문서

  의료기기의 성능과 안전성 등 품질에 관한 자료로서 해당 품목의 원자재, 구조, 사용 목적, 사용 방법, 작용 원리, 사용 시 주의사항, 시험규격 등이 포함된 문서를 말한다.

- 의료기기 취급자

  의료기기를 업무상 취급하는 다음 각 호의 어느 하나에 해당하는 자로서 이 법에 따라 허가를 받거나 신고를 한 자, 「의료법」에 따른 의료기관 개설자 및 「수의사법」에 따른 동물병원 개설자를 말한다.

  의료기기 제조업자

의료기기 수입업자
의료기기 수리업자
의료기기 판매업자
의료기기 임대업자

3. 의료기기 인허가 관련 용어

「의료기기 허가·신고·심사 등에 관한 규정」(식품의약품안전처고시) 제2조(정의)규정에서 사용하는 용어의 뜻은 다음과 같다.

- 동일제품군

제조국, 제조사, 품목명이 동일한 의료기기 중 사용 목적, 사용 방법, 제조 방법 및 색소나 착향제를 제외한 원재료(기구·기계는 제외한다)가 동일한 것으로 색상, 치수 등의 차이가 있거나 구성 부분품이 변경 또는 추가되는 일련의 모델(시리즈 제품)들로 구성된 제품군을 말한다.

- 일회용 의료기기

한 번 사용할 목적 또는 한 번의 시술 과정에서 한 환자에게 사용할 목적인 의료기기를 말한다.

- 조합의료기기

2가지 이상의 의료기기가 모여 하나의 의료기기가 되는 것으로서 복합적인 기능을 발휘하는 의료기기를 말한다.

- 한 벌 구성의료기기

2가지 이상의 의료기기를 하나의 포장단위로 굿어한 의료기기를 말한다.

- 첨단의료기기

융·복합 의료기기를 포함하여 바이오기술, 정보기술, 나노기술, 로봇기술, 의료기술 등 혁신적 과학기술을 기반으로 한 새로운 의료기기를 말한다.

- 부분품

의료기기의 본체를 구성하기 위하여 필요한 부분을 말한다.

- 시험규격

해당 제품의 안전성 및 성능을 검증하기 위하여 설정하는 시험 항목, 시험 기준 및 시험 방법을 말한다.

- 품목

「의료기기법 시행규칙」(이하“시행규칙”이라 한다)[별표1] 및 「의료기기 품목 및 품목별 등급에 관한 규정」(식품의약품안전처 고시)의 소분류에 해당하는 개별 제품을 말한다. 다만, 소분류에 해당되지 않아 중분류한 품목은 중분류에 해당하는 개별 제품을 말한다.

- 품목류

시행규칙[별표1]및「의료기기 품목 및 품목별 등급에 관한 규정」에 따른 소분류를 말한다.

- 새로운 제품

이미 허가·인증을 받은 의료기기와 사용 목적, 작용 원리 또는 원재료(의료용품에 한한다) 등이 동등하지 아니한 의료기기를 말한다.

- 개량제품

이미 허가·인증 받은 의료기기와 사용 목적, 작용 원리, 원재료(의료용품에 한한다)는 동등하나 성능, 시험 규격, 사용 방법 등이 동등하지 아니한 의료기기를 말한다.
다만, 체외진단용 의료기기는 이미 허가·인증 받은 의료기기와 사용 목적, 작용 원리는 동등하나 원재료 또는 성능이 동등하지 아니한 제품을 말한다.

- 동등제품

이미 허가·인증을 받은 의료기기와 사용 목적, 작용 원리, 원재료(의료용품에 한한다), 성능, 시험 규격 및 사용 방법 등이 동등한 의료기기를 말한다. 다만, 체외진다용 의료기기는 사용 목적, 작용 원리, 원재료 및 성능이 동등한 경우를 말한다.

- 체외진단용 의료기기

인체에서 유래한 시료를 검체로 하여 검체 중의 물질을 검사하여 질병 진단, 예후 관찰, 혈액 또는 조직 적합성 판단 등의 정보 제공을 목적으로 체외에서 사용되는 시약을 말한다. 다만, 실험실에서 조제하여 사용하는 조제시약은 제외한다.

- 사용시간(유효시간)(Shelf life)

제조자가 의도한 의료기기의 사용 목적대로 작용할 수 있도록 성능 및 안전성(멸균 의료기기의 경우 멸균)등이 유지되는 실제 시간을 말한다.

- 국제표준화기술문서

의료기기 규제당국자포럼(International Medical Device Regulators Forum, IMDRF)에서 국가 간 의료기기 규제 차이를 없애기 위해 개발한 표준화된 문서로, 기술문서 개요(Summary Technical Documentation, STED)와 이에 대한 첨부 자료로 구성된다.

- 인체이식형 의료기기

인체에 30일 이상 연속적으로 유지되는 것을 목적으로 삽입하는 의료기기를 말한다.

- 단계별 심사

법 제11조 및 시행규칙 제9조에 따라 제조허가 신청 전에 허가에 필요한 기술문서 등의 심사 자료에 대하여 미리 제품 개발 단계별로 나누어 심사하는 것을 말한다.

4. 의료기기 품질관리 용어

「의료기기 제조 및 품질관리 기준」[별표1] 용어의 정의에 따르며, 이 기준에서 정의하지 아니한 것은 「산업표준화법」에 따른 한국산업표준 품질경영시스템—기본사항 및 용어(KS Q ISO 9000)에 따른다.

- 품질경영시스템

제품의 품질관리를 위하여 조직, 책임, 절차, 공정 및 자원 등을 효율적으로 관리하기 위한 경영 시스템을 말한다.

- 품질책임자

의료기기의 품질관리 및 품질경영시스템의 확립, 수행 및 유지 업무를 하는 자를 말한다.

- 멸균의료기기

제조하는 과정에서 멸균 공정을 거치는 의료기기로서 제품의 용기 또는 포장 등에 "멸균" 또는 "STERILE"의 문자, 멸균 방법 또는 멸균 연월일 등 멸균품임을 표시하는 제품을 말한다.

- 추적성(Traceability)

제품의 원자재 및 구성 부품의 출처, 품질관리 이력, 판매처 및 소재 등에 대하여 파악하고 관리하는 것을 말한다.

• 제조

포장 및 표시 기재 작업을 포함하여 의료기기를 생산하기 위하여 하는 모든 작업을 말한다.

• 제조단위 또는 로트(Lot)

동일한 제조 조건하에서 제조되고 균일한 특성 및 품질을 갖는 완제품, 구성 부품 및 원자재의 단위를 말한다.

• 특채(Concession)

법적 요구사항을 만족하고 있으나 안전성 및 유효성과 직접 관련이 없는 경미한 부적합 사항을 가진 특정 제품 등에 대하여 사용하거나 출고하는 것에 대한 서면승인을 말한다.

• 권고문(Advisory Notice)

제조업자가 의료기기의 판매 후 제품의 사용, 변경, 반품 또는 폐기와 관련하여 추가 정보 또는 조치를 권고하기 위하여 발행된 서한을 말한다.

• 품질심사원

「품질경영 및 공산품 안전관리법」 제7조에 따른 품질경영체제 인증 심사원 등록기준 및 「산업표준화법 시행규칙」 제15조에 따른 의료기기분야의 심사원으로서 식품의 약품안전처장이 지정한 의료기기 품질관리 심사기관에 소속되어 의료기기 품질관리 심사 업무를 수행하는 자를 말한다.

• 의료기기 제조 및 품질관리기준(Good Manufacturing Practice, GMP)

항상 일관된 양질의 제품이 공급될 수 있도록 의료기기의 개발에서부터 원자재의 구입, 제조, 검사, 포장, 설치, 보관, 출하 및 클레임이나 반품에 이르기까지의 모든 공정에 걸쳐 의료기기의 품질을 보증하기 위하여 지켜야 할 사항을 규정하는 품질경영시스템을 말한다.

• 제품표준서(Device Master Record, DMR)

의료기기 품목 또는 형명별로 규격, 제조공정, 제조 기준, 설치 등 제품의 설계부터 출하(설치)까지 전 제조 공정에 대한 상세한 정보를 포함한 문서를 말한다.

• 품질(Quality)

고유 특성의 집합이 요구사항을 충족시키는 정도를 말한다.

• 품질관리 (Quality Control, QC)
품질 요구사항을 충족하는 데 중점을 둔 품질경영의 일부를 말한다.

• 안전성(Safety)
위험하거나 고장이 생길 염려가 없고, 안전하거나 안전을 보장하는 성질을 말한다.

• 제조번호 또는 로트번호(Lot Number)
일정한 제조 단위분에 대하여 제조관리 및 출하에 관한 모든 사항을 확인할 수 있도록 표시된 번호로서 숫자·문자 또는 이들을 조합한 것을 말한다.

• 배치(Batch)
일정한 제조 주기 동안 생산된 제품으로서, 균일한 특성과 품질을 의도하거나 목표로 하는 일정 수량의 제품을 말한다.

• 멸균(Sterilization)
물리적, 화학적 방법을 이용하여 포자를 포함하여 모든 종류의 미생물을 사멸시키는 과정을 말한다.

• 살균(Sanitation)
미생물 오염을 감소시키는 것을 말한다.

• 소독(Disinfection)
대상 표면에 있는 병원성 미생물을 비활성화 시키거나 제거하는 작업을 말한다.

• 무균(Sterile)
생존 가능한 미생물이 없는 상태를 말한다.

• 품질보증(Quality Assurance, QA)
품질 요구사항이 충족될 것이라는 신뢰를 제공하는 데 중점을 둔 품질경영의 일부를 말한다.

• 조직(Organization)
책임, 권한 및 상호관계의 체계(arrangement)를 갖춘 인원 및 시설의 집단을 말한다.

- 품질매뉴얼(Quality Manual)
  제조업자의 품질경영시스템을 규정한 문서로서 개별 조직의 규모 및 복잡성에 맞도록 세부 사항 또는 요구사항을 기술한 문서를 말한다.

- 품질방침(Quality Policy)
  최고경영자에 의하여 공식적으로 표명된 품질 관련 조직의 전반적인 의도 및 방향을 말한다.

- 품질목표(Quality Objective)
  품질에 관하여 추구하거나 지향하는 것을 말한다.

- 제조공정(Manufacturing Process)
  의료기기를 제조하기 위한 원자재 구매, 입고 검사, 생산, 공정 검사, 완제품 검사, 포장, 라벨링, 출하, 보관 및 유통과 관련되는 모든 활동을 말한다.

- 프로세스(Process)
  압력을 출력으로 전환하는 상호 연관된 또는 상호 작용하는 활동들의 집합을 말한다.

- 절차(Procedure)
  활동 또는 프로세스를 수행하기 위하여 규정된 방식을 말한다.

- 문서(Document)
  행위 전에 명시하거나 만들어지는 기준 및 절차를 말한다.

- 기록(Record)
  달성된 결과를 명시하거나 수행한 활동의 증거를 제공하는 문서를 말한다.

- 검토(Review)
  수립된 목표를 달성하기 위하여 해당 주제의 적절성, 충족성 및 효과성을 결정하기 위하여 시행되는 활동을 말한다.

- 품질계획(Quality Plan)
  특정 제품, 서비스, 계약 또는 프로젝트의 관련되는 특정 품질 관행, 자원, 업무 순서를 규정하는 문서를 말한다.

• 품질경영검토(Management Review)
최고 경영자가 계획된 주기로 지속적인 적합성, 적절성 및 효과성을 보장하기 위하여 품질방침, 품질목표를 포함한 품질경영시스템 변경의 필요성 및 개선의 가능성에 대한 평가를 하는 활동을 말한다.

• 요구사항(Requirement)
명시적인 요구 또는 기대, 일반적으로 묵시적이거나 의무적인 요구 또는 기대를 말한다.

• 효과성(Effectiveness)
계획된 활동이 실현되어 계획된 결과가 달성되는 정도를 말한다.

• 효율성(Efficiency)
달성된 결과와 사용된 자원과의 비율 또는 관계를 말한다.

• 기반시설(Infrastructure)
조직의 운영에 필요한 시설, 장비 및 서비스의 시스템을 말한다.

• 교차오염(Cross-Contamination)
특정 물품 또는 제품이 다른 물품 또는 제품에 의하여 오염되는 것을 말한다.

• 청정실(Clean Room)
부유입자나 미생물 등에 의한 오염이 없도록 설계된 작업 공간을 말한다.

• 청정등급(Clean Grade)
청정구역의 관리 수준을 정한 등급을 말한다.

• 제품실현(Production Realization)
제품을 성취하기 위해 요구되는 프로세스 및 세부 프로세스의 결합적 순서를 말한다.

• 고객 불만(Customer Dissatisfaction)
고객이 제품의 형식, 품질, 내구성, 신뢰성, 안전성 또는 성능에 대해 의료기기 제조업자에게 제가하는 불평, 불만을 말한다.

- 설계 및 개발(Design and Development)
  요구사항을 규정된 특성이나 제품, 프로세스 또는 시스템의 시방서로 변환시키는 프로세스의 집합을 말한다.

- 검증(Verification)
  규정된 요구사항이 충족되었음을 객관적 증거(사물의 존재 또는 사실을 입증하는 데이터)의 제시 및 시험을 통하여 확인하는 것을 말한다.

- 설계 적격성평가(DQ, Design Qualification)
  의료기기의 제작 전에 제안된 설계가 원래 의도한 목적에 적합하도록 설계되었는지 증거를 확보하고 문서화하는 과정을 말한다.

- 설치 적격성평가(IQ, Installation Qualification)
  제조공정 중 의료기기의 품질에 영향을 줄 수 있는 기기, 설비 또는 시스템이 승인된 기준에 적합한지의 여부와 올바르게 설치되었는지 증거를 확보하고 문서화하는 과정을 말한다.

- 운영 적격성평가(OQ, Operational Qualification)
  의료기기를 생산하기 위한 장치 및 시스템이 규정된 운전 범위에서 기준에 맞게 작동하는지 증거를 확보하고 문서화하는 과정을 말한다.

- 성능 적격성 평가(PQ, Performance Qualification)
  실운전을 통하여 장치, 시스템 또는 제조공정이 정해진 작동 범위 내에서 정상적으로 작동됨을 나타내는 증거를 확보하고 문서화하는 과정을 말한다.

- 적격성 평가(Qualification)
  기계, 설비가 설계한 대로 제작, 설치되고 목적한 대로 작동하여 원하는 결과가 얻어 진다는 것을 증명하고 이를 문서화하는 것을 말한다.

- 적격성 재평가(Re-qualification)
  지정된 공정의 지속적인 적합성 확인을 위해 검증의 일부를 반복하는 것을 말한다.

- 유효성 확인 또는 밸리데이션(Validation)
  어떤 조작, 공정, 기계설비, 원재료, 동작 또는 시스템이 실제로 기대되는 결과를 얻는다는 것을 검증하고 문서화하는 행위를 말한다.

- 세척(Cleaning)
  표면으로부터 오염원이나 미생물을 제거하는 데 사용하는 화학적 또는 물리적인 방법을 말한다.

- 설치(Installation)
  사용될 장소에 제품을 놓고 배관, 폐기물 처리 등 의도된 사용 목적에 따라 동작될 수 있게 하는 활동을 말한다.

- 추적성(Traceability)
  의료기기의 원자재 및 부분품의 출처, 품질관리 이력, 판매처 및 사용자(소재)등에 대하여 파악하고 관리하는 것을 말한다.

- 안전성(Stability)
  특정 조건하에서 사용기한(유효기한) 동안 의료기기의 특성이나 성능이 제조자가 설정한 한계 이내로 유지되는 것을 말한다.

- 식별(Identification)
  원료, 자재, 반제품 및 완제품 등 모든 단계에서 제품의 추적 및 다음 공정에 인도 또는 출하를 확실히 하기 위한 활동을 말한다.

- 고객(Customer)
  구입자 및 사용자(환자 및 의료 종사자)를 총칭하며 말한다.

- 고객 자산(Customer Property)
  고객이 소유한 재산 가치로 자산은 다음 각 항목을 말한다.
  가. 제품에 포함시키기 위하여 제공되는 원자재나 부품(포장재 포함)
  나. 수리, 유지 또는 업그레이드를 위하여 공급되는 제품
  다. 추가 프로세스(고객이 제공한 자재로 포장, 멸균, 시험)을 위하여 공급된 제품
  라. 고객을 대신하여 공급된 서비스(고객 자산을 제3자에게로 운송 등)
  마. 고객의 지적 자산(규격, 도면과 자산 정보)

- 측정 장비(Measuring Equipment)
  측정 프로세스를 실현하는 데 필요한 측정기기, 소프트웨어, 측정표준, 표준물질 또는 보조기구 또는 그 집합을 말한다.

- 교정(Calibration)
  특정한 장치나 기구가 국제 기준 또는 국가 기준에서 인정하는 측정표준에 의하여 측정하였을 때 규정된 한도 이내의 결과가 나타남을 확인하는 작업을 말한다.

- 감사(Audit)
  품질업무 및 관련 결과가 계획된 합의 사항에 적합한지 여부를 결정하고, 이 합의 사항이 효과적으로 수행되었고 목적에 적합한지 여부를 결정하는 체계적이고 독립적인 확인 활동을 말한다.

- 시정(Correction)
  발견된 부적합을 제거하기 위한 행위를 말한다.

- 시정조치(Corrective Action)
  발견된 부적합 또는 기타 바람직하지 않은 상황의 원인을 제거하기 위한 조치를 말한다.

- 예방조치(Preventive Action)
  잠재적인 부적합 또는 기타 바람직하지 않은 상황의 발생 방지를 위하여 잠재적 부적합의 원인을 제거하기 위한 조치를 말한다.

- 위험관리(Risk Management)
  의료기기의 설계, 생산, 유통, 사용 등 전 과정에서 발생할 수 있는 모든 위험을 분석, 평가하고 이를 허용 가능한 수준으로 관리하는 선진화된 안전관리시스템을 말한다.

- 재작업(Rework)
  부적합 제품에 대하여 기 확립된 제조공정과 다른 방법을 적용하여 품질기준을 만족하도록 하는 작업을 말한다.

- 가공(Reprocess)
  기준이나 표준에 적합하지 않은 제품을 이미 확립된 기존의 제조공정으로 되돌려 반복 가공하는 것을 말한다.

- 반제품(Intermediate)
  제조공정 중의 물질로서 추가적인 제조공정을 더 거쳐야 완제품이 되는 것을 말한다.

- 미생물 존재량(Bioburden)
  제품 및 멸균포장의 생존 가능한 미생물의 개체수를 말한다.

- 생물학적 표시기(Biological Indicator)
  특정한 멸균 처리에 대하여 명확한 저항을 제공하는 성장 가능한 미생물을 포함하는 시험 장치를 말한다.

- 화학적 표시기(Chemical Indicator)
  멸균 과정에 영향을 미치는 여러 요소들을 물리적, 화학적 특성으로 나타나도록 고안된 멸균 과정의 검증 도구를 말한다.

- 멸균도 보증 수준(Sterility Assurance Level, SAL)
  멸균 후의 제품에 대해 한 개 미생물의 생존 가능성을 말한다.

- 원료
  제품을 구성하는 원재료와 제품을 구성하지 않지만 제품의 품질에 영향을 미치는 것을 말한다.

- 재료
  제품을 구성하지만, 형태를 이루지 않는 것을 말한다.

- 부품
  제품을 구성해 형태를 이루는 것을 말한다.
- 조립품
  조립된 부품의 집합체이며 마지막 공정 간 검사에 합격하기 직전까지의 것을 말한다.

- 수입검사
  협력 회사로부터 납입되는 원료 및 자재가 규정 요구 사항을 만족하는지 여부를 판정하는 것을 말한다.

- 공정검사

반제품이 있는 공정으로부터 다음의 공정으로 이동해도 적합한지 여부를 판정하기 위해서 실시하는 검사를 말한다.

- 최종검사

제품으로서의 요구 사항을 만족한 것을 최종적으로 확인 및 검사하는 행위를 말한다.

- 선입선출(First In First Out, FIFO)

재고 관리품에 대한 출고를 행함에 있어서 먼저 입고된 원자재부터 우선적으로 출고하여 사용하는 방법을 말한다.

- 선한선출(First Expired First Out, FEFO)

먼저 유효기한에 도달하는 원자재를 먼저 사용하는 재고관리의 한 방법을 말한다.

- 일탈(Deviation)

제조 또는 품질관리 과정에서 미리 정하여진 기준을 벗어나 이루어지는 행위를 말한다.

- 기준일탈(Standard Deviation)

시험의 결과가 미리 정하여진 시험기준을 벗어난 경우를 말한다.

- 단독

품질관리심사기관에서 적합성인정 등 심사를 위한 현장조사를 실시하는 것을 말한다.

- 합동

식품의약품안전처 및 심사기관, 또는 지방청 및 심사기관에서 적합성인정 등 심사를 위한 현장조사를 실시하는 것을 말한다.

- 품질심사원

식품의약품안전처장이 지정한 의료기기 품질관리심사기관에 소속되어 의료기기 적합성 인정 등 심사 업무를 수행하는 사람을 말한다.

- 제조의뢰자 또는 위탁자

해당 제품의 제조공정 전부를 위탁한 자를 말한다.

• 제조자 또는 수탁자
제조의뢰자(위탁자)로부터 해당 제품의 제조공정 전부를 수탁한 자를 말한다.

5. 의료기기 임상 관련 용어

「의료기기 임상시험 기본문서 관리에 관한 규정」(식품의약품안전처 고시) 제2조(용어의 정의) 규정에서 사용하는 용어의 뜻은 다음과 같다.

• 임상시험기관(Institution)
식품의약품안전처장이 의료법에 따른 의료기관 중 임상시험에 필요한 시설·인력 및 기구를 갖춘 기관 중 별도로 지정한 의료기관으로서 실제 임상시험이 실시되는 기관을 말한다.

• 임상시험심사위원회(Institutional Review Board)
계획서 또는 변경계획서, 피험자로부터 서면동의를 얻기 위해 사용하는 방법이나 제공되는 정보를 검토하고 지속적으로 이를 확인함으로써 임상시험에 참여하는 피험자의 권리·안전·복지를 보호하기 위해 시험기관 내에 독립적으로 설치한 상설위원회를 말한다.

• 임상시험계약서(Contract)
임상시험에 관여하는 둘 도는 그 이상의 당사자 간에 이루어지는 서면 합의서로서, 업무의 위임 및 분담, 의무사항, 필요한 경우 재정에 관련된 사항 등이 자세히 기록되고 날짜 및 서명이 기재된 문서를 말한다.

• 시험책임자(Principal Investigator)
시험기관에서 임상시험의 수행에 대한 책임을 갖고 있는 사람을 말한다.

• 시험담당자(Subinvestigator)
시험책임자의 위임 및 감독하에 임상시험과 관련된 업무를 담당하거나 필요한 사항을 결정하는 의사·치과의사·한의사 및 기타 임상시험에 관여하는 사람을 말한다.

• 피험자동의(Informed Consent)
피험자가 임상시험 참여 유무를 결정하기 전에 피험자를 위한 설명서(이하 "피험자 설명서"라 한다)를 통해 해당 임상시험과 관련된 모든 정보를 제공받고, 서명과 서명 날짜가 포함된 문서(이하"동의서"라 한다)를 통해 본인이 자발적으로 임상시험에 참여함을 확인하는 절차를 말한다.

- 임상시험의뢰자(Sponsor)

  임상시험의 계획·관리·재정 등에 관련된 책임을 갖고 있는 개인, 회사, 실시기관, 단체 등을 말한다.

- 임상시험 모니터요원(Monitor)

  임상시험의 모니터링을 담당하기 위해 의뢰자가 지정한 자를 말한다.

- 모니터링(Monitoring)

  임상시험 진행 과정을 감독하고, 해당 임상시험이 계획서, 표준작업지침서 및 관련 규정에 따라 실시·기록되는지 여부를 검토·확인하는 활동을 말한다.

- 모니터링보고서(Monitoring Report)

  모니터요원이 의뢰자의 표준작업지침서에 따라 각 시험기관을 방문하거나 임상시험과 관련된 연락(예: 전화, 팩스, 전자우편 등)을 실시하고, 그 내용을 문서로 작성한 보고서를 말한다.

- 임상시험 관련 자료의 직접열람(Direct Access)

  임상시험 수행 상태 및 결과 평가에 중요한 기록이나 문서를 조사·분석·평가·재구성하도록 허용하는 것을 말하며, 임상시험 관련 자료의 직접열람을 하는 개인 또는 기관 등은 피험자의 신원이나 의뢰자 관련 정보에 대해 비밀보장의 의무를 갖는다.

- 비밀보장(Confidentiality)

  자료의 직접열람이 허용된 자를 제외하고는 피험자의 신원 또는 의뢰자의 지적 재산 등에 관한 정보가 알려지지 않도록 하는 것을 말한다.

- 임상시험수탁기관(Contract Research Organization, CRO)

  임상시험과 관련된 의뢰자의 임무나 역할의 일부 또는 전부를 대행하기 위하여 의뢰자로부터 계약에 의해 위임받은 개인이나 기관을 말한다.

- 관련규정(Applicable Regulatory Requirement)

  임상시험의 실시에 관련된 의료기기법령 및 관련 규정, 고시 등을 말한다.

- 임상시험의 준수(Compliance)

  계획서 및 관련규정에 따라 임상시험을 실시하는 것을 말한다.

• 실태조사(Inspection)

식품의약품안전처장이 관련규정에 따라 임상시험이 실시되었는지를 확인할 목적으로 시험기관, 의뢰자 또는 임상시험수탁기관 등의 모든 시설·문서·기록 등을 현장에서 공식적으로 조사하는 행위를 말한다.

• 점검(Audit)

해당 임상시험에서 수집된 자료의 신뢰성을 확보하기 위하여 해당 임상시험이 계획서, 의뢰자의 표준작업지침서 및 관련규정 등에 따라 수행되고 있는지를 의뢰자 등이 체계적·독립적으로 실시하는 조사를 말한다.

• 점검확인서(Audit Certificate)

점검 실시되었음을 확인하는 내용을 말한다.

6. 기타용어

①「의료기기 재심사에 관한 규정」

• 시판 후 조사

의료기기제조업자 또는 수입업자가 허가받은 의료기기의 안전성 및 유효성과 관련하여 필요한 정보를 수집·검토하고 그 결과를 토대로 보건위생상의 위해를 방지할 수 있도록 관리하는 것을 말한다.

• 시판 후 조사 업무기준서

시판 후 조사를 적정하게 수행하기 위하여 조사 방법과 과정 등을 기재한 문서를 말한다.

• 조사표

시판 후 조사를 위하여 해당 의료기기가 적용된 대상에 대한 관찰기록을 작성하기 위한 표를 말한다.

• 기초자료

조사표에 기재된 대상에 대한 관찰기록을 의미하며 필요한 경우 근거자료를 포함할 수 있다.

• 의료기기 이상사례

파손, 작동불량 등 의료기기가 정상으로 동작하지 않거나 의료기기 사용 중 발생되는 증상, 질병이 의료기기로부터 기인한 경우를 말한다.

②「의료기기 부작용 등 안전성 정보관리에 관한 규정」

- 안전성 정보

  허가받거나 신고한 의료기기의 안전성 및 유효성과 관련된 새로운 자료나 정보로 부작용 발생사례를 포함한다.

- 부작용(Side Effect)

  의료기기를 정상적인 사용방법에 따라 사용할 경우 발생한 모든 의도되지 아니한 결과를 말한다.

- 이상사례(Adverse Event)

  의료기기를 정상적인 사용방법에 따라 사용할 경우 발생한 모든 의도되지 아니한 결과를 말한다.

- 중대한 이상사례(Serious Adverse Event)

  이상사례 중 다음 각 목의 어느 하나에 해당하는 경우를 말한다.

  가. 사망을 초래하거나 생명을 위협하는 경우

  나. 입원 또는 입원기간의 연장이 필요한 경우

  다. 지속적 또는 중대한 불구나 기능저하를 초래하는 경우

  라. 선천적 기형 또는 이상을 초래하는 경우

- 예상하지 못한 이상사례

  의료기기의 허가(신고를 포함한다) 사항과 비교하여 위해 정도(severity), 특이사항 또는 그 결과 등에 차이가 있는 이상사례를 말한다.

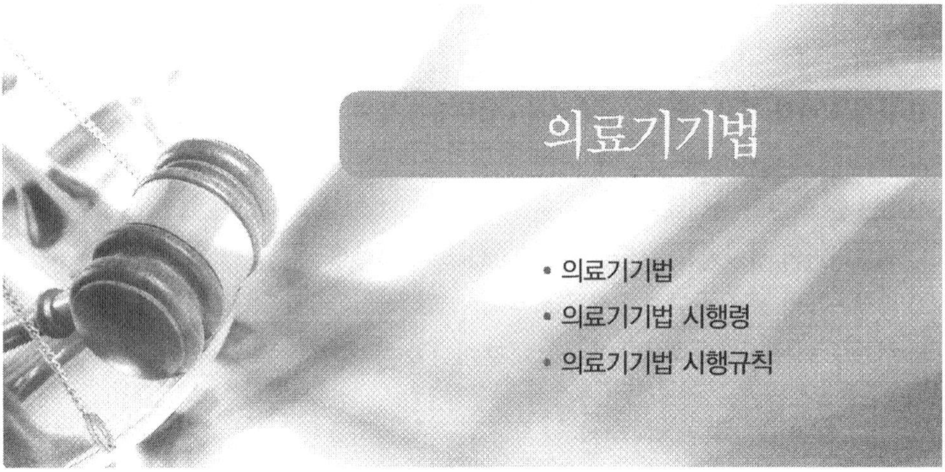

제1장 총 칙

제1조(목적) 이 법은 의료기기의 제조·수입 및 판매 등에 관한 사항을 규정함으로써 의료기기의 효율적인 관리를 도모하고 국민보건 향상에 이바지함을 목적으로 한다.

[영] 제1조(목적) 이 영은 의료기기법에서 위임된 사항과 그 시행에 관하여 필요한 사항을 규정함을 목적으로 한다.

[규] 제1조(목적) 이 규칙은 「의료기기법」 및 같은 법 시행령에서 위임된 사항과 그 시행에 필요한 사항을 규정함을 목적으로 한다.

제2조(정의) ① 이 법에서 "의료기기"란 사람이나 동물에게 단독 또는 조합하여 사용되는 기구ㆍ기계ㆍ장치ㆍ재료ㆍ소프트웨어 또는 이와 유사한 제품으로서 다음 각 호의 어느 하나에 해당하는 제품을 말한다. 다만, 「약사법」에 따른 의약품과 의약외품 및 「장애인복지법」 제65조에 따른 장애인보조기구 중 의지(義肢)ㆍ보조기(補助器)는 제외한다. <개정 2018. 12. 11.>

1. 질병을 진단ㆍ치료ㆍ경감ㆍ처치 또는 예방할 목적으로 사용되는 제품
2. 상해(傷害) 또는 장애를 진단ㆍ치료ㆍ경감 또는 보정할 목적으로 사용되는 제품
3. 구조 또는 기능을 검사ㆍ대체 또는 변형할 목적으로 사용되는 제품
4. 임신을 조절할 목적으로 사용되는 제품

② 이 법에서 "기술문서"란 의료기기의 성능과 안전성 등 품질에 관한 자료로서 해당

품목의 원자재, 구조, 사용목적, 사용방법, 작용원리, 사용 시 주의사항, 시험규격 등이 포함된 문서를 말한다.

③ 이 법에서 "의료기기취급자"란 의료기기를 업무상 취급하는 다음 각 호의 어느 하나에 해당하는 자로서 이 법에 따라 허가를 받거나 신고를 한 자, 「의료법」에 따른 의료기관 개설자 및 「수의사법」에 따른 동물병원 개설자를 말한다.

1. 의료기기 제조업자
2. 의료기기 수입업자
3. 의료기기 수리업자
4. 의료기기 판매업자
5. 의료기기 임대업자

④ 이 법에서 "의료기기 표준코드"란 의료기기를 식별하고 체계적ㆍ효율적으로 관리하기 위하여 용기나 외장 등에 표준화된 체계에 따라 표기되는 숫자, 바코드[전자태그(RFID tag)를 포함한다] 등을 말한다. <신설 2016. 12. 2.>

제3조(등급분류와 지정) ① 식품의약품안전처장은 의료기기의 사용목적과 사용 시 인체에 미치는 잠재적 위해성(危害性) 등의 차이에 따라 체계적ㆍ합리적 안전관리를 할 수 있도록 의료기기의 등급을 분류하여 지정하여야 한다. <개정 2013. 3. 23.>

② 제1항에 따른 의료기기의 등급분류 및 지정에 관한 기준과 절차 등에 관하여 필요한 사항은 총리령으로 정한다. <개정 2013. 3. 23.>

제4조(다른 법률과의 관계) 이 법에도 불구하고 진단용 방사선 발생장치와 특수의료장비의 설치ㆍ운영에 대하여는 「의료법」 제37조ㆍ제38조 및 「수의사법」 제17조의3ㆍ제17조의4에 따른다.

[규] 제2조(등급분류 및 지정에 관한 기준 등) 「의료기기법」(이하 "법"이라 한다) 제3조제2항에 따른 의료기기의 등급분류 및 지정에 관한 기준과 절차는 별표 1과 같다.

제4조(다른 법률과의 관계) 이 법에도 불구하고 진단용 방사선 발생장치와 특수의료 장비의 설치·운영에 대하여는 「의료법」 제37조·제38조 및 「수의사법」 제17조 의3·제17 조의4에 따른다.

제2장 의료기기위원회

제5조(의료기기위원회) ① 보건복지부장관 또는 식품의약품안전처장의 자문에 응하여 다음 각 호의 사항을 조사·심의하기 위하여 식품의약품안전처에 의료기기위원회(이하 "위원회"라 한다)를 둔다. <개정 2013. 3. 23., 2015. 1. 28., 2019. 4. 23.>

1. 의료기기의 기준규격에 관한 사항
2. 의료기기의 재심사·재평가에 관한 사항
3. 추적관리대상 의료기기에 관한 사항
4. 의료기기의 등급 분류 및 지정에 관한 사항
5. 의료기기 인증 및 신고 위탁 범위 등에 관한 사항
6. 그 밖에 의료기기에 관한 중요 사항

② 위원회는 위원장 1명과 부위원장 2명을 포함한 50명 이상 100명 이하의 위원으로 구성한다. 이 경우 공무원이 아닌 위원이 전체 위원의 과반수가 되도록 하여야 한다. <신설 2019. 4. 23.>

③ 위원장은 식품의약품안전처차장이 되고, 부위원장은 보건복지부 및 식품의약품안전처의 고위공무원단에 속하는 공무원 각 1명으로 한다. <신설 2019. 4. 23.>

④ 위원회의 위원은 다음 각 호의 어느 하나에 해당하는 사람 중에서 식품의약품안전처장이 임명 또는 위촉하며, 보건복지부장관은 위원을 추천할 수 있다. <신설 2019. 4. 23.>

1. 의료기기 관련 업무를 담당하는 4급 이상의 공무원 또는 고위공무원단에 속하는 일반직공무원
2. 의료기기 관련 단체의 장, 「비영리민간단체 지원법」 제2조에 따른 비영리민간단체의 장, 의료기기 관련 학회의 장이나 「고등교육법」 제2조제1호 및 제2호에 따른 대학 또는 산업대학의 장이 각각 추천하는 사람
3. 의료기기에 관한 학식과 경험이 풍부한 사람

⑤ 위원의 임기는 2년으로 한다. 다만, 공무원인 위원의 임기는 해당 직(職)에 재직하는 기간으로 한다. <신설 2019. 4. 23.>

⑥ 위원회는 위원회의 원활한 운영을 위하여 필요한 경우 20명 이내의 위원으로 구성된 분과위원회를 둘 수 있다. <신설 2019. 4. 23.>

⑦ 그 밖에 위원회의 구성 및 운영 등에 필요한 사항은 대통령령으로 정한다. <개정 2019. 4. 23.>

[영] 제2조(의료기기위원회의 구성) ①의료기기법(이하 "법"이라 한다) 제5조제1항의 규정에 의한 의료기기위원회(이하 "위원회"라 한다)는 위원장 1인과 부위원장 2인을 포함한

50인 이상 100인 이하의 위원으로 구성한다.

② 위원장은 식품의약품안전처차장이 되고, 부위원장은 보건복지부 및 식품의약품안전처의 고위공무원단에 속하는 공무원 각 1명으로 한다. <개정 2013. 3. 23.>

③ 위원회의 위원은 다음 각 호의 어느 하나에 해당하는 자 중에서 식품의약품안전처장이 임명 또는 위촉하며, 보건복지부장관은 위원을 추천할 수 있다. <개정 2006. 6. 12., 2008. 2. 29., 2010. 3. 15., 2013. 3. 23.>

1. 의료기기 관련 업무를 담당하는 4급 이상의 공무원 또는 고위공무원단에 속하는 일반직공무원
2. 의료기기 관련 단체, 시민단체(비영리민간단체지원법 제2조의 규정에 의한 비영리민간단체를 말한다), 관련 학회 및 대학의 장이 추천한 자
3. 의료기기에 관한 학식과 경험이 풍부한 자

[영] 제3조(위원의 임기) 위원의 임기는 2년으로 한다. 다만, 공무원인 위원의 임기는 해당 직에 재직하는 기간으로 한다.

제3조의2(위원의 제척・기피・회피) ① 위원회의 위원이 다음 각 호의 어느 하나에 해당하는 경우에는 해당 안건의 조사、심의에서 제척(除斥)된다.

1. 위원 또는 그 배우자나 배우자이었던 사람이 해당 안건의 당사자(당사자가 법인·단체 등인 경우에는 그 임원 또는 직원을 포함한다. 이하 이 호 및 제2호에서 같다)가 되거나 당사자와 공동권리자 또는 공동의무자인 경우
2. 위원이 해당 안건의 당사자와 친족이거나 친족이었던 경우
3. 위원이 해당 안건에 대하여 증언, 진술, 자문, 연구, 용역 또는 감정을 한 경우
4. 위원이나 위원이 속한 법인·단체 등이 해당 안건의 당사자의 대리인이거나 대리인이었던 경우
5. 위원이 해당 안건의 당사자인 법인·단체 등에 최근 3년 이내에 임원 또는 직원으로 재직하였던 경우

② 당사자는 위원에게 공정한 조사·심의를 기대하기 어려운 사정이 있는 경우에는 위원회에 기피(忌避) 신청을 할 수 있고, 위원회는 의결로 기피 여부를 결정한다. 이 경우 기피 신청의 대상인 위원은 그 의결에 참여하지 못한다.

③ 위원이 제1항 각 호의 어느 하나에 해당하거나 본인에게 공정한 조사·심의를 기대하기 어려운 사정이 있다고 판단되는 경우에는 스스로 해당 안건의 조사·심의에서 회피(回避)하여야 한다.

[본조신설 2018. 9. 11.]

[종전 제3조의2는 제3조의3으로 이동 <2018. 9. 11.>]

제3조의3(위원의 해촉) 식품의약품안전처장은 제2조제3항제2호 또는 제3호에 따른 위원회의 위원이 다음 각 호의 어느 하나에 해당하는 경우에는 해당 위원을 해촉(解囑)할 수 있다. <개정 2018. 9. 11.>

1. 심신장애로 인하여 직무를 수행할 수 없게 된 경우
2. 직무와 관련된 비위사실이 있는 경우
3. 직무태만, 품위손상이나 그 밖의 사유로 인하여 위원으로 적합하지 아니하다고 인정되는 경우
4. 위원 스스로 직무를 수행하는 것이 곤란하다고 의사를 밝히는 경우
5. 제3조의2제1항 각 호의 어느 하나에 해당하는 경우에도 불구하고 같은 조 제3항에 따라 회피하지 아니한 경우

[본조신설 2015. 12. 31.]

[제3조의2에서 이동 <2018. 9. 11.>]

[영] 제4조(위원장의 직무) ① 위원장은 위원회를 대표하며, 위원회의 업무를 통할한다.

② 위원장이 부득이한 사유로 직무를 수행할 수 없는 때에는 위원장이 지명한 부위원장이 그 직무를 대행한다.

[영] 제5조(회의) ① 위원장은 위원회를 소집하고, 그 의장이 된다.

② 위원장은 보건복지부장관·식품의약품안전처장 또는 재적위원 과반수의 회의소집의 요구가 있는 때에는 지체없이 회의를 소집하여야 한다. <개정 2008. 2. 29., 2010. 3. 15., 2013. 3. 23.>

③ 위원회의 회의는 재적위원 과반수의 출석과 출석위원 과반수의 찬성으로 의결한다.

[영] 제6조(의견의 청취) 위원장은 위원회의 심의사항과 관련하여 필요하다고 인정할 때에는 관계인 또는 전문가를 출석시켜 그 의견을 들을 수 있다.

[영]제7조(분과위원회 등) ① 위원회는 위원회의 원활한 운영을 위하여 분야별로 분과 위원회를 둘 수 있다.

② 분과위원회는 20명 이내의 위원으로 구성하고, 분과위원장은 분과위원 중에서 호선한다. <개정 2010. 6. 30.>

③ 분과위원은 해당 분야의 전문적인 지식 및 경험이 풍부한 위원 중에서 위원장이 지명한다.

④ 분과위원회의 회의는 재적분과위원 과반수의 출석으로 개의하고, 출석분과 위원 3분의 2 이상의 찬성으로 의결한다.

⑤ 분과위원회가 심의ㆍ의결한 사항은 위원장이 다른 분과위원회에서 재심의 하여야 할 필요가 있다고 인정하는 경우를 제외하고는 위원회가 심의ㆍ의결한 것으로 본다.

⑥ 분과위원회의 효율적인 심의를 위하여 분과위원회에 소분과위원회를 둘 수 있다. <신설 2010. 6. 30.>

⑦ 제6항에 따른 소분과위원회의 구성 및 운영에 관하여는 제2항부터 제4항까지의 규정을 준용한다. 이 경우 "분과위원회"는 "소분과위원회"로, "20명 이내"는 "10명 이내"로, "분과위원장"은 "소분과위원장"으로, "분과위원"은 "소분과 위원"으로 본다. <신설 2016. 5. 31.>

⑧ 소분과위원회가 심의ㆍ의결한 사항은 위원장이 분과위원회 또는 다른 소분과위원회에서 재심의 하여야 할 필요가 있다고 인정하는 경우를 제외하고는 위원회가 심의ㆍ의결한 것으로 본다. <신설 2016. 5. 31.>

⑨ 분과위원회와 소분과위원회의 종류 및 운영 등에 관하여 필요한 사항은 식품의약품안전처장이 보건복지부장관과 협의한 후 위원회의 의결을 거쳐 정한다. <개정 2008. 2. 29., 2010. 3. 15., 2010. 6. 30., 2013. 3. 23., 2016. 5. 31.>
[제목개정 2016. 5. 31.]

[영] 제8조(연구위원) ① 위원회는 위원회의 심의사항을 사전에 연구·검토하기 위하여 10인 이내의 연구위원을 둘 수 있다.

② 연구위원은 위원장의 명을 받아 위원회의 심의사항을 미리 조사·연구한다.

③ 연구위원은 위원회의 회의에 출석하여 발언할 수 있다.

④ 위원회는 연구위원을 보조하게 하기 위하여 10인 이내의 연구원을 둘 수 있다.

⑤ 연구위원과 연구원은 의료기기에 관한 전문적인 지식과 경험이 풍부한 자중에서 식품의약품안전처장이 임명한다. <개정 2008. 2. 29., 2010. 3. 15., 2013. 3. 23.>

[영] 제9조(간사와 서기) ① 위원회에 간사 1인과 서기 약간 인을 둔다.

② 간사와 서기는 식품의약품안전처 소속 공무원 중에서 식품의약품안전처장이 임명한다. <개정 2008. 2. 29., 2010. 3. 15., 2013. 3. 23.>

[영] 제10조(수당과 여비 등) 식품의약품안전처장은 예산의 범위 안에서 위원에게는 수당과 여비를, 제6조의 규정에 따라 위원회에 출석한 전문가에게는 여비를, 연구위원 및 연구원에게는 조사ㆍ연구 등을 위한 연구비와 여비를 각각 지급할 수 있다.
<개정 2008. 2. 29., 2010. 3. 15., 2013. 3. 23.>

제10조의2(판매업자·임대업자의 준수사항) 법 제18조제1항에 따라 판매업자 또는 임대업자

가 준수하여야 할 사항은 다음 각 호와 같다.

1. 의료기기 품질 확보방법 및 안전과 관련한 판매질서 유지 등에 관한 사항으로서 총리령으로 정하는 사항
2. 제1호에서 규정한 사항을 제외한 판매질서 유지 등에 관한 사항으로서 보건복지부령으로 정하는 사항. [본조신설 2013. 3. 23.]

제10조의3(의료기기통합정보센터의 지정 및 업무 위탁) ① 식품의약품안전처장은 법 제31조의4제1항에 따라 법 제42조에 따른 한국의료기기안전정보원을 의료기기통합정보센터로 지정한다. <개정 2018. 9. 11.>

② 식품의약품안전처장은 법 제31조의4제1항에 따라 한국의료기기안전정보원에 다음 각 호의 업무를 위탁한다. <개정 2018. 9. 11.>

1. 법 제31조의2에 따른 의료기기 유통정보 및 법 제31조의3제2항에 따른 의료기기에 관한 정보(이하 "의료기기통합정보"라 한다)의 수집·조사·가공·이용 및 제공
2. 법 제31조의3제1항에 따른 의료기기통합정보시스템의 운영
3. 법 제31조의3제2항에 따라 등록된 의료기기 표준코드 관리
4. 의료기기통합정보 및 의료기기 표준코드의 제출·등록에 필요한 프로그램의 개발·보급 등 지원
5. 법 제31조의3에 따라 의료기기통합정보시스템에 기록·관리되는 의료기기통합정보의 표준화를 위한 기본계획의 수립 및 시행
6. 법 제31조의3에 따라 의료기기통합정보시스템에 기록·관리되는 의료기기통합정보의 표준화를 위한 연구、교육 및 홍보
7. 그 밖에 의료기기통합정보시스템 관리 및 기술지원 등과 관련하여 식품의약품안전처장이 필요하다고 인정하는 업무

[본조신설 2017. 8. 1.]

제3장 의료기기의 제조 등

» 제 1절 제조업

제6조(제조업의 허가 등) ① 의료기기의 제조를 업으로 하려는 자는 식품의약품안전처장의 제조업허가를 받아야 한다. 다만, 다음 각 호의 어느 하나에 해당하는 자는 제조업허가를 받을 수 없다. <개정 2013. 3. 23., 2015. 1. 28., 2017. 12. 19., 2018. 3. 13., 2018. 12. 11.>

1. 「정신건강증진 및 정신질환자 복지서비스 지원에 관한 법률」 제3조제1호에 따른 정신질환자. 다만, 전문의가 제조업자로서 적합하다고 인정하는 사람은 그러하지 아니하다.
2. 피성년후견인·피한정후견인 또는 파산선고를 받은 자로서 복권되지 아니한 자
3. 마약·대마·향정신성의약품 중독자
4. 이 법을 위반하여 금고 이상의 형을 선고받고 그 집행이 끝나지 아니하거나 그 집행을 받지 아니하기로 확정되지 아니한 자
5. 이 법을 위반하여 제조업허가가 취소(제1호부터 제3호까지의 어느 하나에 해당하여 제조업허가가 취소된 경우는 제외한다)된 날부터 1년이 지나지 아니한 자

② 제1항 본문에 따라 제조업허가를 받은 자(이하 "제조업자"라 한다)는 제조하려는 의료기기에 대하여 다음 각 호의 구분에 따라 제조허가 또는 제조인증을 받거나 제조신고를 하여야 한다. <개정 2013. 3. 23., 2015. 1. 28.>

1. 인체에 미치는 잠재적 위해성이 낮아 고장이나 이상이 발생하더라도 생명이나 건강에 위해를 줄 우려가 거의 없는 의료기기로서 식품의약품안전처장이 정하여 고시하는 의료기기: 품목류별 제조허가, 제조인증 또는 제조신고
2. 제1호 외의 의료기기: 품목별 제조허가, 제조인증 또는 제조신고

③ 제1항 본문에 따른 제조업허가를 신청할 때에는 제2항 각 호에 따른 1개 이상의 제조허가 또는 제조인증을 함께 신청하거나 1개 이상의 제조신고를 함께 하여야 한다. <개정 2015. 1. 28.>

④ 제1항에 따라 제조업허가를 받으려는 자 및 제2항에 따라 제조허가 또는 제조인증을 받거나 제조신고를 하려는 자는 총리령으로 정하는 바에 따라 필요한 시설과 제조 및 품질관리체계를 미리 갖추어 허가 또는 인증을 신청하거나 신고하여야 한다. 다만, 품질관리를 위한 시험이나 제조공정을 위탁하는 등 총리령으로 정하는 경우에는 그러하지 아니하다. <개정 2013. 3. 23., 2015. 1. 28.>

⑤ 제조업자는 제2항에 따라 제조허가 또는 제조인증을 받거나 제조신고를 하려는 경우에는 총리령으로 정하는 바에 따라 제조 및 품질관리체계 자료, 기술문서, 임상시험자료 등 필요한 자료를 식품의약품안전처장에게 제출하여야 한다. <개정 2013. 3. 23., 2015. 1. 28.>

⑥ 의약품 또는 의약외품과 의료기기가 조합되거나 복합 구성된 것으로서 그 주된 기능이 의약품 또는 의약외품에 해당하여 「약사법」 제31조제2항에 따라 이미 제조판매품목허가를 받거나 제조판매품목신고를 한 때에는 제2항에 따라 제조허가 또는 제조인증을 받거나 제조신고를 한 것으로 본다. <개정 2015. 1. 28.>

⑦ 제1항에 따라 제조업허가를 받으려는 자는 총리령으로 정하는 바에 따라 품질책임자를 두어 제6조의2제1항에 따른 업무를 하게 하여야 한다. <신설 2014. 1. 28.>

⑧ 식품의약품안전처장은 제1항 본문에 따른 제조업허가 신청을 받은 날부터 25일 이내에 제조업허가 여부를 신청인에게 통지하여야 한다. <신설 2017. 12. 19.>

⑨ 식품의약품안전처장이 제8항에서 정한 기간 내에 제조업허가 여부 또는 민원 처리 관련 법령에 따른 처리기간의 연장 여부를 신청인에게 통지하지 아니하면 그 기간(민원 처리 관련 법령에 따라 처리기간이 연장 또는 재연장된 경우에는 해당 처리기간을 말한다)이 끝난 날의 다음 날에 허가를 한 것으로 본다. <신설 2017. 12. 19.>

⑩ 제1항 본문에 따른 제조업허가와 제2항에 따른 제조허가, 제조인증 또는 제조신고의 대상·절차·기준·조건 및 관리 등에 관하여 필요한 사항은 총리령으로 정한다.
<개정 2013. 3. 23., 2014. 1. 28., 2015. 1. 28., 2017. 12. 19.>
[시행일 : 2016. 1. 29.] 제6조제4항, 제6조제5항의 개정규정 중 제조 및 품질관리체계와 관련한 사항

[규] 제3조(제조업허가의 신청절차) ① 법 제6조제1항 본문에 따라 의료기기 제조업허가를 받으려는 자는 별지 제1호서식의 신청서(전자문서로 된 신청서를 포함한다)에 다음 각 호의 서류(전자문서를 포함한다)를 첨부하여 제조소의 소재지를 관할하는 지방식품의약품안전청장에게 제출하여야 한다. 이 경우 소재지를 달리하는 두 개 이상의 제조소가 있을 때에는 그 중 어느 하나의 제조소를 관할하는 지방식품의약품안전청장에게 신청서를 제출할 수 있다.

1. 법 제6조제1항제1호 본문에 해당되지 아니함을 증명하는 의사의 진단서 또는 같은 호 단서에 해당하는 경우에는 이를 증명할 수 있는 전문의의 진단서로서 발행일부터 6개월이 지나지 아니한 것(법인은 제출하지 아니한다)
2. 법 제6조제1항제3호에 해당되지 아니함을 증명하는 의사의 진단서로서 발행일부터 6개월이 지나지 아니한 것(법인은 제출하지 아니한다)
3. 법 제6조제7항에 따라 품질책임자의 자격을 확인할 수 있는 서류

② 제1항에 따라 신청서를 제출받은 지방식품의약품안전청장은 「전자정부법」 제36조제1항에 따른 행정정보의 공동이용을 통하여 법인 등기사항증명서(법인인 경우만 해당한다)를 확인하여야 한다.

③ 지방식품의약품안전청장은 제1항에 따른 허가신청이 기준에 적합한 경우에는 신청인에게 별지 제2호서식의 허가증을 발급하고 제조업 허가대장에 다음 각 호의 사항을 적어야 한다.

1. 허가번호 및 허가연월일
2. 제조업자의 성명 및 주민등록번호(법인인 경우에는 그 대표자의 성명 및 주민등록번호)
3. 제조소의 명칭과 소재지

4. 품질책임자의 성명, 생년월일 및 자격의 구분

[규] 제4조(제조허가·제조인증 및 제조신고의 대상) ① 법 제6조제2항제1호에 따라 품목류별 제조인증을 받거나 제조신고를 하여야 하는 의료기기는 다음 각 호의 구분에 따른다.

1. 품목류별 제조인증: 제2조에 따라 지정된 등급(이하 "등급"이라 한다)이 2등급인 의료기기 중 식품의약품안전처장이 정하여 고시하는 의료기기
2. 품목류별 제조신고: 1등급 의료기기 중 식품의약품안전처장이 정하여 고시하는 의료기기

② 법 제6조제2항제2호에 따라 품목별 제조허가 또는 제조인증을 받거나 제조신고를 하여야 하는 의료기기는 다음 각 호의 구분에 따른다.

1. 품목별 제조허가: 다음 각 목의 의료기기
   가. 3등급·4등급 의료기기
   나. 2등급 의료기기 중 제1항제1호, 이 호 다목 및 이 항 제2호에 따른 의료기기를 제외한 의료기기
   다. 1등급·2등급 의료기기 중 이미 허가 또는 인증을 받거나 신고한 의료기기와 구조·원리·성능·사용목적·사용방법 등이 본질적으로 동등하지 아니한 의료기기
2. 품목별 제조인증: 2등급 의료기기 중 제1항제1호에 따른 의료기기를 제외한 의료기기로서 식품의약품안전처장이 정하여 고시하는 의료기기
3. 품목별 제조신고: 1등급 의료기기 중 제1항제2호 및 이 항 제1호다목에 따른 의료기기를 제외한 의료기기

[규] 제5조(제조허가의 절차) ① 법 제6조제2항에 따라 의료기기의 제조허가를 받으려는 자는 별지 제3호서식의 신청서(전자문서로 된 신청서를 포함한다)에 다음 각 호의 서류(전자문서를 포함한다)를 첨부하여 식품의약품안전처장에게 제출하여야 한다.

1. 법 제6조제4항에 따른 시설과 제조 및 품질관리체계를 갖추었음을 증명하는 서류
2. 기술문서와 임상시험자료 등(이하 "기술문서 등"이라 한다) 또는 제9조제4항에 따른 기술문서 등의 심사결과통지서로서 발행일부터 2년이 지나지 아니한 것. 다만, 제9조제1항 단서에 해당하는 경우에는 기술문서 등의 심사결과통지서를 제출하여야 한다.
3. 제조공정 또는 품질관리를 위한 시험을 위탁한 경우 위탁계약서 사본

② 식품의약품안전처장은 제1항에 따라 제조허가를 신청한 제품이 기준에 적합하다고 인정하는 경우에는 신청인에게 별지 제4호서식의 제조허가증을 발급하고, 제조허가대장에 다음 각 호의 사항을 적어야 한다.

1. 허가번호 및 허가연월일
2. 명칭(제품명, 품목명 및 모델명)

③ 제3조에 따른 의료기기 제조업의 허가신청(조건부 제조업허가와 그 변경 허가를 포함한다)에 필요한 첨부자료와 제1항에 따른 제조허가 신청(조건부 제조허가와 그 변경 허가를 포함한다)에 필요한 첨부자료의 작성요령, 각 자료의 요건 및 면제범위 등에 관한 세부사항은 식품의약품안전처장이 정하여 고시한다.

④ 식품의약품안전처장은 제1항에 따른 제조허가 신청과 동시에 「신의료기술평가에 관한 규칙」 제3조의2제2항 및「국민건강보험 요양급여의 기준에 관한 규칙」 제9조의2제2항에 따라 신의료기술평가 신청서 및 요양급여대상·비급여대상 여부 확인 신청서 등을 제출받거나 「국민건강보험 요양급여의 기준에 관한 규칙」 제9조의2제4항에 따라 이의신청을 받은 경우에는 지체 없이 보건복지부장관 및 건강보험심사평가원장에게 해당 신청서 등을 송부하여야 한다. 이 경우 식품의약품안전처장은 해당 제조허가 신청과 관련된 자료를 보건복지부장관 또는 건강보험심사평가원장과 상호 공유하고 신의료기술평가 및 요양급여대상·비급여대상 여부에 관한 의견을 제시할 수 있으며, 제조허가 시에는 제5항에 따라 송부받은 자료를 참고할 수 있다. <신설 2016. 7. 29.>

⑤ 식품의약품안전처장은 「신의료기술평가에 관한 규칙」 제4조제2항 및 「국민건강보험 요양급여의 기준에 관한 규칙」 제9조의2제3항 본문 및 같은 조 제4항에 따라 보건복지부장관 및 건강보험심사평가원장으로부터 신의료기술평가 결과와 요양급여대상·비급여대상 여부 확인 결과 등을 송부받은 경우에는 이를 신청인에게 즉시 알려야 한다. <신설 2016. 7. 29.>

⑥ 제4항 및 제5항에서 규정한 사항은 법 제7조제1항에 따른 조건부제조허가를 받거나 법 제12조제1항에 따른 변경허가를 받는 경우에도 또한 같다. <신설 2016. 7. 29.>

⑦ 제4항부터 제6항까지 규정한 사항 외에 기관 간 자료 및 의견 제공 등에 관하여 필요한 세부사항은 식품의약품안전처장이 정하여 고시한다. <신설 2016. 7. 29.>

[시행일:2016. 1. 29.] 제5조 중 제조 및 품질관리체계와 관련한 사항

[규] 제6조(제조인증의 절차) ① 법 제6조제2항에 따라 의료기기의 제조인증을 받으려는 자는 별지 제5호서식의 신청서(전자문서로 된 신청서를 포함한다)에 제5조제1항 각 호의 서류(전자문서를 포함한다)를 첨부하여 법 제44조제2항에 따라 인증에 관한 업무를 위탁 받은 법 제42조에 따른 한국의료기기안전정보원(이하 "정보원"이라 한다)의 장에게 제출하여야 한다. <개정 2018. 6. 14.>

② 정보원의 장은 제1항에 따라 제조인증을 신청한 제품이 기준에 적합하다고 인정하는 경우에는 신청인에게 별지 제6호서식의 제조인증서를 발급하고, 제조인증대장에 다음 각 호의 사항을 적어야 한다. <개정 2018. 6. 14.>

1. 인증번호 및 인증연월일
2. 명칭(제품명, 품목명 및 모델명)

③ 제1항에 따른 제조인증 신청(조건부 제조인증과 그 변경인증을 포함한다)에 필요한 첨부자료의 작성요령, 각 자료의 요건 및 면제범위 등에 관한 세부사항은 식품의약품안전처장이 정하여 고시한다.

[시행일:2016. 1. 29.] 제6조 중 제조 및 품질관리체계와 관련한 사항

[규] 제7조(제조신고의 절차) ① 법 제6조제2항에 따라 의료기기의 제조신고를 하려는 자는 별지 제7호서식의 신고서(전자문서로 된 신고서를 포함한다)에 제5조제1항제3호의 서류를 첨부하여 법 제44조제2항에 따라 신고에 관한 업무를 위탁받은 정보원의 장에게 제출하여야 한다. <개정 2018. 6. 14.>

② 정보원의 장은 제1항에 따라 신고된 경우에는 제조신고대장에 다음 각 호의 사항을 적어야 한다. <개정 2018. 6. 14.>

1. 신고번호 및 신고연월일
2. 명칭(제품명, 품목명 및 모델명)

③ 제1항에 따른 제조신고(조건부 제조신고와 그 변경신고를 포함한다)에 필요한 첨부자료의 작성요령, 각 자료의 요건 및 면제범위 등에 관한 세부사항은 식품의약품안전처장이 정하여 고시한다.

[규] 제8조(시설과 제조 및 품질관리체계의 기준) ① 법 제6조제4항 본문에 따라 제조업허가를 받으려는 자 및 제조허가 또는 제조인증을 받거나 제조신고를 하려는 자가 갖추어야 할 시설과 제조 및 품질관리체계의 기준은 별표 2와 같다.

② 법 제6조제4항 단서에서 "품질관리를 위한 시험이나 제조공정을 위탁하는 등 총리령으로 정하는 경우"란 제조업허가를 받으려는 자 및 제조허가 또는 제조인증을 받거나 제조신고를 하려는 자가 제조공정을 위탁하거나 품질관리를 위한 시험을 「식품·의약품분야 시험·검사 등에 관한 법률」 제6조제2항제4호에 따른 의료기기 시험·검사기관(이하 "의료기기 시험·검사기관"이라 한다), 법 제10조의2제1항에 따른 비임상시험실시기관(이하 "비임상시험실시기관"이라 한다) 또는 별표 2 제2호바목에 따라 적합함을 인정받은 제조업자에게 위탁하는 경우를 말한다. 이 경우 제조업허가를 받으려는 자 및 제조허가 또는 제조인증을 받거나 제조신고를 하려는 자는 다음 각 호의 구분에 따라 별표 2 제1호가목에 따른 제조소의 시설을 갖추지 아니할 수 있다.
<개정 2017. 5. 1.>

1. 제조공정을 위탁하는 경우: 위탁한 공정에 관련된 제조시설 및 기구
2. 품질관리를 위한 시험을 의료기기 시험·검사기관, 비임상시험실시기관 또는 별표 2 제

2호바목에 따라 적합함을 인정받은 제조업자에게 위탁하는 경우: 품질관리를 위한 시험실, 시험에 관련된 시설 및 기구

[시행일:2016. 1. 29.] 제8조 중 제조 및 품질관리체계와 관련한 사항

[규] 제9조(기술문서 등의 심사) ① 제조허가 또는 제조인증을 받으려는 자는 법 제6조제5항에 따라 제출하여야 하는 기술문서 등의 적합성에 관하여 미리 식품의약품안전처장의 심사를 받을 수 있다. 다만, 이미 허가 또는 인증을 받거나 신고한 의료기기와 구조·원리·성능·사용목적 및 사용방법 등이 본질적으로 동등한 의료기기로서 식품의약품안전처장이 정하는 품목의 경우에는 법 제6조의4제1항에 따른 기술문서심사기관(이하 "기술문서심사기관"이라 한다)에서 심사를 받아야 한다. <개정 2017. 5. 1.>

② 제1항에 따른 기술문서 등의 심사를 받으려는 자는 별지 제8호서식의 심사의뢰서(전자문서로 된 심사의뢰서를 포함한다)에 다음 각 호에 해당하는 자료(전자문서로 된 자료를 포함한다)를 첨부하여 식품의약품안전처장 또는 기술문서심사기관의 장에게 제출하여야 한다. 다만, 이미 허가를 받은 의료기기와 구조·원리·성능·사용목적 및 사용방법 등이 본질적으로 동등한 의료기기 중 식품의약품안전처장이 임상시험에 관한 자료 제출이 필요하다고 정하여 고시하는 의료기기를 제외한 의료기기의 경우에는 제5호부터 제7호까지의 자료는 제출하지 아니할 수 있다.

1. 이미 허가받은 제품과 비교한 자료
2. 사용목적에 관한 자료
3. 작용원리에 관한 자료
4. 제품의 성능 및 안전을 확인하기 위한 다음 각 목의 자료로서 시험규격 및 그 설정근거와 실측치에 관한 자료. 다만, 국내 또는 국외에 시험규격이 없는 경우에는 기술문서 등의 심사를 받으려는 자가 제품의 성능 및 안전을 확인하기 위하여 설정한 시험규격 및 그 근거와 실측치에 관한 자료
   가. 전기·기계적 안전에 관한 자료
   나. 생물학적 안전에 관한 자료
   다. 방사선에 관한 안전성 자료
   라. 전자파 안전에 관한 자료
   마. 성능에 관한 자료
   바. 물리·화학적 특성에 관한 자료
   사. 안정성에 관한 자료
5. 기원 또는 발견 및 개발경위에 관한 자료
6. 임상시험에 관한 자료
7. 외국의 사용현황 등에 관한 자료

③ 제2항에도 불구하고 체외진단용 의료기기에 대하여 기술문서 등의 심사를 받으려는 자는 별지 제8호서식의 심사의뢰서(전자문서로 된 심사의뢰서를 포함한다)에 다음 각 호에 해당하는 자료(전자문서로 된 자료를 포함한다)를 첨부하여 식품의약품안전처장 또는 기술문서심사기관의 장에게 제출하여야 한다. <개정 2017. 1. 4.>

1. 개발경위, 측정 원리·방법 및 국내외 사용현황에 관한 자료
2. 원자재 및 제조방법에 관한 자료
3. 사용목적에 관한 자료
4. 저장방법과 사용기간 또는 유효기간에 관한 자료
5. 제품의 성능을 확인하기 위한 다음 각 목의 자료
   가. 분석적 성능시험에 관한 자료
   나. 임상적 성능시험에 관한 자료
   다. 품질관리 시험에 관한 자료
   라. 표준물질 및 검체보관 등에 관한 자료
6. 체외진단용 의료기기의 취급자 안전에 관한 자료
7. 이미 허가받은 제품과 비교한 자료

④ 제2항 및 제3항에 따라 심사의뢰를 받은 식품의약품안전처장 또는 기술문서심사기관의 장은 이를 심사한 후 그 결과를 신청인에게 별지 제9호서식에 따라 통보하여야 한다.

⑤ 기술문서 등의 심사에 필요한 첨부자료의 작성요령, 각 첨부자료의 요건·면제절차·범위, 심사 범위·기준·절차 및 임상적 성능시험의 관리기준 등에 관한 세부사항은 식품의약품안전처장이 정하여 고시한다. <개정 2017. 1. 4.>

[시행일:2016. 1. 1.] 제9조제2항 단서의 개정규정 중 식품의약품안전처장이 임상시험에 관한 자료 제출이 필요하다고 정하여 고시하는 의료기기를 제외하도록 한 부분

[시행일:2017. 1. 1.] 제9조제3항 각 호 외의 부분의 개정규정 중 기술문서심사기관의 장에게 제출하도록 한 부분

[규] **제10조(의료기기 제조업허가 등의 면제)** 법 제6조제1항에 따른 제조업허가를 받지 아니하거나 같은 조 제2항에 따른 제조허가, 제조인증 또는 제조신고를 받거나 하지 아니하고 제조할 수 있는 의료기기는 다음 각 호와 같다.
<개정 2016. 6. 15., 2018. 6. 14., 2018. 12. 31.>

1. 법 제10조제1항 본문에 따라 임상시험계획의 승인을 받은 임상시험 대상 의료기기
2. 법 제10조제1항 단서에 따라 임상시험계획의 승인을 받지 아니하여도 되는 임상시험을 하기 위하여 필요한 별도의 의료기기
3. 「약사법」 제34조에 따라 임상시험계획의 승인을 받아야 하는 의약품 등에 관한 임상시험을 하기 위하여 필요한 별도의 의료기기

4. 의료기기 제조허가 또는 제조인증을 받거나 제조신고를 하기 위하여 제조하는 의료기기
5. 제품개발 등 연구목적으로 사용되는 의료기기
6. 자가 사용용 또는 구호용 의료기기 등 식품의약품안전처장이 정하여 고시하는 의료기기
7. 삭제 <2018. 12. 31.>
8. 식품의약품안전처장이 품질관리체계, 검사성능 및 숙련도 등을 평가하여 적합하다고 인정하는 임상검사실(질병의 진단ㆍ검사 등을 실시하는 장소를 말한다. 이하 같다)에서 사용하는 의료기기로서 식품의약품안전처장이 정하여 고시하는 의료기기

[규] 제11조(품질책임자 자격 등) ① 법 제6조제1항에 따라 제조업허가를 받으려는 자는 제조소마다 1명 이상의 품질책임자를 두어야 한다.

② 품질책임자 업무는 다음 각 호의 어느 하나에 해당하는 자격을 가진 사람이 수행할 수 있다. <개정 2016. 6. 15.>

1. 「의료기사 등에 관한 법률」에 따른 다음 각 목의 구분에 따른 면허를 가지고 있는 사람
   가. 안경렌즈·콘택트렌즈를 제조·수입하는 경우: 안경사
   나. 치과재료를 제조·수입하는 경우: 치과기공사·치과위생사
   다. 방사선발생장치를 제조·수입하는 경우: 방사선사
   라. 체외진단용 의료기기를 제조·수입하는 경우: 임상병리사
   마. 물리치료 또는 재활훈련에 필요한 의료기기를 제조·수입하는 경우: 물리치료사
2. 「국가기술자격법」에 따른 의공기사 또는 품질경영기사 자격을 가진 사람
3. 「고등교육법」 제2조 각 호에 따른 학교(같은 조 제4호에 따른 전문대학은 제외한다. 이하 이 조에서 "대학등"이라 한다)에서 학사학위를 취득한 사람(법령에서 이와 동등 이상의 학력이 있다고 인정한 사람을 포함한다. 이하 이 조에서 같다)으로서 「대학설립·운영 규정」 제2조제9항에 따른 자연과학·공학·의학계열 분야(이하 이 조에서 "의료기기 관련 분야"라 한다)를 전공한 사람
4. 대학 등에서 의료기기 관련 분야가 아닌 분야에 학사학위를 취득한 사람으로서 「고등교육법」 제29조에 따른 대학원에서 의료기기 관련 분야의 석사학위 이상의 학위를 취득한 사람
5. 대학 등에서 의료기기 관련 분야가 아닌 분야에 학사학위를 취득한 사람으로서 의료기기 제조·수입업체에서 1년 이상 품질관리 업무에 종사한 경력이 있는 사람
6. 「고등교육법」 제2조제4호에 따른 전문대학 졸업자(법령에서 이와 동등 이상의 학력이 있다고 인정한 사람을 포함한다. 이하 이 조에서 같다)로서 의료기기 관련 분야를 전

공하고 의료기기 제조·수입업체에서 1년 이상 품질관리 업무에 종사한 경력이 있는 사람

7. 「고등교육법」 제2조제4호에 따른 전문대학 졸업자로서 의료기기 관련 분야가 아닌 분야를 전공하고 의료기기 제조·수입업체에서 3년(「고등교육법」 제48조제1항에 따른 수업 연한이 3년인 전문대학 졸업자의 경우에는 2년을 말한다) 이상 품질관리 업무에 종사한 경력이 있는 사람
8. 「초·중등교육법」 제2조제3호에 따른 고등학교·고등기술학교 졸업자(법령에서 이와 동등 이상의 학력이 있다고 인정한 사람을 포함하되, 제9호에 해당하는 경우는 제외한다)로서 의료기기 제조·수입업체에서 5년 이상 품질관리 업무에 종사한 경력이 있는 사람
9. 「초·중등교육법 시행령」 제90조제1항제10호에 따른 의료기기 관련 분야의 산업수요 맞춤형 고등학교 졸업자로서 의료기기 제조·수입업체에서 3년 이상 품질관리 업무에 종사한 경력이 있는 사람
10. 의료기기 제조·수입업체에서 6년 이상 품질관리 업무에 종사한 경력이 있는 사람

③ 제1항에 따라 제조업자가 2명 이상의 품질책임자를 두는 경우에는 품질책임자의 업무를 분장하여 품질책임자 각자가 가지는 책임의 한계를 명확하게 하여야 한다.

[규] 제12조(품질책임자의 직무범위 등) ① 법 제6조의2제1항에 따라 품질책임자가 수행하여야 하는 직무의 범위는 다음 각 호와 같다.

1. 종업원의 위생 상태를 철저히 점검하고, 종업원에게 품질이 우수한 의료기기의 생산·수입에 필요한 교육·훈련을 제공하는 업무
2. 종업원이 제1호에 따른 교육·훈련을 받는지에 대하여 감독하는 업무
3. 별표 2 제2호의 제조 및 품질관리체계의 기준에 따라 의료기기를 제조하도록 표준작업지침서를 작성하고, 작성된 표준작업지침서에 따라 의료기기를 제조하도록 하는 업무
4. 원자재의 입고에서부터 완제품의 출고에 이르기까지 필요한 시험검사 또는 검정을 철저히 하고, 제조단위별로 제조관리기록서와 품질관리기록서를 작성하여 갖추도록 하며, 이를 제조일부터 5년(제품 수명이 5년을 초과하는 경우에는 제품 수명에 상응하는 기간을 말한다) 동안 보존하는 업무
5. 제조소의 품질관리 결과를 평가하고 제품의 출하 여부를 결정하는 업무
6. 별표 2 제2호의 제조 및 품질관리체계의 기준에 따라 품질경영시스템을 확립·시행하고 유지하는 것과 관련된 업무
7. 보건위생상 위해가 없도록 제조소의 시설을 위생적으로 관리하고, 교차오염이나 외부로부터의 오염 등을 방지하는 업무

8. 작업소에 위해가 발생할 염려가 있는 물건을 두지 못하도록 관리·감독하고, 작업소에서 국민보건에 유해한 물질이 발생하는 것을 방지하는 업무
9. 그 밖에 제27조제1항에 따른 제조업자의 준수사항 중 제조관리·품질관리·안전관리와 관련된 업무로서 식품의약품안전처장이 정하여 고시하는 업무

② 품질책임자는 해당 업소의 품질책임자 업무에 종사하지 아니하게 된 경우에는 별지 제10호서식의 품질책임자 비근무신고서(전자문서로 된 신고서를 포함한다)를 관할 지방식품의약품안전청장에게 제출할 수 있다.

③ 품질책임자는 제1항에 따른 업무 외에 다른 업무를 겸임할 수 없다. 다만, 다음 각 호의 어느 하나에 해당하는 경우에는 그러하지 아니하다.

1. 품질책임자의 직무에 영향을 주지 아니하는 업무를 수행하는 경우
2. 제조업자가 수입업을 겸하는 경우로서 제조업체의 품질책임자가 수입업체의 품질책임자의 업무를 수행하는 경우

[규] 제13조(품질책임자 교육 내용·시간 등) ① 법 제6조의2제2항에 따른 교육의 내용은 다음 각 호와 같다.

1. 의료기기의 최신 기준규격
2. 의료기기의 안전성·유효성 확보 등 안전관리에 필요한 법령·제도 및 기술
3. 의료기기의 제조 및 품질관리에 필요한 법령·제도 및 기술
4. 그 밖에 의료기기의 제조관리·품질관리·안전관리를 위하여 식품의약품안전처장이 정하는 사항

② 교육시간은 1년에 8시간 이상으로 한다.

③ 품질책임자는 근무를 시작한 날부터 3개월 이내에 제14조제1항에 따른 품질책임자 교육실시기관에서 실시하는 교육을 받아야 한다. 다만, 품질책임자로 근무를 하기 전에 해당 연도에 해당하는 교육을 수료한 경우에는 그러하지 아니하다.

[규] 제14조(품질책임자 교육실시기관의 지정 등) ① 식품의약품안전처장은 법 제6조의2제4항에 따라 다음 각 호의 어느 하나에 해당하는 기관 또는 단체 중에서 품질책임자 교육실시기관(이하 "교육실시기관"이라 한다)을 지정할 수 있다. <개정 2018. 6. 14.>

1. 정보원
2. 식품의약품안전처장이 공고하는 의료기기 관련 기관 또는 단체

② 제1항에 따른 지정을 신청하려는 자는 별지 제11호서식의 의료기기 품질책임자 교육실시기관 지정신청서(전자문서로 된 신청서를 포함한다)에 다음 각 호의 서류 및 자료(전자문서를 포함한다)를 첨부하여 식품의약품안전처장에게 제출하여야 한다.

1. 교육을 실시할 운영조직 및 인력현황에 관한 자료

2. 교육시설 및 장비의 보유현황에 관한 자료
3. 수강료 산정의 근거자료
4. 교육시행규정
5. 교육기본계획

③ 식품의약품안전처장은 제2항에 따른 신청을 받은 경우에는 신청의 내용이 교육시설, 장비 및 교육인력 등 식품의약품안전처장이 정하여 고시하는 지정요건에 적합한지를 평가하기 위하여 실태조사를 할 수 있다.

④ 식품의약품안전처장은 교육실시기관을 지정하는 경우에는 신청인에게 별지 제12호서식의 지정서를 발급한다. <개정 2018. 6. 14.>

⑤ 교육실시기관이 제4항에 따라 지정받은 명칭, 소재지 또는 대표자를 변경하려면 변경사유가 발생한 날부터 30일 이내에 별지 제11호의2서식의 의료기기 품질책임자 교육실시기관 지정변경 신청서(전자문서로 된 신청서를 포함한다)에 의료기기 품질책임자 교육실시기관 지정서 및 변경사항을 확인할 수 있는 서류(전자문서를 포함한다)를 첨부하여 식품의약품안전처장에게 제출하여야 한다. <신설 2018. 6. 14.>

⑥ 식품의약품안전처장은 제5항에 따른 신청서 등을 확인한 후 교육실시기관의 변경지정을 할 수 있다. 이 경우 의료기기 품질책임자 교육실시기관 지정서에 변경사항을 적어 내주어야 한다. <신설 2018. 6. 14.>

⑦ 식품의약품안전처장은 제4항에 따라 교육실시기관을 지정하거나 제6항에 따라 변경지정한 경우에는 교육실시기관을 지정 또는 변경지정한 사실, 교육실시기관의 명칭, 소재지 및 대표자 성명을 식품의약품안전처의 인터넷 홈페이지 등을 통하여 공고하여야 한다. <신설 2018. 6. 14.>

⑧ 교육실시기관은 교재비, 현장실습비 및 강사수당 등 교육에 필요한 비용을 고려하여 교육 대상자에게 수강료를 받을 수 있다. 이 경우 수강료는 실비(實費) 수준에서 교육실시기관의 장이 결정한다. <개정 2018. 6. 14.>

⑨ 제1항부터 제8항까지에서 규정한 사항 외에 교육실시기관의 지정·관리 등에 필요한 사항은 식품의약품안전처장이 정하여 고시한다. <개정 2018. 6. 14.>

[규] **제15조(품질책임자 교육 방법과 절차 등)** ① 제14조제4항에 따라 식품의약품안전처장이 지정한 교육실시기관은 교육교재를 제작하여 교육 대상자에게 제공하여야 한다.

② 교육실시기관은 제14조제2항제5호의 교육기본계획에 따라 매년 다음 연도의 교육대상 및 교육내용 등을 포함한 교육계획을 수립하여 다음 사업연도 개시 전까지 식품의약품안전처장에게 제출하여야 한다.

③ 교육실시기관은 교육을 마친 사람에게 수료증을 발급하고, 수료자의 명단 등 교육실시에 관한 사항을 기록하여 기록한 날부터 2년간 보관하여야 한다.

④ 교육실시기관은 전년도의 교육실시에 관한 기록을 다음 연도 1월 31일까지 식품의약품안전처장에게 보고하여야 한다.

[규] 제15조의2(기술문서심사기관의 지정 등) ① 법 제6조의4제1항에 따라 기술문서 심사기관으로 지정받으려는 자는 기술문서 등의 심사분야별로 필요한 조직, 인력 및 운영기준 등 식품의약품안전처장이 정하여 고시하는 지정기준을 갖추어야 한다.

② 기술문서심사기관으로 지정받으려는 자는 별지 제12호의2서식의 의료기기 기술문서심사기관 지정신청서(전자문서로 된 신청서를 포함한다)에 다음 각 호의 서류(전자문서를 포함한다)를 첨부하여 식품의약품안전처장에게 제출하여야 한다.

1. 조직 및 인력 현황에 관한 서류(인력 현황의 경우에는 자격 및 경력을 증명하는 서류를 포함한다)
2. 운영기준에 관한 서류
3. 기술문서 등의 심사분야에 관한 서류
4. 기술문서 등의 심사를 할 수 있는 재정적 능력을 갖추었음을 증명하는 서류로서 식품의약품안전처장이 정하여 고시하는 서류

③ 식품의약품안전처장은 제2항에 따른 신청을 받은 경우에는 신청 내용이 지정기준에 적합한지를 평가하기 위하여 실태조사를 실시할 수 있다.

④ 식품의약품안전처장은 기술문서심사기관을 지정하는 경우에는 신청인에게 별지 제12호의3서식의 의료기기 기술문서심사기관 지정서를 발급하여야 한다.

⑤ 기술문서심사기관은 다음 각 호의 어느 하나에 해당하는 사항을 변경하려면 변경사유가 발생한 날부터 30일 이내에 별지 제12호의4서식의 의료기기 기술문서심사기관 지정사항 변경신청서(전자문서로 된 신청서를 포함한다)에 의료기기 기술문서심사기관 지정서 및 변경사항을 확인할 수 있는 서류(전자문서를 포함한다)를 첨부하여 식품의약품안전처장에게 제출하여야 한다.

1. 기술문서심사기관의 대표자
2. 기술문서심사기관의 명칭 및 소재지
3. 기술문서 등의 심사분야

⑥ 식품의약품안전처장은 기술문서심사기관의 변경지정을 한 경우에는 의료기기 기술문서심사기관 지정서에 변경사항을 적어 내주어야 한다.

⑦ 식품의약품안전처장은 기술문서심사기관을 지정하거나 변경지정한 경우에는 기술문서심사기관의 명칭, 소재지 및 대표자 등을 식품의약품안전처의 인터넷 홈페이지 등에 공고하여야 한다.

⑧ 제2항에 따라 제출하여야 하는 서류의 범위에 관한 세부사항은 식품의약품안전처장이 정하여 고시한다.

[본조신설 2017. 5. 1.]

[규] 제15조의3(기술문서심사기관의 준수사항) 법 제6조의4제3항에서 "총리령으로 정하는 사항"이란 다음 각 호의 사항을 말한다.

1. 식품의약품안전처장이 정하여 고시하는 기술문서심사기관의 운영기준을 지킬 것
2. 식품의약품안전처장이 정하여 고시하는 바에 따라 식품의약품안전처장에게 기술문서심사결과를 보고할 것
3. 기술문서심사결과통지서 사본 및 기술문서심사에 관한 기록을 기술문서심사결과를 통지한 날부터 5년간 보관할 것
4. 그 밖에 기술문서심사결과통지서 작성·발급 등에 관하여 식품의약품안전처장이 정하여 고시하는 사항을 지킬 것

[본조신설 2017. 5. 1.]

제7조(조건부허가 등) ① 식품의약품안전처장은 제조업허가, 제조허가 또는 제조인증을 하거나 제조신고를 받을 때에는 제6조제4항에 따른 시설과 제조 및 품질관리체계를 일정한 기간 이내에 갖출 것을 조건으로 허가 또는 인증하거나 신고를 받을 수 있다. <개정 2013. 3. 23., 2015. 1. 28.>

② 제1항에 따른 조건부허가, 조건부인증 또는 조건부신고 등에 필요한 사항은 총리령으로 정한다. <개정 2013. 3. 23., 2015. 1. 28.>

[규] 제16조(조건부 허가신청 등) ① 법 제7조제1항에 따라 조건부 제조업허가를 받으려는 자는 별지 제1호서식의 신청서(전자문서로 된 신청서를 포함한다)에 다음 각 호의 서류(전자문서를 포함한다)를 첨부하여 제조소의 소재지를 관할하는 지방식품의약품안전청장에게 제출하여야 한다. 이 경우 지방식품의약품안전청장은 「전자정부법」 제36조제1항에 따른 행정정보의 공동이용을 통하여 법인 등기사항증명서(법인인 경우만 해당한다), 토지등기부 등본 및 건물등기부 등본을 확인하여야 한다.

1. 건물을 신축하여 제조시설을 설치하는 경우에는 대지의 소유권을 확인할 수 있는 서류(토지등기부 등본으로 확인할 수 있는 경우에는 그 확인으로 첨부서류를 갈음한다) 또는 임대차계약서 사본
2. 기존 건물에 제조시설을 설치하는 경우에는 건축물의 소유권을 확인할 수 있는 서류(건물등기부 등본으로 확인할 수 있는 경우에는 그 확인으로 첨부서류를 갈음한다) 또는 임대차계약서 사본
3. 제3조제1항 각 호의 서류

② 법 제7조제1항에 따라 조건부 제조허가를 받으려는 자는 별지 제3호서식에 따른 신청

서(전자문서로 된 신청서를 포함한다)에 제5조제1항제2호의 서류(전자문서를 포함한다)를 첨부하여 식품의약품안전처장에게 제출하여야 한다.

③ 법 제7조제1항에 따라 조건부 제조인증을 받으려는 자는 별지 제5호서식의 신청서(전자문서로 된 신청서를 포함한다)에 제5조제1항제2호의 서류(전자문서를 포함한다)를 첨부하여 정보원의 장에게 제출하여야 한다. <개정 2018. 6. 14.>

④ 법 제7조제1항에 따라 조건부 제조신고를 하려는 자는 별지 제7호서식의 신고서(전자문서로 된 신고서를 포함한다)를 정보원의 장에게 제출하여야 한다.
<개정 2018. 6. 14.>

⑤ 식품의약품안전처장, 지방식품의약품안전청장 또는 정보원의 장은 조건부 제조업허가, 조건부 제조허가 또는 제조인증을 하거나 조건부 제조신고를 받은 경우에는 제조업허가대장, 제조허가대장, 제조인증대장 또는 제조신고대장에 제3조제3항, 제5조제2항, 제6조제2항 또는 제7조제2항에서 규정한 사항과 허가, 인증 또는 신고의 조건을 적고 별지 제13호서식의 조건부 제조업허가증, 별지 제14호서식의 조건부 제조허가증 또는 별지 제15호서식의 조건부 제조인증서를 발급하여야 한다. <개정 2018. 6. 14.>
[시행일:2016. 1. 29.] 제16조 중 제조 및 품질관리체계와 관련한 사항

제8조(신개발의료기기 등의 재심사) ① 식품의약품안전처장은 제6조제2항에 따라 제조허가를 받으려는 품목류 또는 품목이 다음 각 호의 어느 하나에 해당하는 의료기기인 경우에는 제조허가를 하면서 해당 품목류 또는 품목이 시판된 후 일정기간 내에 그 안전성과 유효성에 대하여 재심사를 받을 것을 명할 수 있고, 재심사 결과에 따라 필요한 조치를 명할 수 있다. <개정 2013. 3. 23., 2015. 1. 28., 2018. 12. 11.>

1. 작용원리, 성능 또는 사용목적 등이 이미 허가 또는 인증을 받거나 신고한 품목류 또는 품목과 본질적으로 같지 아니한 신개발의료기기
2. 국내에 대상 질환 환자 수가 적고 용도상 특별한 효용가치를 갖는 의료기기로서 식품의약품안전처장이 지정하는 희소의료기기

② 제1항에 따른 재심사 대상 의료기기의 제조업자는 그 품목류 또는 품목의 제조허가일부터 4년 이상 7년 이하의 범위에서 식품의약품안전처장이 정하는 기간에 사용성적에 관한 자료, 부작용 사례, 그 밖에 총리령으로 정하는 자료를 첨부하여 재심사를 신청하여야 한다. <개정 2013. 3. 23., 2018. 12. 11.>

③ 재심사 대상 의료기기의 제조업자는 제2항에 따라 첨부하는 자료를 작성하기 위한 관련 자료로서 제조허가일부터 재심사 신청일까지 해당 의료기기를 사용한 사람에게 발생한 부작용 등에 관한 기록 등 식품의약품안전처장이 정하는 자료를 재심사 신청일부터 2년간 보존하여야 한다. <신설 2018. 12. 11.>

④ 제1항과 제2항에 따른 재심사의 방법·절차·시기 등에 관하여 필요한 사항은 총리령

으로 정한다. <개정 2013. 3. 23., 2018. 12. 11.>

[규] 제17조(조건 이행의 통보 및 확인) ① 제16조에 따라 조건부 허가 또는 인증을 받거나 신고를 한 자가 허가·인증 또는 신고의 조건을 이행하였을 때에는 그 사실을 증명하는 서류를 식품의약품안전처장, 제조소의 소재지를 관할하는 지방식품의약품안전청장 또는 정보원의 장에게 제출하여야 한다. <개정 2018. 6. 14.>

② 식품의약품안전처장, 지방식품의약품안전청장 또는 정보원의 장은 제1항에 따른 서류를 제출받으면 그 제출일부터 20일 이내에 조건 이행 여부를 확인한 후 제16조제5항에 따른 조건부 제조업허가증, 조건부 제조허가증 및 조건부 제조인증서를 각각 제3조제3항에 따른 제조업허가증, 제5조제2항에 따른 제조허가증, 제6조제2항에 따른 제조인증서로 바꾸어 발급하여야 하며, 신고대장에 조건 이행 날짜를 적어야 한다.
<개정 2018. 6. 14.>

[시행일:2016. 1. 29.] 제17조 중 제조 및 품질관리체계와 관련한 사항

[규] 제18조(재심사의 신청 등) ① 식품의약품안전처장은 법 제8조제1항에 따라 제조허가를 하면서 재심사를 받을 것을 명하는 경우에는 그 제조허가증에 재심사 신청기간을 기입하여야 한다.

② 법 제8조제2항에 따라 재심사를 신청하는 자는 제1항에 따른 재심사 신청기간에 별지 제16호서식의 신청서(전자문서로 된 신청서를 포함한다)에 다음 각 호의 자료(전자문서로 된 자료를 포함한다)를 첨부하여 식품의약품안전처장에게 제출하여야 한다.

1. 국내 시판 후의 안전성 및 유효성에 관한 조사자료
2. 부작용 및 안전성에 관한 국내외 자료
3. 국내외 판매현황 및 외국의 허가현황에 관한 자료

③ 식품의약품안전처장은 제2항에 따라 재심사신청을 받은 경우에는 신청일부터 6개월 이내에 법 제5조제1항에 따른 의료기기위원회(이하 "의료기기위원회"라 한다)의 심의를 거쳐 해당 품목에 대한 재심사를 하고 그 결과를 별지 제17호서식에 따라 신청인에게 통지하여야 한다.

④ 제3항에 따라 재심사결과를 통지받은 제조업자는 통지일부터 30일 이내에 재심사결과에 따른 조치를 하여야 한다.

⑤ 재심사신청 시 첨부자료의 작성요령과 각 자료의 요건, 면제범위 및 심사의 범위·기준 등에 관한 세부사항은 식품의약품안전처장이 정하여 고시한다.

제9조(재평가) ① 식품의약품안전처장은 제6조제2항에 따라 제조허가를 하거나 제조신고를 받은 의료기기 중 안전성 및 유효성에 대하여 재검토가 필요하다고 인정되는 의료기

기에 대하여 재평가를 할 수 있고, 재평가 결과에 따라 필요한 조치를 명할 수 있다.

② 제1항에 따른 재평가의 방법·절차 및 기준 등에 관하여 필요한 사항은 총리령으로 정한다.

[규] 제19조(재평가의 방법 및 절차 등) ① 식품의약품안전처장은 법 제9조에 따라 의료기기에 대한 재평가를 하려는 경우에는 의료기기위원회의 심의를 거쳐 재평가 대상품목 결정한 후 다음 각 호의 사항을 식품의약품안전처의 인터넷 홈페이지에 공고하여야 한다.

1. 재평가 대상품목
2. 재평가 신청기간
3. 재평가에 필요한 제출 자료의 내용

② 재평가 대상품목에 속하는 의료기기의 제조업자는 제1항제2호에 따른 재평가 신청기간에 별지 제18호서식의 의료기기 재평가신청서(전자문서로 된 신청서를 포함한다)에 제1항제3호의 자료(전자문서로 된 자료를 포함한다)를 첨부하여 식품의약품안전처장에게 제출하여야 한다.

③ 제2항에 따라 재평가의 신청을 받은 식품의약품안전처장은 해당 품목에 대한 재평가를 하고, 그 결과에 대하여 재평가 대상품목의 제조업자가 의견을 제출할 수 있도록 재평가결과 시안을 1개월 이상 열람시킨 후 재평가결과를 식품의약품안전처의 인터넷 홈페이지에 공고하여야 한다.

④ 제2항 및 제3항에 따른 제출자료의 작성요령, 각 자료의 요건과 면제범위 및 재평가범위와 실시기준 등에 관한 세부사항은 식품의약품안전처장이 정하여 고시한다.

제10조(임상시험계획의 승인 등) ① 의료기기로 임상시험을 하려는 자는 임상시험계획서를 작성하여 식품의약품안전처장의 승인을 받아야 하며, 임상시험계획서를 변경할 때에도 또한 같다. 다만, 시판 중인 의료기기의 허가사항에 대한 임상적 효과를 관찰하는 등 총리령으로 정하는 임상시험의 경우에는 그러하지 아니하다. <개정 2013. 3. 23.>

② 제1항에 따라 승인을 받은 임상시험용 의료기기를 제조·수입하려는 자는 총리령으로 정하는 기준을 갖춘 제조시설에서 제조하거나 제조된 의료기기를 수입하여야 한다. 이 경우 제6조제2항 및 제15조제2항에도 불구하고 허가 또는 인증을 받지 아니하거나 신고를 하지 아니하고 이를 제조하거나 수입할 수 있다. <개정 2015. 1. 28.>

③ 식품의약품안전처장은 「의료법」에 따른 의료기관 중 임상시험에 필요한 시설·인력 및 기구를 갖춘 의료기관을 임상시험기관으로 지정할 수 있다. <개정 2013. 3. 23.>

④ 제1항에 따라 임상시험을 하려는 자는 다음 각 호의 사항을 지켜야 한다.
<개정 2013. 3. 23.>

1. 제3항에 따라 지정된 임상시험기관에서 임상시험을 할 것
2. 사회복지시설 등 총리령으로 정하는 집단시설에 수용 중인 자(이하 이 호에서 "수용자"라 한다)를 임상시험의 대상자로 선정하지 아니할 것. 다만, 임상시험의 특성상 불가피하게 수용자를 그 대상자로 할 수 밖에 없는 경우로서 총리령으로 정하는 기준에 해당하는 경우에는 임상시험의 대상자로 선정할 수 있다.
3. 임상시험의 내용과 임상시험 중 시험대상자에게 발생할 수 있는 건강상의 피해와 그에 대한 보상 내용 및 절차 등을 임상시험의 대상자에게 설명하고 그 대상자의 동의를 받을 것

⑤ 제3항에 따라 지정된 임상시험기관은 임상시험을 한 때에는 임상시험결과보고서를 작성·발급하고 그 임상시험에 관한 기록을 보관하는 등 총리령으로 정하는 사항을 지켜야 한다. <개정 2013. 3. 23.>

⑥ 식품의약품안전처장은 제1항에 따른 임상시험이 국민보건위생상 큰 위해를 미치거나 미칠 우려가 있다고 인정되어 다음 각 호의 어느 하나에 해당하는 경우에는 임상시험의 변경·취소 또는 그 밖에 필요한 조치를 할 수 있다. 다만, 제4호 또는 제5호에 해당하는 경우로서 임상시험 대상자의 안전·권리·복지 또는 시험의 유효성에 부정적인 영향을 미치지 아니하거나 반복적 또는 고의적으로 위반하지 아니한 경우에는 그러하지 아니하다. <개정 2013. 3. 23., 2015. 12. 29.>

1. 임상시험 대상자가 예상하지 못한 중대한 질병 또는 손상에 노출될 것이 우려되는 경우
2. 임상시험용 의료기기를 임상시험 목적 외의 상업적인 목적으로 제공한 경우
3. 임상시험용 의료기기의 효과가 없다고 판명된 경우
4. 제1항에 따른 승인 또는 변경승인을 받은 사항을 위반한 경우
5. 그 밖에 총리령으로 정하는 의료기기 임상시험 관리기준을 위반한 경우

⑦ 제1항부터 제6항까지에서 규정한 사항 외에 임상시험계획에 포함되어야 할 사항, 임상시험 대상자의 동의 내용·시기 및 방법, 임상시험의 실시기준, 임상시험기관의 지정기준과 절차 및 임상시험 관리기준 등에 관하여 필요한 사항은 총리령으로 정한다.
<개정 2013. 3. 23., 2015. 12. 29.>

[규] 제20조(임상시험계획의 승인 등) ① 법 제10조제1항에 따라 임상시험계획의 승인을 받으려는 자는 별지 제19호서식의 임상시험계획 승인신청서(전자문서로 된 신청서를 포함한다)에, 승인을 받은 임상시험계획을 변경하려는 자는 별지 제20호서식의 임상시험계획 변경승인신청서(전자문서로 된 신청서를 포함한다)에 임상시험계획승인서와 다음 각 호의 서류(전자문서를 포함한다) 및 자료(전자문서로 된 자료를 포함한다)를 첨부하여 식품의약품안전처장에게 제출하여야 한다. 다만, 임상시험계획 변경의 승인을

신청하는 경우에는 식품의약품안전처장이 정하여 고시하는 바에 따라 제2호 및 제3호의 자료를 제출하지 아니할 수 있다.

1. 임상시험계획서 또는 임상시험변경계획서
2. 임상시험용 의료기기가 별표 2에 따른 시설과 제조 및 품질관리체계의 기준에 적합하게 제조되고 있음을 증명하는 자료
3. 제9조제2항제2호부터 제5호까지의 자료. 다만, 체외진단용 의료기기의 경우에는 제9조제3항 각 호의 자료

② 제1항제1호에 따른 임상시험계획서에 포함되어야 할 사항은 다음 각 호와 같다.

1. 임상시험의 제목
2. 임상시험기관의 명칭 및 소재지
3. 임상시험의 책임자·담당자 및 공동연구자의 성명 및 직명
4. 임상시험용 의료기기를 관리하는 관리자의 성명 및 직명
5. 임상시험을 하려는 자의 성명 및 주소
6. 임상시험의 목적 및 배경
7. 임상시험용 의료기기의 개요(사용목적, 대상질환 또는 적응증을 포함한다)
8. 임상시험용 의료기기의 적용 대상이 되거나 대조군에 포함되어 임상시험에 참여하는 사람(이하 "피험자"라 한다)의 선정기준·제외기준·인원 및 그 근거
9. 임상시험기간
10. 임상시험방법(사용량·사용방법·사용기간·병용요법 등을 포함한다)
11. 관찰항목·임상검사항목 및 관찰검사방법
12. 예측되는 부작용 및 사용 시 주의사항
13. 중지·탈락 기준
14. 유효성의 평가기준, 평가방법 및 해석방법(통계분석방법에 따른다)
15. 부작용을 포함한 안전성의 평가기준·평가방법 및 보고방법
16. 피험자동의서 서식
17. 피해자 보상에 대한 규약
18. 임상시험 후 피험자의 진료에 관한 사항
19. 피험자의 안전보호에 관한 대책
20. 그 밖에 임상시험을 안전하고 과학적으로 하기 위하여 필요한 사항

③ 다음 각 호의 어느 하나에 해당하는 경우에는 법 제10조에 따른 식품의약품안전처장의 승인대상에서 제외한다.

1. 시판 중인 의료기기의 허가 사항에 대한 임상적 효과관찰 및 이상사례 조사를 위하여 하는 시험
2. 시판 중인 의료기기의 허가된 성능 및 사용목적 등에 대한 안전성·유효성 자료의 수

집을 목적으로 하는 시험

3. 체외진단용 의료기기에 대한 시험으로서 식품의약품안전처장이 정하는 시험
4. 그 밖에 시판 중인 의료기기를 사용하는 시험으로서 안전성과 직접적으로 관련되지 아니하거나 윤리적인 문제가 발생할 우려가 없다고 식품의약품안전처장이 정하는 시험

④ 식품의약품안전처장은 제1항에 따라 제출된 임상시험계획 승인신청서를 검토하여 적합하다고 인정되는 경우에는 신청인에게 별지 제21호서식의 임상시험계획승인서를 발급하고, 임상시험계획변경의 승인을 하는 경우에는 승인서의 변경 및 처분사항란에 변경사항을 적어야 한다.

⑤ 제1항부터 제4항까지의 규정에 따른 임상시험계획의 승인 또는 변경승인 신청 시 제출자료의 작성요령, 면제되는 자료의 범위, 승인요건·기준 및 절차 등에 대한 세부사항은 식품의약품안전처장이 정하여 고시한다.

[규] 제21조(임상시험기관 지정기준 및 절차 등) ① 법 제10조제3항에 따른 임상시험기관(이하 "임상시험기관"이라 한다)은 다음 각 호의 어느 하나에 해당하는 의료기관이어야 한다.

1. 「의료법」 제3조제2항제3호마목에 따른 종합병원
2. 「전문의의 수련 및 자격 인정 등에 관한 규정」, 「치과의사전문의의 수련 및 자격 인정 등에 관한 규정」 및 「한의사전문의의 수련 및 자격 인정 등에 관한 규정」에 따른 수련병원, 수련치과병원 및 수련한방병원
3. 「의료법」 제3조의5에 따라 지정된 전문병원
4. 「전문의의 수련 및 자격 인정 등에 관한 규정」 제7조제3항제2호 및 「치과의사전문의의 수련 및 자격 인정 등에 관한 규정」 제7조제2항제2호에 따른 단일 전문과목의 수련을 위한 수련병원 및 수련치과병원의 지정기준에 적합한 인력과 시설 등을 갖춘 병원
5. 「첨단의료복합단지 지정 및 지원에 관한 특별법」에 따라 지정된 첨단의료복합단지 내 임상시험센터

② 임상시험기관으로 지정받으려는 자는 별지 제22호서식의 의료기기 임상시험기관 지정 신청서(전자문서로 된 신청서를 포함한다)에 다음 각 호의 서류(전자문서를 포함한다)를 첨부하여 식품의약품안전처장에게 제출하여야 한다.

1. 삭제 <2018. 12. 31.>
2. 임상시험에 필요한 사무절차 등에 관한 규정
3. 별표 3 제6호에 따른 임상시험 심사위원회의 운영에 관한 규정 및 그 구성에 관한 서류(다만, 같은 호 마목에 따라 외부의 지정심사위원회에 위탁하여 심사하려는 경우

에는 위탁계약서를 첨부하여야 한다)

4. 다른 임상시험기관에서 실시하는 임상시험을 위탁받아 심사하기 위하여 별표 3 제6호마목에 따라 지정심사위원회를 운영하려는 경우에는 위탁심사에 관한 규정
5. 제1항 각 호의 어느 하나에 해당함을 증명하는 서류

③ 제2항에 따른 신청을 받은 담당공무원은 「전자정부법」 제36조제1항에 따른 행정정보의 공동이용을 통하여 법인 등기사항증명서(법인인 경우만 해당한다) 및 의료기관 개설 허가증를 확인하여야 한다. 다만, 신청인이 의료기관 개설허가증의 확인에 동의하지 아니하는 경우에는 그 사본을 첨부하도록 하여야 한다. <개정 2018. 12. 31.>

④ 식품의약품안전처장은 제2항에 따른 신청을 받은 경우에는 신청 내용이 지정기준에 적합한지를 평가하기 위하여 실태조사를 할 수 있다.

⑤ 식품의약품안전처장은 임상시험기관을 지정하는 경우에는 신청인에게 별지 제23호서식의 의료기기 임상시험기관 지정서를 발급하여야 한다.

⑥ 임상시험기관은 지정받은 사항을 변경하려면 변경 사유가 발생한 날부터 30일 이내에 별지 제24호서식의 의료기기 임상시험기관 변경지정신청서에 의료기기 임상시험기관 지정서 및 변경사항을 확인할 수 있는 서류를 첨부하여 식품의약품안전처장에게 제출하여야 한다.

⑦ 식품의약품안전처장은 임상시험기관의 변경지정을 하는 경우에는 변경사항을 의료기기 임상시험기관 지정서에 적어야 한다.

⑧ 식품의약품안전처장은 제5항 또는 제7항에 따라 임상시험기관을 지정하거나 변경지정한 경우에는 임상시험기관의 명칭, 소재지, 대표자 등을 인터넷 홈페이지 등에 공고하여야 한다.

⑨ 임상시험기관의 지정, 운영 및 관리 등에 필요한 세부사항은 식품의약품안전처장이 정하여 고시한다.

[규] **제22조(집단시설)** 법 제10조제4항제2호 본문에서 "사회복지시설 등 총리령으로 정하는 집단시설"이란 다음 각 호의 시설을 말한다.

1. 「아동복지법」 제52조제1항제1호·제2호·제3호·제5호에 따른 아동복지시설
2. 「장애인복지법」 제58조제1항제1호에 따른 장애인 거주시설
3. 「정신보건법」 제3조제2호에 따른 정신보건시설(정신의료기관은 수용시설을 갖춘 것만 해당한다)
4. 「사회복지사업법」 제34조에 따라 설치된 노인주거복지시설(노인복지주택은 제외한다) 및 노인의료복지시설(노인전문병원은 제외한다)
5. 「노인복지법」 제32조제1항제1호·제2호 및 같은 법 제34조제1항제1호·제2호에 따른 노인복지시설

6. 「한부모가족지원법」 제19조에 따른 모자가족복지시설(기본생활지원, 자립생활지원) 부자가족복지시설(기본생활지원, 자립생활지원), 미혼모자 가족복지시설(기본생활지원) 및 일시지원복지시설
7. 「성매매방지 및 피해자보호 등에 관한 법률」 제9조제1항제1호·제2호에 따른 성매매피해자등을 위한 지원시설
8. 「성폭력방지 및 피해자보호 등에 관한 법률」 제12조에 따른 성폭력피해자보호시설
9. 「가정폭력방지 및 피해자보호 등에 관한 법률」 제7조에 따른 가정폭력피해자 보호시설
10. 「보호관찰 등에 관한 법률」 제67조에 따라 갱생보호사업의 허가를 받은 자가 설치한 시설(수용시설을 갖춘 것만 해당한다)
11. 「형의 집행 및 수용자의 처우에 관한 법률」 및 「군에서의 형의 집행 및 군수용자의 처우에 관한 법률」에 따른 교정시설
12. 「보호소년 등의 처우에 관한 법률」에 따른 소년원 및 소년분류심사원
13. 「출입국관리법」 제52조제2항에 따른 보호시설

[규] 제23조 삭제 <2016. 6. 15.>

[규] 제24조(임상시험 실시기준 등) ① 법 제10조제7항에 따라 임상시험은 다음 각 호의 기준 및 별표 3의 의료기기 임상시험 관리기준에 따라 실시하여야 한다.

1. 임상시험계획서에 의하여 안전하고 과학적인 방법으로 실시할 것
2. 식품의약품안전처장이 지정하는 임상시험기관에서 실시할 것
3. 임상시험의 책임자는 전문지식과 윤리적 소양을 갖추고 해당 의료기기의 임상시험을 실시하기에 충분한 경험이 있는 자 중에서 선정할 것
4. 임상시험의 내용 및 임상시험 중 피험자에게 발생할 수 있는 건강상의 피해에 대한 보상내용과 절차 등을 피험자에게 설명하고 동의서를 받을 것. 다만, 피험자의 이해능력·의사표현능력의 결여 등의 사유로 동의를 받을 수 없는 경우에는 친권자 또는 후견인 등의 동의를 받아야 한다.
5. 피험자의 안전대책을 강구할 것
6. 임상시험용 의료기기는 임상시험 외의 목적에 사용하지 아니할 것. 다만, 말기암 등 생명을 위협하는 중대한 질환을 가진 환자에게 사용하는 경우 등 식품의약품안전처장이 정하는 경우에는 그러하지 아니하다.
7. 임상시험은 임상시험계획의 승인 또는 변경승인을 받은 날부터 2년 이내에 개시할 것
8. 임상시험 전에 식품의약품안전처장이 정하는 바에 따라 임상시험 자료집을 임상시

험자에게 제공할 것

9. 안전성 및 유효성과 관련된 새로운 자료 또는 정보 등을 입수하였을 때에는 지체 없이 이를 임상시험자에게 통보하고 그 반영 여부를 검토할 것
10. 임상시험용 의료기기는 별표 2에 따른 시설과 제조 및 품질관리체계의 기준에 따라 적합하게 제조된 것을 사용할 것
11. 임상시험계획을 승인받은 자는 의료기기 사용 중 이상사례가 발생한 경우에는 별표 3의 의료기기 임상시험 관리기준에 따라 식품의약품안전처장에게 보고할 것
12. 다음 각 목의 검체(이하 "잔여검체"라 한다)로 임상시험을 실시하는 경우로서 제4호에 따른 동의를 받지 아니한 경우에는 검체제공자에 대한 개인정보를 익명화하여 실시할 것
  가. 의료기관에서 진단 또는 치료의 목적으로 사용하고 남아있는 인체에서 유래한 검체
  나. 특정한 연구 목적으로 채취되어 사용하고 남은 인체에서 유래한 검체 중 다른 목적으로 2차적으로 사용할 것에 대하여 검체 제공자로부터 포괄적인 동의를 받은 검체
13. 그 밖에 식품의약품안전처장이 임상시험의 적정한 실시를 위하여 정하는 사항을 준수할 것

② 임상시험계획을 승인받은 자는 매년 2월 말까지 임상시험 실시상황에 대하여 별지 제25호서식의 보고서(전자문서로 된 보고서를 포함한다)를 식품의약품안전처장에게 제출하고, 임상시험을 종료하였을 때에는 종료일부터 20일 이내에 별지 제26호서식의 보고서(전자문서로 된 보고서를 포함한다)를 식품의약품안전처장에게 제출하여야 한다.

③ 임상시험 의뢰자 및 임상시험기관의 장은 임상시험계획서와 임상시험 실시에 관한 기록 및 자료(전자문서를 포함한다)를 다음 각 호의 구분에 따른 기간 동안 보존하여야 한다.
1. 제조허가·수입허가 또는 그 변경허가를 위한 임상시험 관련 자료: 허가일부터 3년
2. 그 밖의 임상시험 관련 자료: 임상시험이 완료된 날부터 3년

④ 제1항제4호 본문에도 불구하고 잔여검체를 사용하는 임상시험의 경우로서 다음 각 호의 요건을 모두 갖춘 경우에는 임상시험심사위원회의 승인을 받아 피험자의 서면 동의 없이 임상시험을 실시할 수 있다. 다만, 제1항제4호 단서에 따라 친권자 또는 후견인 등의 동의를 받아야 하는 경우에는 그러하지 아니하다.
1. 피험자의 동의를 받는 것이 현실적으로 불가능한 경우
2. 피험자가 동의를 거부할 특별한 사유가 없고, 동의를 받지 아니하여도 임상시험이 피험자에게 미치는 위험이 극히 낮은 경우

⑤ 제1항에 따른 임상시험기관의 지정기준 등에 관한 세부사항은 식품의약품안전처장이

정하여 고시한다.

[규] 제24조의2(비임상시험실시기관의 지정 등) ① 법 제10조의2제1항에 따라 비임상시험실시기관으로 지정받으려는 자는 비임상시험분야별로 필요한 전문인력, 시설 및 기구 등 식품의약품안전처장이 정하여 고시하는 지정기준을 갖추어야 한다.

② 비임상시험실시기관으로 지정받으려는 자는 별지 제26호의2서식의 의료기기 비임상시험실시기관 지정신청서(전자문서로 된 신청서를 포함한다)에 다음 각 호의 서류(전자문서를 포함한다)를 첨부하여 식품의약품안전처장에게 제출하여야 한다.

1. 조직 및 인력 현황에 관한 서류(인력 현황의 경우에는 자격 및 경력을 증명하는 서류를 포함한다)
2. 장비·기구 및 시설 현황에 관한 서류
3. 비임상시험을 실시할 능력이 있음을 증명하기 위하여 식품의약품안전처장이 정하여 고시하는 바에 따라 비임상시험을 수행하였음을 증명하는 서류

③ 식품의약품안전처장은 제2항에 따른 신청을 받은 경우에는 신청내용이 지정기준에 적합한지를 평가하기 위하여 실태조사를 실시할 수 있다.

④ 식품의약품안전처장은 비임상시험실시기관을 지정하는 경우에는 신청인에게 별지 제26호의3서식의 의료기기 비임상시험실시기관 지정서를 발급하여야 한다.

⑤ 비임상시험실시기관은 다음 각 호의 어느 하나에 해당하는 사항을 변경하려면 변경사유가 발생한 날부터 30일 이내에 별지 제26호의4서식의 의료기기 비임상시험실시기관 지정사항 변경신청서(전자문서로 된 신청서를 포함한다)에 의료기기 비임상시험실시기관 지정서 및 변경사항을 확인할 수 있는 서류(전자문서를 포함한다)를 첨부하여 식품의약품안전처장에게 제출하여야 한다.

1. 비임상시험실시기관의 대표자 및 운영책임자
2. 비임상시험실시기관의 명칭 및 소재지
3. 비임상시험분야

⑥ 식품의약품안전처장은 비임상시험실시기관의 변경지정을 한 경우에는 의료기기 비임상시험실시기관 지정서에 변경사항을 적어 내주어야 한다.

⑦ 식품의약품안전처장은 비임상시험실시기관을 지정하거나 변경지정한 경우에는 비임상시험실시기관의 명칭, 소재지 및 대표자 등을 식품의약품안전처의 인터넷 홈페이지 등에 공고하여야 한다.

⑧ 제2항에 따라 제출하여야 하는 서류의 범위에 관한 세부사항은 식품의약품안전처장이 정하여 고시한다.

[본조신설 2017. 5. 1.]

[규] 제24조의3(비임상시험실시기관의 준수사항) 법 제10조의2제3항에서 "총리령으로 정하는 사항"이란 다음 각 호의 사항을 말한다.

1. 비임상시험 계획서를 작성하고 해당 계획서에 따라 비임상시험을 실시할 것
2. 비임상시험의 신뢰성을 확보하기 위한 점검 및 감사업무는 해당 비임상시험과 이해관계가 없는 사람으로 하여금 수행하도록 할 것
3. 비임상시험이 식품의약품안전처장이 정하여 고시하는 비임상시험의 관리기준에 적합하게 실시되었음을 증명할 수 있을 것
4. 비임상시험과 관련된 자료·기록을 다음 각 목의 구분에 따른 기간 동안 보관할 것
   가. 의료기기 허가·변경허가 또는 의료기기 인증·변경인증을 위한 시험: 비임상시험성적서 발급일부터 5년
   나. 그 밖의 목적을 위한 시험: 비임상시험성적서 발급일부터 3년

[본조신설 2017. 5. 1.]

[규] 제25조(사전 검토의 대상 등) ① 법 제11조에 따른 사전 검토의 대상 및 범위는 다음 각 호와 같다.

1. 법 제8조제1항 각 호에 따른 신개발의료기기 및 희소의료기기의 기술문서 등에 관한 사항
2. 그 밖에 식품의약품안전처장이 사전 검토가 필요하다고 인정하는 의료기기의 기술문서 등에 관한 사항

② 법 제11조에 따라 사전 검토를 요청하려는 자는 다음 각 호의 구분에 따라 별지 제27호서식의 의료기기 사전검토 신청서(전자문서로 된 신청서를 포함한다)를 식품의약품안전처장 또는 정보원의 장에게 제출하여야 한다. <개정 2018. 6. 14.>

1. 법 제6조제2항에 따라 의료기기의 제조허가 및 법 제10조에 따라 임상시험을 받으려는 자의 경우: 식품의약품안전처장
2. 제조인증 또는 제조신고를 하려는 자의 경우: 정보원의 장

③ 식품의약품안전처장 또는 정보원의 장은 사전 검토의 결과를 별지 제28호서식의 의료기기 사전검토 결과통지서에 따라 신청인에게 알려야 한다. <개정 2018. 6. 14.>

④ 제1항부터 제3항까지에서 규정한 사항 외에 사전 검토의 절차, 방법 등에 관하여 필요한 세부사항은 식품의약품안전처장이 정하여 고시한다.

제12조(변경허가 등) ① 제조업자는 제6조제1항 본문 또는 제2항 및 제5항에 따라 허가나 인증을 받은 사항 또는 신고한 사항 중 소재지 등이 변경된 경우에는 식품의약품안전처장에게 변경허가 또는 변경인증을 받거나 변경신고를 하여야 한다.
<개정 2013. 3. 23., 2014. 1. 28., 2015. 1. 28.>

② 식품의약품안전처장은 제1항에 따른 변경허가 신청을 받은 날부터 15일 이내에 제조업 변경허가 여부를 신청인에게 통지하여야 한다. <신설 2017. 12. 19.>

③ 식품의약품안전처장이 제2항에서 정한 기간 내에 제조업변경허가 여부 또는 민원 처리 관련 법령에 따른 처리기간의 연장 여부를 신청인에게 통지하지 아니하면 그 기간(민원 처리 관련 법령에 따라 처리기간이 연장 또는 재연장된 경우에는 해당 처리기간을 말한다)이 끝난 날의 다음 날에 허가를 한 것으로 본다. <신설 2017. 12. 19.>

④ 제1항에 따른 변경허가, 변경인증 또는 변경신고의 절차 및 기준 등에 관하여 필요한 사항은 총리령으로 정한다. <개정 2013. 3. 23., 2015. 1. 28., 2017. 12. 19.>

[규] 제26조(허가사항의 변경허가 신청 등) ① 법 제12조제1항에 따라 제조업자는 제조업의 허가를 받은 사항에 변경이 있는 경우에는 별지 제29호서식의 변경허가신청서(전자문서로 된 신청서를 포함한다)에 다음 각 호의 구분에 따른 자료(전자문서로 된 자료를 포함한다)를 첨부하여 변경이 있는 날부터 30일 이내에 지방식품의약품안전청장에게 제출하여야 한다.

1. 제조소의 소재지가 변경되거나 제조소를 추가하는 경우에는 위탁계약서 사본(제조공정 또는 시험을 위탁한 경우로 한정하며, 전자문서로 된 자료를 포함한다) 및 별표 2에 따른 시설과 제조 및 품질관리체계의 기준에 적합함을 증명하는 자료
2. 품질책임자가 변경된 경우에는 변경된 품질책임자에 대한 제11조제2항에 따른 자격을 확인할 수 있는 자료

② 제1항에 따라 신청서를 제출받은 지방식품의약품안전청장은 「전자정부법」 제36조제1항에 따른 행정정보의 공동이용을 통하여 법인 등기사항증명서(법인인 경우만 해당한다)를 확인하여야 한다. <개정 2016. 6. 15.>

③ 법 제12조제1항에 따라 제조업자는 제조허가 또는 제조인증을 받거나 제조신고한 사항에 변경이 있을 때에는 별지 제30호서식의 변경허가신청서(전자문서로 된 신청서를 포함한다) 또는 별지 제31호서식의 변경인증신청서(전자문서로 된 신청서를 포함한다) 또는 별지 제7호서식의 신고서(전자문서로 된 신고서를 포함한다)에 다음 각 호의 서류(전자문서를 포함한다)를 첨부하여 변경허가의 경우에는 식품의약품안전처장에게, 변경인증·변경신고의 경우에는 정보원의 장에게 각각 제출하여야 한다.
<개정 2018. 6. 14.>

1. 변경사항을 확인할 수 있는 서류(전자문서를 포함한다)
2. 의료기기의 설계, 재료, 화학적 구성요소, 에너지원, 제조과정 등 제품의 안전성이나 유효성에 영향을 미치는 중요한 사항이 변경되었을 때에는 제5조제1항제2호에 따른 서류
3. 해당 품목의 제조소 소재지가 변경되거나 제조소를 추가하는 경우에는 위탁계약서

사본(제조공정 또는 시험을 위탁한 경우로 한정하며, 전자문서로 된 자료를 포함한다) 및 별표 2에 따른 시설과 제조 및 품질관리체계의 기준에 적합함을 증명하는 자료

④ 기업의 분리 또는 합병 등에 따라 해당 제조시설·제조방법 등을 양수받은 자가 제3항에 따라 제조품목의 변경허가 또는 변경인증을 받거나 변경신고를 하는 경우에는 품목의 제조시설·제조방법 등에 관한 양도·양수계약서를 첨부하여 식품의약품안전처장 또는 정보원의 장에게 제출하여야 한다. 이 경우 해당 품목의 변경허가 또는 변경인증 시에는 양도인에 대한 허가·인증에 붙여진 조건에 상당하는 조건을 붙일 수 있다. <개정 2018. 6. 14.>

⑤ 제3항에 따라 변경되는 사항이 제조품목의 외관, 포장재료, 포장단위 등의 변경으로서 식품의약품안전처장이 정하여 고시하는 경미한 사항인 경우에는 같은 항에도 불구하고 변경내용을 적은 문서(전자문서를 포함한다)를 식품의약품안전처장 또는 정보원의 장에게 제출하여야 한다. 이 경우 법 제12조에 따른 변경허가 또는 변경인증을 받거나 변경신고를 한 것으로 본다. <개정 2018. 6. 14.>

⑥ 다음 각 호의 어느 하나에 해당하는 경우로서 허가 또는 인증을 받거나 신고한 사항에 변경이 있는 경우에는 법 제12조에 따른 변경허가 또는 변경인증을 받거나 변경신고를 한 것으로 본다. 다만 제3호, 제4호 및 제6호의 경우에는 법 제36조제2항에 따라 일정기한까지 변경을 명하여 이를 변경한 경우로 한정한다.

1. 법 제3조에 따른 등급분류 및 지정에 관한 기준 변경
2. 법 제6조제5항에 따른 기술문서 또는 임상시험자료에 대한 변경
3. 법 제8조에 따른 신개발의료기기 등의 재심사
4. 법 제9조에 따른 재평가
5. 법 제19조에 따른 기준규격 변경
6. 법 제31조에 따른 부작용 보고에 따른 조치

⑦ 식품의약품안전처장, 지방식품의약품안전청장 또는 정보원의 장은 제1항부터 제6항까지의 규정에 따라 변경허가 또는 변경인증을 하거나 변경신고를 수리하는 경우에는 해당 대장에 변경사항을 적어야 한다. <개정 2018. 6. 14.>

⑧ 제1항부터 제7항까지의 규정에 따른 변경허가·변경인증·변경신고의 기준, 절차, 자료의 요건, 면제범위 및 관리 등에 관한 세부사항은 식품의약품안전처장이 정하여 고시한다. [시행일:2016. 1. 29.] 제26조 중 제조 및 품질관리체계와 관련한 사항

제13조(제조업자의 의무) ① 제조업자는 제6조제4항에 따른 시설과 제조 및 품질관리체계를 유지하여야 하며, 그 밖에 자가시험(自家試驗) 등 생산관리에 관하여 총리령으로 정하는 사항을 지켜야 한다. <개정 2013. 3. 23., 2015. 1. 28.>

② 제조업자는 총리령으로 정하는 바에 따라 의료기기의 생산실적 등을 보건복지부장관 및 식품의약품안전처장에게 보고하여야 한다. <개정 2013. 3. 23.>

③ 제조업자(법인의 대표자나 이사, 그 밖에 이에 종사하는 자를 포함하고, 법인이 아닌 경우 그 종사자를 포함한다)는 의료기기 채택ㆍ사용유도ㆍ거래유지 등 판매촉진을 목적으로 의료인이나 의료기관 개설자(법인의 대표자나 이사, 그 밖에 이에 종사하는 자를 포함한다. 이하 이 조에서 같다)ㆍ의료기관 종사자에게 금전, 물품, 편익, 노무, 향응, 그 밖의 경제적 이익(이하 "경제적 이익등"이라 한다)을 제공하거나 의료인, 의료기관 개설자 또는 의료기관 종사자로 하여금 의료기관에게 경제적 이익등을 취득하게 하여서는 아니 된다. 다만, 견본품 제공, 학술대회 지원, 임상시험 지원, 제품설명회, 대금결제조건에 따른 비용할인, 시판 후 조사 등의 행위(이하 "견본품 제공등의 행위"라 한다)로서 식품의약품안전처장과 협의하여 보건복지부령으로 정하는 범위의 경제적 이익등인 경우에는 그러하지 아니하다. <개정 2013. 3. 23., 2015. 12. 29.>

④ 제조업자는 품질책임자의 업무를 방해하여서는 아니 되며, 품질책임자가 업무 수행을 위하여 필요한 사항을 요청하면 정당한 사유 없이 그 요청을 거부하여서는 아니 된다. <신설 2014. 1. 28.>

[시행일 : 2016. 1. 29.] 제13조제1항의 개정규정 중 제조 및 품질관리체계와 관련한 사항

[규] 제27조(제조업자의 준수사항 등) ① 법 제13조제1항에 따라 의료기기의 제조업자가 준수하여야 할 사항은 다음 각 호와 같다.

1. 보건위생상 위해가 없도록 제조소의 시설을 위생적으로 관리하고, 교차오염이나 외부로부터 오염 등을 방지할 것
2. 작업소에는 위해가 발생할 염려가 있는 물건을 두어서는 아니되며, 작업소에서 국민보건에 유해한 물질이 유출되거나 방출되지 아니하도록 할 것
3. 원자재·완제품의 입출고, 제조공정 및 품질관리(시험 기준 및 방법 등을 포함한다)에 관한 문서를 작성·비치하고, 그에 따라 제조 및 품질검사를 철저히 할 것
4. 제3호에 따른 제조 및 품질검사에 관한 제조단위별 기록 및 고객 불만처리 기록을 작성·비치하고, 이를 제조일부터 5년(제품 수명이 5년을 초과하는 경우에는 제품 수명에 상응하는 기간을 말한다) 동안 보존할 것
5. 출고된 의료기기가 안전성 및 유효성을 해치거나 품질이 불량한 경우에는 지체 없이 회수하는 등의 시정조치를 취할 것
6. 멸균제품인 경우에는 반드시 새로운 용기를 사용하여 포장하고 멸균되었음을 검증한 후 출고할 것
7. 전기·기계 제품의 경우 전기·기계적 안전과 전자파 안전을 확보한 후 출고할 것

8. 인체에 직접적·간접적으로 접촉하는 제품의 경우 생물학적 안전을 확보한 후 출고할 것
9. 허가 또는 인증을 받거나 신고한 의료기기의 안전성 및 유효성과 관련된 새로운 자료나 정보(의료기기의 사용에 의한 부작용 발생사례를 포함한다)를 알게 된 경우에는 식품의약품안전처장이 정하는 바에 따라 이를 보고하고 필요한 안전대책을 강구할 것
10. 별표 2에 따른 시설과 제조 및 품질관리기준을 유지할 것
11. 별표 2 제2호의 기준에 적합하게 제조한 의료기기를 판매할 것. 이 경우 별표 2 제2호바목에 따라 적합함을 인정받기 위한 목적으로 제조한 의료기기로서 같은 목에 따라 적합함을 인정받은 의료기기는 같은 목에 따라 적합함을 인정받은 후 제조한 것으로 본다.
12. 법 제19조에 따라 식품의약품안전처장이 정한 최신의 기준규격을 반영하여 제조 및 품질관리 또는 생산관리를 할 것
13. 종업원의 위생 상태를 철저히 점검하고, 종업원에게 품질이 우수한 의료기기의 생산에 필요한 교육·훈련을 제공할 것
14. 재심사, 재평가, 추적관리대상 의료기기 관리, 안전에 관한 정보관리(부작용 보고관리를 포함한다) 등 시판 후 안전관리업무를 철저히 할 것
15. 의료기관으로부터 자기 회사가 제조한 의료기기를 구입한 경우에는 다음 각 목의 사항을 지킬 것
   가. 별표 2 제2호의 의료기기 제조 및 품질관리체계의 기준에 적합한지 검사하고, 적합한 경우에만 검사필증을 붙여서 출고할 것
   나. 가목에 따른 검사의 내용 및 결과, 검사필증 발행일 등에 대한 기록을 작성·비치하고, 이를 출고일부터 2년 동안 보존할 것
16. 제39조제1호가목에 따라 의료기기 판매업자 또는 임대업자로부터 검사를 의뢰받은 경우에는 다음 각 목의 사항을 지킬 것
   가. 별표 2 제2호의 의료기기 제조 및 품질관리체계의 기준에 적합한지 검사하고, 적합한 경우에만 검사필증을 발행할 것
   나. 검사필증의 발행 절차·방법, 회신기간, 판매 또는 임대에 관한 지시 사항 등에 관하여 식품의약품안전처장이 정하여 고시하는 사항을 지킬 것

② 법 제13조제2항에 따라 제조업자는 해당 연도의 생산실적 및 수출실적을 식품의약품안전처장이 정하여 고시하는 바에 따라 보건복지부장관 및 식품의약품안전처장에게 보고하여야 한다.

[시행일:2016. 1. 29.] 제27조 중 제조 및 품질관리체계와 관련한 사항

제14조(폐업 · 휴업 등의 신고) ① 제조업자는 다음 각 호의 어느 하나에 해당하는 경우에는

총리령으로 정하는 바에 따라 식품의약품안전처장에게 신고하여야 한다. 다만, 휴업기간이 1개월 미만이거나 그 기간 동안 휴업하였다가 그 업을 재개하는 경우에는 그러하지 아니하다. <개정 2018. 12. 11.>

1. 폐업 또는 휴업하려는 경우
2. 휴업 후 그 업을 재개하려는 경우

② 식품의약품안전처장은 제1항제1호에 따른 폐업신고 또는 휴업신고를 받은 날부터 7일 이내에 신고수리 여부를 신고인에게 통지하여야 한다. <신설 2018. 12. 11.>

③ 식품의약품안전처장이 제2항에서 정한 기간 내에 신고수리 여부 또는 민원 처리 관련 법령에 따른 처리기간의 연장을 신고인에게 통지하지 아니하면 그 기간(민원 처리 관련 법령에 따라 처리기간이 연장 또는 재연장된 경우에는 해당 처리기간을 말한다)이 끝난 날의 다음 날에 신고를 수리한 것으로 본다. <신설 2018. 12. 11.>

[시행일 : 2019. 1. 12.] 제14조(제15조제6항, 제16조제4항 및 제17조제3항에서 준용하는 경우를 포함한다)

[시행일 : 2019.6.12.] 제14조

[규] 제28조(폐업 등의 신고) ① 법 제14조에 따라 제조업자가 폐업 또는 휴업의 신고를 하려는 경우에는 별지 제32호서식의 신고서(전자문서로 된 신고서를 포함한다)에 다음 각 호의 서류를 첨부하여 제조소의 소재지를 관할하는 지방식품의약품안전청장에게 제출하고, 휴업한 자가 사업재개의 신고를 하려는 경우에는 별지 제32호서식의 신고서(전자문서로 된 신고서를 포함한다)를 제조소의 소재지를 관할하는 지방식품의약품안전청장에게 제출하여야 한다.

1. 폐업의 경우 : 제조업허가증과 모든 제조허가증·제조인증서
2. 휴업의 경우 : 제조업허가증

② 지방식품의약품안전청장은 제1항에 따른 폐업의 신고를 받은 경우에는 제조업허가대장에, 휴업 또는 재개의 신고를 받은 경우에는 제조업허가대장·허가증에 각각 그 내용을 적어야 한다.

③ 제조소 소재지의 관할 세무서장이 「부가가치세법 시행령」제13조제5항에 따라 휴업·폐업 신고를 받아 이를 관할 지방식품의약품안전청장에게 송부한 경우에는 제1항에 따른 휴업·폐업 신고서가 제출된 것으로 본다.

≫ 제2절 수입업

제15조(수입업허가 등) ① 의료기기의 수입을 업으로 하려는 자는 식품의약품안전처장의 수입업허가를 받아야 한다. <개정 2013. 3. 23.>

② 제1항에 따라 수입업허가를 받은 자(이하 "수입업자"라 한다)는 수입하려는 의료기기에 대하여 다음 각 호의 구분에 따라 수입허가 또는 수입인증을 받거나 수입신고를 하여야 한다. <개정 2013. 3. 23., 2015. 1. 28.>

1. 인체에 미치는 잠재적 위해성이 낮아 고장이나 이상이 발생하더라도 생명이나 건강에 위해를 줄 우려가 거의 없는 의료기기로서 식품의약품안전처장이 정하여 고시하는 의료기기: 품목류별 수입허가, 수입인증 또는 수입신고
2. 제1호 외의 의료기기: 품목별 수입허가, 수입인증 또는 수입신고

③ 제1항에 따른 수입업허가를 신청할 때에는 제2항 각 호에 따른 1개 이상의 수입허가 또는 수입인증을 함께 신청하거나 1개 이상의 수입신고를 함께 하여야 한다.
<개정 2015. 1. 28.>

④ 제1항에 따라 수입업허가를 받으려는 자 및 제2항에 따라 수입허가 또는 수입인증을 받거나 수입신고를 하려는 자는 총리령으로 정하는 바에 따라 품질검사를 위하여 필요한 시설과 제조 및 품질관리체계를 미리 갖추어 허가 또는 인증을 신청하거나 신고하여야 한다. 다만, 품질관리를 위한 시험을 위탁하는 등 총리령으로 정하는 경우에는 그러하지 아니하다. <개정 2013. 3. 23., 2015. 1. 28.>

⑤ 의약품 또는 의약외품과 의료기기가 조합되거나 복합 구성된 것으로서 그 주된 기능이 의약품 또는 의약외품에 해당하여 「약사법」 제42조제1항에 따라 이미 수입품목허가를 받거나 수입품목신고를 한 때에는 제2항에 따라 수입허가 또는 수입인증을 받거나 수입신고를 한 것으로 본다. <개정 2015. 1. 28.>

⑥ 제1항부터 제5항까지의 규정에 따라 수입되는 의료기기 또는 그 수입업자에 대하여는 제6조제1항 단서, 같은 조 제5항ㆍ제7항부터 제10항까지, 제6조의2, 제6조의3, 제7조부터 제9조까지, 제11조부터 제13조까지, 제13조의2 및 제14조를 준용한다. 이 경우 "제조"는 "수입"으로, "제조업허가"는 "수입업허가"로, "제조허가"는 "수입허가"로, "제조인증"은 "수입인증"으로, "제조신고"는 "수입신고"로, "생산관리"는 "수입관리"로, "제조업자"는 "수입업자"로 각각 본다.
<개정 2014. 1. 28., 2015. 1. 28., 2016. 12. 2., 2017. 12. 19.>
[시행일 : 2016. 1. 29.] 제15조제4항의 개정규정 중 제조 및 품질관리체계와 관련한 사항

[규] 제29조(수입업 허가신청 등) ① 법 제15조제1항에 따라 의료기기 수입업의 허가를 받으려는 자는 별지 제1호서식의 신청서(전자문서로 된 신청서를 포함한다)에 제3조제1항 각 호의 서류(전자문서를 포함한다)를 첨부하여 수입업소의 소재지를 관할하는 지방식품의약품안전청장에게 제출하여야 한다.

② 제1항에 따라 신청서를 제출받은 지방식품의약품안전청장은 「전자정부법」 제36조제

1항에 따른 행정정보의 공동이용을 통하여 법인 등기사항증명서(법인인 경우만 해당한다)를 확인하여야 한다.

[규] 제30조(수입허가 신청 등) ① 법 제15조제2항에 따라 의료기기의 수입허가를 받으려는 자는 별지 제3호서식의 신청서(전자문서로 된 신청서를 포함한다)에 다음 각 호의 서류(전자문서를 포함한다)를 첨부하여 식품의약품안전처장에게 제출하여야 한다.

1. 제5조제1항제2호의 서류. 다만, 수입하려는 의료기기가 이미 허가받은 의료기기와 동일한 제조원(제조국·제조사 및 제조소가 동일한 경우를 말한다)의 동일 제품임을 식품의약품안전처장이 정하는 바에 따라 증명하는 경우에는 이를 생략할 수 있다.
2. 수입하는 의료기기의 제조소에 대하여 법 제15조제4항에 따른 제조 및 품질관리체계를 갖추었음을 증명하는 서류

② 법 제15조제2항에 따라 의료기기의 수입인증을 받으려는 자는 별지 제5호서식의 신청서(전자문서로 된 신청서를 포함한다)에 제1항 각 호의 서류(전자문서를 포함한다)를 첨부하여 정보원의 장에게 제출하여야 한다. 이 경우 제1항제1호 단서의 "허가받은"은 "인증받은"으로 본다. <개정 2018. 6. 14.>

③ 법 제15조제2항에 따라 의료기기의 수입신고를 하려는 자는 별지 제7호서식의 신고서(전자문서로 된 신고서를 포함한다)를 정보원의 장에게 제출하여야 한다.
<개정 2018. 6. 14.>

[시행일:2016. 1. 29.] 제30조 중 제조 및 품질관리체계와 관련한 사항

[규] 제31조(품질검사를 위한 시설과 제조 및 품질관리체계의 기준) ① 법 제15조제4항 본문에 따라 수입업허가를 받으려는 자 및 수입허가 또는 수입인증을 받거나 수입신고를 하려는 자가 갖추어야 할 품질검사를 위하여 필요한 시설과 제조 및 품질관리체계의 기준은 별표 4와 같다.

② 법 제15조제4항 단서에서 "품질관리를 위한 시험을 위탁하는 등 총리령으로 정하는 경우"란 수입업허가를 받으려는 자 및 수입허가 또는 수입인증을 받거나 수입신고를 하려는 자가 다음 각 호의 어느 하나에 해당하는 자에게 품질관리를 위한 시험을 위탁하는 경우를 말한다. 이 경우 수입업허가를 받으려는 자 및 수입허가 또는 수입인증을 받거나 수입신고를 하려는 자는 별표 4 제1호다목에 따른 시험실 또는 시험시설을 갖추지 아니할 수 있다. <개정 2017. 5. 1.>

1. 의료기기 시험·검사기관

1의2. 비임상시험실시기관

2. 별표 2 제2호바목에 따라 적합함을 인정받은 제조업자

[시행일:2016. 1. 29.] 제31조 중 제조 및 품질관리체계와 관련한 사항

[규] 제32조(의료기기 수입업허가 등의 면제) ① 법 제15조제6항에 따라 준용되는 법 제6조제10항에 따라 수입업허가나 수입허가 또는 수입인증을 받지 아니하거나 수입신고를 하지 아니하고 수입할 수 있는 의료기기는 다음 각 호와 같다.
<개정 2016. 6. 15., 2018. 6. 14., 2018. 12. 31.>

1. 법 제10조제1항 본문에 따라 임상시험계획의 승인을 받은 임상시험 대상 의료기기
2. 법 제10조제1항 단서에 따라 임상시험계획의 승인을 받지 아니하여도 되는 임상시험을 하기 위하여 필요한 별도의 의료기기
3. 「약사법」 제34조에 따라 임상시험계획의 승인을 받아야 하는 의약품 등에 관한 임상시험을 하기 위하여 필요한 별도의 의료기기
4. 의료기기 수입허가 또는 수입인증을 받거나 수입신고를 하기 위하여 수입하는 의료기기
5. 제품개발 등 연구목적으로 사용되는 의료기기

5의2. 판매의 목적이 아닌 제품으로서 소비자가 제품의 실물을 확인하는 등 제품 구입에 도움을 주기 위하여 수입하는 의료기기

5의3. 법 제27조에 따른 시험ㆍ검사를 위하여 수입하는 의료기기

6. 자가 사용용 또는 구호용 의료기기 등 식품의약품안전처장이 정하여 고시하는 의료기기
7. 삭제 <2018. 12. 31.>
8. 식품의약품안전처장이 품질관리체계, 검사성능 및 숙련도 등을 평가하여 적합하다고 인정하는 임상검사실에서 사용하는 의료기기로서 식품의약품안전처장이 정하여 고시하는 의료기기

② 제1항에 따라 수입업허가 및 수입허가·수입인증·수입신고 대상에서 제외하는 의료기기의 수입 절차·대상 및 확인서 발급 등에 관한 사항은 식품의약품안전처장이 정하여 고시한다.

[규] 제33조(수입업자의 준수사항 등) ① 법 제15조제6항에 따라 준용되는 법 제13조제1항에 따라 의료기기의 수입업자가 준수하여야 할 사항은 다음 각 호와 같다.

1. 보건위생상 위해가 없도록 수입업소의 시설을 위생적으로 관리하고, 교차오염이나 외부로부터의 오염 등을 방지할 것
2. 의료기기의 입출고 및 품질관리(시험 기준 및 방법, 표시사항 및 포장 등을 포함한다)에 관한 문서와 부속품의 보관·출하에 대한 관리기록을 작성·비치하고, 그에 따라 수입 및 품질검사를 철저히 실시할 것
3. 제2호에 따른 수입 및 품질검사에 관한 수입단위별 기록 및 고객 불만처리 기록을 작성·비치하고, 이를 수입일부터 5년(제품 수명이 5년을 초과하는 경우에는

제품 수명에 상응하는 기간을 말한다) 동안 보존할 것

4. 멸균제품인 경우에는 멸균되었음을 검증한 후 출고할 것
5. 전기·기계 제품의 경우 전기·기계적 안전과 전자파 안전을 확보한 후 출고할 것
6. 인체에 직접·간접적으로 접촉하는 제품의 경우 생물학적 안전을 확보한 후 출고할 것
7. 품목별로 다음 각 목의 사항이 포함된 제품표준서를 작성하여 비치할 것
   가. 의료기기의 명칭(제품명, 품목명 및 모델명)
   나. 수입의료기기의 제조사명 및 제조국명
   다. 모양 및 구조·완제품의 자가품질관리시험규격
   라. 법 제20조부터 제23조까지의 규정에 따라 의료기기 용기 등에 적어야 할 사항
   마. 설치방법 및 순서(설치관리가 필요한 의료기기만 해당한다)
   바. 멸균방법·멸균기준 및 멸균판정에 관한 사항(멸균의료기기만 해당한다)
   사. 제품표준서의 제정자 및 제정연월일(개정한 경우에는 개정자·개정연월일 및 개정사유를 적는다)
8. 다음 각 목의 사항이 포함된 수입관리기준서를 작성·비치할 것
   가. 제품관리 및 시험검사에 관한 사항
   나. 시험검사결과 판정 및 불합격품의 처리에 관한 사항
   다. 시험검사시설의 관리에 관한 사항
   라. 수입의료기기 제조업자와의 연락방법
   마. 수입의료기기 제조업자의 제조 및 품질관리 상황에 대한 확인사항
   바. 수입관리기준서의 제정자 및 제정연월일(개정한 경우에는 개정자·개정연월일 및 개정사유를 적는다)
9. 수입의료기기의 표시사항 및 포장에 대하여 적합 여부를 확인하고, 그 기록을 작성할 것
10. 제품보관시설을 점검하여 그 기록을 작성할 것
11. 품질책임자로 하여금 다음 각 목의 사항을 이행하도록 할 것
    가. 출고된 의료기기의 품질에 관하여 불만이 발생한 경우에 그에 대한 원인규명과 시정조치를 할 수 있도록 관련 절차를 마련하여 이행하고, 이를 기록·보관할 것
    나. 수입의료기기의 품질관리를 적절히 이행하기 위하여 제품표준서 및 수입관리기준서를 비치·활용할 것
    다. 나목의 서류를 기준으로 하여 작업지시서를 작성하고 이 기준에 적합하게 운영되고 있는지를 점검·확인할 것
12. 출고된 의료기기가 안전성 및 유효성을 해치거나 품질이 불량한 경우에는 지체없이 회수하는 등의 시정조치를 취할 것

13. 종업원에게 수입의료기기에 대한 품질을 확보할 수 있도록 교육계획을 수립하고, 이에 따라 교육·훈련을 정기적으로 실시하며, 그 기록을 작성·보관할 것
14. 허가 또는 인증을 받거나 신고한 의료기기의 안전성 및 유효성과 관련된 새로운 자료나 정보(의료기기의 사용에 관한 부작용 발생사례를 포함한다)를 알게 된 경우에는 식품의약품안전처장이 정하는 바에 따라 보고하고 필요한 안전대책을 강구할 것
15. 수입의료기기 제조소에 대하여 별표 4 제3호의 기준에 적합하게 제조한 의료기기를 수입하여 판매할 것. 이 경우 별표 4 제3호에 따라 적합함을 인정받기 위한 목적으로 수입한 의료기기로서 같은 호에 따라 적합함을 인정받은 의료기기는 같은 호에 따라 적합함을 인정받은 후 수입한 것으로 본다.
16. 「대외무역법」 제12조에 따라 산업통상자원부장관이 공고하는 의료기기의 수출입요령과 식품의약품안전처장이 정하는 수입의료기기의 관리에 관한 규정을 준수할 것
17. 법 제19조에 따라 식품의약품안전처장이 정한 최신의 기준규격을 반영하여 시설과 제조 및 품질관리체계를 유지하고 수입 및 품질관리 또는 수입관리를 할 것
18. 재심사, 재평가, 추적관리대상 의료기기 관리, 안전에 관한 정보관리(부작용 보고관리를 포함한다) 등 시판 후 안전관리업무를 철저히 할 것
19. 중고 의료기기를 수입하거나 의료기관으로부터 자기 회사가 수입한 의료기기를 구입한 경우에는 다음 각 목의 사항을 지킬 것
  가. 제7호다목에 따른 시험규격에 적합한지 검사하고, 적합한 경우에만 검사필증을 붙여서 출고할 것
  나. 가목에 따른 검사의 내용과 결과, 검사필증 발행일 등에 대한 기록을 작성·비치하고, 이를 출고일부터 2년 동안 보존할 것
20. 제39조제1호가목에 따라 의료기기 판매업자 또는 임대업자로부터 검사를 의뢰받은 경우에는 다음 각 목의 사항을 지킬 것
  가. 별표 2 제2호의 기준에 적합한지 검사하고, 적합한 경우에만 검사필증을 발행할 것
  나. 검사필증의 발행 절차·방법, 회신기간, 판매 또는 임대에 관한 지시 사항 등에 관하여 식품의약품안전처장이 정하여 고시하는 사항을 지킬 것

② 법 제15조제6항에 따라 준용되는 법 제13조제2항에 따라 수입업자는 해당 연도의 수입실적을 식품의약품안전처장이 정하여 고시하는 바에 따라 보건복지부장관 및 식품의약품안전처장에게 보고하여야 한다. 다만, 「전자무역 촉진에 관한 법률」에 따른 전자무역문서로 표준통관예정보고를 한 경우에는 이를 보고하지 아니할 수 있다.

[시행일:2016. 1. 29.] 제33조 중 제조 및 품질관리체계와 관련한 사항

[규] 제34조(준용) 수입업자 및 수입품목에 관하여는 제3조제3항, 제4조, 제5조제2항부터 제7항까지, 제6조제2항·제3항, 제7조제2항·제3항, 제9조, 제11조부터 제13조까지, 제16조부터 제19조까지, 제25조, 제26조(제26조제1항제1호는 제외한다), 제28조 및 제64조를 준용한다. 이 경우 "제조소"는 "수입업소"로 보고, "제조"는 "수입"으로 보며, 제5조제4항 중 "제1항"은 "제30조제1항"으로 보고, 제12조제1항제9호 중 "제27조제1항"은 "제33조제1항"으로, 제12조제3항제2호 중 "수입"은 "제조"로 보며, 제16조제2항 중 "제5조제1항제2호"는 "제30조제1항제1호"로, 제16조제3항 중 "제5조제1항제2호"는 "제30조제1항제1호"로 본다. <개정 2016. 7. 29., 2017. 5. 1.>

제15조의2(희소・긴급도입 필요 의료기기의 공급 및 정보 제공 등) ① 식품의약품안전처장은 희귀、난치질환자 등에 대한 치료 기회 확대 및 원활한 질병 관리 등을 위하여 다음 각 호에 해당하는 의료기기(이하 "희소、긴급도입 필요 의료기기"라 한다)를 수입 등의 방법으로 국내에 공급하거나 희귀、난치질환자 등에게 관련 정보를 제공할 수 있다.

1. 「희귀질환관리법」 제2조제1호에 따른 희귀질환을 진단하거나 치료하기 위한 목적으로 사용되는 의료기기로서 국내에 대체 가능한 제품이 없는 의료기기
2. 국민 보건상 긴급하게 도입할 필요가 있거나 안정적 공급 지원이 필요하다고 식품의약품안전처장이 인정하는 의료기기 또는 관계 중앙행정기관의 장이 요청하는 의료기기

② 식품의약품안전처장은 제1항에 따른 희소、긴급도입 필요 의료기기의 공급 및 관련 정보 제공에 관한 업무를 총리령으로 정하는 바에 따라 관련 전문기관 또는 단체에 위탁하고 이에 필요한 비용을 지원할 수 있다.

③ 제2항에 따라 식품의약품안전처장으로부터 업무를 위탁받은 관계 전문기관 또는 단체가 위탁 업무의 수행을 위하여 희소、긴급도입 필요 의료기기를 수입하는 경우에는 제15조제2항 또는 제6항에도 불구하고 해당 의료기기에 한정하여 허가 또는 인증을 받지 아니하거나 신고하지 아니할 수 있다.

④ 제1항부터 제3항까지에서 규정한 사항 외에 희소、긴급도입 필요 의료기기의 공급 방법 및 위탁에 관하여 필요한 사항은 총리령으로 정한다.

[본조신설 2018. 12. 11.]

[시행일 : 2019. 6. 12.] 제15조의2제2항에 따른 수탁 기관、단체 관련 부분

≫ 제 3절 수리업

제16조(수리업의 신고) ① 의료기기의 수리를 업으로 하려는 자(이하 "수리업자"라 한다)는

총리령으로 정하는 바에 따라 식품의약품안전처장에게 수리업신고를 하여야 한다. 다만, 제6조제2항에 따른 제조허가·제조인증·제조신고 또는 제15조제2항에 따른 수입허가·수입인증·수입신고를 받은 자가 자기 회사가 제조 또는 수입한 의료기기를 수리하는 경우에는 수리업신고를 하지 아니한다. <개정 2013. 3. 23., 2015. 1. 28.>

② 제1항에 따라 수리업신고를 하려는 자(같은 항 단서에 따라 자기 회사가 수입한 의료기기를 수리하려는 자를 포함한다)는 총리령으로 정하는 바에 따라 시설 및 품질관리체계를 갖추어야 한다. 다만, 품질관리를 위한 시험을 위탁하는 등 총리령으로 정하는 경우에는 그러하지 아니하다. <개정 2013. 3. 23.>

③ 제1항에 따른 수리업신고의 수리에 필요한 대상 품목, 기준 및 조건 등에 관하여 필요한 사항은 총리령으로 정한다. <개정 2013. 3. 23.>

④ 제1항에 따른 신고에 대하여는 제6조제1항 단서, 제12조, 제13조 및 제14조제1항을 준용한다. 이 경우 "제조"는 "수리"로, "제조업허가"는 "수리업신고"로, "생산관리"는 "수리관리"로, "제조업자"는 "수리업자"로 각각 본다. <개정 2018. 12. 11.>

⑤ 식품의약품안전처장은 제1항에 따른 수리업신고를 받은 날부터 10일 이내에, 제4항에 따른 폐업신고 또는 휴업신고를 받은 날부터 7일 이내에 신고수리 여부를 신고인에게 통지하여야 한다. <신설 2018. 12. 11.>

⑥ 식품의약품안전처장이 제5항에서 정한 기간 내에 신고수리 여부 또는 민원 처리 관련 법령에 따른 처리기간의 연장을 신고인에게 통지하지 아니하면 그 기간(민원 처리 관련 법령에 따라 처리기간이 연장 또는 재연장된 경우에는 해당 처리기간을 말한다)이 끝난 날의 다음 날에 신고를 수리한 것으로 본다. <신설 2018. 12. 11.>

[시행일 : 2019.1.12.] 제16조

[규] 제35조(수리업의 신고 등) ① 법 제16조제1항에 따라 의료기기의 수리를 업으로 하려는 자는 별지 제33호서식의 수리업신고서(전자문서로 된 신고서를 포함한다)에 제3조제1항제1호 및 제2호의 서류(전자문서를 포함한다)를 첨부하여 수리업소의 소재지를 관할하는 특별시장·광역시장·도지사·특별자치도지사(이하 "시·도지사"라 한다)에게 제출하여야 한다. 이 경우 시·도지사는 「전자정부법」 제36조제1항에 따른 행정정보의 공동이용을 통하여 법인 등기사항증명서(법인인 경우만 해당한다)를 확인하여야 한다.

② 시·도지사는 제1항에 따라 수리업신고를 수리한 경우에는 신고인에게 별지 제34호서식의 신고증을 발급하고 수리업신고대장에 다음 각 호의 사항을 적어야 한다.

1. 신고수리번호 및 수리연월일
2. 수리대상 의료기기의 유형
3. 수리업자의 성명 및 주민등록번호(법인인 경우에는 그 대표자의 성명 및 주민등록번호)

4. 수리업소의 명칭 및 소재지(법인인 경우에는 그 주된 사무소의 소재지)

③ 수리업자가 신고한 사항을 변경하려는 경우에는 별지 제35호서식의 변경신고서(전자문서로 된 신고서를 포함한다)에 변경사유 및 그 근거서류(전자문서를 포함한다)와 신고증을 첨부하여 수리업소의 소재지를 관할하는 시·도지사에게 제출하여야 한다. 이 경우 신고관청을 달리하는 소재지 변경의 경우에는 새로운 소재지를 관할하는 시·도지사에게 제출하여야 한다.

④ 법 제16조제2항 본문에 따라 수리업의 신고를 하려는 자가 갖추어야 하는 시설 및 품질관리체계는 별표 5와 같다.

⑤ 법 제16조제4항에 따라 준용되는 법 제14조에 따라 수리업자가 폐업하거나 휴업하는 경우에는 별지 제32호서식의 신고서(전자문서로 된 신고서를 포함한다)에 신고증을 첨부하여 수리업소의 소재지를 관할하는 시·도지사에게 제출하고, 휴업한 자가 사업재개의 신고를 하는 경우에는 별지 제32호서식의 신고서(전자문서로 된 신고서를 포함한다)를 수리업소의 소재지를 관할하는 시·도지사에게 제출하여야 한다.

⑥ 시·도지사는 제3항 및 제5항에 따른 신고를 받은 경우에는 해당 신고대장과 신고증에 각각 그 신고내용을 적어야 한다.

⑦ 제5항에 따른 휴업·폐업 신고에 관하여는 제28조제3항을 준용한다. 이 경우 "지방식품의약품안전청장"은 "시·도지사"로 본다.

[규] 제36조(수리업자의 준수사항) 법 제16조제4항에 따라 준용되는 법 제13조에 따라 의료기기의 수리업자가 준수하여야 할 사항은 다음 각 호와 같다. <개정 2018. 6. 14.>

1. 허가 또는 인증을 받거나 신고한 내용과 다르게 변조하여 의료기기를 수리하지 말 것. 다만, 제46조의2에 따른 경미한 변경 수리를 하는 경우에는 그러하지 아니하다.
2. 의료기기를 수리한 경우에는 상호 및 주소를 해당 의료기기의 용기 또는 외장에 적을 것
3. 의료기기의 수리를 의뢰한 자에 대하여 수리내역(제46조의2에 따라 경미한 변경 수리를 한 경우에는 그 변경 수리한 내역을 포함한다)을 문서로 통보할 것
4. 제35조제4항에 따른 시설 및 품질관리체계를 유지할 것

[규] 제23조 삭제 <2016. 6. 15.>

>> 제 4 절 판매업 및 임대업

제17조(판매업 등의 신고) ① 의료기기의 판매를 업으로 하려는 자(이하 "판매업자"라 한다) 또는 임대를 업으로 하려는 자(이하 "임대업자"라 한다)는 영업소마다 총리령으로 정하

는 바에 따라 영업소 소재지의 특별자치시장·특별자치도지사·시장·군수·구청장(자치구의 구청장을 말한다. 이하 같다)에게 판매업신고 또는 임대업신고를 하여야 한다.
<개정 2013. 3. 23., 2017. 12. 19.>

② 다음 각 호의 어느 하나에 해당하는 경우에는 제1항에 따른 신고를 하지 아니할 수 있다. <개정 2013. 3. 23.>

1. 의료기기의 제조업자나 수입업자가 그 제조하거나 수입한 의료기기를 의료기기취급자에게 판매하거나 임대하는 경우
2. 제1항에 따른 판매업신고를 한 자가 임대업을 하는 경우
3. 약국 개설자나 의약품 도매상이 의료기기를 판매하거나 임대하는 경우
4. 총리령으로 정하는 임신조절용 의료기기 및 의료기관 외의 장소에서 사용되는 자가진단용 의료기기를 판매하는 경우

③ 제1항에 따른 신고에 대하여는 제6조제1항제2호·제4호·제5호, 제12조 및 제14조제1항을 준용한다. 이 경우 "제조"는 "판매 또는 임대"로, "제조업허가"는 "판매업신고 또는 임대업신고"로, "제조업자"는 "판매업자 또는 임대업자"로 각각 본다.
<개정 2018. 12. 11.>

④ 특별자치시장·특별자치도지사·시장·군수·구청장은 제1항에 따른 판매업신고 또는 임대업신고를 받거나 제3항에 따른 폐업신고 또는 휴업신고를 받은 날부터 3일 이내에 신고수리 여부를 신고인에게 통지하여야 한다. <신설 2018. 12. 11.>

⑤ 특별자치시장·특별자치도지사·시장·군수·구청장이 제4항에서 정한 기간 내에 신고수리 여부 또는 민원 처리 관련 법령에 따른 처리기간의 연장을 신고인에게 통지하지 아니하면 그 기간(민원 처리 관련 법령에 따라 처리기간이 연장 또는 재연장된 경우에는 해당 처리기간을 말한다)이 끝난 날의 다음 날에 신고를 수리한 것으로 본다.
<신설 2018. 12. 11.>
[시행일 : 2019.1.12.] 제17조

[규] 제37조(판매업 또는 임대업의 신고 등) ① 법 제17조제1항에 따라 의료기기의 판매나 임대를 업으로 하려는 자는 별지 제36호서식의 신고서(전자문서로 된 신고서를 포함한다)를 판매업소 또는 임대업소를 관할하는 특별자치도지사, 시장·군수 또는 구청장(자치구의 구청장을 말한다. 이하 같다)에게 제출하여야 한다. 이 경우 특별자치도지사, 시장·군수·구청장은 「전자정부법」 제36조제1항에 따른 행정정보의 공동이용을 통하여 법인 등기사항증명서(법인인 경우만 해당한다)를 확인하여야 한다.

② 특별자치도지사, 시장·군수 또는 구청장은 제1항에 따라 의료기기의 판매업 또는 임대업 신고를 수리한 경우에는 신고인에게 별지 제37호서식의 신고증을 발급하고 판매업 또는 임대업 신고대장에 다음의 사항을 적어야 한다.

1. 신고번호 및 신고연월일
2. 의료기기의 판매업자 또는 임대업자의 성명 및 주민등록번호(법인인 경우에는 그 대표자의 성명 및 주민등록번호)
3. 영업소의 명칭 및 그 소재지

③ 판매업자 또는 임대업자는 제1항에 따라 신고한 사항을 변경한 경우에는 별지 제38호서식의 변경신고서(전자문서로 된 신고서를 포함한다)에 신고증과 변경사항을 확인할 수 있는 서류를 첨부하여 판매업소 또는 임대업소를 관할하는 특별자치도지사, 시장·군수 또는 구청장에게 제출하여야 한다. 이 경우 신고관청을 달리하는 소재지의 변경의 경우에는 새로운 소재지를 관할하는 특별자치도지사, 시장·군수 또는 구청장에게 제출하여야 한다.

④ 판매업자 또는 임대업자가 폐업 또는 휴업의 신고를 하려는 경우에는 별지 제32호서식의 신고서(전자문서로 된 신고서를 포함한다)에 신고증을 첨부하여 판매업소 또는 임대업소를 관할하는 특별자치도지사, 시장·군수 또는 구청장에게 제출하여야 하고, 휴업한 자가 사업재개의 신고를 하려는 경우에는 별지 제32호서식의 신고서(전자문서로 된 신고서를 포함한다)를 판매업소 또는 임대업소를 관할하는 특별자치도지사, 시장·군수 또는 구청장에게 제출하여야 한다.

⑤ 특별자치도지사, 시장·군수 또는 구청장은 제3항 및 제4항에 따른 신고를 받은 경우에는 해당 신고대장과 신고증에 각각 그 신고내용을 적어야 한다.

⑥ 제4항에 따른 휴업·폐업 신고에 관하여는 제28조제3항을 준용한다. 이 경우 "지방식품의약품안전청장"은 "특별자치도지사, 시장·군수 또는 구청장"으로 본다.

[규] 제38조(판매업 신고 등의 면제) 법 제17조제2항제4호에 따라 신고하지 아니하고 판매할 수 있는 의료기기는 다음 각 호와 같다.

1. 콘돔
2. 휴대전화 및 가전제품 등에 혈당측정의 기능이 포함되어 있거나 결합되어 사용되는 혈당측정기
3. 그 밖에 식품의약품안전처장이 위해 정도 및 안전성을 고려하여 고시하는 의료기기

제18조(판매업자 등의 준수사항) ① 이 법에 따라 의료기기를 판매하거나 임대할 수 있는 자는 대통령령으로 정하는 바에 따라 영업소에서의 의료기기 품질 확보방법과 그 밖에 판매질서 유지에 관한 사항을 지켜야 한다. <개정 2013. 3. 23.>

② 판매업자、임대업자(법인의 대표자나 이사, 그 밖에 이에 종사하는 자를 포함하고, 법인이 아닌 경우 그 종사자를 포함한다)는 의료기기 채택、사용유도、거래유지 등 판매 또는 임대 촉진을 목적으로 의료인이나 의료기관 개설자(법인의 대표자나 이사, 그 밖

에 이에 종사하는 자를 포함한다. 이하 이 조에서 같다)ㆍ의료기관 종사자에게 경제적 이익등을 제공하거나 의료인, 의료기관 개설자 또는 의료기관 종사자로 하여금 의료기관에게 경제적 이익등을 취득하게 하여서는 아니 된다. 다만, 견본품 제공등의 행위로서 식품의약품안전처장과 협의하여 보건복지부령으로 정하는 범위의 경제적 이익등인 경우에는 그러하지 아니하다. <개정 2013. 3. 23., 2015. 12. 29.>

③ 제2항에 따른 판매업자ㆍ임대업자에 대하여는 제13조의2를 준용한다. 이 경우 "제조업자"는 "판매업자 또는 임대업자"로 본다. <신설 2016. 12. 2.>

[규] **제39조(판매업자·임대업자의 의료기기 품질 확보방법)** 법 제18조제1항 및 「의료기기법 시행령」(이하 "영"이라 한다) 제10조의2제1호에 따른 의료기기 품질 확보방법은 다음 각 호와 같다. <개정 2016. 6. 15.>

1. 의료기관으로부터 의료기기를 구입한 경우에는 다음 각 목의 사항을 지킬 것
   가. 해당 의료기기의 제조업자 또는 수입업자에게 검사를 의뢰하거나 의료기기 시험·검사기관에 검사를 의뢰할 것
   나. 가목에 따른 검사 결과 제27조제1항제15호가목 및 제33조제1항제19호가목에 따라 발행된 검사필증을 받은 의료기기만 판매하거나 임대할 것
   다. 가목에 따른 검사 결과 제27조제1항제16호나목 및 제33조제1항제20호나목에 따라 판매 또는 임대에 관한 지시를 받은 경우에는 이를 지킬 것
2. 제1호 각 목에 따른 검사의 내용 및 결과, 검사필증 발행자 및 발행일, 판매 또는 임대에 관한 지시 사항 등에 관한 기록을 작성하고, 이를 판매일부터 2년 동안 보존할 것
3. 불량 의료기기의 처리에 관한 기록을 작성하여 갖추어 두고 이를 기록일부터 1년간 보존할 것
4. 별표 6의 의료기기 유통품질 관리기준을 준수할 것. 다만, 법 제17조제2항에 따라 판매업신고를 하지 아니할 수 있는 경우는 제외한다.

[규] **제40조(판매업자·임대업자의 판매질서 유지에 관한 사항 등)** 법 제18조제1항 및 영 제10조의2제1호에 따른 의료기기 안전과 관련한 판매질서 유지 등에 관한 사항은 다음 각 호와 같다.

1. 제조업자·수입업자·판매업자가 아닌 자로부터 의료기기를 구입하지 아니할 것. 다만, 의료기관으로부터 구입하는 경우에는 제외한다.
2. 업소의 명칭 등으로 다음 각 목에 따른 명칭 또는 표시를 사용하거나 영업소의 표시와 함께 사용하지 아니할 것
   가. 제조업자 또는 수입업자의 영업소로 오인하게 할 우려가 있는 명칭 또는 표시

나.「의료법」제3조에 따른 의료기관의 명칭 또는 이와 유사한 명칭

3. 다음 각 목의 어느 하나에 해당하는 의료기기를 판매 또는 임대하거나 판매 또는 임대의 목적으로 저장·진열하지 아니할 것

가. 제39조제1호나목에 따른 검사필증이 붙어 있지 아니한 것

나. 오염·손상되었거나 식품의약품안전처장 또는 지방식품의약품안전청장이 수거·폐기를 명한 것

다. 사용기한 또는 유효기간이 지난 것

4. 허가 또는 인증을 받지 아니하거나 신고하지 아니한 의료기기를 판매하거나 판매할 목적으로 저장 또는 진열하지 아니할 것

[규] 제41조(중고의료기기 검사필증의 면제) 제27조제1항제15호, 제33조제1항제19호 및 제39조제1호나목·제40조제3호가목에도 불구하고 잠재적 위험성이 낮은 의료기기 등 식품의약품안전처장이 정하여 고시하는 의료기기의 경우에는 검사필증을 붙이지 않고 판매할 수 있다.

제4장 의료기기의 취급 등

≫ 제 1 절 기준

제19조(기준규격) 식품의약품안전처장은 의료기기의 품질에 대한 기준이 필요하다고 인정하는 의료기기에 대하여 그 적용범위, 형상 또는 구조, 시험규격, 기재사항 등을 기준규격으로 정할 수 있다. <개정 2013. 3. 23.>

≫ 제 2 절 기재사항 및 광고

제20조(용기 등의 기재사항) 의료기기 제조업자 및 수입업자는 의료기기의 용기나 외장(外裝)에 다음 각 호의 사항을 적어야 한다. 다만, 총리령으로 정하는 용기나 외장의 경우에는 그러하지 아니하다. <개정 2013. 3. 23., 2015. 1. 28., 2015. 12. 29., 2016. 12. 2., 2017. 12. 19.>

1. 제조업자 또는 수입업자의 상호와 주소
2. 수입품의 경우는 제조원(제조국 및 제조사명)
3. 허가(인증 또는 신고)번호, 명칭(제품명, 품목명, 모델명). 이 경우 제품명은 제품명이 있는 경우만 해당한다.
4. 제조번호와 제조 연월(사용기한이 있는 경우에는 제조 연월 대신에 사용기한을 적을 수 있다)

5. 중량 또는 포장단위
6. "의료기기"라는 표시
7. 일회용인 경우는 "일회용"이라는 표시와 "재사용 금지"라는 표시
8. 식품의약품안전처장이 보건복지부장관과 협의하여 정하는 의료기기 표준코드
9. 첨부문서를 인터넷 홈페이지에서 전자형태로 제공한다는 사실 및 첨부문서가 제공되는 인터넷 홈페이지 주소(제22조제2항에 따라 첨부문서를 인터넷 홈페이지에서 제공하는 경우에 한정한다)

[시행일] 제20조의 개정규정은 다음 각 목의 구분에 따른다.

가. 4등급 의료기기의 경우: 2019년 7월 1일

나. 3등급 의료기기의 경우: 2020년 7월 1일

다. 2등급 의료기기의 경우: 2021년 7월 1일

라. 1등급 의료기기의 경우: 2022년 7월 1일

[규] 제42조(용기 등의 기재사항) 법 제20조 각 호 외의 부분 단서에 따라 의료기기의 용기나 외장에 기재사항을 적지 아니하여도 되는 경우는 다음 각 호의 어느 하나에 해당하는 경우로 한다. <개정 2016. 6. 15.>

1. 용기나 외장의 면적이 좁거나 용기 또는 외장에 법 제20조 각 호의 사항을 모두 적을 수 없는 경우로서 기재사항을 외부의 용기나 외부의 포장 또는 첨부문서에 적은 경우. 다만, 이 경우에도 모델명과 제조업자 또는 수입업자의 상호는 의료기기의 용기나 외장에 적어야 한다.
2. 수출용 의료기기로서 수출 대상국의 기준에 따라 기재사항을 적은 경우

제21조(외부포장 등의 기재사항) 의료기기의 용기나 외장에 적힌 제20조의 사항이 외부의 용기나 포장에 가려 보이지 아니할 때에는 외부의 용기나 포장에도 같은 사항을 적어야 한다.

제22조(첨부문서의 기재사항) ① 의료기기 제조업자 및 수입업자는 의료기기의 첨부문서에 다음 각 호의 사항을 적어야 한다. <개정 2013. 3. 23., 2017. 12. 19.>

1. 사용방법과 사용 시 주의사항
2. 보수점검이 필요한 경우 보수점검에 관한 사항
3. 제19조에 따라 식품의약품안전처장이 기재하도록 정하는 사항
4. 그 밖에 총리령으로 정하는 사항

② 제1항의 첨부문서는 다음 각 호의 어느 하나에 해당하는 형태로 제공할 수 있다. <개정 2017. 12. 19.>

1. 이동식저장장치(USB), 시디(CD) 등의 전산매체
2. 안내서(종이 또는 책자 등)
3. 인터넷 홈페이지(「의료법」 제3조에 따른 의료기관에서 주로 사용하는 의료기기로서 식품의약품안전처장이 지정하는 의료기기에 한정한다)

[규] 제43조(첨부문서의 기재사항) ① 법 제22조제1항제4호에서 "총리령으로 정하는 사항"이란 다음 각 호의 사항을 말한다.
1. 법 제20조제1호부터 제3호까지 및 제5호부터 제7호까지의 사항
2. 제품의 사용목적
3. 보관 또는 저장방법
4. 국내 제조업자가 모든 제조공정을 위탁하여 제조하는 경우에는 제조의뢰자(위탁자를 말한다)와 제조자(수탁자를 말한다)의 상호와 주소
5. 낱개모음으로 한개씩 사용할 수 있도록 포장하는 경우에는 최소단위포장에 모델명과 제조업소명
6. 멸균 후 재사용이 가능한 의료기기인 경우에는 그 청소, 소독, 포장, 재멸균방법과 재사용 횟수의 제한내용을 포함하여 재사용을 위한 적절한 절차에 대한 정보
7. 의학적 치료목적으로 방사선을 방출하는 의료기기의 경우에는 방사선의 특성·종류·강도 및 확산 등에 관한 사항
8. 첨부문서의 작성연월
9. 그 밖에 의료기기의 특성 등 기술정보에 관한 사항

② 제1항에도 불구하고 임상시험용 의료기기의 첨부문서에 적어야 할 사항은 다음 각 호와 같다.
1. "임상시험용"이라는 표시
2. 제품명 및 모델명
3. 제조번호 및 제조연월일(사용기한이 있는 경우에는 사용기한으로 적을 수 있다)
4. 보관(저장) 방법
5. 제조업자 또는 수입업자의 상호(위탁제조 또는 수입의 경우에는 제조원과 국가명을 포함한다)
6. "임상시험용 외의 목적으로 사용할 수 없음"이라는 표시

③ 제1항제1호부터 제5호까지의 사항을 용기 또는 외장이나 포장에 기재한 경우에는 첨부문서에는 그 기재를 생략할 수 있다.

제23조(기재 시 주의사항) 제20조부터 제22조까지에 규정된 사항은 다른 문자、기사、도화 또는 도안보다 쉽게 볼 수 있는 장소에 적어야 하고, 총리령으로 정하는 바에 따라 한

글로 읽기 쉽고 이해하기 쉬운 용어로 정확히 적어야 한다. <개정 2013. 3. 23.>

[규] 제44조(기재사항의 표시방법) ① 법 제23조에 따라 의료기기의 용기나 외장, 외부의 용기나 포장 및 첨부문서에 기재사항을 적을 때에는 다음 각 호의 방법에 따라야 한다.

1. 한글로 적거나 한글에 한글과 같은 크기의 한자 또는 외국어를 함께 적을 것. 다만, 수출용 의료기기는 수출 대상국의 언어만 사용할 수 있다.
2. 그 밖에 글자 크기, 줄 간격 및 그 밖의 기재방법에 관하여 식품의약품안전처장이 정하여 고시하는 사항을 지킬 것

② 의료기기의 용기 또는 외장이나 포장에 제품의 명칭, 제조업자 또는 수입업자의 상호 등을 적을 때에는 제1항에 따른 표시방법에 병행하여 점자표기를 할 수 있다.

제24조(기재 및 광고의 금지 등) ① 의료기기의 용기, 외장, 포장 또는 첨부문서에 해당 의료기기에 관하여 다음 각 호의 사항을 표시하거나 적어서는 아니 된다.
<개정 2015. 1. 28.>

1. 거짓이나 오해할 염려가 있는 사항
2. 제6조제2항 또는 제15조제2항에 따른 허가 또는 인증을 받지 아니하거나 신고한 사항과 다른 성능이나 효능 및 효과
3. 보건위생상 위해가 발생할 우려가 있는 사용방법이나 사용기간

② 누구든지 의료기기의 광고와 관련하여 다음 각 호의 어느 하나에 해당하는 광고를 하여서는 아니 된다. <개정 2013. 3. 23., 2015. 1. 28.>

1. 의료기기의 명칭·제조방법·성능이나 효능 및 효과 또는 그 원리에 관한 거짓 또는 과대 광고
2. 의사·치과의사·한의사·수의사 또는 그 밖의 자가 의료기기의 성능이나 효능 및 효과에 관하여 보증·추천·공인·지도 또는 인정하고 있거나 그러한 의료기기를 사용하고 있는 것으로 오해할 염려가 있는 기사를 사용한 광고
3. 의료기기의 성능이나 효능 및 효과를 암시하는 기사·사진·도안을 사용하거나 그 밖에 암시적인 방법을 사용한 광고
4. 의료기기에 관하여 낙태를 암시하거나 외설적인 문서 또는 도안을 사용한 광고
5. 제6조제2항 또는 제15조제2항에 따라 허가 또는 인증을 받지 아니하거나 신고한 사항과 다른 의료기기의 명칭·제조방법·성능이나 효능 및 효과에 관한 광고. 다만, 제26조제1항 단서에 해당하는 의료기기의 경우에는 식품의약품안전처장이 정하여 고시하는 절차 및 방법, 허용범위 등에 따라 광고할 수 있다.
6. 제25조제1항에 따른 심의를 받지 아니하거나 심의받은 내용과 다른 내용의 광고

③ 제1항 및 제2항에 따른 의료기기의 표시·기재 및 광고의 범위 등에 관하여 필요한

사항은 총리령으로 정한다. <개정 2013. 3. 23.>

[규] 제45조(의료기기 광고의 범위 등) ① 법 제24조제2항 및 제3항에 따라 금지되는 광고의 범위는 다음 각 호의 어느 하나에 해당하는 광고로서 별표 7에 해당하는 광고를 말한다. <개정 2018. 12. 31.>

1. 「표시ㆍ광고의 공정화에 관한 법률」 제2조제2호에 따른 광고
2. 의료기기취급자(의료기기취급자가 고용한 근로자 등을 포함한다)의 구매 권유, 제품 설명 및 시연 등의 방법을 통한 광고

② 법 제25조제2항에서 "총리령으로 정하는 단체"란 「민법」 제32조에 따라 식품의약품안전처장으로부터 설립허가를 받은 의료기기 관련 법인 중 식품의약품안전처장이 지정하여 고시한 법인을 말한다.

第25조(광고의 심의) ① 의료기기를 광고하려는 자는 식품의약품안전처장이 정한 심의기준·방법 및 절차에 따라 미리 식품의약품안전처장의 심의를 받아야 한다.
<개정 2013. 3. 23.>

② 식품의약품안전처장은 제1항에 따른 심의에 관한 업무를 총리령으로 정하는 단체에 위탁할 수 있다. <개정 2013. 3. 23.>

≫ 제 3 절 취급

第26조(일반행위의 금지) ① 누구든지 제6조제2항 또는 제15조제2항에 따라 허가 또는 인증을 받지 아니하거나 신고를 하지 아니한 의료기기를 수리·판매·임대·수여 또는 사용하여서는 아니 되며, 판매·임대·수여 또는 사용할 목적으로 제조·수입·수리·저장 또는 진열하여서는 아니 된다. 다만, 박람회·전람회·전시회 등에서 전시할 목적으로 총리령으로 정하는 절차 및 방법 등에 따라 의료기기를 제조·수입·저장 또는 진열하는 경우에는 그러하지 아니하다. <개정 2013. 3. 23., 2015. 1. 28.>

② 누구든지 다음 각 호의 어느 하나에 해당하는 의료기기를 제조·수입·판매 또는 임대하여서는 아니 된다. <개정 2013. 3. 23., 2015. 1. 28., 2017. 12. 19.>

1. 제6조제2항, 제12조 또는 제15조제2항·제6항에 따라 허가 또는 인증을 받거나 신고한 내용과 다른 의료기기
2. 전부 또는 일부가 불결하거나 병원 미생물에 오염된 물질 또는 변질되거나 부패한 물질로 된 의료기기
3. 그 밖에 국민보건에 위해를 끼쳤거나 끼칠 우려가 있는 경우로서 식품의약품안전처장 또는 특별자치시장·특별자치도지사·시장·군수·구청장이 제34조부터 제36조까지의

규정에 따라 폐기·사용중지·허가취소 등을 명한 의료기기

③ 수리업자는 의료기기를 수리할 때에는 제6조제2항, 제12조 또는 제15조제2항ㆍ제6항에 따라 허가 또는 인증을 받거나 신고한 성능, 구조, 정격(定格), 외관, 치수 등을 변환하여서는 아니 된다. 다만, 의료기기의 안전성 및 유효성에 영향을 미치지 아니하는 범위에서 총리령으로 정하는 바에 따라 외관을 변경하는 경미한 수리를 하는 경우에는 그러하지 아니하다. <개정 2015. 1. 28., 2018. 3. 13.>

④ 누구든지 의료기기를 사용할 때에는 제6조제2항, 제12조 또는 제15조제2항ㆍ제6항에 따라 허가 또는 인증을 받거나 신고한 내용과 다르게 변조 또는 개조하여서는 아니 된다. 다만, 다음 각 호의 어느 하나에 해당하는 경우에는 그러하지 아니하다. <개정 2013. 3. 23., 2015. 1. 28.>

1. 제조업자와 수입업자가 자기 회사에서 제조 또는 수입한 의료기기로서 총리령으로 정하는 의료기기를 제12조 또는 제15조제6항에 따라 변경허가 또는 변경인증을 받거나 변경신고한 내용대로 변조 또는 개조하는 경우
2. 의료기기의 안전성 및 유효성에 영향을 미치지 아니하는 범위에서 개인이 자신의 사용 편의를 위하여 변조 또는 개조하는 경우

⑤ 수리업자ㆍ판매업자 또는 임대업자는 다음 각 호의 어느 하나에 해당하는 의료기기를 수리·판매 또는 임대하거나 수리·판매 또는 임대할 목적으로 저장·진열하여서는 아니 된다. <개정 2015. 1. 28.>

1. 제6조제2항, 제12조, 제15조제2항·제6항 또는 제16조제1항에 따라 허가 또는 인증을 받거나 신고한 내용과 다르게 제조·수입 또는 수리된 의료기기
2. 제24조제1항에 위반되는 의료기기

⑥ 의료기관 개설자는 제10조에 따라 식품의약품안전처장으로부터 임상시험에 관한 승인을 받지 아니한 의료기기를 임상시험에 사용하여서는 아니 된다. <개정 2013. 3. 23.>

⑦ 누구든지 의료기기가 아닌 것의 외장ㆍ포장 또는 첨부문서에 의료기기와 유사한 성능이나 효능 및 효과 등이 있는 것으로 잘못 인식될 우려가 있는 표시를 하거나 이와 같은 내용의 광고를 하여서는 아니 되며, 이와 같이 표시되거나 광고된 것을 판매 또는 임대하거나 판매 또는 임대할 목적으로 저장 또는 진열하여서는 아니 된다.

[규] 제46조(전시 목적 의료기기의 진열 승인 등) ① 법 제26조제1항 단서에 따라 전시할 목적으로 의료기기를 진열하려는 자는 미리 지방식품의약품안전청장에게 승인을 받아야 한다.

② 제1항에 따라 승인받은 의료기기를 진열하려는 자는 사용방법 등을 설명하기 위하여 단순하게 작동시키는 행위, 신고한 내용에 관한 홍보물을 부착하거나 비치하는 행위 등 식품의약품안전처장이 정하여 고시하는 행위 외의 행위를 해서는 아니 된다.

③ 지방식품의약품안전청장은 제1항에 따라 승인받은 의료기기가 다음 각 호의 어느 하나에 해당하는 경우에는 그 승인을 취소하여야 하고, 해당 의료기기를 봉함·봉인하거나 진열을 중지시키는 등의 조치를 할 수 있다.

1. 승인받은 내용과 다르게 진열하거나 사용한 경우
2. 제2항에 따라 허용된 행위 외의 행위를 한 경우
3. 그 밖에 국민 건강에 위해를 끼칠 우려가 있는 행위를 한 경우

④ 제1항에 따른 승인의 신청 방법·절차, 승인 기준 등에 관한 세부 사항은 식품의약품안전처장이 정하여 고시한다.

[규] 제46조의2(의료기기의 경미한 변경 수리) 의료기기 수리업자는 법 제26조제3항 단서에 따라 의료기기의 안전성 및 유효성에 영향을 미치지 아니하는 범위에서 다음 각 호의 어느 하나에 해당하는 외관을 변경하는 수리를 할 수 있다.

1. 의료기기를 외부 충격으로부터 보호하는 외장의 색상, 재질 등을 변경하는 수리
2. 의료기기의 성능과 직접적인 관련이 없는 거치대, 손잡이, 바퀴 등 외관의 모양, 구조 등을 변경하는 수리

[본조신설 2018. 6. 14.]

[규] 제47조(의료기기의 변조·개조 허용 범위) 법 제26조제4항제1호에 따라 제조업자와 수입업자가 변조 또는 개조할 수 있는 의료기기는 다음 각 호와 같다. 이 경우 해당 의료기기의 고유한 특성이 변하지 아니하고 성능을 개선할 수 있는 범위에서 변조 또는 개조하여야 한다.

1. 「의료법」 제37조에 따른 진단용 방사선 발생장치
2. 「의료법」 제38조에 따른 특수의료장비
3. 그 밖에 변조 또는 개조하여도 안전성 및 유효성에 문제가 없는 의료기기로서 식품의약품안전처장이 정하여 고시하는 의료기기

제27조(시험검사) ① 식품의약품안전처장은 제6조제2항, 제12조 또는 제15조제2항ㆍ제6항에 따라 허가 또는 인증을 하거나 신고를 받기 전이나 제33조에 따라 검사명령을 한 경우에는 의료기기의 안전성 및 성능 등에 관하여 시험검사를 할 수 있다.
<개정 2013. 3. 23., 2015. 1. 28.>

② 식품의약품안전처장은 제1항에 따른 시험검사를 「식품ㆍ의약품분야 시험ㆍ검사 등에 관한 법률」 제6조제2항제4호에 따라 식품의약품안전처장이 지정한 의료기기 시험ㆍ검사기관에서 수행하도록 할 수 있다. <개정 2013. 3. 23., 2013. 7. 30.>

③ 삭제 <2013. 7. 30.>

④ 삭제 <2013. 7. 30.>
⑤ 삭제 <2013. 7. 30.>
[제목개정 2013. 7. 30.]

제28조(품질관리심사기관의 지정 등) ① 식품의약품안전처장은 다음 각 호의 사항에 대하여 시설과 제조 및 품질관리체계심사를 할 수 있다. <개정 2013. 3. 23., 2015. 1. 28.>

1. 제6조제1항에 따른 제조업허가를 받으려는 자 및 같은 조 제2항에 따른 제조허가 또는 제조인증을 받거나 제조신고를 하려는 자가 같은 조 제4항 본문에 따른 시설과 제조 및 품질관리체계를 갖추었는지 여부
2. 제조업자가 제13조제1항에 따른 시설과 제조 및 품질관리체계를 유지하고 있는지 여부와 그 밖에 생산관리에 관한 의무사항을 지키고 있는지 여부
3. 제15조제1항에 따른 수입업허가를 받으려는 자 및 같은 조 제2항에 따른 수입허가 또는 수입인증을 받거나 수입신고를 하려는 자가 같은 조 제4항 본문에 따른 수입의료기기의 제조소에 대한 시설과 제조 및 품질관리체계를 갖추었는지 여부
4. 수입업자가 제15조제6항에 따라 준용되는 제13조제1항에 따른 수입의료기기의 제조소에 대한 시설과 제조 및 품질관리체계를 유지하고 있는지 여부와 그 밖에 수입관리에 관한 의무사항을 지키고 있는지 여부

② 식품의약품안전처장은 제1항에 따른 시설과 제조 및 품질관리체계 심사를 수행할 기관(이하 "품질관리심사기관"이라 한다)을 지정할 수 있다.
<개정 2013. 3. 23., 2015. 1. 28.>

③ 제2항에 따라 품질관리심사기관으로 지정받으려는 자는 시설과 제조 및 품질관리체계 심사에 필요한 전문인력을 갖추어야 한다. <개정 2015. 1. 28.>

④ 제2항에 따라 지정된 품질관리심사기관은 시설과 제조 및 품질관리체계 심사를 한 때에는 품질관리심사결과서를 작성하여 식품의약품안전처장에게 보고하고 시설과 제조 및 품질관리체계 심사에 관한 기록을 보관하는 등 총리령으로 정하는 사항을 지켜야 한다. <개정 2013. 3. 23., 2015. 1. 28.>

⑤ 제1항부터 제4항까지에서 규정한 사항 외에 품질관리심사기관의 지정 요건과 그 절차·방법 등에 관하여 필요한 사항은 총리령으로 정한다. <개정 2013. 3. 23.>

[시행일 : 2016. 1. 29.] 제28조제1항, 제28조제2항, 제28조제3항, 제28조제4항의 개정규정 중 제조 및 품질관리체계와 관련한 사항

[규] 제48조(품질관리심사기관의 지정 등) ① 법 제28조제2항에 따라 품질관리심사기관으로 지정받으려는 자는 별지 제39호서식의 의료기기 품질관리심사기관 지정신청서(전자문서로 된 신청서를 포함한다)에 다음 각 호의 서류(전자문서를 포함한다)를 첨부하여

식품의약품안전처장에게 제출하여야 한다.

1. 품질관리심사기관 조직 및 인력(인력의 자격 및 경력을 증명하는 서류를 말한다) 현황
2. 품질심사업무의 관리운영기준 등에 관한 서류
3. 품질심사업무 범위에 관한 서류

② 식품의약품안전처장은 제1항에 따라 제출된 서류의 검토와 품질심사수행능력에 관한 실태조사 결과 품질관리심사기관을 지정하는 경우에는 별지 제40호서식의 의료기기 품질관리심사기관 지정서를 발급하여야 한다.

③ 제2항에 따라 지정된 품질관리심사기관은 다음 각 호의 어느 하나에 해당하는 사항을 변경한 경우에는 변경 사유가 발생한 날부터 30일 이내에 별지 제41호서식의 의료기기 품질관리심사기관 지정사항 변경신청서(전자문서로 된 신청서를 포함한다)에 심사기관 의료기기 품질관리심사기관 지정서 및 변경사항을 확인할 수 있는 자료(전자문서를 포함한다)를 첨부하여 식품의약품안전처장에게 제출하여야 한다.

1. 품질관리심사기관 대표자
2. 품질관리심사기관의 명칭 및 소재지
3. 품질심사업무의 범위

④ 법 제28조제4항에 따라 품질관리심사기관이 준수하여야 하는 사항은 각 호와 같다.

1. 적합인정서 사본, 적합인정서 발급에 관한 모든 심사자료 등 품질심사에 관한 기록을 5년 동안 보존할 것
2. 품질심사 결과를 식품의약품안전처장이 정하는 바에 따라 보고할 것
3. 식품의약품안전처장이 정하여 고시하는 의료기기 품질관리심사기관 관리운영기준을 지킬 것
4. 법 제28조제3항에 따른 품질관리심사기관의 지정요건을 유지할 것
5. 그 밖에 품질관리심사기관이 적합인정서 발급 시 적어야 할 사항 등 식품의약품안전처장이 정하여 고시하는 사항을 지킬 것

⑤ 식품의약품안전처장은 품질관리심사기관에 대하여 정기조사 및 수시조사를 할 수 있다.

⑥ 제1항부터 제5항까지에서 규정한 사항 외에 품질관리심사기관의 지정 절차·방법, 운영 등에 필요한 세부사항은 식품의약품안전처장이 정하여 고시한다.

제5장 관 리

제29조(추적관리대상 의료기기) ① 식품의약품안전처장은 다음 각 호의 어느 하나에 해당하

는 의료기기 중에서 사용 중 부작용 또는 결함이 발생하여 인체에 치명적인 위해를 줄 수 있어 그 소재를 파악해 둘 필요가 있는 의료기기(이하 "추적관리대상 의료기기"라 한다)는 별도로 정하여 관리할 수 있다. <개정 2013. 3. 23.>

1. 인체에 1년 이상 삽입되는 의료기기
2. 생명 유지용 의료기기 중 의료기관 외의 장소에서 사용이 가능한 의료기기

② 제1항에 따른 추적관리대상 의료기기의 지정기준ㆍ관리기준 등에 관하여 필요한 사항은 총리령으로 정한다. <개정 2013. 3. 23.>

[규] 제49조(추적관리대상 의료기기의 지정 및 관리기준) ① 법 제29조제1항 각 호에 따른 추적관리대상 의료기기의 지정대상은 다음 각 호와 같다.

1. 인체 안에 1년 이상 삽입되는 의료기기로서 다음 각 목의 의료기기
   가. 이식형 심장 박동기
   나. 이식형 심장 박동기 전극
   다. 혼합재질 인공심장 판막
   라. 생체재질 인공심장 판막
   마. 비생체재질 인공심장 판막
   바. 이식형 심장충격기
   사. 전동식 이식형 의약품주입펌프
   아. 그 밖에 식품의약품안전처장이 소재파악의 필요성이 있다고 정하여 고시하는 의료기기
2. 생명유지용 의료기기 중 의료기관 외의 장소에서 사용이 가능한 의료기기로서 다음 각 목의 의료기기
   가. 개인용 인공호흡기(상시 착용하는 것으로 한정한다)
   나. 그 밖에 식품의약품안전처장이 소재파악의 필요성이 있다고 정하여 고시하는 의료기기

② 식품의약품안전처장은 제1항에 따른 추적관리대상 의료기기에 대한 제조 또는 수입 등을 허가하는 경우에는 그 허가증에 "추적관리대상 의료기기"의 표시를 하여야 한다.

제30조(기록의 작성 및 보존 등) ① 추적관리대상 의료기기의 제조업자·수입업자·판매업자·임대업자·수리업자(이하 이 조에서 "취급자"라 한다)ㆍ추적관리대상 의료기기를 취급하는 의료기관 개설자 및 의료기관에서 종사하는 의사·한의사·치과의사 등(이하 이 조에서 "사용자"라 한다)은 추적관리대상 의료기기에 대하여 다음 각 호의 구분에 따른 기록을 작성·보존하여야 하며, 그 기록을 총리령으로 정하는 바에 따라 식품의약품안전처장에게 제출하여야 한다. <개정 2015. 12. 29.>

1. 취급자: 추적관리대상 의료기기의 제조·판매(구입을 포함한다)·임대 또는 수리 내용 등에 대한 기록
2. 사용자: 추적관리대상 의료기기를 이용하는 환자에 대한 추적이 가능하도록 하는 기록

② 식품의약품안전처장은 제1항에 따라 제출된 기록의 확인을 위하여 필요한 경우에는 취급자 또는 사용자에게 추가적인 자료의 제출 등을 명할 수 있다. 이 경우 취급자 또는 사용자는 식품의약품안전처장의 자료 제출 등의 명령을 정당한 사유 없이 거부할 수 없다. <개정 2018. 12. 11.>

③ 제1항에 따른 기록의 작성과 보존 등에 필요한 사항은 총리령으로 정한다. <개정 2013. 3. 23.>

[시행일 : 2019.6.12.] 제30조제2항

[규] 제50조(추적관리대상 의료기기의 기록에 관한 사항 등) ① 법 제30조제1항에 따라 추적관리대상 의료기기를 취급하는 제조업자·수입업자·판매업자·임대업자 및 수리업자(이하 "취급자"라 한다)와 추적관리대상 의료기기를 취급하는 의료기관 개설자 및 의료기관에서 종사하는 의사·한의사·치과의사 등(이하 "사용자"라 한다)이 기록하여야 할 사항은 다음 각 호와 같다.

1. 취급자의 기록 사항
   가. 제품명별(제품명이 없는 경우에는 품목명별)·모델명별·제조단위별 제조·수입수량 및 제조·수입일시(제조업자 및 수입업자만 해당한다)
   나. 제품명별(제품명이 없는 경우에는 품목명별)·모델명별·제조단위별 판매 또는 임대수량, 판매 또는 임대일시 및 판매업자·임대업자 또는 의료기관 개설자의 상호와 주소(수리업자는 제외한다)
   다. 제품명별(제품명이 없는 경우에는 품목명별)·모델명별·제조단위별 수리일시 및 의뢰인의 상호와 주소(수리업자만 해당한다)
   라. 그 밖에 보건위생상 위해발생을 방지하기 위하여 필요한 사항
2. 사용자의 기록 사항
   가. 추적관리대상 의료기기를 사용하는 환자의 성명, 주소, 생년월일 및 성별
   나. 추적관리대상 의료기기의 명칭 및 제조번호 또는 이를 갈음한 것
   다. 추적관리대상 의료기기를 사용한 연월일
   라. 사용 의료기관의 명칭 및 소재지
   마. 그 밖에 보건위생상 위해발생을 방지하기 위하여 필요한 사항

② 추적관리대상 의료기기의 취급자 또는 사용자는 추적관리대상 의료기기에 관한 기록과 자료를 다음 각 호의 구분에 따라 식품의약품안전처장에게 제출하여야 한다. 이 경우

취급자 또는 사용자는 식품의약품안전처장이 정하는 전산프로그램을 이용하여 제출할 수 있다. <신설 2016. 6. 15.>

1. 취급자: 식품의약품안전처장이 정하여 고시하는 바에 따라 매월 추적관리대상 의료기기에 관한 기록과 자료를 작성하여 그 다음달 말일까지 제출
2. 사용자: 식품의약품안전처장으로부터 추적관리대상 의료기기에 관한 기록과 자료의 제출을 요구받은 경우 이를 10일 이내에 제출

③ 추적관리대상 의료기기의 취급자 및 사용자는 제1항에 따른 기록을 작성하는 경우에는 그 비밀이 보장되도록 하여야 한다.

④ 제1항에 따른 추적관리대상 의료기기에 관한 기록은 다음 각 호에서 정하는 때까지 보존하여야 한다.

1. 추적관리대상 의료기기를 사용하는 환자가 사망하는 등 해당 의료기기를 더 이상 사용할 수 없게 된 때
2. 일회용이 아닌 추적관리대상 의료기기에 관하여 제1항제2호가목 또는 다목을 새로이 기록하여 이전 기록을 보존할 이유가 소멸한 때
3. 그 밖에 추적관리의 필요성이 없게 되어 해당 기록을 보존할 이유가 소멸한 때

⑤ 식품의약품안전처장은 추적관리대상 의료기기의 효율적인 관리를 위하여 추적관리대상 의료기기의 용기 또는 외장이나 포장에 부착 또는 기재할 수 있는 표준코드를 마련하여 운영할 수 있다.

제31조(부작용 관리) ① 의료기기취급자는 의료기기를 사용하는 도중에 사망 또는 인체에 심각한 부작용이 발생하였거나 발생할 우려가 있음을 인지한 경우에는 이를 식품의약품안전처장에게 즉시 보고하고 그 기록을 유지하여야 한다. <개정 2013. 3. 23.>

② 의료기기의 제조업자ㆍ수입업자ㆍ수리업자ㆍ판매업자 및 임대업자(이하 "제조업자등"이라 한다)는 의료기기가 품질불량 등으로 인체에 위해를 끼치거나 끼칠 위험이 있다는 사실을 알게 되었을 때에는 지체 없이 해당 의료기기를 회수하거나 회수에 필요한 조치를 하여야 한다. 이 경우 제조업자 및 수입업자는 인체에 미치는 부작용 등을 고려하여 총리령으로 정하는 바에 따라 회수계획을 수립하여 미리 식품의약품안전처장에게 보고하여야 한다. <개정 2013. 3. 23.>

③ 식품의약품안전처장은 제2항 후단에 따른 의료기기 회수계획을 보고받으면 제조업자 또는 수입업자에게 회수계획을 공표하도록 명할 수 있다. <개정 2013. 3. 23.>

④ 식품의약품안전처장은 제1항 또는 제2항 후단에 따라 보고받은 결과 사망 또는 인체에 심각한 부작용이 발생하였거나 발생할 우려가 있다고 판단되는 의료기기에 관하여 해당 의료기기를 사용한 의료기관 개설자에게 그 부작용과 회수계획 등을 알려야 한다. <신설 2015. 1. 28.>

⑤ 제4항에 따라 통보를 받은 의료기관 개설자는 해당 의료기기를 사용하여 치료를 받은 환자에게 방문, 우편, 전화, 전자우편 또는 팩스 등의 방법으로 그 부작용과 회수계획 등을 알려야 한다. 이 경우 의료기관 개설자는 환자에게 통보한 사실을 증명할 수 있는 자료를 식품의약품안전처장에게 제출하여야 한다. <신설 2015. 1. 28.>

⑥ 식품의약품안전처장, 특별자치시장·특별자치도지사·시장·군수·구청장은 제2항에 따른 회수 또는 회수에 필요한 조치를 성실히 이행한 제조업자등에게 총리령으로 정하는 바에 따라 제36조에 따른 행정처분,을 감면할 수 있다.
<개정 2013. 3. 23., 2015. 1. 28., 2017. 12. 19.>

⑦ 제1항에 따른 부작용 보고의 절차 및 내용, 제2항에 따른 회수기준, 회수절차·회수방법 및 회수계획에 포함되어야 할 사항과 제3항에 따른 공표방법, 제4항에 따른 통보의 기준·절차·방법, 제5항에 따른 통보의 내용·절차·방법 및 증명 자료 제출의 절차·방법 등에 관하여 필요한 사항은 총리령으로 정한다. <개정 2013. 3. 23., 2015. 1. 28.>

제31조의2(의료기기 공급내역 보고 등) ① 의료기기 제조업자、수입업자、판매업자、임대업자는 의료기관, 의료기기 판매업자·임대업자에게 의료기기를 공급한 경우 식품의약품안전처장이 보건복지부장관과 협의하여 총리령으로 정하는 바에 따라 식품의약품안전처장에게 그 공급내역을 보고하여야 한다.

② 보건복지부장관은 식품의약품안전처장에게 제1항에 따라 보고받은 자료를 제공하여 줄 것을 요청할 수 있다.

③ 식품의약품안전처장은 의료기기 유통정보를 효율적으로 활용하기 위하여 보건복지부 등 관계 기관의 직원으로 구성된 협의체를 운영할 수 있다.
[본조신설 2016. 12. 2.]
[시행일 : 미정.] 제31조의2

제31조의3(의료기기통합정보시스템 구축 등) ① 식품의약품안전처장은 허가부터 제조·수입·판매·사용에 이르기까지 의료기기에 관한 정보를 효율적으로 기록·관리하기 위하여 전자정보처리시스템(이하 "의료기기통합정보시스템"이라 한다)을 구축·운영할 수 있다.

② 제조업자등은 의료기기를 체계적·효율적으로 관리하기 위하여 필요한 정보로서 의료기기 표준코드 및 의료기기에 관한 정보 등 총리령으로 정하는 정보를 제1항에 따른 의료기기통합정보시스템에 등록하여야 한다.

③ 제조업자등은 제2항에 따른 정보를 등록·관리함에 있어서 총리령으로 정하는 기준(이하 "의료기기통합정보관리기준"이라 한다)을 준수하여야 한다.

④ 의료기기통합정보시스템은 의료기기와 관련된 정보시스템과 전자적으로 연계하여 활용할 수 있다.

⑤ 그 밖에 의료기기통합정보시스템의 구축·운영 및 관리 등에 필요한 사항은 총리령으로 정한다.

[본조신설 2016. 12. 2.]

[시행일] 제31조의3의 개정규정은 다음 각 목의 구분에 따른다.

가. 4등급 의료기기의 경우: 2019년 7월 1일

나. 3등급 의료기기의 경우: 2020년 7월 1일

다. 2등급 의료기기의 경우: 2021년 7월 1일

라. 1등급 의료기기의 경우: 2022년 7월 1일

제31조의4(의료기기통합정보센터 지정·운영 등) ① 식품의약품안전처장은 의료기기 정보의 수집·조사·가공·이용·제공 및 제31조의3에 따른 의료기기통합정보시스템의 구축·운영 등에 관한 업무를 대통령령으로 정하는 바에 따라 관계 전문기관 또는 단체를 지정(이하 "의료기기통합정보센터"라고 한다)하여 위탁할 수 있다.

② 의료기기통합정보센터의 장은 국가, 지방자치단체, 공공기관, 의료기기취급자 등을 대상으로 보고·제출받은 정보의 진위 여부를 확인하는 등 제1항에 따른 업무를 수행하는데 필요한 경우에 한하여 그 업무와 관련성이 있는 자료 또는 정보의 제공을 요청할 수 있다. 이 경우 자료 또는 정보의 제공을 요청 받은 자는 정당한 사유가 없으면 이에 따라야 하며, 의료기기통합정보센터의 장에게 제공하는 자료에 대하여는 사용료 또는 수수료를 면제한다.

③ 식품의약품안전처장 및 보건복지부장관은 의료기기통합정보센터의 장에게 의료기기 관리현황에 대하여 보고하게 할 수 있다.

④ 식품의약품안전처장은 의료기기통합정보센터의 운영에 사용되는 비용의 전부 또는 일부를 지원할 수 있다.

⑤ 의료기기통합정보센터의 운영 등에 필요한 사항은 총리령으로 정한다.

[본조신설 2016. 12. 2.]

[시행일 : 미정.] 제31조의4

제31조의5(의료기기 이물 발견 보고 등) ① 의료기기취급자는 의료기기 내부나 용기 또는 포장에서 정상적으로 사용된 원재료가 아닌 것으로서 사용 시 위해가 발생할 우려가 있거나 사용하기에 부적합한 물질[이하 "이물(異物)"이라 한다]을 발견한 경우에는 지체 없이 이를 식품의약품안전처장에게 보고하여야 한다.

② 식품의약품안전처장은 제1항에 따라 이물 발견의 사실을 보고받은 경우에는 이물 혼입 원인 조사 및 그 밖에 필요한 조치를 취하여야 한다.

③ 제1항에 따른 이물 보고의 기준、대상 및 절차와 제2항에 따른 조치 등에 필요한 사항

은 총리령으로 정한다.

[본조신설 2018. 12. 11.]

[시행일 : 2019. 6. 12.] 제31조의5중 제15조의2제2항에 따른 수탁 기관ㆍ단체 관련 부분.

[규] 제51조(부작용 보고 등) ① 법 제31조제1항에 따라 의료기기의 부작용에 관한 사항의 보존하여야 한다.

1. 사망이나 생명에 위협을 주는 부작용을 초래한 경우에는 7일 이내. 이 경우 상세한 내용을 최초 보고일부터 8일 이내에 추가로 보고하여야 한다.
2. 다음 각 목에서 정한 부작용을 초래하거나 이상사례가 나타난 경우 15일 이내
   가. 입원 또는 입원기간의 연장이 필요한 경우
   나. 회복이 불가능하거나 심각한 불구 또는 기능 저하를 초래하는 경우
   다. 선천적 기형 또는 이상을 초래하는 경우

② 식품의약품안전처장은 법 제31조제4항에 따라 의료기관 개설자에게 부작용과 회수계획 등을 알릴 때에는 방문, 우편, 전화, 전자우편 또는 팩스 등의 방법으로 한다.

③ 법 제31조제5항에 따라 환자에게 부작용과 회수계획 등을 알린 의료기관 개설자는 별지 제42호서식의 환자통보확인서를 작성하여 식품의약품안전처장에게 제출하여야 한다. <개정 2018. 6. 14.>

④ 제1항부터 제3항까지에서 규정한 사항 외에 부작용 보고 및 관리에 관한 세부사항은 식품의약품안전처장이 정하여 고시한다.

[규] 제52조(위해 의료기기의 회수 기준 및 절차 등) ① 법 제31조제2항에 따라 의료기기 수리업자·판매업자 및 임대업자는 수리·판매 또는 임대하는 의료기기가 인체에 위해를 끼치거나 끼칠 위험이 있는 의료기기(이하 "회수대상 의료기기"라 한다)로 의심되는 경우에는 해당 의료기기의 수리·판매 또는 임대를 즉시 중단하고 그 사실을 해당 의료기기의 제조업자 또는 수입업자(이하 "회수의무자"라 한다)에게 알려야 한다.

② 법 제31조제2항에 따라 회수의무자는 그가 제조 또는 수입하여 판매·임대한 의료기기 중 회수대상 의료기기로 의심되는 의료기기와 제1항에 따라 통보받은 의료기기가 다음 각 호의 어느 하나에 해당하는 의료기기인지를 확인하여야 한다.

1. 의료기기의 사용으로 완치될 수 없는 중대한 부작용을 일으키거나 사망에 이르게 하거나, 그러한 부작용 또는 사망을 가져올 우려가 있는 의료기기
2. 의료기기의 사용으로 완치될 수 있는 일시적 또는 의학적인 부작용을 일으키거나, 그러한 부작용을 가져올 수 있는 의료기기
3. 의료기기의 사용으로 부작용은 거의 일어나지 아니하나 법 제19조에 따른 기준규격

에 부적합하여 안전성 및 유효성에 문제가 있는 의료기기

③ 회수의무자는 제2항에 따른 확인 결과 해당 의료기기가 제2항 각 호에 해당하면 즉시 해당 의료기기의 판매를 중지하는 등의 조치를 하고, 제2항에 따라 확인된 날부터 5일 이내에 별지 제43호서식의 회수계획서를 회수의무자의 소재지를 관할하는 지방식품의약품안전청장에게 제출하여야 한다. 이 경우 회수의무자는 식품의약품안전처장이 정하는 전산프로그램을 이용하여 회수계획서를 제출할 수 있다. <개정 2018. 12. 31.>

1. 삭제 <2018. 12. 31.>
2. 삭제 <2018. 12. 31.>

④ 제3항에도 불구하고 회수의무자가 제2항제3호의 의료기기로서 5일 이내에 회수계획서 제출이 곤란하다고 판단되는 경우에는 지방식품의약품안전청장에게 그 사유를 밝히고 10일의 범위에서 한 차례 제출기한의 연장을 요청할 수 있다. <신설 2018. 12. 31.>

⑤ 회수의무자가 제3항에 따라 회수계획서를 제출할 경우에는 다음 각 호의 서류를 첨부하여야 한다. <개정 2018. 12. 31.>

1. 해당 품목의 제조·수입 기록서 사본 및 판매처별 판매량·판매일, 임대인별 임대량·임대일 등의 기록
2. 제53조제3항에 따라 통보할 회수계획통보서
3. 삭제 <2018. 12. 31.>
4. 회수대상 의료기기가 제2항제1호에 해당하는 경우에는 해당 의료기기를 사용한 의료기관 명칭, 소재지 및 개설자 성명 등 의료기기 개설자에 관한 정보

⑥ 회수의무자는 제3항에 따른 회수계획서를 작성할 경우 회수 종료 예정일을 다음 각 호의 구분에 따라 정하여야 한다. 다만, 그 기한 내에 회수하기 어렵다고 판단되는 경우에는 그 사유를 밝히고 회수기한을 초과하여 정할 수 있다. <개정 2018. 12. 31.>

1. 제2항제1호의 의료기기: 회수를 시작한 날부터 15일 이내
2. 제2항제2호 및 제3호의 의료기기: 회수를 시작한 날부터 30일 이내

⑦ 지방식품의약품안전청장은 제3항부터 제5항까지에 따라 제출받은 회수계획이 미흡하다고 판단되는 경우에는 해당 회수의무자에게 회수계획의 보완을 명할 수 있다. <개정 2018. 12. 31.>

⑧ 제1항부터 제7항까지에서 규정한 사항 외에 의료기기 위해 정도의 평가, 회수계획서 작성 및 보완 등에 관한 세부사항은 식품의약품안전처장이 정하여 고시한다. <신설 2018. 12. 31.>

[규] 제53조(회수계획의 공표 등) ① 회수의무자는 법 제31조제3항에 따라 지방식품의약품안전청장으로부터 회수계획 공표 명령을 받으면 다음 각 호의 구분에 따라 그 회수계획을 공표하여야 한다.

1. 제52조제2항제1호의 의료기기: 「방송법」 제2조제1호에 따른 방송, 「신문 등의 진흥에 관한 법률」 제9조제1항에 따라 등록한 전국을 보급지역으로 하는 일반일간신문[당일 인쇄·보급되는 해당 신문의 전체 판(版)을 말한다] 또는 이와 같은 수준 이상의 대중매체(회수대상 의료기기의 사용목적, 사용방법 등을 고려하여 식품의약품안전처장이 인정하는 매체를 포함한다)에 공고
2. 제52조제2항제2호의 의료기기: 의학·의공학 전문지 또는 이와 같은 수준 이상의 매체에 공고
3. 제52조제2항제3호의 의료기기: 회수의무자의 인터넷 홈페이지 또는 이와 같은 수준 이상의 매체에 공고

② 지방식품의약품안전청장은 회수의무자의 상호, 제품명, 제조번호, 제조일, 사용기한·유효기한 및 회수사유를 인터넷 홈페이지에 게재할 수 있다.

③ 회수의무자는 회수대상 의료기기를 취급하는 수리업자·판매업자·임대업자 또는 의료기관의 개설자(이하 "회수대상 의료기기의 취급자"라 한다)에게 방문, 우편, 전화, 전보, 전자우편, 팩스 또는 언론매체를 통한 공고 등을 통하여 회수계획을 알려야 하며, 그 통보 사실을 증명할 수 있는 자료를 회수종료일부터 2년간 보관하여야 한다.

④ 제3항에 따라 회수계획을 통보받은 회수대상 의료기기의 취급자는 회수대상 의료기기를 반품하는 등의 조치를 하고, 별지 제44호서식의 회수확인서를 작성하여 회수대상 의료기기의 회수의무자에게 송부하여야 한다.

⑤ 삭제 <2018. 6. 14.>

⑥ 식품의약품안전처장은 회수대상 의료기기의 정보 등을 제공하는 전산프로그램을 구성·운영하여 회수대상 의료기기의 취급자 등에게 설치하도록 권고할 수 있다.

⑦ 제1항부터 제6항까지에서 규정한 사항 외에 회수계획의 공표방법, 공표기간 및 통보 등에 관한 세부사항은 식품의약품안전처장이 정하여 고시한다. <신설 2018. 12. 31.>
[총리령 제1181호(2015. 7. 29.) 부칙 제2조의 규정에 의하여 이 조 제5항은 2016년 5월 10일까지 유효함]

[규] 제54조(회수대상 의료기기의 폐기 등) ① 회수의무자는 회수하거나 반품받은 의료기기를 폐기하거나 그 밖에 위해를 방지할 수 있는 조치를 하고, 그에 대하여 별지 제45호서식의 회수평가보고서를 작성하여야 한다.

② 회수의무자는 제1항에 따라 회수대상 의료기기를 폐기하는 경우에는 별지 제46호서식의 폐기신청서에 다음 각 호의 서류를 첨부하여 관할 시·도지사에게 제출하고 관할 특별시·광역시·도·특별자치도(이하 "시·도"라 한다) 관계 공무원의 입회 하에 환경 관련 법령으로 정하는 바에 따라 폐기하여야 하며, 별지 제47호서식의 폐기확인서를 작성하여 2년간 보관하여야 한다.

1. 별지 제43호서식의 회수계획서 사본
2. 별지 제44호서식의 회수확인서 사본

③ 회수의무자는 회수가 끝난 경우에는 별지 제48호서식의 회수종료보고서에 다음 각 호의 서류를 첨부하여 회수의무자의 소재지를 관할하는 지방식품의약품안전청장에게 제출하여야 한다.

1. 별지 제44호서식의 회수확인서 사본
2. 별지 제45호서식의 회수평가보고서 사본
3. 별지 제47호서식의 폐기확인서 사본(폐기한 경우만 해당한다)

④ 지방식품의약품안전청장은 제3항에 따른 회수종료보고서를 받으면 다음 각 호에서 정하는 바에 따라 조치하여야 한다.

1. 회수계획서에 따라 회수대상 의료기기의 회수를 적절하게 이행하였다고 판단되는 경우에는 회수가 끝났음을 확인하고 회수의무자에게 그 사실을 서면으로 알릴 것
2. 회수가 효과적으로 이루어지지 아니하였다고 판단되는 경우에는 회수의무자에게 회수에 필요한 추가 조치를 명할 것

⑤ 시·도지사는 제2항에 따른 폐기가 완료되면 그 사실을 회수의무자의 소재지를 관할하는 지방식품의약품안전청장에게 알려야 한다.

⑥ 제1항부터 제5항까지에서 규정한 사항 외에 폐기 등의 조치, 회수 평가 보고서 작성, 회수 종료 보고 및 조치 등에 관한 세부사항은 식품의약품안전처장이 정하여 고시한다. <신설 2018. 12. 31.>

[규] 제54조의2(의료기기통합정보시스템 운영 등) ① 법 제31조의3제2항에 따라 의료기기 제조업자·수입업자가 의료기기통합정보시스템에 등록(변경등록을 포함한다. 이하 같다)하여야 하는 정보(이하 "의료기기정보등"이라 한다)는 다음 각 호와 같다.

1. 의료기기 표준코드에 관한 정보
2. 의료기기 제품에 관한 정보(의료기기의 허가·인증·신고에 관한 정보를 포함한다)
3. 의료기기 제조·수입업자(외국제조원을 포함한다)에 관한 정보

② 법 제31조의3제3항에 따라 의료기기 제조업자·수입업자가 의료기기정보등을 등록·관리함에 있어 준수하여야 하는 기준(이하 "의료기기통합정보관리기준"이라 한다)은 별표 7의2와 같다.

③ 식품의약품안전처장은 다음 각 호의 업무를 의료기기통합정보센터의 장으로 하여금 수행하게 할 수 있다.

1. 의료기기 제조업자·수입업자를 대상으로 하는 의료기기정보등의 등록 및 의료기기통합정보시스템 사용 방법 등에 관한 교육
2. 의료기기 허가·인증·신고 정보, 사용 시 주의사항 등의 정보 제공

④ 제1항에 따른 의료기정보등의 대상·범위, 의료기기정보등의 제공 방법 등 의료기기통합정보시스템 운영과 관리에 필요한 세부사항은 식품의약품안전처장이 정하여 고시한다.

[본조신설 2018. 12. 31.]

[시행일] 제54조의2 다음 각 목에서 정하는 날

가. 4등급 의료기기의 경우: 2019년 7월 1일

나. 3등급 의료기기의 경우: 2020년 7월 1일

다. 2등급 의료기기의 경우: 2021년 7월 1일

라. 1등급 의료기기의 경우: 2022년 7월 1일

제6장 감 독

제32조(보고와 검사 등) ① 보건복지부장관, 식품의약품안전처장 또는 특별자치시장·특별자치도지사·시장·군수·구청장은 의료기기의 위해방지·품질관리, 판매질서의 유지 또는 의료기기 관련 업무 수탁 기관의 관리·감독 등을 위하여 필요하다고 인정할 때에는 의료기기취급자 또는 의료기기 기술문서심사기관·임상시험기관·비임상시험실시기관·품질관리심사기관, 제15조의2제2항에 따른 수탁 기관·단체에 필요한 보고를 하게 하거나 관계 공무원에게 다음 각 호의 행위를 하게 할 수 있다.

<개정 2013. 3. 23., 2015. 12. 29., 2017. 12. 19., 2018. 12. 11.>

1. 의료기기를 취급하는 의료기관, 공장·창고 또는 점포나 사무소, 의료기기 기술문서심사기관·임상시험기관·비임상시험실시기관·품질관리심사기관, 제15조의2제2항에 따른 수탁 기관·단체, 그 밖에 의료기기를 업무상 취급하는 장소에 출입하여 그 시설 또는 관계 장부나 서류, 그 밖의 물건의 검사 또는 관계인에 대한 질문을 하는 행위
2. 제34조제1항 각 호의 어느 하나에 해당한다고 의심되는 의료기기 또는 시험이나 품질검사에 필요한 의료기기를 최소량만 수거하는 행위

② 제1항에 따라 출입·검사·질문·수거를 하려는 공무원은 그 권한을 표시하는 증표를 지니고 이를 관계인에게 내보여야 한다.

③ 제1항과 제2항에 따른 관계 공무원의 권한·직무의 범위 및 증표 등에 관하여 필요한 사항은 보건복지부장관과 협의하여 총리령으로 정한다. <개정 2013. 3. 23.>

[시행일 : 2019. 6. 12.] 제32조제1항 중 제15조의2제2항에 따른 수탁 기관·단체 관련 부분

제32조의2(해외제조소에 대한 현지실사 등) ① 식품의약품안전처장은 다음 각 호의 어느

하나에 해당하는 경우에는 의료기기 제조업자, 의료기기 수입업자, 해외제조소(의료기기의 제조 및 품질관리를 하는 해외에 소재하는 시설을 말한다. 이하 같다)의 관리자 또는 수출국 정부와 사전에 협의를 거쳐 해외제조소에 대한 출입 및 검사(이하 이 조에서 "현지실사"라 한다)를 할 수 있다.

1. 해외에서 위탁 제조되거나 수입되는 의료기기(이하 이 조에서 "수입의료기기등"이라 한다)의 위해 방지를 위하여 현지실사가 필요하다고 식품의약품안전처장이 인정하는 경우
2. 국내외에서 수집된 수입의료기기등의 안전성 및 유효성 정보에 대한 사실 확인이 필요하다고 식품의약품안전처장이 인정하는 경우

② 식품의약품안전처장은 제1항에 따른 현지실사를 정당한 사유 없이 거부하거나 현지실사 결과 수입 의료기기등에 위해 발생 우려가 있는 경우에는 해당 해외제조소의 수입의료기기등에 대하여 수입 중단 등의 필요한 조치를 할 수 있다.

③ 식품의약품안전처장은 제2항에 따라 수입 중단 등의 조치를 받은 수입 의료기기 등에 대하여 의료기기 제조업자, 의료기기 수입업자, 해외제조소의 관리자 또는 수출국 정부가 원인을 규명하여 개선사항을 제시하거나 현지실사 등을 통하여 그 수입 의료기기등에 위해가 없는 것으로 인정되는 경우에는 제2항에 따른 수입 중단 등의 조치를 해제할 수 있다. 이 경우 개선사항에 대한 확인이 필요할 경우에는 현지 실사를 실시할 수 있다.

④ 제1항부터 제3항까지의 규정에 따른 현지실사, 수입 중단 등의 조치와 그 해제의 절차 및 방법 등에 필요한 사항은 총리령으로 정한다.

[본조신설 2018. 12. 11.]

[시행일 : 2019. 6. 12.] 제32조의2

[규] **제55조(수거 등)** ① 법 제32조제1항제2호에 따라 의료기기를 수거하는 경우에는 별지 제49호서식의 수거증을 피수거인에게 발급하여야 한다.

② 제1항에 따라 수거한 의료기기에 대한 전문적인 검사가 필요한 경우에는 의료기기 시험·검사기관 또는 비임상시험실시기관에 검사를 의뢰할 수 있다. <개정 2017. 5. 1.>

[규] **제56조(의료기기감시원증)** 법 제32조제2항(법 제34조제2항 후단에 따라 준용되는 경우를 포함한다)에 따른 관계공무원의 신분을 증명하는 증표는 별지 제50호서식과 같다.

제33조(검사명령) 식품의약품안전처장은 해당 의료기기가 국민보건에 위해를 끼칠 우려가 있다고 인정하는 경우에 관련 의료기기취급자에 대하여 제10조의2제1항에 따라 지정된 비임상시험실시기관 또는 「식품、의약품분야 시험、검사 등에 관한 법률」 제6조제2항제

4호에 따라 식품의약품안전처장이 지정한 의료기기 시험ㆍ검사기관의 검사를 받을 것을 명할 수 있다. <개정 2013. 3. 23., 2013. 7. 30., 2015. 12. 29.>

제34조(회수ㆍ폐기 및 공표 명령 등) ① 식품의약품안전처장 또는 특별자치시장ㆍ특별자치도지사ㆍ시장ㆍ군수ㆍ구청장은 제조업자등에게 다음 각 호에 해당하는 의료기기에 대하여 위해의 정도에 따라 회수를 명하거나 공중위생상의 위해를 방지할 수 있는 방법으로 폐기 또는 그 밖의 처치를 할 것을 명하거나 그 사실을 공표하게 할 수 있다. <개정 2013. 3. 23., 2017. 12. 19.>

1. 제26조를 위반하여 판매ㆍ저장ㆍ진열ㆍ제조 또는 수입한 의료기기
2. 사용 시 국민건강에 중대한 피해를 주거나 치명적 영향을 줄 가능성이 있는 것으로 인정되는 의료기기

② 식품의약품안전처장 또는 특별자치시장ㆍ특별자치도지사ㆍ시장ㆍ군수ㆍ구청장은 제1항에 따른 명령을 받은 자가 그 명령을 이행하지 아니한 경우 또는 국민보건을 위하여 긴급한 경우에는 관계 공무원으로 하여금 그 물품을 폐기하게 하거나 봉함 또는 봉인, 그 밖에 필요한 처분을 하게 할 수 있다. 이 경우 제32조제2항을 준용한다. <개정 2013. 3. 23., 2017. 12. 19.>

③ 제1항에 따른 의료기기의 위해 정도에 따른 회수ㆍ폐기 등의 기준과 방법, 공표의 방법 등에 관하여 필요한 사항은 총리령으로 정한다. <개정 2013. 3. 23.>

[규] 제57조(회수·폐기 및 공표 명령 등) ① 법 제34조제3항에 따라 지방식품의약품안전청장 또는 특별자치도지사, 시장ㆍ군수ㆍ구청장은 법 제34조제1항 각 호에 해당하는 의료기기가 제52조제2항 각 호의 어느 하나에 해당하는 의료기기인지에 대한 확인 절차를 거쳐 회수의무자에게 해당 의료기기의 회수ㆍ폐기 또는 그 밖의 처치를 할 것을 명하고 그 사실을 공표하게 할 수 있다. <개정 2018. 12. 31.>

② 제1항에 따른 회수ㆍ폐기 및 공표의 방법에 관하여는 제52조제3항부터 제8항까지, 제53조 및 제54조를 준용한다. <개정 2018. 12. 31.>

제35조(사용중지명령 등) 식품의약품안전처장 또는 특별자치시장·특별자치도지사·시장·군수·구청장은 의료기관 개설자 또는 동물병원 개설자에 대하여 사용 중인 의료기기가 제33조에 따른 검사 결과 부적합으로 판정되거나 제34조제1항 각 호의 어느 하나에 해당할 우려가 있는 경우에는 그 의료기기의 사용중지 또는 수리 등 필요한 조치를 명할 수 있다. <개정 2013. 3. 23., 2017. 12. 19.>

제35조의2(시정명령) 보건복지부장관은 제조업자가 제13조의2제1항(제15조제6항 또는 제18

조제3항에서 준용하는 경우를 포함한다)에 따른 지출보고서를 작성하지 아니하거나 해당 지출보고서와 관련 장부 및 근거 자료를 보관하지 아니한 경우 일정한 기간을 정하여 그 위반 사항을 시정하도록 명할 수 있다.
[본조신설 2016. 12. 2.]

第36조(허가 등의 취소와 업무의 정지 등) ① 제조업자등이 다음 각 호의 어느 하나에 해당하면 의료기기의 제조업자·수입업자 및 수리업자에 대하여는 식품의약품안전처장이, 판매업자 및 임대업자에 대하여는 특별자치시장·특별자치도지사·시장·군수·구청장이 허가 또는 인증의 취소, 영업소의 폐쇄, 품목류 또는 품목의 제조·수입·판매의 금지 또는 1년의 범위에서 그 업무의 전부 또는 일부의 정지를 명할 수 있다. 다만, 제1호·제22호 및 제23호의 경우에는 허가 또는 인증을 취소하거나 영업소를 폐쇄하여야 한다. <개정 2013. 3. 23., 2013. 8. 13., 2015. 1. 28., 2017. 12. 19., 2018. 12. 11.>

1. 제6조제1항 각 호의 어느 하나에 해당하는 경우(판매업자와 임대업자인 경우에는 제6조제1항제2호、제4호 및 제5호에 해당하는 경우에 한정된다). 다만, 제47조제2항에 따라 상속인이 6개월 이내에 제조업자등의 지위를 양도한 경우에는 그러하지 아니하다.
2. 제6조제2항 또는 제15조제2항을 위반하여 허가 또는 인증을 받지 아니하거나 신고를 하지 아니하고 의료기기를 제조·수입한 경우
3. 제6조제4항 본문 및 제15조제4항 본문에 따른 시설과 제조 및 품질관리체계 또는 제16조제2항 본문에 따른 시설 및 품질관리체계를 갖추지 아니한 경우
4. 제7조제1항에 따른 조건을 이행하지 아니한 경우
5. 제8조를 위반하여 재심사를 받지 아니하거나, 재심사 결과에 따른 조치를 하지 아니하거나, 재심사 결과 안전성 또는 유효성을 갖추지 못한 경우
6. 제9조를 위반하여 재평가를 받지 아니하거나, 재평가 결과에 따른 조치를 하지 아니하거나, 재평가 결과 안전성 또는 유효성을 갖추지 못한 경우
7. 제10조제2항을 위반하여 기준에 적합하지 아니한 제조시설에서 의료기기를 제조하거나 제조된 의료기기를 수입한 경우
8. 제12조제1항(제15조제6항, 제16조제4항 또는 제17조제3항에 따라 준용되는 경우를 포함한다)을 위반하여 변경허가 또는 변경인증을 받지 아니하거나 변경신고를 하지 아니한 경우
9. 제13조제1항(제15조제6항 또는 제16조제4항에 따라 준용되는 경우를 포함한다)을 위반하여 제조 및 품질관리 또는 생산관리·수입관리·수리관리에 관한 준수사항을 지키지 아니한 경우
10. 제13조제3항(제15조제6항에서 준용하는 경우를 포함한다) 또는 제18조제2항을 위반하

여 경제적 이익 등을 제공한 때

11. 제18조제1항을 위반하여 판매질서 유지 등에 관한 사항을 지키지 아니한 경우
12. 제20조부터 제23조까지의 규정에 따른 각 기재사항을 위반하여 적은 경우
13. 제24조제1항 및 제3항을 위반하여 의료기기의 용기, 외장, 포장 또는 첨부문서에 표시하거나 적은 경우
14. 제24조제2항 및 제3항을 위반하여 의료기기를 광고한 경우

14의2. 제30조제1항을 위반하여 기록을 작성·보존·제출하지 아니하거나 거짓으로 작성·보존·제출한 경우

15. 제30조제2항을 위반하여 자료 제출 등의 명령을 정당한 사유 없이 거부한 경우
16. 제31조제1항을 위반하여 부작용 발생 사실을 보고하지 아니하거나 기록을 유지하지 아니한 경우
17. 제31조제2항을 위반하여 회수 또는 회수에 필요한 조치를 하지 아니하거나 회수계획을 보고하지 아니한 경우 또는 같은 조 제3항을 위반하여 회수계획의 공표 명령에 따르지 아니한 경우
18. 제31조의5를 위반하여 이물 발견 사실을 보고하지 아니하거나 거짓으로 보고한 경우
19. 제32조제1항에 따른 관계 공무원의 출입、검사、질문 또는 수거를 거부、방해 또는 기피한 경우
20. 취급하는 의료기기에 대한 제32조 또는 제33조에 따른 검사 등의 결과 국민보건에 위해를 끼치거나 끼칠 우려가 있는 경우
21. 제33조, 제34조 또는 제35조에 따른 각종 명령에 따르지 아니한 경우
22. 국민보건에 위해를 끼치거나 끼칠 염려가 있는 의료기기나 그 성능이나 효능 및 효과가 없다고 인정되는 의료기기를 제조、수입、수리、판매 또는 임대한 경우
23. 이 법에 따라 허가를 받거나 신고를 한 소재지에 시설 또는 영업소가 없는 경우
24. 업무정지기간 중에 업무를 한 경우

② 제1항에도 불구하고 같은 항 제5호(재심사 결과 안전성 또는 유효성을 갖추지 못한 경우만 해당한다)·제6호(재평가 결과 안전성 또는 유효성을 갖추지 못한 경우만 해당한다)의 경우 그 제조업자 또는 수입업자에게 귀책사유가 없고 그 의료기기의 원재료나 구조 등을 변경하면 그 허가, 인증 또는 신고의 목적을 달성할 수 있다고 인정하는 때에는 그 변경만을 명할 수 있다. <개정 2015. 1. 28., 2018. 12. 11.>

③ 식품의약품안전처장은 제2항에 따른 변경 명령을 이행하지 아니한 경우에도 제1항에 따른 행정처분,을 할 수 있다. <개정 2013. 3. 23.>

④ 보건복지부장관은 제1항제18호의 경우에 대하여 식품의약품안전처장에게 허가 또는 인증의 취소, 영업소의 폐쇄, 품목류 또는 품목의 제조、수입、판매의 금지 또는 업무의 정지를 명하도록 요청할 수 있다. <개정 2013. 3. 23., 2015. 1. 28.>

⑤ 제1항부터 제3항까지의 규정에 따른 행정처분,의 기준은 총리령으로 정한다. <신설 2013. 3. 23.>

[시행일 미지정] 제36조제1항제17호의2

[시행일] 제36조제1항제17호의3의 개정규정은 다음 각 목의 구분에 따른다.

가. 4등급 의료기기의 경우: 2019년 7월 1일

나. 3등급 의료기기의 경우: 2020년 7월 1일

다. 2등급 의료기기의 경우: 2021년 7월 1일

라. 1등급 의료기기의 경우: 2022년 7월 1일

[규] 제58조(행정처분, 기준) ① 법 제36조에 따른 행정처분,의 기준은 별표 8과 같다.

② 법 제37조에 따른 행정처분,의 기준은 별표 9와 같다.

제38조(과징금처분) ① 식품의약품안전처장 또는 특별자치시장·특별자치도지사·시장·군수·구청장은 제36조제1항 또는 제3항에 따라 업무정지처분을 명하여야 하는 경우로서 의료기기를 이용하는 자에게 심한 불편을 주거나 공익을 해칠 우려가 있는 경우에는 대통령령으로 정하는 바에 따라 업무정지처분을 갈음하여 10억원 이하의 과징금을 부과할 수 있다. <개정 2013. 3. 23., 2017. 12. 19., 2018. 12. 11.>

② 제1항에 따라 과징금을 부과하는 위반행위의 종류와 위반 정도 등에 따른 과징금의 금액 및 징수방법 등에 관하여 필요한 사항은 대통령령으로 정한다.

③ 식품의약품안전처장 또는 특별자치시장·특별자치도지사·시장·군수·구청장은 과징금의 징수를 위하여 필요한 경우에는 다음 각 호의 사항을 적은 문서로 관할 세무관서의 장에게 과세정보의 제공을 요청할 수 있다. <개정 2013. 3. 23., 2017. 12. 19.>

1. 납세자의 인적 사항
2. 사용목적
3. 과징금 부과기준이 되는 매출금액에 관한 자료

④ 식품의약품안전처장 또는 특별자치시장·특별자치도지사·시장·군수·구청장은 제1항에 따른 과징금을 내야 할 자가 납부기한까지 내지 아니하면 대통령령으로 정하는 바에 따라 제1항에 따른 과징금부과처분을 취소하고 제36조제1항 또는 제3항에 따른 업무정지처분을 하거나 국세 체납처분의 예 또는 「지방세외수입금의 징수 등에 관한 법률」에 따라 과징금을 징수한다. 다만, 제14조에 따른 폐업 등으로 제36조제1항 또는 제3항에 따른 업무정지처분을 할 수 없을 때에는 국세 체납처분의 예 또는 「지방세외수입금의 징수 등에 관한 법률」에 따라 징수한다. <개정 2013. 3. 23., 2013. 8. 6., 2017. 12. 19.>

⑤ 제1항과 제4항에 따라 과징금으로 징수한 금액은 국가 또는 징수기관이 속한 지방자치단체에 귀속된다.

[시행일 : 2019.6.12.] 제38조제1항

제38조의2(위반사실 공표) 식품의약품안전처장 또는 특별자치시장·특별자치도지사·시장·군수·구청장은 제36조부터 제38조까지의 규정에 따라 행정처분,이 확정된 제조업자등 및 제37조에 따른 기관에 대한 처분 내용, 처분 대상자와 의료기기의 명칭 등 처분과 관련한 정보를 대통령령으로 정하는 바에 따라 공표할 수 있다.

[본조신설 2018. 12. 11.]

[시행일 : 2019. 6. 12.] 제38조의2

[영] 제11조(과징금의 산정기준) ①법 제38조제2항에 따른 과징금의 금액은 위반행위의 종별·정도 등을 감안하여 총리령으로 정하는 업무정지처분기준에 따라 별표 1의 기준을 적용하여 산정한다. <개정 2008. 2. 29., 2010. 3. 15., 2011. 10. 7., 2013. 3. 23.>

② 식품의약품안전처장 또는 특별자치도지사·시장·군수·구청장(구청장은 자치구의 구청장을 말하며, 이하 시장·군수·구청장이라 한다)은 의료기기취급자의 사업규모, 위반행위의 정도 및 횟수 등을 참작하여 제1항의 규정에 의한 과징금의 금액의 2분의 1 범위안에서 이를 가중 또는 경감할 수 있다. 다만, 가중하는 경우에도 과징금의 총액은 5천만원을 초과할 수 없다. <개정 2011. 10. 7., 2013. 3. 23.>

[영] 제12조(과징금의 부과 및 납부절차) ①식품의약품안전처장 또는 시장·군수·구청장이 법 제38조에 따라 과징금을 부과하고자 하는 때에는 그 위반행위의 종별, 해당 과징금의 금액, 이의방법 및 이의기간 등을 명시하여 이를 납부할 것을 서면으로 통지하여야 한다. <개정 2011. 10. 7., 2013. 3. 23.>

② 제1항의 규정에 따라 통지를 받은 자는 통지를 받은 날부터 20일 이내에 과징금을 식품의약품안전처장 또는 시장·군수·구청장이 정하는 수납기관에 납부하여야 한다. 다만, 천재·지변 그 밖에 부득이한 사유로 인하여 그 기간내에 과징금을 납부할 수 없는 때에는 그 사유가 없어진 날부터 7일 이내에 납부하여야 한다. <개정 2013. 3. 23.>

③ 제2항의 규정에 따라 과징금의 납부를 받은 수납기관은 그 납부자에게 영수증을 교부하고, 지체없이 수납사실을 식품의약품안전처장 또는 시장·군수·구청장에게 통보하여야 한다. <개정 2013. 3. 23.>

④ 과징금은 이를 분할하여 납부할 수 없다.

[영]제12조의2(과징금 미납자에 대한 처분) ①법 제38조제4항 본문에 따라 식품의약품안전처장 또는 시장、군수、구청장은 과징금을 내야 할 자가 납부기한까지 내지 아니하면 납부기한이 지난 후 15일 이내에 독촉장을 발부하여야 한다. 이 경우 납부기한은 독

촉장을 발부하는 날부터 10일 이내로 하여야 한다.
<개정 2011. 10. 7., 2013. 3. 23.>

② 식품의약품안전처장 또는 시장ㆍ군수ㆍ구청장은 과징금을 내야 할 자가 제1항에 따른 독촉장을 받고도 납부기한까지 과징금을 내지 아니하면 과징금 부과처분을 취소하고 업무정지처분을 하여야 한다. 다만, 법 제38조제4항 단서에 해당하는 경우에는 국세체납처분의 예 또는 「지방세외수입금의 징수 등에 관한 법률」에 따라 징수한다.
<개정 2015. 6. 30.>

③ 제2항제1호에 따라 과징금 부과처분을 취소하고 업무정지처분을 하려면 처분대상자에게 서면으로 그 내용을 통지하되, 서면에는 처분이 변경된 사유와 업무정지처분의 기간 등 업무정지처분에 필요한 사항을 기재하여야 한다.
[본조신설 2007. 7. 3.]

제39조(청문) 식품의약품안전처장 또는 특별자치시장·특별자치도지사·시장·군수·구청장은 다음 각 호에 따른 행정처분,을 하려면 청문을 하여야 한다.
<개정 2013. 3. 23., 2015. 1. 28., 2017. 12. 19.>

1. 제36조에 따른 허가 또는 인증의 취소, 영업소의 폐쇄, 품목류 또는 품목의 제조·수입·판매의 금지, 업무의 전부 또는 일부의 정지
2. 제37조에 따른 지정의 취소

제40조(의료기기 감시원) ① 제32조제1항 및 제34조제2항에 따른 관계 공무원의 직무를 집행하게 하기 위하여 보건복지부, 식품의약품안전처, 특별시·광역시·특별자치시·도·특별자치도, 시·군·구(자치구를 말한다. 이하 같다)에 의료기기 감시원을 둔다.
<개정 2013. 3. 23., 2017. 12. 19.>

② 제1항에 따른 의료기기 감시원은 보건복지부, 식품의약품안전처, 특별시·광역시·특별자치시·도·특별자치도, 시·군·구 소속 공무원 중에서 보건복지부장관, 식품의약품안전처장 또는 특별시장·광역시장·특별자치시장·도지사·특별자치도지사, 시장·군수·구청장이 임명한다. <개정 2013. 3. 23., 2017. 12. 19.>

③ 제1항과 제2항에 따른 의료기기 감시원의 자격ㆍ임명, 직무 범위 등에 관하여 필요한 사항은 보건복지부장관과 협의하여 총리령으로 정한다. <개정 2013. 3. 23.>

제40조의2(소비자의료기기감시원) ① 식품의약품안전처장 또는 특별시장·광역시장·도지사·특별자치도지사, 특별자치시장, 시장·군수·구청장은 안전한 의료기기관리를 위하여 의료기기에 관한 지식이 있는 자, 일정수준의 교육을 이수한 자, 의료기기 관련 협회ㆍ단체의 회원 및 직원 또는 「소비자기본법」 제29조에 따라 등록한 소비자단체의 임직원

중 해당 단체의 장이 추천한 자를 소비자의료기기감시원으로 위촉할 수 있다.

② 제1항에 따라 위촉된 소비자의료기기감시원(이하 "소비자의료기기감시원"이라 한다)의 직무는 다음과 같다.

1. 제40조제1항에 따른 의료기기 감시원이 행하는 의료기기 등 감시 및 수거·검사 지원
2. 유통 중인 의료기기가 표시·기재 기준에 부합하지 아니하거나 거짓·과대광고 금지 규정을 위반한 경우 관할 행정관청에 신고하거나 그에 관한 자료 제공
3. 그 밖에 의료기기 관리에 관한 사항으로서 총리령으로 정하는 사항

③ 소비자의료기기감시원이 제2항 각 호에 규정된 직무를 수행하는 경우 그 권한을 남용하여서는 아니 된다.

④ 제1항에 따라 소비자의료기기감시원을 위촉한 식품의약품안전처장 또는 특별시장·광역시장·도지사·특별자치도지사, 특별자치시장, 시장·군수·구청장은 소비자의료기기감시원의 직무 수행에 필요한 교육을 실시하여야 한다.

⑤ 식품의약품안전처장 또는 특별시장·광역시장·도지사·특별자치도지사, 특별자치시장, 시장·군수·구청장은 소비자의료기기감시원이 다음 각 호의 어느 하나에 해당하는 때에는 소비자의료기기감시원을 해촉하여야 한다.

1. 추천한 단체 등에서 퇴직하거나 해임된 경우
2. 제2항 각 호에 규정된 직무와 관련하여 부정한 행위를 하거나 권한을 남용한 경우
3. 질병·부상 등의 사유로 직무를 수행하기 곤란하게 된 경우

⑥ 소비자의료기기감시원이 제2항제1호의 직무를 수행하기 위하여 의료기기 판매업자 또는 임대업자의 영업소에 단독으로 출입하고자 하는 경우에는 미리 식품의약품안전처장 또는 특별시장·광역시장·도지사·특별자치도지사, 특별자치시장, 시장·군수·구청장의 승인을 받아야 한다.

⑦ 소비자의료기기감시원이 제6항에 따른 승인을 받아 판매업자 또는 임대업자의 영업소에 단독으로 출입하는 때에는 승인서와 그 신분을 표시하는 증표를 지니고 이를 관계인에게 보여 주어야 한다.

⑧ 소비자의료기기감시원의 자격, 직무 범위 및 교육 등에 관하여 필요한 사항은 총리령으로 정한다.

⑨ 식품의약품안전처장은 예산의 범위에서 소비자의료기기감시원 운영에 필요한 비용의 전부 또는 일부를 보조할 수 있다.

[본조신설 2015. 12. 29.]

[규] 제59조(의료기기 감시원의 자격 및 직무범위) ① 법 제40조에 따른 의료기기 감시원은 보건복지부장관, 식품의약품안전처장, 지방식품의약품안전청장, 시·도지사 또는 시장·군수·구청장이 다음 각 호의 어느 하나에 해당하는 소속 공무원 중에서 임명한다.

1. 전문대학 또는 대학에서 의학·약학·치의학·한의학·수의학·의공학 또는 이공계학과를 졸업한 자 또는 이와 동등 이상의 자격이 있는 자
2. 1년 이상 보건의료행정에 관한 업무에 종사한 경험이 있는 자

② 의료기기 감시원의 직무범위는 다음 각 호의 구분에 따른다. <개정 2017. 5. 1. 2018. 12. 31.>

1. 보건복지부, 식품의약품안전처 또는 지방식품의약품안전청 소속 의료기기 감시원은 다음 각 목의 직무. 다만, 전국적인 조사가 필요하거나 계통조사의 필요성 등이 있는 경우에는 제2호 및 제3호에 따른 직무를 할 수 있다.
   가. 의료기기 제조업자 및 수입업자에 대한 사후감시와 의료기기 수거·검사
   나. 기술문서심사기관, 임상시험기관, 비임상시험실시기관, 품질관리심사기관 및 그 밖에 의료기기를 업무상 취급하는 장소에 대한 사후감시와 의료기기 수거·검사(식품의약품안전처 또는 지방식품의약품안전청 소속 의료기기 감시원에 한한다)
2. 시·도 소속 의료기기 감시원은 의료기기 수리업자에 대한 사후감시
3. 시·군·구 소속 의료기기 감시원은 의료기기 판매업자、임대업자, 「의료법」에 따른 의료기관 개설자 및 「수의사법」에 따른 동물병원 개설자에 대한 사후감시

[규] 제59조의2(소비자의료기기감시원의 자격 등) ① 지방식품의약품안전청장 또는 특별시장·광역시장·도지사·특별자치도지사, 특별자치시장, 시장·군수·구청장은 법 제40조의2 제1항에 따라 다음 각 호의 어느 하나에 해당하는 자를 소비자의료기기감시원으로 위촉할 수 있다.

1. 제59조제1항 각 호의 어느 하나에 해당하는 자
2. 의료기기 관련 업체 또는 기관에서 1년 이상 종사한 경력이 있는 자
3. 식품의약품안전처장이 정하여 고시하는 교육과정을 이수한 자
4. 의료기기 관련 협회·단체의 회원 또는 직원으로서 해당 협회·단체의 장이 추천한 자
5. 「소비자기본법」 제29조에 따라 등록한 소비자단체의 임직원 중 해당 단체의 장이 추천한 자

② 제1항에 따라 위촉된 소비자의료기기감시원(이하 "소비자의료기기감시원"이라 한다)의 임기는 2년으로 하되, 연임할 수 있다.

③ 법 제40조의2제2항제3호에서 "총리령으로 정하는 사항"이란 다음 각 호와 같다.

1. 법 제34조제2항에 따른 관계 공무원의 물품 폐기, 봉함 또는 봉인 등의 지원
2. 의료기기 관련 법령 위반행위자에 대한 신고 및 정보제공
3. 그 밖에 안전한 의료기기관리를 위한 홍보 등의 업무

④ 제1항에 따라 소비자의료기기감시원을 위촉한 지방식품의약품안전청장 또는 특별시장·광역시장·도지사·특별자치도지사, 특별자치시장, 시장·군수·구청장은 법 제40조의2제4항

에 따라 소비자의료기기감시원에 대하여 연 1회 이상 의료기기 관련 법령 등에 관한 교육을 실시하여야 한다.

⑤ 법 제40조의2제7항에 따른 소비자의료기기감시원의 판매업소 또는 임대업소 단독 출입 승인서 및 소비자의료기기감시원의 신분을 표시하는 증표는 각각 별지 제50호의2서식 및 별지 제50호의3서식과 같다.

⑥ 제1항부터 제5항까지에서 규정한 사항 외에 소비자의료기기감시원의 운영에 필요한 세부사항은 식품의약품안전처장이 정하여 고시한다.

[본조신설 2016. 6. 15.]

제7장 보 칙

제41조(의료기기산업의 발전을 위한 연구개발) 보건복지부장관 또는 식품의약품안전처장은 의료기기 품질평가 기반 구축, 의료기기 기준 규격화사업 지원, 그 밖에 의료기기산업의 발전을 위한 연구개발사업을 「한국보건산업진흥원법」에 따른 한국보건산업진흥원에 위탁하고 이에 필요한 비용을 지원할 수 있다. <개정 2013. 3. 23.>

제42조(한국의료기기안전정보원의 설립) ① 국내외의 신개발의료기기 동향 및 임상정보 등에 관한 종합적인 정보ㆍ기술의 지원과 의료기기 인증 등에 관한 업무를 하기 위하여 한국의료기기안전정보원(이하 "정보원"이라 한다)을 둔다.

<개정 2015. 1. 28., 2018. 3. 13.>

② 정보원은 법인으로 한다. <개정 2018. 3. 13.>

③ 정보원에 관하여 이 법에서 규정한 사항 외에는 「민법」 중 재단법인에 관한 규정을 준용한다. <개정 2018. 3. 13.>

④ 정보원의 운영 등에 필요한 사항은 대통령령으로 정한다. <개정 2018. 3. 13.>

[제목개정 2018. 3. 13.]

제42조(한국의료기기안전정보원의 설립) ① 국내외의 신개발의료기기 동향 및 임상정보 등에 관한 종합적인 정보·기술의 지원과 의료기기 인증 등에 관한 업무를 하기 위하여 한 국의료기기안전정보원(이하 "정보원"이라 한다)을 둔다.

<개정 2015. 1. 28., 2018. 3. 13.>

② 정보원은 법인으로 한다. <개정 2018. 3. 13.>

③ 정보원의 정관에는 다음 각 호의 사항을 기재하여야 한다. <신설 2018. 12. 11.>

1. 목적
2. 명칭

3. 주된 사무소가 있는 곳
4. 자산에 관한 사항
5. 임원 및 직원에 관한 사항
6. 이사회의 운영
7. 사업범위 및 내용과 그 집행
8. 회계
9. 공고의 방법
10. 정관의 변경
11. 그 밖에 정보원의 운영에 관한 중요 사항

④ 정보원이 정관의 기재사항을 변경하려는 경우에는 식품의약품안전처장의 인가를 받아야 한다. <신설 2018. 12. 11.>

⑤ 정보원에 관하여 이 법에서 규정한 사항 외에는 「민법」 중 재단법인에 관한 규정을 준용한다. <개정 2018. 3. 13., 2018. 12. 11.>

⑥ 정보원의 운영 등에 필요한 사항은 대통령령으로 정한다.
<개정 2018. 3. 13., 2018. 12. 11.>
[제목개정 2018. 3. 13.]
[시행일 : 2019.3.12.] 제42조제3항, 제42조제4항, 제42조제5항, 제42조제6항

[영] 제12조의3(한국의료기기안전정보원의 운영) 식품의약품안전처장은 법 제42조에 따른 한국의료기기안전정보원에 대한 재정 지원 등을 하기 위하여 필요한 경우에는 한국의료기기안전정보원의 장에게 매 사업연도의 사업계획서와 예산서 등의 자료를 제출할 것을 요청할 수 있다. <개정 2013. 3. 23., 2018. 9. 11.>
[본조신설 2011. 10. 7.]
[제목개정 2018. 9. 11.]

제43조(정보원의 사업) ① 정보원은 다음 각 호의 사업을 한다.
<개정 2013. 3. 23., 2015. 1. 28., 2018. 3. 13.>

1. 의료기기의 기술 향상을 위한 국제규격 연구, 국내외 정보의 수집·분석 및 관리 등 의료기기에 관한 정보 또는 기술의 지원
2. 신개발의료기기를 제품화하기 위한 임상시험의 지원
3. 위험관리 등 품질관리체계 및 허가·인증·신고 관련 정보에 대한 교육·홍보 및 지원
4. 의료기기의 관리를 선진화하기 위한 기준규격의 국제화 등 지원
5. 의료기기 안전 관련 정책수립 지원을 위한 조사·연구
6. 의료기기 부작용의 인과관계 조사·규명

7. 의료기기로 인한 부작용 및 의료기기 제조허가·인증·신고 정보 등 의료기기 안전과 관련한 각종 정보(이하 "의료기기안전정보"라 한다)의 수집·관리·분석·평가 및 제공
8. 식품의약품안전처장이 제44조제2항에 따라 위탁한 업무
9. 그 밖에 식품의약품안전처장이 필요하다고 인정하는 의료기기의 정보 및 기술 지원과 관련되는 사업

② 식품의약품안전처장은 정보원이 수행하는 제1항의 사업에 대하여 재정 지원 등을 할 수 있다. <개정 2013. 3. 23., 2018. 3. 13.>

[제목개정 2018. 3. 13.]

제43조의2(인증·신고의 취소) ① 식품의약품안전처장은 제6조제2항 또는 제15조제2항에 따라 인증을 받거나 신고한 의료기기가 다음 각 호의 어느 하나에 해당하는 경우에는 인증 또는 신고 수리를 취소할 수 있다. 다만, 제1호에 해당하는 경우에는 인증 또는 신고 수리를 취소하여야 한다.

1. 거짓이나 그 밖의 부정한 방법으로 인증을 받거나 신고한 경우
2. 인증을 받거나 신고하여 제조한 의료기기의 품질 관리나 성능에 중대한 결함이 있는 경우
3. 그 밖에 국민보건에 위해를 끼쳤거나 끼칠 우려가 있는 경우 또는 그 효능이 없는 의료기기에 해당하는 경우

② 제1항에 따른 취소의 절차 및 방법 등에 필요한 사항은 총리령으로 정한다.

[본조신설 2015. 1. 28.]

제43조의3(정보원의 지도·감독 등) ① 식품의약품안전처장은 정보원에 대하여 감독상 필요한 때에는 그 업무에 관한 사항을 보고하게 하거나 자료의 제출, 그 밖에 필요한 명령을 할 수 있고, 소속 공무원으로 하여금 그 사무소에 출입하여 장부·서류 등을 검사하게 할 수 있다. <개정 2018. 3. 13.>

② 제1항에 따라 출입·검사를 하는 공무원은 그 권한을 표시하는 증표를 지니고 이를 관계인에게 보여주어야 한다.

③ 식품의약품안전처장은 제44조제2항에 따라 위탁하는 업무 수행의 적정성 등을 확인하기 위하여 매년 지도·감독 계획을 수립·시행하여야 한다.

④ 그 밖에 정보원에 대한 지도·감독에 필요한 사항은 총리령으로 정한다.
<개정 2018. 3. 13.>

[본조신설 2015. 1. 28.]

[제목개정 2018. 3. 13.]

제43조의4(자료제공의 요청) ① 정보원의 장(이하 "정보원장"이라 한다)은 의료기기안전정보의 수집ㆍ평가 등 업무상 필요하다고 인정하는 경우에는 다음 각 호의 기관 또는 사람에 대하여 의료기기안전정보에 관한 자료의 제공을 요청할 수 있다. 이 경우 요청을 받은 기관 또는 사람은 정당한 사유가 없으면 그 요청에 따라야 한다.

1. 국가 또는 지방자치단체
2. 공공기관 또는 공공단체
3. 연구기관
4. 의료기기취급자

② 정보원장은 제1항에 따라 필요한 자료의 제공을 요청하는 경우 「개인정보 보호법」 제23조에 따른 민감정보와 같은 법 제24조에 따른 고유식별정보(주민등록번호를 포함한다) 등의 개인정보가 포함된 자료의 제공을 요청할 수 있다. 이 경우 요청을 받은 기관 또는 사람은 개인식별이 가능한 부분을 삭제한 후 제공하여야 한다.

③ 제2항에도 불구하고 정보원장은 식품의약품안전처장이 복수의 기관 또는 사람이 보유한 자료를 통합하여 분석할 필요가 있다고 승인한 경우에는 개인식별이 가능한 부분을 포함한 자료를 제출받아 자료의 통합작업을 수행할 수 있다. 이 경우 자료를 통합한 후에는 지체 없이 개인식별이 가능한 부분을 삭제하고 복구 또는 재생되지 아니하도록 하여야 한다.

④ 제1항부터 제3항까지의 규정에 따라 제공된 자료는 그 제공을 요청한 목적 외의 용도로 이용하여서는 아니 된다.

⑤ 식품의약품안전처장은 정보원장이 제3항 및 제4항을 준수하는지를 정기적으로 점검하고 이를 위반한 경우에는 해임 등 필요한 조치를 할 수 있다.

[본조신설 2018. 3. 13.]

제43조의5(인과관계조사관) ① 정보원장은 제43조제1항제6호에 따른 사업을 수행하기 위하여 필요하다고 인정하는 경우에는 소속 직원 또는 관련 분야의 전문지식과 경험이 있는 사람 중에서 의료기기 부작용의 인과관계 조사·규명을 위하여 조사관(이하 "인과관계조사관"이라 한다)을 임명하거나 위촉할 수 있다.

② 정보원장은 인과관계조사관을 임명하거나 위촉하였을 때에는 지체 없이 식품의약품안전처장에게 보고하여야 한다.

③ 정보원장은 인과관계조사관으로 하여금 의료기관, 의료기기 등을 제조·저장 또는 취급하는 공장·창고·점포나 사무소, 그 밖에 조사의 필요성이 있다고 인정되는 장소에 출입하여 관련 장부나 서류, 그 밖의 물건을 조사하거나 관계인에게 질문을 하게 할 수 있다. 이 경우 인과관계조사관은 그 권한을 표시하는 증표 및 관계서류를 지니고 이를 관계인에게 내보여야 한다.

④ 제1항과 제3항에 따른 인과관계조사관의 자격 및 직무 범위, 증표 등에 관한 사항은 총리령으로 정한다.

⑤ 제3항에 따른 조사 또는 질문의 절차·방법 등에 관하여는 이 법에서 정하는 사항을 제외하고는 「행정조사기본법」에서 정하는 바에 따른다.

[본조신설 2018. 3. 13.]

제44조(권한의 위임 및 위탁) ①이 법에 따른 식품의약품안전처장의 권한은 대통령령으로 정하는 바에 따라 그 일부를 지방식품의약품안전청장, 특별시장·광역시장·특별자치시장·도지사·특별자치도지사, 시장·군수·구청장 또는 보건소장에게 위임할 수 있다.
<개정 2013. 3. 23., 2015. 1. 28., 2017. 12. 19.>

② 식품의약품안전처장은 이 법에 따른 의료기기의 인증 또는 신고에 관한 업무를 총리령으로 정하는 바에 따라 정보원에 위탁할 수 있다. 이 경우 식품의약품안전처장은 위원회의 심의를 거쳐 사용할 때 인체에 미치는 잠재적 위해성이 거의 없거나 낮은 의료기기 중 위탁 인증·신고 대상 및 범위 등에 관한 지침을 정하여 고시하여야 한다. <신설 2015. 1. 28., 2018. 3. 13., 2019. 4. 23.>

[제목개정 2015. 1. 28.]

제44조의2(벌칙 적용에서 공무원 의제) 식품의약품안전처장이 제44조제2항에 따라 위탁한 업무에 종사하는 정보원의 임원 및 직원은 「형법」 제127조 및 제129조부터 제132조까지의 규정을 적용할 때에는 공무원으로 본다. <개정 2018. 3. 13.>

[본조신설 2015. 1. 28.]

제13조(권한의 위임) ① 식품의약품안전처장은 법 제44조제1항에 따라 다음 각 호의 권한을 지방식품의약품안전청장에게 위임한다.
<개정 2013. 3. 23., 2015. 6. 30., 2016. 5. 31., 2017. 8. 1.>

1. 법 제6조제1항에 따른 제조업허가
2. 삭제 <2015. 6. 30.>
3. 법 제7조에 따른 조건부 제조업허가
4. 삭제 <2015. 6. 30.>
5. 삭제 <2015. 6. 30.>
6. 법 제12조에 따른 제조업허가의 변경허가
7. 법 제14조에 따른 폐업·휴업·재개·변경 신고의 수리
8. 법 제15조제1항에 따른 수입업허가
9. 삭제 <2015. 6. 30.>

10. 법 제15조제6항에 따라 준용되는 법 제7조에 따른 조건부 수입업허가
11. 삭제 <2015. 6. 30.>
12. 법 제15조제6항에 따라 준용되는 법 제12조에 따른 수입업허가의 변경허가
13. 법 제15조제6항에 따라 준용되는 법 제14조에 따른 폐업·휴업·재개·변경 신고의 수리
13의2. 법 제31조제2항 및 제3항에 따른 위해 의료기기 회수계획의 보고 및 공표 명령
13의3. 법 제31조제6항에 따른 행정처분,의 감면
14. 법 제32조에 따른 보고 명령, 출입, 검사, 질문 및 수거
15. 법 제33조에 따른 검사명령
16. 법 제34조제1항에 따른 회수, 폐기, 그 밖의 처치 명령 및 공표 명령
17. 법 제34조제2항에 따른 폐기, 봉함·봉인, 그 밖의 필요한 처분
18. 법 제35조에 따른 사용중지 또는 수리 등 필요한 조치의 명령
19. 법 제36조에 따른 허가 또는 인증의 취소, 품목류、품목의 제조·수입 금지 및 업무 정지
20. 법 제38조에 따른 과징금의 부과 및 징수
21. 법 제39조에 따른 허가 또는 인증의 취소, 품목류、품목의 제조·수입 금지 및 업무 정지에 관한 청문
21의2. 법 제40조의2에 따른 소비자의료기기감시원의 위촉, 교육, 해촉 및 단독 출입의 승인
22. 법 제49조에 따른 제조업·수입업 허가증의 갱신
23. 법 제50조에 따른 제조업·수입업 허가 및 변경허가 수수료의 징수
24. 법 제56조제1항 각 호에 따른 과태료의 부과 및 징수

② 식품의약품안전처장은 법 제44조에 따라 의료기기 수리업자에 관한 다음 각 호의 권한을 특별시장·광역시장·도지사·특별자치도지사에게 위임한다.
<개정 2013. 3. 23., 2017. 8. 1.>

1. 법 제16조제1항에 따른 수리업신고의 수리
2. 법 제16조제4항에 따라 준용되는 법 제12조에 따른 수리업신고의 변경신고 수리
3. 법 제16조제4항에 따라 준용되는 법 제14조에 따른 폐업·휴업·재개·변경 신고의 수리
4. 법 제32조에 따른 보고 명령, 출입, 검사, 질문 및 수거
5. 법 제33조에 따른 검사명령
6. 법 제34조제1항에 따른 회수, 폐기, 그 밖의 처치 명령 및 공표 명령
7. 법 제34조제2항에 따른 폐기, 봉함·봉인, 그 밖의 필요한 처분
8. 법 제35조에 따른 사용중지 또는 수리 등 필요한 조치의 명령

9. 법 제36조에 따른 영업소 폐쇄 및 업무 정지
10. 법 제38조에 따른 과징금의 부과 및 징수
11. 법 제39조에 따른 영업소 폐쇄 및 업무 정지에 관한 청문
12. 법 제49조에 따른 신고수리서의 갱신
13. 법 제50조에 따른 수수료의 징수
14. 법 제56조제1항제2호, 제2호의3 및 제3호에 따른 과태료의 부과 및 징수

[전문개정 2011. 10. 7.]

[시행일 : 2012. 4. 8.] 제13조의 개정규정 중 제조허가·수입허가를 받는 품목류·품목에 대한 권한의 위임에 관한 부분

[시행일 미지정] 제13조

[영] 제13조의2(감염병 대유행 등의 경우 의료기기 허가 등 면제 요청 절차 등) ① 중앙행정기관(질병관리본부를 포함한다. 이하 이 조에서 같다)의 장이 법 제46조의2제1항에 따라 의료기기의 제조허가·제조인증·제조신고 또는 수입허가·수입인증·수입신고(이하 "제조허가등"이라 한다)의 면제를 요청할 수 있는 사유는 다음 각 호와 같다.

1. 의료기기를 긴급하게 사용할 필요가 있으나 국내에 대체 가능한 제품이 없는 경우
2. 제조허가등을 받고 사용되는 의료기기의 공급이 부족하거나 부족할 것으로 예측되는 경우

② 제1항에 따라 제조허가등의 면제를 요청하려는 중앙행정기관의 장은 해당 의료기기의 명칭·사용목적 등의 정보 및 면제 요청 사유를 적은 문서(전자문서를 포함한다)를 식품의약품안전처장에게 제출하여야 한다.

③ 식품의약품안전처장은 제2항에 따른 요청의 적합 여부를 검토하고, 검토 결과를 요청한 중앙행정기관의 장에게 통보하여야 한다.

④ 식품의약품안전처장이 법 제46조의2제1항에 따라 제조허가등을 면제할 수 있는 의료기기의 범위는 다음 각 호와 같다.

1. 「감염병의 예방 및 관리에 관한 법률」에 따른 감염병의 진단·예방·경감·처치 등을 목적으로 사용하는 의료기기
2. 체내에 있는 「원자력안전법」 제2조제6호의 방사성동위원소를 검출하거나 측정하는 등의 목적으로 사용하는 의료기기

⑤ 제2항에 따라 제조허가등의 면제를 요청한 중앙행정기관의 장은 법 제46조의2제1항에 따른 감염병의 대유행 또는 방사선비상 상황이 종료되거나 제1항 각 호에 따른 상황이 해소된 경우에는 그 사실을 식품의약품안전처장에게 지체 없이 통보하여야 한다.

⑥ 식품의약품안전처장은 다음 각 호의 어느 하나에 해당하는 경우 제조업자, 수입업자 등에게 제조허가 등을 면제한 의료기기의 제조·수입의 중지를 명할 수 있다. 이 경우

제2호의 경우에는 의료기기 사용중지, 회수, 폐기 등 필요한 조치를 명할 수 있다.

1. 제5항에 따른 사실을 통보받은 경우
2. 제조허가 등을 면제한 의료기기가 국민건강에 중대한 피해를 주거나 치명적 영향을 줄 가능성이 있는 것으로 인정되는 경우

⑦ 식품의약품안전처장은 제조허가등이 면제된 의료기기의 사후관리를 위하여 필요하다고 인정하는 경우에는 의료기기 사용 현황 등에 대하여 실태조사를 실시할 수 있다.

[본조신설 2018. 9. 11.]

[종전 제13조의2는 제13조의3으로 이동 <2018. 9. 11.>]

제13조의3(민감정보 및 고유식별정보의 처리) 식품의약품안전처장(법 제44조에 따라 식품의약품안전처장의 권한을 위임·위탁받은 자를 포함한다), 시장·군수·구청장(해당 권한이 위임·위탁된 경우에는 그 권한을 위임、위탁받은 자를 포함한다)은 다음 각 호의 사무를 수행하기 위하여 불가피한 경우「개인정보 보호법」제23조에 따른 건강에 관한 정보, 같은 법 시행령 제18조제2호에 따른 범죄경력자료에 해당하는 정보(의료기기 관련 법령을 위반한 정보로 한정한다), 같은 영 제19조에 따른 주민등록번호 또는 외국인등록번호가 포함된 자료를 처리할 수 있다. <개정 2013. 3. 23., 2015. 6. 30., 2017. 8. 1.>

1. 법 제6조에 따른 제조업허가 등에 관한 사무
2. 법 제7조에 따른 조건부 제조업허가 등에 관한 사무
3. 법 제12조에 따른 제조업허가의 변경허가 등에 관한 사무
4. 법 제14조에 따른 제조업자의 휴업·폐업·재개·변경 신고에 관한 사무
5. 법 제15조에 따른 수입업의 허가, 조건부허가, 변경허가 및 휴업·폐업·재개·변경 신고 등에 관한 사무
6. 법 제16조에 따른 수리업의 신고, 변경신고 및 폐업·휴업·재개·변경 신고에 관한 사무
7. 법 제17조에 따른 판매업 및 임대업의 신고, 변경신고 및 폐업·휴업·재개·변경 신고에 관한 사무

7의2. 법 제30조제1항에 따른 추적관리대상 의료기기의 취급자 및 사용자의 자료의 작성·보존·제출에 관한 사무

7의3. 법 제31조에 따른 의료기기 부작용 발생과 관련하여 해당 의료기기를 사용한 환자에 대한 보고, 회수 및 통보 등에 관한 사무

8. 법 제32조에 따른 출입·검사·질문·수거를 하는 관계 공무원의 증표 발급에 관한 사무
9. 법 제34조부터 제37조까지의 규정에 따른 행정처분,에 관한 사무
10. 법 제38조에 따른 과징금의 부과·징수에 관한 사무
11. 법 제39조에 따른 청문에 관한 사무

12. 법 제40조에 따른 의료기기 감시원의 임명에 관한 사무
13. 법 제47조에 따른 제조업자등의 지위 승계에 관한 사무
14. 법 제49조에 따른 허가증, 인증서 및 신고수리서의 갱신에 관한 사무

[본조신설 2012. 1. 6.]

[제13조의2에서 이동 <2018. 9. 11.>]

제45조(제출자료의 보호) ① 식품의약품안전처장은 제6조부터 제10조까지, 제11조, 제12조 또는 제15조에 따라 자료를 제출한 자가 자료의 보호를 문서로 요청하면 그 제출된 자료를 공개하여서는 아니 된다. 다만, 공익상 자료를 공개할 필요가 있다고 인정한 경우에는 자료를 공개할 수 있다. <개정 2013. 3. 23.>

② 제1항에 따라 보호를 요청한 제출 자료를 열람·검토한 자는 그 내용을 외부에 공개하여서는 아니 된다.

제46조(동물용 의료기기에 대한 특례) 이 법에 따른 보건복지부장관 및 식품의약품안전처장의 소관 사항 중 동물용으로 전용할 것을 목적으로 하는 의료기기에 관하여는 농림축산식품부장관의 소관으로 하며, 이 법의 해당 규정 중 "보건복지부장관" 또는 "식품의약품안전처장"은 "농림축산식품부장관"으로, "총리령" 또는 "보건복지부령"은 "농림축산식품부령"으로 본다. 이 경우 농림축산식품부장관이 농림축산식품부령을 정할 때에는 미리 보건복지부장관 또는 식품의약품안전처장과 협의하여야 한다.

[전문개정 2013. 3. 23.]

제46조의2(감염병 대유행 등의 경우 의료기기에 관한 특례) ① 식품의약품안전처장은 「감염병의 예방 및 관리에 관한 법률」에 따른 감염병의 대유행(대유행이 현저히 우려되는 감염병의 발생을 포함한다) 또는 「원자력시설 등의 방호 및 방사능 방재 대책법」 제2조제1항제7호에 따른 방사선비상 상황에 적절히 대처하기 위하여 관계 중앙행정기관(질병관리본부를 포함한다)의 장의 요청에 따라 다음 각 호의 어느 하나에 해당하는 행위를 할 수 있다.

1. 제6조제2항에도 불구하고 제조허가 또는 제조인증을 받지 아니하거나 제조신고를 하지 아니한 의료기기를 제조업자에게 제조하게 하는 행위
2. 제15조제2항에도 불구하고 수입허가 또는 수입인증을 받지 아니하거나 수입신고를 하지 아니한 의료기기를 수입업자에게 수입하게 하는 행위

② 식품의약품안전처장은 제26조제1항에도 불구하고 제1항에 따라 제조·수입한 의료기기를 의료기기취급자에게 수리·판매·임대·수여 또는 사용하게 하거나 판매·임대·수여 또는 사용할 목적으로 저장 또는 진열하게 할 수 있다.

③ 제1항 및 제2항에 따른 관계 중앙행정기관의 장의 요청사유·절차, 허가 등 면제대상 의료기기의 범위 및 의료기기 수거 등 사후 처리기준에 관한 사항은 대통령령으로 정한다. [본조신설 2018. 3. 13.]

제47조(제조업자등의 지위 승계 등) ① 제조업자등이 사망하거나 그 영업을 양도한 경우 또는 법인인 제조업자등이 합병한 경우에는 그 상속인, 영업을 양수한 자 또는 합병 후 존속하는 법인이나 합병으로 설립된 법인이 그 제조업자등의 지위를 승계한다. 다만, 영업을 양수한 자 또는 합병 후 존속하는 법인이나 합병으로 설립되는 법인이 다음 각 호의 어느 하나에 해당하는 경우에는 그러하지 아니하다.

1. 제조업자, 수입업자 또는 수리업자: 제6조제1항 각 호의 어느 하나에 해당하는 경우
2. 판매업자 또는 임대업자: 제6조제1항제2호、제4호 또는 제5호에 해당하는 경우

② 제1항에 따라 제조업자등의 지위를 승계한 상속인이 제1항 각 호의 어느 하나에 해당하는 경우에는 상속 개시일부터 6개월 이내에 다른 자에게 그 영업을 양도하여야 한다.

③ 제조업자 또는 수입업자가 제6조제2항·제6항 또는 제15조제2항·제5항에 따라 허가 또는 인증을 받거나 신고한 의료기기에 대한 영업을 양도한 경우에 그 영업을 양수한 제조업자 또는 수입업자는 해당 품목류 또는 품목의 허가, 인증 또는 신고에 관한 제조업자 또는 수입업자의 지위를 승계한다. <개정 2015. 1. 28.>

제48조(행정제재처분 효과의 승계) 제47조에 따라 지위를 승계한 경우에 종전의 제조업자등에 대한 행정처분,의 효과는 그 처분이 있은 날부터 1년간 양수인 또는 합병 후 존속하는 법인이나 합병으로 설립된 법인에 승계되며, 행정처분,의 절차가 진행 중일 때에는 양수인 또는 합병 후 존속하는 법인이나 합병으로 설립된 법인에 대하여 행정제재처분의 절차를 속행(續行)할 수 있다. 다만, 새로운 제조업자등(상속에 의한 지위 승계는 제외한다)이 영업을 승계할 때에 그 처분 또는 위반사실을 알지 못한 경우에는 그러하지 아니하다.

[규] 제60조(인증·신고의 취소에 관한 절차 및 방법 등) 법 제43조의2에 따른 취소의 절차 및 방법 등은 「행정절차법」에 따른다.

[규] 제61조(정보원의 지도·감독) 식품의약품안전처장은 법 제43조의3제4항에 따라 정보원에 대하여 매년 1회 이상 다음 각 호의 사항을 지도·감독하여야 한다.
<개정 2018. 6. 14.>

1. 법 제44조제2항에 따라 정보원에 위탁한 인증 또는 신고 업무 수행의 적정 여부

에 관한 사항

2. 운영 예산 편성·집행의 적정 여부

3. 그 밖에 식품의약품안전처장이 필요하다고 인정하는 사항

[제목개정 2018. 6. 14.]

[규] 제61조의2(인과관계조사관의 자격·직무범위 및 증표 등) ① 법 제43조의5제1항에 따른 인과관계조사관(이하 "인과관계조사관"이라 한다)은 다음 각 호의 어느 하나에 해당하는 사람 중에서 임명하거나 위촉한다.

1. 정보원에서 의료기기 부작용의 인과관계 조사·규명을 담당하는 직원
2. 「농어촌 등 보건의료를 위한 특별조치법」 제2조에 따른 공중보건의사
3. 「의료법」 제2조제1항에 따른 의사·치과의사·한의사 또는 간호사
4. 그 밖에 의료기기 관련 분야에 관한 전문지식과 경험이 풍부한 사람

② 정보원의 장은 위촉한 인과관계조사관에게 예산의 범위에서 수당과 여비를 지급할 수 있다.

③ 인과관계조사관은 다음 각 호 중 어느 하나에 해당하는 경우 의료기기와 부작용의 인과관계를 조사·규명할 수 있다.

1. 의료기기 사용 중 제51조제1항제1호·제2호에 해당하는 부작용이 발생하였거나 발생한 것으로 의심되는 경우
2. 특정지역 또는 특정시기에 의료기기를 사용한 환자에게 의도하지 아니한 증후, 증상 또는 질병이 다수 발생한 경우
3. 그 밖에 식품의약품안전처장이 의료기기와 부작용의 인과관계를 조사·규명할 필요성이 있다고 인정하는 경우

④ 법 제43조의5제3항 후단에 따른 인과관계조사관의 권한을 표시하는 증표는 별지 제50호의4서식과 같다.

⑤ 법 제43조의5제3항 후단에서 "관계서류"란 다음 각 호의 사항을 포함한 문서를 말한다.

1. 조사목적, 조사기간, 조사범위 및 조사내용
2. 조사담당자의 성명 및 직위
3. 제출자료의 목록
4. 조사에 대한 근거법령
5. 조사의 거부·방해·기피 등에 대한 행정처분,, 벌칙 등의 내용 및 근거 법령
6. 제1호부터 제5호까지에서 규정한 사항 외에 식품의약품안전처장이 해당 조사를 위하여 필요하다고 인정하는 사항

[본조신설 2018. 6. 14.]

第49條(허가·신고 등의 갱신) 제조업자등은 총리령으로 정하는 바에 따라 그 허가증, 인증서 또는 신고수리서를 갱신하여야 한다. <개정 2013. 3. 23., 2015. 1. 28.>

[규] 第62條(허가 등의 갱신) ① 법 제49조에 따라 허가 또는 인증이나 신고를 갱신하려는 자는 별지 제51호서식의 신청서(전자문서로 된 신청서를 포함한다)에 허가증 또는 인증서를 첨부하여 다음 각 호의 구분에 따라 제출하여야 한다. <개정 2018. 6. 14.>

1. 의료기기의 제조허가·수입허가를 갱신하려는 경우: 식품의약품안전처장
2. 의료기기의 제조인증·수입인증 또는 제조신고·수입신고를 갱신하려는 경우: 정보원의 장

② 제1항에 따라 갱신 신청을 받은 식품의약품안전처장 또는 정보원의 장은 다음 각 호의 어느 하나의 사항이 변경된 경우에 해당 대장과 허가증·인증서에 그 변경사항을 적은 후 허가증·인증서를 신청인에게 발급하여야 한다. <개정 2018. 6. 14.>

1. 법 제3조에 따른 의료기기의 등급분류 및 그에 따른 품목명
2. 법 제19조에 따른 기준규격

[규] 第63條(허가증 등의 재발급 등) ① 의료기기 제조업자·수입업자·수리업자·판매업자 또는 임대업자는 그 허가증·인증서 또는 신고증을 잃어버렸거나 못 쓰게 된 경우 또는 기재사항에 변경이 있는 경우 등 식품의약품안전처장이 인정하는 사유로 허가증·인증서 또는 신고증을 재발급 받으려는 자는 별지 제52호서식의 신청서(전자문서로 된 신청서를 포함한다)에 허가증·인증서 또는 신고증(허가증·인증서 또는 신고증을 잃어버린 경우는 제외한다)을 첨부하여 다음 각 호의 구분에 따른 자에게 제출하여야 한다. <개정 2018. 6. 14.>

1. 의료기기 제조업자 또는 의료기기 수입업자의 경우
   가. 제조업·수입업 허가증: 제조업소 또는 수입업소의 소재지를 관할하는 지방식품의약품안전청장
   나. 제조·수입 허가증: 식품의약품안전처장
   다. 제조·수입 인증서 및 제조·수입 신고증: 정보원의 장
2. 의료기기 수리업자의 경우: 수리업소의 소재지를 관할하는 시·도지사
3. 의료기기 판매업자 또는 의료기기 임대업자의 경우: 판매업소·임대업소의 소재지를 관할하는 특별자치도지사, 시장·군수·구청장

② 식품의약품안전처장, 지방식품의약품안전청장, 정보원의 장, 시·도지사 또는 시장·군수·구청장은 제1항에 따라 허가증·인증서 또는 신고증을 재발급하는 경우에는 해당 대장에 재발급의 사유를 적어야 한다. <개정 2018. 6. 14.>

③ 법 제6조 및 제15조에 따른 허가 또는 인증 및 신고사항 등에 대한 확인 또는 증명을 받으려는 자는 별지 제53호서식의 신청서(전자문서로 된 신청서를 포함하며, 외국어의 경우에는 번역문을 포함한다)를 식품의약품안전처장, 제조업소·수입업소의 소재지를 관할하는 지방식품의약품안전청장 또는 정보원의 장에게 제출하여야 한다. <개정 2018. 6. 14.>

[규] 제64조(자료 제공의 협조) 제5조부터 제7조까지의 규정에 따라 제조허가 또는 제조인증을 신청하거나 제조신고를 한 자는 식품의약품안전처장 또는 정보원의 장에게 「의료법」 제55조에 따라 해당 업무를 위탁받은 전문기관 또는 단체에 제조허가 등 관련 신청서·신고서 등의 서류와 제조허가 등 절차의 진행 현황에 관한 자료를 제공해 줄 것을 요청할 수 있다. 이 경우 요청을 받은 식품의약품안전처장 또는 정보원의 장은 해당 서류와 자료를 그 전문기관 또는 단체에 제공할 수 있다. <개정 2018. 6. 14.>

제50조(수수료) 다음 각 호의 어느 하나에 해당하는 자는 총리령으로 정하는 바에 따라 수수료를 내야 한다. <개정 2013. 3. 23., 2015. 1. 28.>

1. 이 법에 따른 허가 또는 인증을 받거나 신고를 하려는 자
2. 이 법에 따른 허가, 인증 또는 신고 사항을 변경하려는 자
3. 이 법에 따라 기술문서, 안전성·유효성 등에 대한 심사 또는 신개발의료기기 등의 재심사를 받으려는 자
4. 제11조에 따라 사전 검토를 받으려는 자
5. 제25조에 따라 의료기기에 대한 광고 심의를 받으려는 자

[규] 제65조(수수료) ① 법 제50조에 따른 수수료는 별표 10과 같다. 다만, 허가, 인증 또는 신고사항을 변경하는 경우로서 변경의 사유가 행정구역개편에 따라 소재지가 변경되는 경우 등 신청인 또는 신고인에게 책임이 없는 경우에는 수수료를 면제한다.

② 제1항에 따른 수수료는 다음 각 호의 구분에 따라 납부할 수 있다. <개정 2016. 6. 15., 2018. 6. 14.>

1. 국가기관에 납부: 정보통신망을 이용한 전자화폐·전자결제 등의 방법(이하 이 항에서 "전자화폐등"이라 한다) 또는 수입인지(식품의약품안전처장의 소관 업무에 관하여는 현금 또는 현금의 납입을 증명하는 증표)
2. 지방자치단체에 납부: 전자화폐등 또는 해당 지방자치단체의 수입증지
3. 정보원에 납부: 전자화폐등

[규] 제66조(규제의 재검토) 식품의약품안전처장은 다음 각 호의 사항에 대하여 다음 각 호

의 기준일을 기준으로 3년마다(매 3년이 되는 해의 기준일과 같은 날 전까지를 말한다) 그 타당성을 검토하여 개선 등의 조치를 하여야 한다.

1. 제35조에 따른 의료기기 수리업의 신고, 변경신고 및 폐업·휴업 신고: 2014년 1월 1일
2. 제37조에 따른 의료기기 판매업 또는 임대업의 신고, 변경신고 및 폐업·휴업 신고: 2014년 1월 1일

제8장 벌칙,

제51조(벌칙) ① 제26조제1항을 위반한 자는 5년 이하의 징역 또는 5천만원 이하의 벌금에 처한다. <개정 2016. 12. 2.>

② 제1항의 징역과 벌금은 병과(倂科)할 수 있다.

제52조(벌칙) ① 다음 각 호의 어느 하나에 해당하는 자는 3년 이하의 징역 또는 3천만원 이하의 벌금에 처한다. <개정 2016. 12. 2., 2018. 3. 13.>

1. 제10조제1항·제2항 전단·제4항, 제12조제1항(제15조제6항 및 제16조제4항에서 준용하는 경우를 포함한다), 제13조제1항(제15조제6항에서 준용하는 경우를 포함한다), 제16조제1항 본문, 제17조제1항, 제24조제1항·제2항, 제26조제2항부터 제7항까지 또는 제45조제2항을 위반한 자
2. 제34조제2항에 따라 관계 공무원이 행하는 폐기、봉함、봉인 등 그 밖에 필요한 처분을 거부、방해하거나 기피한 자

② 제1항의 징역과 벌금은 병과할 수 있다.

제53조(벌칙) 제13조제3항(제15조제6항에서 준용하는 경우를 포함한다) 또는 제18조제2항을 위반한 자는 3년 이하의 징역 또는 3천만원 이하의 벌금에 처한다.
<개정 2016. 12. 2.>

제53조의2(벌칙) 제10조제5항, 제10조의2제3항 또는 제28조제4항에 따른 임상시험결과보고서, 비임상시험성적서 또는 품질관리심사결과서를 거짓으로 작성 또는 발급한 자는 1년 이하의 징역 또는 1천만원 이하의 벌금에 처한다. <개정 2016. 12. 2.>
[본조신설 2015. 12. 29.]
[시행일 : 미정.] 제53조의2

제54조(벌칙) 다음 각 호의 어느 하나에 해당하는 자는 500만원 이하의 벌금에 처한다.

<개정 2015. 1. 28.>

1. 제18조제1항, 제20조부터 제23조까지, 제30조제1항·제2항 또는 제31조제1항·제5항을 위반한 자
2. 제32조제1항 또는 제36조제1항·제2항에 따른 관계 공무원의 출입·수거·폐쇄 또는 그 밖의 처분을 거부·방해하거나 기피한 자
3. 제33조, 제34조제1항, 제35조 또는 제36조제1항·제2항에 따른 검사, 회수, 폐기, 공표, 사용중지, 업무정지 등의 명령을 위반한 자
4. 제37조제1항제1호·제2호·제5호에 해당하는 위반행위를 한 자

第54조의2(벌칙) ①제6조제7항(제15조제6항에서 준용하는 경우를 포함한다), 제6조의2제1항(제15조제6항에서 준용하는 경우를 포함한다), 제13조제4항(제15조제6항에서 준용하는 경우를 포함한다)을 위반한 자는 300만원 이하의 벌금에 처한다.
<개정 2016. 12. 2.>

② 다음 각 호의 어느 하나에 해당하는 자는 200만원 이하의 벌금에 처한다.
<신설 2016. 12. 2., 2018. 3. 13.>

1. 제13조의2제1항(제15조제6항 또는 제18조제3항에서 준용하는 경우를 포함한다)을 위반하여 지출보고서를 작성하지 아니하거나 해당 지출보고서와 관련 장부 및 근거 자료를 보관하지 아니한 자
2. 제13조의2제1항(제15조제6항 또는 제18조제3항에서 준용하는 경우를 포함한다)에 따른 지출보고서를 거짓으로 작성한 자
3. 제13조의2제2항(제15조제6항 또는 제18조제3항에서 준용하는 경우를 포함한다)에 따른 지출보고서와 관련 장부 및 근거 자료의 제출요구를 따르지 아니한 자
4. 제43조의5제3항에 따른 인과관계조사관의 조사·질문 등을 거부·방해하거나 기피한 자

[본조신설 2014. 1. 28.]

第55조(양벌규정) 법인의 대표자나 법인 또는 개인의 대리인, 사용인, 그 밖의 종업원이 그 법인 또는 개인의 업무에 관하여 제51조부터 제54조까지의 어느 하나에 해당하는 위반행위를 하면 그 행위자를 벌하는 외에 그 법인 또는 개인에게도 해당 조문의 벌금형을 과(科)한다. 다만, 법인 또는 개인이 그 위반행위를 방지하기 위하여 해당 업무에 관하여 상당한 주의와 감독을 게을리하지 아니한 경우에는 그러하지 아니하다.

第56조(과태료) ① 다음 각 호의 어느 하나에 해당하는 자에게는 100만원 이하의 과태료를 부과한다. <개정 2014. 1. 28., 2015. 1. 28., 2018. 12. 11.>

1. 제6조의2제2항(제15조제6항에서 준용하는 경우를 포함한다) 또는 제3항(제15조제6항에서 준용하는 경우를 포함한다)을 위반하여 교육을 받지 아니한 사람
1의2. 제13조제2항(제15조제6항에서 준용하는 경우를 포함한다)을 위반하여 의료기기의 생산실적, 수입실적 등을 보고하지 아니한 자
2. 제14조(제15조제6항·제16조제4항 및 제17조제3항에서 준용하는 경우를 포함한다)를 위반하여 폐업·휴업 등을 신고하지 아니한 자
3. 제31조의5를 위반하여 이물 발견 사실을 보고하지 아니하거나 거짓으로 보고한 자
4. 제49조를 위반하여 허가증, 인증서 또는 신고수리서의 갱신을 하지 아니한 자

② 제1항에 따른 과태료는 대통령령으로 정하는 바에 따라 식품의약품안전처장 또는 특별자치시장·특별자치도지사·시장·군수·부과·징수한다.
<개정 2013. 3. 23., 2017. 12. 19.>
[시행일 미지정] 제56조제1항제2호의2
[시행일] 제56조제1항제2호의3의 개정규정은 다음 각 목의 구분에 따른다.
가. 4등급 의료기기의 경우: 2019년 7월 1일
나. 3등급 의료기기의 경우: 2020년 7월 1일
다. 2등급 의료기기의 경우: 2021년 7월 1일
라. 1등급 의료기기의 경우: 2022년 7월 1일

[영] **제14조(과태료의 부과기준)** 법 제56조제1항에 따른 과태료의 부과기준은 별표 2와 같다. [본조신설 2011. 10. 7.]

부 칙

[법] **부칙** <제15945호, 2018. 12. 11.>

제1조(시행일) 이 법은 공포한 날부터 시행한다. 다만, 다음 각 호의 사항은 각 호의 구분에 따른 날부터 시행한다.
1. 제14조(제15조제6항, 제16조제4항 및 제17조제3항에서 준용하는 경우를 포함한다), 제16조 및 제17조의 개정규정은 이 법 공포 후 1개월이 경과한 날
2. 제42조제3항부터 제6항까지의 개정규정은 이 법 공포 후 3개월이 경과한 날
3. 제15조의2, 제31조의5, 제32조제1항 중 제15조의2제2항에 따른 수탁 기관·단체 관련 부분, 제30조제2항, 제32조의2, 제36조제1항, 제38조제1항, 제38조의2 및 제56조제1항제3호·제4호의 개정규정은 이 법 공포 후 6개월이 경과한 날

제2조(의료기기 제조업자 등의 폐업·휴업 등 신고에 관한 적용례) 제14조(제15조제6항, 제16조제4항 및 제17조제3항에서 준용하는 경우를 포함한다), 제16조 및 제17조의 개정규정은 같은 개정규정 시행 후 최초로 의료기기 제조업자 등의 폐업·휴업신고 또는 수리업·판매업·임대업신고를 하는 경우부터 적용한다.

제3조(위반사실 공표에 관한 적용례) 제38조의2의 개정규정은 같은 개정규정 시행 후 행정처분이 확정된 경우부터 적용한다.

제4조(과징금에 관한 경과조치) 제38조제1항의 개정규정 시행 전의 위반행위에 대한 과징금 부과에 관하여는 종전의 규정에 따른다.

[영] **부칙** <제1469호, 2018. 6. 14.>

제1조(시행일) 이 규칙은 2018년 6월 14일부터 시행한다. 다만, 제10조, 제14조제4항부터 제9항까지, 제32조, 제51조, 제53조, 제63조제1항 각 호 외의 부분, 별지 제11호의2서식 및 별지 제12호서식의 개정규정은 공포한 날부터 시행하고, 제36조 및 제46조의2의 개정규정은 2018년 9월 14일부터 시행한다.

제2조(의료기기의 경미한 수리에 관한 경과조치) 이 규칙 시행 전에 의료기기의 수리업자가 제46조의2의 개정규정에 따른 의료기기의 경미한 수리를 한 경우에는 제36조제1호 단서의 개정규정에도 불구하고 종전의 규정에 따른다.

[규] **부칙** <제15945호, 2018. 12. 11.>

제1조(시행일) 이 법은 공포한 날부터 시행한다. 다만, 다음 각 호의 사항은 각 호의 구분에 따른 날부터 시행한다.

1. 제14조(제15조제6항, 제16조제4항 및 제17조제3항에서 준용하는 경우를 포함한다), 제16조 및 제17조의 개정규정은 이 법 공포 후 1개월이 경과한 날
2. 제42조제3항부터 제6항까지의 개정규정은 이 법 공포 후 3개월이 경과한 날
3. 제15조의2, 제31조의5, 제32조제1항 중 제15조의2제2항에 따른 수탁 기관·단체 관련 부분, 제30조제2항, 제32조의2, 제36조제1항, 제38조제1항, 제38조의2 및 제56조제1항제3호·제4호의 개정규정은 이 법 공포 후 6개월이 경과한 날

제2조(의료기기 제조업자 등의 폐업·휴업 등 신고에 관한 적용례) 제14조(제15조제6항, 제16조제4항 및 제17조제3항에서 준용하는 경우를 포함한다), 제16조 및 제17조의 개정규정은 같은 개정규정 시행 후 최초로 의료기기 제조업자 등의 폐업·휴업신고 또는 수리업·판매업·임대업신고를 하는 경우부터 적용한다.

제3조(위반사실 공표에 관한 적용례) 제38조의2의 개정규정은 같은 개정규정 시행 후 행정처분이 확정된 경우부터 적용한다.

제4조(과징금에 관한 경과조치) 제38조제1항의 개정규정 시행 전의 위반행위에 대한 과징금 부과에 관하여는 종전의 규정에 따른다.

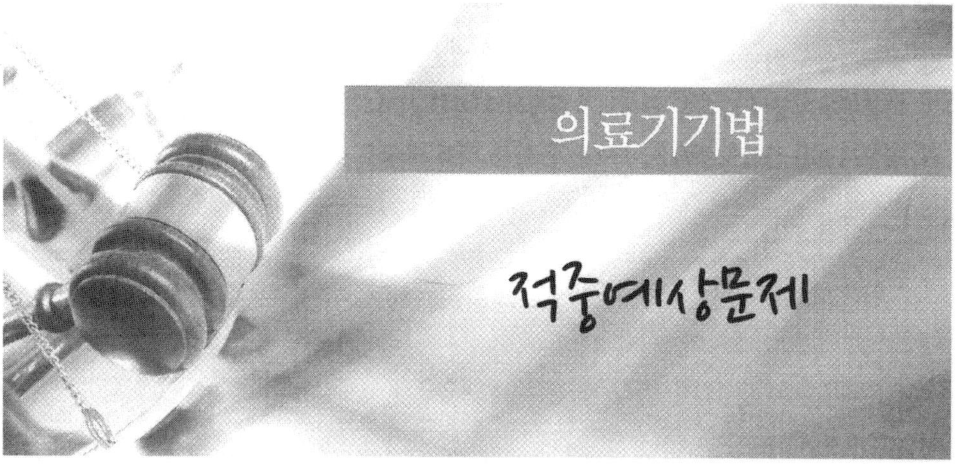

01 의료기기의 제조·수입 및 판매 등에 관한 사항을 규정함으로써 의료기기의 효율적 인 관리를 도모하고 국민보건 향상에 이바지함을 목으로 하는 법은 어느 것인가 ?

① 의료법 ② 의료기사법 ③ 의료기기법 ④ 수의사법

02 다음 중 의료기기에 대한 설명 중 틀린 것은?

① 사람 또는 동물에게 단독 또는 조합하여 사용되는 기구·기계·장치·재료 또는 이와 유사한 제품

② 의지 및 의지보조기

③ 질병의 진단·치료·경감·처치 또는 예방의 목적으로 사용되는 제품

④ 임신조절의 목적으로 사용되는 제품

03 의료기기의 성능 및 안전성 등 품질에 관한 자료로서 당해 품목의 원자재, 구조, 사용 목적, 사용방법, 작용원리, 사용 시 주의사항, 시험규격 등이 포함된 문서를 무엇이라 고 하는가?

① 기술문서 ② 품목허가 별첨자료

③ 의료기기 시험감사 성적서 ④ 제조판매증명서

04 다음 중 의료기기취급자가 아닌 사람은?

① 의료기기 수출업자 ② 의료기기수입업자

③ 의료기기 수리업자 ④ 의료기기 임대업자

05 의료기기 등급분류와 지정에 대한 설명 중 옳지 않은 것은?

① 보건복지부 장관이 보건복지부령으로 정한다.

② 의료기기의 사용목적에 따라 등급을 분류하여 지정한다.

③ 의료기기의 인체에 미치는 잠재적 위해성 등의 차이에 따라 정한다.

④ 식품의약품안전청장이 보건복지부령으로 정한다.

06 다음 중 의료기기의 등급분류기준에서 잠재적 위해성에 대한 판단기준이 아닌 것은?

① 의료기기의 인체의 삽입 여부.

② 인체 내의 삽입·이식 기간

③ 의료기기의 전원 사용 시간

④ 환자에게 국소적 또는 전신적인 생물학적인 영향을 미치는지 여부

07 다음 중 의료기기위원회에서 조사·심의하는 사항이 아닌 것은?

① 의료기기의 등급분류 및 지정에 관한 사항

② 의료기기의 제조업 및 허가 등에 관한 사항

③ 추적관리대상 의료기기에 관한 사항

④ 의료기기의 재심사·재평가에 관한 사항

08 다음 중 의료기기 제조업 허가사항으로 옳지 않은 것은?

① 제조하고자 하는 의료기기에 대하여 품목별로 제조허가를 받거나 제조신고를 하여야 한다.

② 제조업허가를 신청하는 때에는 1개 이상의 제조품목허가를 동시에 신청하거나 1개 이상의 제조품목을 동시에 신고하여야 한다.

③ 제조품목허가를 받거나 제조품목신고를 하고자 하는 자는 식품의약품안전처가 정하는 바에 따라 시설 및 품질관리체계를 갖추어야 한다.

④ 제조품목허가를 받거나 제조품목신고를 하고자 하는 경우에는 보건복지부령이 정하는 바에 의하여 기술문서, 시험검사성적서, 임상시험자료 등 필요한 자료를 식품의약품안전처장에게 제출하여 한다.

09 다음 중 의료기기 제조업 허가를 받을 수 있는 사람은?

① 마약 및 그 밖의 유독물질 중독자

② 의료기기법을 위반 금고 이상의 형의 선고를 받고 그 집행이 종료되지 아니한 자

③ 금치산자·한정치산자 또는 파산선고를 받은 자로서 복권되지 아니한 자

④ 의료기기법을 위반하여 제조업허가가 취소된 날부터 2년이 경과되지 아니한 자

10 품목허가의 대상이 아닌 것은?
① 지정된 등급이 2등급·3등급 또는 4등급인 품목
② 지정된 등급이 1등급인 품목 중 이미 허가를 받거나 신고한 품목과 구조·원리·성능·사용목적 또는 사용방법 등이 본질적으로 동등하지 아니한 품목
③ 지정된 등급이 1등급인 품목 중 이미 허가를 받거나 신고한 품목과 구조·원리·성능·사용목적 및 사용방법 등이 본질적으로 동등한 품목
④ 신개발의료기기

11 다음 중 신개발의료기기로 재심사를 받아야 하는 의료기기가 아닌 것은?
① 이미 허가나 신고한 품목과 작용원리가 다른 의료기기
② 이미 허가나 신고한 품목과 성능이 다른 의료기기
③ 이미 허가나 신고한 품목과 사용목적이 다른 의료기기
④ 이미 허가나 신고한 품목과 재질이 다른 의료기기

12 다음 ( ) 안에 알맞은 것은?

> 재심사대상 의료기기의 제조업자는 당해 품목의 제조허가일로부터 4년 내지 ( ) 년 이내의 범위에서 식품의약품안전처장이 정하는 기간 이내에 재심사를 신청하여야 한다.

① 5　　② 7　　③ 10　　④ 20

13 임상시험실시 기준이 아닌 것은?
① 식품의약품안전청장이 지정하는 임상시험실시기관에서 실시할 것
② 시험자의 안전대책을 강구할 것
③ 임상시험은 임상시험계획의 승인 또는 변경승인을 얻은 날부터 2년이내에 개시할 것
④ 임상시험 전에 식품의약품안전청장이 정하는 바에 따라 임상시험자자료집을 임상시험자에게 제공할 것

14 다음 중 의료기기 제조업자의 의무가 아닌 것은?
① 제조업소의 관할 시장·군수 또는 구청장에게 판매업 신고를 하여야 한다.
② 시설 및 품질관리체계를 유지하여야 한다.
③ 제조 및 품질관리 또는 생산관리에 관한 사항을 준수하여야 한다.
④ 의료기기의 생산실적 등을 식품의약품안전청장에게 보고하여야 한다.

15 의료기기 제조업자가 식품의약품안전처장에게 신고를 해야 하는 경우가 아닌 것은?
① 제조업자가 의료기기 제조소를 폐업하는 경우 30일 이내
② 제조업자가 의료기기 제조소를 휴업하는 경우 30일 이내
③ 제조업자가 의료기기 제조소를 휴업 후 재개하는 경우 30일 이내
④ 제조업자가 의료기기 제조소의 휴업기간이 1월 미만인 경우

16 다음 중 판매 또는 임대업 신고를 하여야 하는 경우는?
① 보건복지부장관이 정하는 임신조절용 의료기기를 판매하는 경우
② 판매업신고를 한 자가 임대업을 하는 경우
③ 약국개설자나 의약품도매상이 의료기기를 판매 또는 임대하는 경우
④ 의료기기의 판매 또는 임대업을 하는 경우

17 의료기기 판매업 및 임대업 신고에 관한 사항 중 옳지 않은 것은?
① 영업 소재지의 시장·군수 또는 구청장에게 판매업 또는 임대업 신고를 하여야 한다.
② 의료기기 제조업자가 의료기기 취급자에게 판매하는 경우 제조업 신고로 가능하다.
③ 약국 개설자나 의약품 도매상이 의료기기를 판매 또는 임대하는 경우에는 신고를 하지 아니할 수 있다.
④ 의료기기 제조업자가 의료기기 취급자에게 임대하는 경우 임대업 신고를 한다.

18 다음 중 의료기기의 품질에 대한 기준 규격으로 정하지 않아도 되는 것은?
① 의료기기 적용범위
② 의료기기 형상 및 구조
③ 의료기기 재질
④ 의료기기 시험규격 및 기재사항

19 일반적으로 의료기기의 용기나 외장의 기재할 사항이 아닌 것은?
① 제조업자 또는 수입업자의 상호와 주소
② 수입품의 경우는 제조원(제조국 및 제조사명)
③ 제조번호와 제조연월일
④ 사용방법 및 사용 시 주의사항

20 의료기기의 첨부문서 필수 기재사항이 아닌 것은?
① 의료기기 사용상 부작용에 관한 내용
② 보수점검이 필요한 경우 보수점검에 관한 사항
③ 규정에 의하여 식품의약품안전청장이 기재하도록 정하는 사항
④ 사용방법 및 사용 시 주의사항

21 다음 의료기기 중 추적관리대상 의료기기가 아닌 것은?
① 이식형 인공심장 박동기
② 인공심장판막
③ 인체 안에 6개월 이상 삽입되는 의료기기
④ 이식형 의약품주입펌프

22 다음 중 사용 중인 의료기기가 인체에 심각한 부작용이 발생하였거나 발생할 우려 가 있을 경우 의료기기의 사용 중지 또는 회수 등의 조치를 명령할 수 없는 사람은?
① 대통령 ② 식품의약품안전청장 ③ 특별자차도지사 ④ 시장·군수

23 의료기기의 부작용보고에서 보고일과 사유가 올바르게 짝지어진 것은?
① 7일 이내 - 사망이나 위협을 주는 부작용
② 30일 이내 - 회복이 불가능하거나 심각한 불구 또는 기능저하를 초래하는 부작용
③ 7일 이내 - 회복이 불가능하거나 심각한 불구 또는 기능저하를 초래하는 부작용
④ 15일 이내 - 사망이나 위협을 주는 부작용

24 사용 중인 의료기기가 부적합 판정된 경우 의료기기의 사용중지 또는 수리명령권자가 아닌 사람은?
① 보건복지부장관 ② 식품의약품안전처장 ③ 구청장 ④ 시장·군수

25 다음 중 의료기기 감시원을 임명할 수 없는 자는?
① 식품의약품안전처장 ② 시장 ③ 구청장 ④ 보건복지부장관

26 다음 중 품목허가를 받지 아니하거나 품목신고를 하지 아니한 의료기기를 판매, 임대, 수여 또는 사용하여 규정을 위반한 자는 5년 이하의 징역 또는 얼마 이하의 벌금에 처하는가?
① 1천만 원 ② 2천만 원 ③ 5천만 원 ④ 1억 원

27 의료기기법에서 정의한 의료기기가 아닌 것은?
① 질병의 진단, 치료, 경감, 처치 또는 예방의 목적으로 사용되는 제품
② 상해 또는 장애의 진단, 치료, 경감 또는 보전의 목적으로 사용되는 제품
③ 구조 또는 기능의 검사, 대체 또는 변형의 목적으로 사용되는 제품
④ 장애인보조기구 중 의지·보조기 제품

28 의료기기위원회에 대한 내용으로 틀린 것은?
① 의료기기의 기준규격에 관한 사항을 조사, 심의
② 추적관리대상 의료기기에 관한 사항을 조사, 심의
③ 의료기기의 등급분류 및 지정에 관한 사항을 조사, 심의
④ 의료기기위원회의 구성 및 운영 등에 필요한 시항은 식품의약품안전처장령으로 정함

29 다음 중 의료기기감시원을 임명할 수 없는 자는?
① 식품의약품안전처장
② 시장
③ 구청장
④ 보건소장

30 다음 중 의료기기감시원의 자격이 있는 자는?
① 10년 이상 경험이 있는 대학 교수
② 1년 이상 보건의료행정에 과한 업무에 종사한 경험이 있는 소속 공무원
③ 5년 이산 경험이 있는 의료기기 판매업자
④ 3년 이상 경험이 있는 병원 의사

31 다음 중 의료기기 등급의 재분류를 신청 받은 식품의약품안전처장은 며칠 이내의 심사, 결정 후 그 결과를 신청인에게 통보하여야 하는가?
① 70일 이내 ② 80일 이내 ③ 90일 이내 ④100일 이내

32. 의료기기법령과 관련하여 의료기기를 품목별로 분류할 때 방사선 진료 장치에 포함되지 않은 것은?
① PET ② 핵단층촬영장치 ③ 체외충격파 치료기 ④감마카메라

33 진단용 방사선 방생장치가 아닌 것은?
① 치과진단용 엑스선 발생장치 ② 유방 촬영용장치
③ 초음파 장치 ④ 전산화 단층 촬영장치

34 의료기기 품목 및 품목별 등급에 관한 규정 중 보청기 분류에 속하지 않은 것은?
① 골도형 보청기 ② 기도형 보청기
③ 주입형 보청기 ④이식형 보청기

35 의료기기법상 의료기기 제조업 허가를 받을 수 있는 사람은?
① 금치산자
② 마약중독자
③ 의료기기법 위반하여 제조업 허가가 취소된 날부터 14개월이 경과된 자
④ 의료기기법 위반하여 금고 이상의 형의 선고를 받고 그 집행이 종료되지 아니한 자

36 최초 제조품목허가 시 제출하지 않아도 되는 서류는?
① 기술문서와 안전성, 유효성에 관한 자료 또는 제7조제3항의 규정에 의한 기술문서 등의 심사 결과로서 발생일로부터 2년이 경과되지 아니한 것
② 제조공정 전부를 위탁하는 경우, 수탁자에 해당되는지를 증명할 수 있는 서루
③ 제조판매증명서
④ 품질관리기준정합인증서 사본 또는 신청서 사본

37 기허가 제품과 본질적으로 동등한 품목의 기술문서 심사 시 제출하는 서류가 아닌 것은?
① 사용목적에 관한 서류 ② 물리, 화학적 특성에 관한 자료
③ 임상시험에 관한 자료 ④ 성능에 관한 자료

38 첨부문서의 기재 사항 중 틀린 것은?
① "의료기기"라는 표시 ② 보관 또는 저장방법
③ 멸균 후 재사용이 가능한 의료기기인 경우에는 그 청소, 소독, 포장, 재멸균 방법과 재사용 횟수의 제한내용을 포함하여 재사용을 위한 적절한 절차에 대한 정보
④ 낱개모음으로 한 개씩 사용할 수 있도록 포장하는 경우에는 최대단위포장에 제조회사명

39 인체 안에 1년 이상 삽입되는 의료기기 중 추적관리대상 의료기기가 아닌 것은?
① 이식형 인공심장 박동기
② 이식형 인공심장 박동기와 연결되는 영구설치용 전극
③ 인공 심장판막
④ 심장충격기

40 접촉 특성에 따라 의료기기를 분류할 때 ,뼈, 조직, 혈액과 같은 인체에 접촉하는 의료기기는?
① 제한 접촉형 의료기기 ② 표면접촉형 의료기기
③ 체내외 연결형 의료기기 ④ 체내이식형 의료기기

41 다음 인체에 접촉하는 기간에 따른 분류 중 "24시간 이상 30일 이내에 1회 혹은 반복 노출하는 의료기기"에 해당하는 것은?
① 제한접촉 ② 반복접촉
③ 지속접촉 ④ 영구접촉

42 의료용 재료 및 의료기기 용출액을 시험동물 수명의 전 기간 동안 1회 이상 노출 또는 접촉시켜 종양형성의 가능성을 평가하는 시험은?
① 발암성 시험 ② 만성독성시험
③ 유전독성시험 ④ 생분해성시험

43 의료기기의 생물학적 안전을 위한 초기 평가시험에 해당되는 것은?

① 발암성 시험 ② 생분해성시험

③ 이식시험 ④ 만성독성시험

44 의료기기 생물학적 안전성 시험 중 ISO 규격에서 지정한 이식시험이 필요한 경우에 해당되는 것은?

① 인체의 혈액에 접촉되어 24시간 이내 이식되는 의료기기

② 10일 이내 간접적인 혈액경로로 접촉되며 인체에 삽입되는 의료기기

③ 24시간 이내인체의 파열된 표면 또는 외상 표면에 접촉된 의료기기

④ 24시간 이내ㅇ에 30일 사이에 인체의 조직, 뼈 및 상아질에 접촉되어 삽입되는 의료기기

45 의료기기 시험검사기관이 아닌 곳은?

① 한국산업안전시험원 ② 한국화학시험연구원

③ 한국보건산업진흥원 ④ 서울대학교병원임상의학연구소

46 의료기기 제조 및 품질관리 중 품질경영시스템의 문서화 항목이 아닌 것은?

① 품질방침 ② 계약검토

③ 설계관리 ④ 전시관리

47 의료기기 수입업소의 시설 중 반드시 구비해야 할 시설이 아닌 것은?

① 영업소 ② 제품보관창고

③ 고객센터 ④ 시험시설(시험이 필요한 경우)

48 의료기기 기술문서 등 심사에 관한 규정에서 의료기기의 본체를 구성하기 위하여 필요한 부분을 무엇이라고 정의하였는가?

① 구성품 ② 부분품

③ 부속품 ④ 부품

49 다음 설명의 ( ) 안에 들어갈 내용으로 옳은 것은?

“의료기기로 임상시험을 하고자 하는 자는 ( )를 작성하여 식품의약품안정처장의 승인을 얻어야 한다.”

① 임상시험계획서 ② 임상시험심사의뢰서

③ 임상시험예정신청서 ④ 임상시험실기관지정신청서

50 다음 중 의료기기 기술문서 등 심사의뢰시 제출하여야 하는 자료가 아닌 것은?

① 전자파장해에 관한 자료 ② 임상시험성적에 관한 자료

③ 방사선에 관한 안전성 자료 ④ 생물학적 안전에 관한 자료

적중예상문제 정답 및 해설 • 의료기기법

01. ③ 02. ② 03. ① 04. ① 05. ① 06. ③ 07. ② 08. ③ 09. ④ 10. ③ 11. ④ 12. ② 13. ② 14. ① 15. ④
16. ④ 17. ② 18. ③ 19. ④ 20. ① 21. ③ 22. ① 23. ① 24. ① 25. ④ 26. ② 27. ④ 28. ④ 29. ④ 30. ②
31. ③ 32. ④ 33. ③ 34. ③ 35. ③ 36. ③ 37. ③ 38. ④ 39. ④ 40. ④ 41. ③ 42. ① 43. ③ 44. ④ 45. ③
46. ④ 47. ③ 48. ② 49. ① 50. ②

01. 법 제1조(목적)
「의료기기법」의 목적
- 이 법은 의료기기의 제조·수입 및 판매 등에 관한 사항을 규정함으로써 의료기기의 효율적인 관리를 도모하고 국민보건 향상에 이바지함을 목적으로 함

02. 법 제2조(정의) 제1항
의료기기의 정의
- 의료기기란 사람이나 동물에게 단독 또는 조합하여 사용되는 기구·기계·장치·재료 또는 이와 유사한 제품으로서 다음에 해당하는 제품을 말함
1) 질병을 진단·치료·경감·처치 또는 예방할 목적으로 사용되는 제품
2) 상해(傷害) 또는 장애를 진단·치료·경감 또는 보정의 목적으로 사용되는 제품
3) 구조 또는 기능을 검사·대체 또는 변형할 목적으로 사용되는 제품
4) 임신조절의 목적으로 사용되는 제품
※ 「약사법」에 따른 의약품과 의약외품 및 「장애인복 지법」 제65조에 따른 장애인보조기구 중 의지(義肢)·보조기(補助器)는 제외

03. 법 제2조(정의) 제2항
기술문서의 정의
- "기술문서"란 의료기기의 성능과 안전성 등 품질에 관한 자료로서 해당 품목의 원자재, 구조, 사용목적, 사용방법, 작용원리, 사용 시 주의사항, 시험규격 등이 포함된 문서를 말함
※ ② 품목허가 별첨자료, ④ 의료기기 시험검사 성 적서는 제조 또는 수입품목허가 시식약처에 제출 되는 자료로 심사 후 적합판정을 받은 기술문서를 근거로 작성되거나 시험 후 발급
※ ④ 제조판매증명서는 수입품목허가 시 제조국에서 발행하는 서류

04. 법 제2조(정의) 제3항
의료기기취급자의 정의
- 의료기기취급자는 의료법에 의한 의료기관 개설자 및 수의사법에 의한 동물병원개설자 이외에 다음 에 해당하는 자
1) 의료기기제조업자
2) 의료기기수입업자
3) 의료기기수리업자
4) 의료기기판매업자
5) 의료기기임대업자

05. 법 제3조(등급분류와 지정)
의료기기의 등급분류와 지정
1) 식품의약품안전처장은 의료기기의 사용목적과 사용 시 인체에 미치는 잠재적 위해성(危害性) 등의 차이에 따라 체계적·합리적 안전관리를 할 수 있도록 의료기기의 등급을 분류하여 지정하여야 함
2) 의료기기의 등급분류 및 지정에 관한 기준과 절차 등에 관하여 필요한 사항은 보건복지부령으로 정함

06. 규칙 제2조(등급분류 및 지정에 관한 기준 등), 규칙[별표 1] (의료기기의 등급분류 및 지정에 관한 기준과 절차)
잠재적 위해성에 대한 판단기준
1) 인체와 접촉하고 있는 기간
2) 침습의 정도
3) 약품이나 에너지를 환자에게 전달하는지 여부
4) 환자에게 생물학적 영향을 미치는지 여부

07. 법 제5조(의료기기위원회)
의료기기위원회
- 보건복지부장관 또는 식품의약품안전처장의 자문에 응하여 다음의 사항을 조사·심의하기 위하여 보건복지부에 의료기기위원회를 둠
1) 의료기기의 기준규격에 관한 사항
2) 의료기기의 재심사·재평가에 관한 사항
3) 추적관리대상 의료기기에 관한 사항
4) 의료기기의 등급 분류 및 지정에 관한 사항
5) 그 밖에 의료기기에 관한 중요 사항

08. 법 제6조(제조업의 허가 등)
의료기기 제조업 허가사항
1) 제조소별로 식품의약품안전처장의 제조업허가를 받아야 함
2) 제조하려는 의료기기에 대하여 품목별로 제조허가를 받거나 제조신고를 하여야 함
3) 의료기기의 제조시설 및 품질관리체계를 갖추어야 함
4) 제조허가를 받거나 제조신고를 하려는 경우에는 기술문서, 임상시험자료 등 필요한 자료를 식품의 약품안전처장에게 제출하여야 함

5) 의약품 또는 의약외품과 의료기기가 조합되거나 복합 구성된 것으로서 그 주된 기능이 의약품 또는 의약외품에 해당하여 이미 제조판매품목허가를 받거나 제조판매품목신고를 한 때에는 제조허가를 받거나 제조신고를 한 것으로 봄

09. 법 제6조(제조업의 허가 등) 제1항
의료기기 제조업자 결격사유
1) 「정신보건법」 제3조제1호에 따른 정신질환자. 다만, 전문의가 제조업자로서 적합하다고 인정하는 사람 은 그러하지 아니함
2) 금치산자·한정치산자 또는 파산선고를 받은 자로 서 복권되지 아니한 자
3) 마약이나 그 밖의 유독물질의 중독자
4) 이 법을 위반하여 금고 이상의 형을 선고받고 그 집행이 끝나지 아니하거나 그 집행을 받지 아니하기로 확정되지 아니한 자
※ 이 법을 위반하여 제조업허가가 취소된 날부터 1 년이 경과되지 아니한 자로 제한하며 1년이 경과 한 자의 경우 제조업허가가 가능

10. 규칙 제4조(제조허가 및 제조신고의 대상)
품목허가의 대상
1) 품목류별 제조허가를 받아야 하는 의료기기.
- 2등급인 의료기기 중 식품의약품안전처장이 정 하여 고시하는 의료기기
2) 품목별 제조허가를 받아야 하는 의료기기는 다음 의 구분에 따름
- 지정된 등급이 2등급·3등급·4등급인 의료기기
- 1등급 의료기기 중 이미 허가를 받거나 신고한 의료기기와 구조·원리·성능·사용목적·사 용방법 등이 본질적으로 동등하지 아니한 의료 기기
※ 지정된 1등급과 본질적으로 동등할 경우 신고 절차를 따른다.

11. 법 제8조(신개발의료기기 등의 재심사) 제1항
의료기기의 재심사 대상
1) 허가를 받고자 하는 품목이 작용원리, 성능 또는 사용목적 등이 이미 허가를 받거나 신고한 품목과 본질적으로 같지 아니한 신개발의료기기
2) 식품의약품안전처장이 지정하는 희소의료기기에 해당하여 시판 후 안전성과 유효성에 대한 조사가 필요하다고 인정하는 경우

12. 법 제8조(신개발의료기기 등의 재심사) 제2항
의료기기의 재심사 신청
- 재심사 대상 의료기기의 제조업자는 그 품목류 또는 품목의 제조허가일부터 4년 이상 7년 이하의 범위에서 식품의약품안전처장이 정하는 기간에 재심사를 신청하여야 함
※ 이 경우 사용성적에 관한 자료, 부작용 사례, 그 밖 에 보건복지부령으로 정하는 자료를 첨부하여야 함

13. 규칙 제13조(임상시험실시 기준 등)
임상시험실시 기준
1) 임상시험계획서에 의하여 안전하고 과학적인 방법으로 실시할 것
2) 식품의약품안전처장이 지정하는 임상시험기관에서 실시할 것
3) 임상시험의 책임자는 전문지식과 윤리적 소양을 갖추고 해당 의료기기의 임상시험을 실시하기에 충분한 경험이 있는 자중에서 선정할 것
4) 임상시험의 내용 및 임상시험중 피험자에게 발생 할 수 있는 건강상의 피해에 대한 보상내용과 절차 등을 피험자에게 설명하고 동의서를 받을 것
5) 피험자의 안전대책을 강구할 것
6) 임상시험용 의료기기는 임상시험외의 목적에 사용 하지 아니할 것
7) 임상시험은 임상시험계획의 승인 또는 변경승인을 얻은 날부터 2년 이내에 개시할 것
8) 임상시험전에 식품의약품안전처장이 정하는 바에 따라 임상시험자자료집을 임상시험자에게 제공할 것
9) 안전성 및 유효성과 관련된 새로운 자료 또는 정보 등을 입수한 때에는 지체없이 이를 임상시험자에게 통보하고 그 반영여부를 검토할 것
10) 임상시험용 의료기기는 별표 3에 의한 의료기기 제조 및 품질관리기준에 따라 적합하게 제조된 것 을 사용할 것
11) 이상의료기기반응이 발생한 경우에는 식품의약품안전처장에게 보고할 것
12) 그 밖에 식품의약품안전처장이 임상시험의 적정한 실시를 위하여 정하는 사항을 준수할 것

14. 법 제13조(제조업자의 의무)
의료기기 제조업자의 의무
1) 제조업자는 시설 및 품질관리체계를 유지하여야 하며, 그 밖에 제조 및 품질관리 또는 생산관리에 관하여 보건복지부령으로 정하는 사항을 지켜야 함
2) 제조업자는 보건복지부령으로 정하는 바에 따라 의료기기의 생산실적 등을 식품의약품안전처장에 게 보고하여야 함

3) 제조업자는 판매촉진을 목적으로 의료인이나 의료기관 개설자·의료기관 종사자에게 금전, 물품, 편익, 노무, 향응, 그 밖의 경제적 이익을 제공하여서는 아니 됨
※ 보건복지부령으로 정하는 범위의 경제적 이익 등 인 경우에는 그러하지 아니함

15. 법 제14조(폐업 · 휴업 등의 신고)
폐업 · 휴업 등의 신고
- 제조업자는 그 제조소를 폐업 또는 휴업하거나 휴업한 제조소를 재개한 때, 그 밖에 보건복지부령으로 정하는 사항이 변경된 때에는 그 폐업·휴업· 재개한 날 또는 변경된 날부터 30일 이내에 그 사 실을 식품의약품안전처장에게 신고하여야 함
※ 휴업기간이 1개월 미만인 경우에는 그러하지 아니함

16~17. 법 제17조(판매업 등의 신고)
판매업·임대업 신고
1) 의료기기의 판매업자 또는 임대업자는 영업소마다 보건복지부령으로 정하는 바에 따라 영업소 소재지의 특별자치도지사, 시장·군수·구청장에게 판매업신고 또는 임대업신고를 하여야 함
2) 다음의 어느 하나에 해당하는 경우에는 신고를 하지 아니할 수 있음
(1) 제조업자나 수입업자가 그 제조 또는 수입한 의료기기를 판매 또는 임대하는 경우
(2) 판매업신고를 한 자가 임대업을 하는 경우
(3) 약국 개설자나 의약품 도매상이 의료기기를 판 매 또는 임대하는 경우
(4) 임신조절용 의료기기 및 자가진단용 의료기기를 판매하는 경우

18. 법 제19조(기준규격)
의료기기의 품질기준
- 식품의약품안전처장은 의료기기의 품질에 대한 기준이 필요하다고 인정하는 의료기기에 대하여 기준규격을 정할 수 있음
1) 적용범위에 관한 기준
2) 형상에 관한 기준
3) 구조에 관한 기준
4) 시험규격에 관한 기준
5) 기재사항에 관한 기준

19. 법 제20조(용기 등의 기재사항)
의료기기 용기의 기재사항
- 의료기기의 용기나 외장에는 다음 사항을 기재하여야 함
※ 보건복지부령이 정하는 용기나 외장의 경우는 예외
1) 제조업자 또는 수입업자의 상호와 주소
2) 수입품의 경우는 제조원(제조국 및 제조사명)
3) 품목명, 형명(모델명), 품목허가(신고)번호
4) 제조번호와 제조연월일
5) 중량 또는 포장단위
6) "의료기기"라는 표시

20. 법 제22조(첨부문서의 기재사항)
의료기기 첨부문서의 기재사항
1) 사용방법과 사용 시 주의사항
2) 보수점검이 필요한 경우 보수점검에 관한 사항
3) 제19조에 따라 식품의약품안전처장이 기재하도록 정하는 사항
4) 그 밖에 보건복지부령으로 정하는 사항

21. 규칙 제 30조 (추적관리대상 의료기기의 지정 및 관리 기준)
추적관리대상 의료기기
1) 인체 안에 1년 이상 삽입되는 의료기기
- 이식형 인공심장 박동기
- 이식형 인공심장 박동기와 연결되는 영구설치용 전극
- 인공심장판막
- 이식형 심장 충격기
- 이식형 의약품주입펌프
- 그 밖에 식품의약품안전처장이 소재파악의 필요성이 있다고 정하여 고시하는 의료기기
2) 생명유지용 의료기기중 의료기관 외의 장소에서 사용이 가능한 의료기기
- 인공호흡기(상시 착용하는 것에 한함)
- 그 밖에 식품의약품안전처장이 소재파악의 필요성이 있다고 정하여 고시하는 의료기기

22. 법 제31조 (부작용관리)
의료기기의 부작용관리
1) 의료기기취급자는 의료기기를 사용하는 도중에 사망 또는 인체에 심각한 부작용이 발생하였거나 발생할 우려가 있음을 인지한 경우에는 이를 식품의 약품안전처장에게 즉시 보고하고 그 기록을 유지 하여야 함
2) 의료기기의 제조업자는 의료기기가 품질불량 등으로 인체에 위해를 끼치거나 끼칠 위험이 있다는 사실을 알게 되었을 때에는 지체 없이 해당 의료기기를 회수하거나 회수에 필요한 조치를 하여야 함
3) 식품의약품안전처장은 의료기기 회수계획을 보고 받으면 제조업자 또는 수입업자에게 회수계획을 공표하도록 명할 수 있음

4) 식품의약품안전처장, 특별자치도지사 또는 시장·군수·구청장은 회수 또는 회수에 필요한 조치를 성실히 이행한 제조업자 등에게 보건복지부령으로 정하는 바에 따라 행정처분,을 감면할 수 있음

23. 규칙 제32조(부작용보고) 제1항
의료기기의 부작용보고
- 의료기기의 부작용에 관한 사항의 보고를 하고자 하는 자는 다음에 따라야 하고 관련 자료를 2년간 보존하여야 함
1) 사망이나 생명에 위협을 주는 부작용을 초래한 경우에는 7일 이내. 이 경우 상세한 내용을 최초 보고 일부터 8일 이내에 추가로 보고하여야 함
2) 다음 각목에 정한 부작용을 초래하거나 이상반응 이 나타난 경우 15일 이내
(1) 입원 또는 입원기간의 연장이 필요한 경우
(2) 회복이 불가능하거나 심각한 불구 또는 기능 저하를 초래하는 경우
(3) 선천적 기형 또는 이상을 초래하는 경우

24. 법 제35조(사용중지명령 등)
의료기기의 사용중지명령
- 식품의약품안전처장 또는 특별자치도지사, 시장· 군수·구청장은 사용 중인 의료기기가 부적합으로 판정되거나 국민건강에 중대한 피해, 치명적 영향 을 줄 가능성이 있는 경우, 의료기기의 사용중지 또는 수리 등 필요한 조치를 명할 수 있음

25. 법 제40조(의료기기 감시원) 제2항
의료기기 감시원의 임명
- 의료기기 감시원은 식품의약품안전처, 특별시·광 역시·도·특별자치도, 시·군·구 소속 공무원 중에서 식품의약품안전처장 또는 특별시장·광역 시장·도지사·특별자치도지사, 시장·군수·구청장이 임명함

26. 법 제51조(벌칙)
- 품목허가나 품목신고를 하지 아니한 의료기기를 수리·판매·임대·수여 또는 사용하거나 판매· 임대·수여 또는 사용할 목적으로 제조·수입·수 리·저장 또는 진열할 경우, 5년 이하의 징역 또는 2천만 원 이하의 벌금에 처함
※ 박람회·전람회·전시회 등에서 전시할 목적으로 보건복지부령으로 정하는 절차 및 방법 등에 따라 의료기기를 제조·수입·저장 또는 진열하는 경우에는 그러하지 아니함

27. 장애인 복지법 제65조의 규정에 의해 장애인보조기구 중 의지, 보조기는 의료기기에서 제외한다

28. 의료기기위원회의 구성 및 운영 등에 필요한 사항은 대통령령으로 정한다.

29. 의료기기시행규칙 제36조(의료기기 감시원의 자격 및 직무범위) ①법 제40조 따른 의료기기 감시원은 보건복지부장관, 식품의약품안전처장, 지방식품의약품안전청장, 시,도지사 또는 시장, 군수, 군청장이 다음 각호의 1에 해당하는 소속 공무 중에서 임명한다.

30. 보건복지부장관, 식품의약품안전처장, 지방의약품안전청장, 시,도지사 또는 시장, 군수, 구청장이 다음 각호의 1에 해당하는 소속 공무원 중에서 임명한다.
1. 전문대학 또는 대학에서 의학, 약학, 치의학, 한의학, 수의학, 의공학 또는 이공계학과를 졸업한 자 또는 이와 동등 이상의 자격이 있는 자
2. 1년 이상 보견의료행정에 관한 업무에 종사한 경험이 있는 자

31. (별표1)의료기기의 등급분류 및 지정에 관한 기준과 절차 등급의 재분류 신청을 받은 식품안전처장은 이를 90일 이내에 심사, 결정한 후 그 결과를 신청인에게 통보하고, 이를 고지하여야 한다.

32. 의료기기 품목 별 품목별 등급에 관한 규정에 의한 방사선 진료장치는 양전자방출전신화단층 촬영장치, 양전자방출, 전자단층엑스선 촬영장치, 치료용하전입자가속장치, 치료용중성자조사장치, 형광스캐너, 핵단층촬영장치, 방사성핵종재호흡장치, 방사선치료용빔조성블록, 수동식근접치료용방사선조사장치, 원격조정식근접치료용방사선조사장치, 원격치료용방사선 조사장치, 감마카메라, 기능검사용 방사선측정장치, 베타계수기, 감마계수기, 베타, 감마계수기,감마선골밀도측정기, 단일광자방출전산화단층촬영장치, 난일광자방출전산화단층엑스선조합촬영장치, 치료용엑스선조사장치, 치료용방사선모사장치, 방사선혈액조사장치가 포함 된다

33. 진단형 방사선 촬영장치의 안전관리에 관한 규칙 제2조"진단용 방사선 발생장치"란 방사선을 이용하여 질병을 진단하는 데에 사용하는 기기로서 다음 각 목의 어느 하나에 해당 하는 장치를 말한다

가. 진단용 엑스선 장치
나. 진단용 엑스선 발생기
다, 치과 진단용 엑스선 발생기
라, 전산화 단층 촬영장치(치과용 전산화 단층 촬영장치, 이비인후과용 전산화 단층촬영장치 및 양전자방출전산화 단층 촬영장치를 포함한다)
마, 유방촬영 장치 등 방사선을 발생시켜 질병의 진단에 사용하는 기기

34. 의료기기 품목 별 품목별 등급에 관한 규정에 의한 보청기는 골도형 보청기, 기도형 보청기, 구화훈련용 보청기, 촉각형 보청기, 반이식형 보청기, 이식형 보청기, 인공중이가 포한 된다.

35. 의료기기법 제6조(제조업의 허가 등) 이 법을 위반하여 제조업허가가 취소된 날부터 1년이 지나지 아니한 자는 제조업허가를 받을 수 없다

36 제조판매증명서는 수입품목허가 시 제조원의 적법한 제조판매 사실을 확인하기 위한 제조국의 증명서류 이었으나 현재는 요구하지 않고 있다

37. 임상시험에 관한 자료는 안전성 및 유효성에 관한 자료로써 기허가 제품과 본질적으로 동등한 품목의 경우 생략할 수 있다

38. 의료기기법 시행규칙 제 27조 제1항에서는 낱개모음으로 한 개씩 포장하는 경우 최소단위 포장에 제조회사명과 형명을 기재하도록 규정하고 있다

39. 1년 이상 삽입되는 의료기기 중 추적관리대상 의료기기는 현재 (1) 이식형 인공심장 박동기 (2) 이식형 인공심장 박동기와 연결되는 영구설치용 전극. (3) 인공 심장판막. (4)이식형 심장충격기. (5)이식형 의약품주입 펌프 등이 규정 되어 있다. 그 밖에 식품의약안전처장이 소재 파악의 필요성이 있다고 정하여 고시하는 의료기기로 인공유방(실리콘겔이 포함된 것)과 이식형 심장충격기 전극이 있다. 심장충격기는 생명유지용 의료기기로서 의료기관 이외의 장소에서 사용가능한 추적관리대상 의료기기이다.

40~41. 제한접촉: 24시간 이내에 1회 혹은 반복 노출하는 의료기기 지속접촉: 24시간 이상 30일 이내에 1회 혹은 반복 노출하는 의료기기
영구접촉: 접촉기간이 30일을 초과하며 1회 노출 혹은 반복 노출하는 의료기기

42. 의료기기의 생물학적 안전에 관한 공동기준규격 발암성시험은 의료기기 및 원자재 또는 이들의 용출물을 시험동물의 수명 중 주요기간동안 1회 노출 혹은 여러번 노출시키거나 또는 접촉시켜서 종양 형성의 가능성을 평가한다.

43. 초기평가시험 : 세포 독성 시험, 감작시험, 자극 또는 피내 반응시험, 전신 독성(급성)시험, 아만성 독성(아급성 독성)시험, 유전 독성 시험, 이식 시험, 혈액 적합성 시험,
추가적 생물학적 평가시험 : 만성 독성 시험, 발암성 시험, 생식 독성 시험, 생분해성 시험, 독성 동태 시험, 면역 독성 시험

44. 이식시험은 의료기기에 사용되는 생체자료의 이식 후 나타나는 국소적 영향을 평가하는 시험이다

45. 한국산업안전시험원, 한국화학시험연구원, 서울대학교병원임상의학연구소는 의료기기 시험검사기관으로 지정된 곳이며, 한국보건산업진흥원은 보건복지가족부 산하 출연기관이다.

46. [별표3]의료기기 제조 및 품질관리기준에서 정한 문서화 및 실행

47. 의료기기법시행규칙 제19조 관련 별표 4에서 규정한 수입업소의 시설로 고객센터가 반드시 필요한 것은 아니다. 물론 품질관리를 위하여 필요하다고 판단되는 경우 고객센터가 필요할 수도 있다.

48. "부분품"이란 의료기기의 본체를 구성하기 위하여 필요한 부분을 말한다.

49. 의료기기로 임상시험을 하고자 하는 자는 임상시험계획서를 작성하여 식품의약품안전처장의 승인을 받아야 한다.

50. 임상시험에 사용되는 의료기기의 안전성 및 유효성을 증명하기 위하여 사람을 대상으로 시험한 자료인 임상시험에 관한 자료를 제출한다.

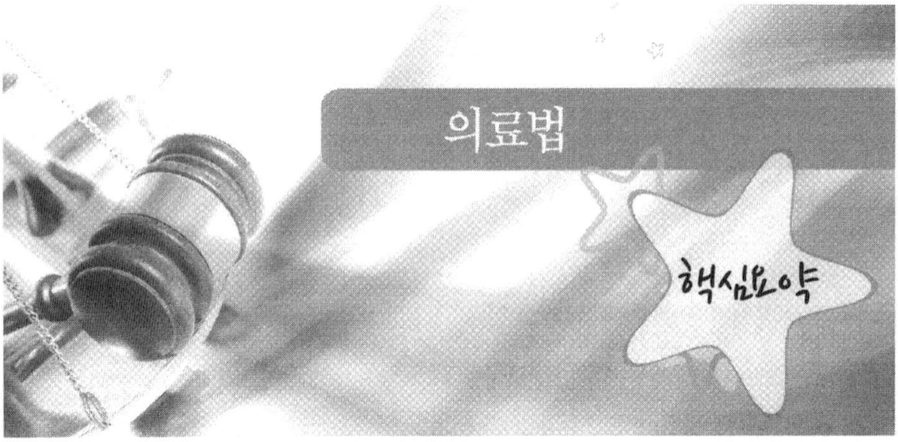

Ⅰ. 총 칭

1. 「의료법」의 목적

모든 국민이 수준 높은 의료 혜택을 받을 수 있도록 국민의료에 필요한 사항을 규정함으로써 국민의 건강을 보호하고 증진한다.

2. 의료인의 종류와 임무

의료인이란 보건복지부장관의 면허를 받은 의사·치과의사·한의사·조산사 및 간호사를 말한다.

1) 의사 : 의료와 보건지도
2) 치과의사 : 치과 의료와 구강 보건지도
3) 한의사 : 한방 의료와 한방 보건지도
4) 조산사 : 조산과 임부·해산부·산욕부 및 신생아에 대한 보건과 양호지도
5) 간호사 : 상병자나 해산부의 요양을 위한 간호 또는 진료 보조 및 대통령령으로 정하는 보건활동

3. 의료기관

1) 의료기관의 정의
   의료인이 공중 또는 특정 다수인을 위하여 의료업을 하는 곳
2) 의료기관의 종류
   (1) 의원급 의료기관
   의사, 치과의사 또는 한의사가 주로 외래환자를 대상으로 각각 그 의료행위를 하는 의료기관(의원, 치과의원, 한의원)
   (2) 조산원

조산사가 조산과 임부·해산부·산욕부 및 신생아를 대상으로 보건활동과 교육·상담 을 하는 의료기관

(3) 병원급 의료기관

의사, 치과의사 또는 한의사가 주로 입원환자를 대상으로 의료행위를 하는 의료기관(병원, 치과병원, 한방병원, 요양병원, 종합병원)

※ 요양병원의 종류 : 정신병원, 의료재활시설(병원 등의 요건을 갖출 것)

4. 병원 등·종합병원

1) 병원 등의 요건

(1) 병원 등의 종류

병원, 치과병원, 한방병원 및 요양병원

(2) 병상수

① 병원·한방병원 : 30개 이상의 병상

② 요양병원 : 30개 이상의 요양병상

※ 요양병상 : 장기입원이 필요한 환자를 대상으로 의료행위를 하기 위하여 설치한 병상

③ 치과병원 : 병상에 대한 규정 없음

2) 종합병원의 요건

(1) 병상 수

100개 이상의 병상

(2) 추가 진료과목

① 종합병원은 필수진료과목 외에 필요하면 추가로 진료과목을 설치·운영할 수 있다.

② 필수진료과목 외의 진료과목에 대하여는 해당 의료기관에 전속하지 아니한 전문의를 둘 수 있다.

5. 상급종합병원 지정

보건복지부장관은 중증질환에 대하여 난이도가 높은 의료행위를 전문적으로 하는 종합병원을 상급종합병원으로 지정할 수 있다.

1) 상급종합병원의 지정요건

(1) 보건복지부령으로 정하는 20개 이상의 진료과목을 갖추고 각 진료과목마다 전속하는 전문의를 둘 것

(2) 전문의가 되려는 자를 수련시키는 기관일 것

(3) 보건복지부령으로 정하는 인력·시설·장비 등을 갖출 것

(4) 질병군별 환자구성 비율이 보건복지부령으로 정하는 기준에 해당할 것

2) 상급종합병원의 평가

(1) 보건복지부장관은 상급종합병원의 지정 시 지정 요건 사항 및 전문성 등에 대하여 평가를 실시하여야 한다.

(2) 보건복지부장관은 상급종합병원으로 지정받은 종합병원에 대하여 3년마다 평가를 실시하여 재지정하거나 지정을 취소할 수 있다.

(3) 보건복지부장관은 평가업무를 관계 전문기관 또는 단체에 위탁할 수 있다 .

(4) 상급종합병원 지정·재지정의 기준·절차 및 평가업무의 위탁 절차 등에 관하여 필요한 사항은 보건복지부령으로 정한다.

6. 전문병원 지정

보건복지부장관은 병원급 의료기관 중에서 특정 진료과목이나 특정 질환 등에 대하여 난이도가 높은 의료행위를 하는 병원을 전문병원으로 지정할 수 있다 .

1) 전문병원의 지정요건

(1) 특정 질환별·진료과목별 환자의 구성비율 등이 보건복지부령으로 정하는 기준에 해당할 것

(2) 보건복지부령으로 정하는 수 이상의 진료과목을 갖추고 각 진료과목마다 전속하는 전문의를 둘 것

2) 전문병원의 평가

(1) 보건복지부장관은 전문병원의 지정 시 지정요건 사항 및 진료의 난이도 등에 대하여 평가를 실시하여야 한다.

(2) 보건복지부장관은 전문병원으로 지정받은 의료기관에 대하여 3년마다 평가를 실시하여 재지정하거나 지정을 취소할 수 있다.

(3) 보건복지부장관은 평가업무를 관계 전문기관 또는 단체에 위탁 가능하다.

(4) 전문병원 지정·재지정의 기준·절차 및 평가업무의 위탁 절차 등에 관하여 필요한 사항은 보건복지부령으로 정한다.

행정처분, 종합병원·상급종합병원·전문병원이 요건에 해당하지 아니하게 된 경우 : 시정명령

II. 의뢰인

≫ 제 1 절 자격과 면허

1. 의료인과 의료기관의 장의 의무

의료의 질을 높이고 병원감염을 예방하며 의료기술을 발전시키는 등 환자에게 최선의 의료서비스를 제공하기 위하여 노력하여야 한다.

1) 의료인의 의무

다른 의료인의 명의로 의료기관을 개설하거나 운영할 수 없다.

2) 의료기관의 장의 의무

환자의 권리 등 보건복지부령으로 정하는 사항을 환자가 쉽게 볼 수 있도록 의료기관 내에 게시하여야 한다.

과태료 환자의 권리 등을 게시하지 아니한 자 : 100만 원 이하의 과태료

2. 의사·치과의사 및 한의사 국가시험 응시자격

1) 의학·치의학 또는 한의학을 전공하는 대학을 졸업하고 의학사·치의학사 또는 한의 학사학위를 받은 자
2) 의학·치의학 또는 한의학을 전공하는 전문대학원을 졸업하고 석사학위 또는 박사학위를 받은 자
3) 보건복지부장관이 인정하는 외국의 (1), (2)에 해당하는 학교를 졸업하고 외국의 의사·치과의사 또는 한의사 면허를 받은 자로서 예비시험에 합격한 자

※ 의학·치의학 또는 한의학을 전공하는 대학 또는 전문대학원을 6개월 이내에 졸업하고 해당 학위를 받을 것으로 예정된 자는 자격을 가진 자로 본다. 다만, 그 졸업예정시기에 졸업하고 해당 학위를 받아야 면허를 받을 수 있다.

3. 조산사 국가시험 응시자격

1) 간호사 면허를 가지고 보건복지부장관이 인정하는 의료기관에서 1년간 조산 수습과정을 마친 자
2) 보건복지부장관이 인정하는 외국의 조산사 면허를 받은 자

※ 조산사와 간호사는 외국의 면허를 받은 자에 대한 예비시험이 없다.

※ 조산사는 간호사 면허와 함께 2개의 면허가 있어야 한다.

4. 간호사 국가시험 응시자격

1) 간호학을 전공하는 대학이나 전문대학을 졸업한 자
2) 보건복지부장관이 인정하는 외국의 대학이나 전문대학을 졸업하고 외국의 간호사 면허를 받은 자

※ 조산사와 간호사는 외국의 면허를 받은 자에 대한 예비시험이 없다.

5. 결격사유

1) 의료인 결격사유
   (1) 정신질환자(전문의가 의료인으로서 적합하다고 인정하는 경우는 예외)
   (2) 마약·대마·향정신성의약품 중독자
   (3) 금치산자·한정치산자
   (4) 보건의료 관련 법령을 위반하여 금고 이상의 형을 선고받고 그 형의 집행이 종료되지 아니하였거나 집행을 받지 아니하기로 확정되지 아니한 자

※ 보건관련 법규 : 「형법」 중 일부 조항, 「보건범죄단속에 관한 특별조치법」, 「지역보건법」,

「후천성면역결핍증 예방법」, 「응급의료에 관한 법률」, 「농어촌 등 보건의료를 위한 특별 조치법」, 「시체해부 및 보존에 관한 법률」, 「혈액관리법」, 「마약류관리에 관한 법률」, 「약사법」, 「모자보건법」, 그 밖에 대통령령으로 정하는 의료 관련 법령

행정처분, 의료인이 의료인 결격사유에 해당하게 된 때 : 면허취소

2) 결격사유 제외자

(1) 장애인

(2) 파산선고를 받고 복권되지 아니한 자

6. 국가시험

1) 국가시험 실시 대상면허

의사, 치과의사, 한의사, 조산사 또는 간호사 국가시험과 의사, 치과의사, 한의사 예비시험은 매년 보건복지부장관이 시행한다.

※ 조산사, 간호사는 예비시험 실시 대상이 아니다.

2) 국가시험 등의 범위

(1) 의료인의 국가시험

의학·치의학·한방의학·조산학·간호학 및 보건의약 관계 법규에 관하여 의사·치과의사·한의사·조산사 또는 간호사로서 갖추어야 할 지식과 기능

(2) 의사·치과의사·한의사 예비시험

① 국가시험에 응시하는 데에 필요한 지식과 기능에 관하여 실시하되, 1차 시험과 2차 시험으로 구분하여 실시한다.

② 예비시험에 합격한 자는 다음 회의 국가시험부터 예비시험을 면제한다.

3) 국가시험 등의 시행 및 공고

(1) 보건복지부장관은 매년 1회 이상 국가시험과 예비시험을 시행

(2) 보건복지부장관이 위탁할 수 있는 국가시험 등 관리기관

① 정부가 설립·운영비용의 일부를 출연한 비영리법인일 것

② 국가시험 등에 관한 조사·연구 등을 통하여 국가시험 등에 관한 전문적인 능력을 갖춘 비영리법인일 것

※ 보건복지부장관은 시험 관리능력이 있다고 인정되는 관계전문기관에 위탁 가능

(3) 공고

① 공고자 : 국가시험 등 관리기관의 장이 미리 보건복지부장관의 승인을 받아서 공고

② 공고내용 : 시험 일시, 시험 장소, 시험과목, 응시원서 제출기간, 그 밖에 시험의 실시에 관하여 필요한 사항

③ 공고기한 : 시험 실시 90일 전까지

※ 시험 장소는 지역별 응시인원이 확정된 후 30일 전까지 공고할 수 있다.

4) 시험과목 등(보건복지부령으로 정하는 사항)

국가시험 등의 시험과목, 시험방법, 합격자 결정방법, 그 밖에 시험에 관하여 필요한 사항

5) 시험위원

국가시험 등 관리기관의 장은 국가시험 등을 실시할 때마다 시험과목별로 전문지식을 갖춘 자 중에서 시험위원을 위촉한다.

6) 국가시험 등의 응시 및 합격자 발표

(1) 국가시험 등에 응시하려는 자는 국가시험 등 관리기관의 장이 정하는 응시원서를 국가시험 등 관리기관의 장에게 제출한다.

(2) 국가시험 등 관리기관의 장은 국가시험 등의 합격자를 결정하여 발표한다.

7) 관계 기관 등에의 협조 요청

국가시험 등 관리기관의 장은 국가시험 등의 관리 업무를 원활하게 수행하기 위하여 필요한 경우에는 국가·지방자치단체 또는 관계 기관·단체에 시험 장소 및 시험 감독의 지원 등 필요한 협조를 요청할 수 있다.

8) 시험방법 및 합격자 결정방법

(1) 시험방법

① 의사 국가시험의 시험방법

㉠ 필기시험과 실기시험으로 구분하여 실시

㉡ 필기시험 또는 실기시험 중 어느 한 시험에 합격한 자에 대하여는 다음 회의 시험에 한하여 그 시험을 면제

② 치과의사·한의사·조산사·간호사 국가시험의 시험방법 : 필기시험

(2) 합격자 결정방법

① 의사 국가시험

㉠ 필기시험 합격자 결정 : 전 과목 총점의 60% 이상, 매 과목 40% 이상을 득점한 자

㉡ 실기시험의 합격자 결정 : 의과대학 교수로 구성된 합격선 심의 위원회에서 결정된 합격점수 이상을 득점한 자

※ 실기시험의 합격 점수가 사전에 정해져 있지 않음에 주의할 것

㉢ 최종 합격자 : 필기시험과 실기시험에 모두 합격한 자

② 치과의사·한의사·조산사·간호사 국가시험

합격자 : 전 과목 총점의 60% 이상, 매 과목 40% 이상을 득점한 자

※ 실기시험 없이 필기시험만 실시하는 것에 주의할 것

※ 시행규칙 [별표 1] 국가시험의 시험과목, 시험방법 및 합격자 결정방법 참조

※ 시행규칙 [별표 2] 예비시험의 시험과목, 시험방법 및 합격자 결정방법 참조

7. 국가시험 등에 응시할 수 없는 자

1) 의료인 결격사유에 해당하는 자

2) 부정한 방법으로 국가시험 등에 응시한 자나 국가시험 등에 관하여 부정행위를 한 자

- 수험을 정지시키거나 합격을 무효로 하며 그 다음에 치러지는 2회의 국가시험 등에

응시 할 수 없다.

8. 면허 조건과 등록

1) 조건부 면허

보건복지부장관은 보건의료 시책에 필요하다고 인정하면 의료인 면허를 내줄 때 3년 이내의 기간을 정하여 특정 지역이나 특정 업무에 종사할 것을 면허의 조건으로 붙일 수 있다.

(1) 특정 지역

보건복지부장관이 정하는 보건의료 취약지

(2) 특정 업무

① 국·공립 보건의료기관의 업무

② 국·공·사립 보건의학연구기관의 기초의학 분야에 속하는 업무

행정처분, 면허 조건을 이행하지 아니한 경우 : 면허취소 사유

2) 면허의 등록 및 등록사항 정정

(1) 면허의 등록

① 보건복지부장관은 면허를 내줄 때에는 그 면허에 관한 사항을 등록대장에 등록하고 면허증을 내준다.

② 등록대장은 의료인의 종별로 따로 작성·비치한다.

(2) 등록대장의 기재 사항 정정

등록대장의 기재 사항이 변경될 때 신청한다.

(3) 면허증 갱신

면허증의 기재 사항이 변경될 때 신청한다.

3) 면허증 발급

(1) 국가시험에 합격한 자는 합격자 발표 후 보건복지부령으로 정하는 서류를 첨부하여 보건복지부장관에게 면허증 발급을 신청한다.

(2) 면허증 발급을 신청한 자에게는 그 종류별로 보건복지부령으로 정하는 바에 따라 면허증을 발급한다.

(3) 면허증은 면허증 발급을 신청한 날부터 14일 이내에 발급한다(보건복지부장관이 인정하는 외국에서 면허를 받은 경우 사실 등에 대한 조회가 끝난 날부터 14일 이내에 면허증 발급).

4) 면허증 재발급

(1) 사유

① 면허증을 잃어버렸거나 면허증이 헐어 못쓰게 되었을 때

② 면허가 취소된 후 재발급 사유에 해당된 경우

※ 면허취소의 원인이 된 사유가 소멸하거나 개전의 정이 현저하다고 인정될 때

(2) 절차

관할 시·도지사를 거쳐 보건복지부장관에게 제출한다.

5) 면허증의 반환

(1) 사유

① 의료인이 면허취소처분을 받았을 때

② 면허증을 재발급 받은 후 분실하였던 면허증을 발견한 경우

(2) 절차

지체 없이 주소지를 관할하는 시·도지사를 거쳐 보건복지부장관에게 반환한다.

≫ 제 2 절 권리와 의무

1. 의료인의 권리

1) 의료기술 등에 대한 보호

(1) 의료인이 하는 의료행위(의료·조산·간호 등 의료기술의 시행)에 대하여는 이 법이나 다른 법령에 따로 규정된 경우 외에는 누구든지 간섭하지 못한다.

(2) 누구든지 의료기관의 의료용 시설·기재·약품, 그 밖의 기물 등을 파괴·손상하거나 의료기관을 점거하여 진료를 방해하여서는 아니 되며, 이를 교사하거나 방조하여서는 아니 된다.

벌칙, 의료기관의 의료용 시설·기재·약품, 그 밖의 기물 등을 파괴·손상하거나 의료기관을 점거하여 진료를 방해한 자 및 이를 교사 또는 방조한 자 : 5년 이하의 징역 또는 2천 만 원 이하의 벌금

2) 무면허 의료행위 등 금지(법 제27조 참조)

(1) 의료인이 아니면 누구든지 의료행위를 할 수 없으며 의료인도 면허된 것 이외의 의료행위를 할 수 없다.

(2) 의료인이 아니면 의사·치과의사·한의사·조산사 또는 간호사 명칭이나 이와 비슷한 명칭을 사용하지 못한다.

※ 무면허 의료행위와 유사명칭 사용을 금지한 것은 의료인의 권리에 해당한다.

2. 진료거부 금지 등

1) 의료인은 진료나 조산 요청을 받으면 정당한 사유 없이 거부하지 못한다.

벌칙, 진료나 조산 요청을 받고 정당한 사유 없이 이를 거부한 의료인 : 1년 이하의 징역 또는 500만 원 이하의 벌금

2) 의료인은 응급환자에게 최선의 처치를 하여야 한다.

3. 세탁물 처리

1) 의료기관 세탁물 처리 권자

(1) 의료인, 의료기관

(2) 시장·군수·구청장에게 신고한 자

벌칙 의료기관에서 나오는 세탁물을 의료인·의료기관 또는 시장·군수·구청장에게 신고하지 아니한 자가 처리한 경우 : 300만 원 이하의 벌금

2) 세탁물 처리자에 대한 보건복지부령 규제 사항

(1) 위생적으로 보관·운반·처리

(2) 시설·장비 기준, 신고 절차 및 지도·감독, 그 밖에 관리에 필요한 사항

행정처분, 의료기관의 세탁물을 위생적으로 보관·운반·처리하지 아니한 경우 : 시정명령

벌칙 의료기관의 세탁물을 위생적으로 보관·운반·처리하지 않은 경우 : 300만 원 이하의 벌금

4. 진단서 등의 교부

1) 진단서, 검안서, 증명서 또는 처방전(전자처방전 포함)

(1) 작성 및 교부자

① 의사, 치과의사, 한의사

※ 검안서에 한하여 검시업무를 담당하는 국가기관에 종사하는 의사 포함

② 직접 진찰하거나 검안한 의사·치과의사 또는 한의사가 부득이한 사유로 진단서·검안서 또는 증명서를 내줄 수 없으면 같은 의료기관에 종사하는 다른 의사·치과의 사 또는 한의사가 환자의 진료기록부 등에 따라 교부 가능하다(처방전 제외).

행정처분, 진단서·검안서 또는 증명서를 거짓으로 작성하여 내주는 경우 : 자격정지 사유

벌칙, 의료업에 종사하고 직접 진찰하거나 검안한 의사·치과의사 또는 한의사가 아니면서 진단서·검안서 또는 증명서 또는 처방전을 작성하여 교부한 자 : 1년 이하의 징역 또는 500만 원 이하의 벌금

(2) 교부 또는 발송 대상

① 환자(환자가 사망 시 : 배우자, 직계존비속 또는 배우자의 직계존속)

② 검시를 하는 지방검찰청검사(검안서에 한함)

(3) 다시 진료하지 아니하더라도 진단서나 증명서를 교부할 수 있는 경우(검안서, 처방전 제외) : 진료 중이던 환자가 최종 진료 시부터4 8시간 이내에 사망한 경우

2) 출생, 사망, 사산 증명서

(1) 작성 및 교부자

① 의사, 한의사, 조산사

② 직접 조산한 의사·한의사 또는 조산사가 부득이한 사유로 증명서를 내줄 수 없으면 같은 의료기관에 종사하는 다른 의사·한의사 또는 조산사가 진료기록부 등에 따라 증명서 교부 가능하다.

벌칙, 의료업에 종사하고 직접 조산한 의사·한의사 또는 조산사가 아니면서 출생·사망 또는 사산증명서를 교부한 자 : 1년 이하의 징역 또는 500만 원 이하의 벌금

3) 의무 사항

(1) 의사·치과의사 또는 한의사는 자신이 진찰하거나 검안한 자에 대한 진단서·검안서 또는 증명서 교부를 요구받은 때에는 정당한 사유 없이 거부하지 못한다.

벌칙 자신이 진찰하거나 검안한 자에 대한 진단서·검안서 또는 증명서 교부를 요구받고 정당한 사유 없이 이를 거부한 의사·치과의사 또는 한의사 :300만 원 이하의 벌금

(2) 의사·한의사 또는 조산사는 자신이 조산한 것에 대한 출생·사망 또는 사산 증명서 교부를 요구받은 때에는 정당한 사유 없이 거부하지 못한다.

벌칙, 자신이 조산한 것에 대한 출생·사망 또는 사산 증명서 교부를 요구받고 정당한 사유 없이 이를 거부한 의사·한의사 또는 조산사 : 300만 원 이하의 벌금

5. 처방전 작성과 교부

1) 처방전 작성

(1) 처방전 작성 의무자

의사, 치과의사

※ 한의사도 처방전을 발행할 수 있음

(2) 처방전 작성 사유

의사나 치과의사는 환자에게 의약품을 투여할 필요가 있다고 인정하면 보건복지부령으로 정하는 바에 따라 처방전을 작성하여 환자에게 교부 또는 발송(전자처방전)한다.

※ 예외 : 의사나 치과의사가 「약사법」에 따라 자신이 직접 의약품을 조제할 수 있는 경우

(3) 보건복지부령으로 정하는 사항

처방전의 서식, 기재사항, 보존, 그 밖에 필요한 사항

2) 처방전 교부

(1) 의사나 치과의사는 환자에게 처방전 2부를 발급하여야 한다.

(2) 의사나 치과의사는 환자를 치료하기 위하여 필요하다고 인정되면 다음 내원일에 사용할 의약품에 대하여 미리 처방전을 발급할 수 있다.

(3) 의사나 치과의사 자신이 직접 조제할 수 있음에도 불구하고 처방전을 발행하여 환자에게 발급할 수 있다.

3) 규제사항

누구든지 정당한 사유 없이 전자처방전에 저장된 개인정보를 탐지하거나 누출·변조 또는 훼손하여서는 아니 된다.

벌칙, 정당한 사유 없이 전자처방전에 저장된 개인정보를 탐지하거나 누출·변조 또는 훼손 한 자 : 5년 이하의 징역 또는 2천만 원 이하의 벌금

4) 약사 또는 한약사의 문의에 대한 응대

(1) 처방전을 발행한 의사 또는 치과의사(처방전을 발행한 한의사 포함)는 처방전에 따라 의약품을 조제하는 약사 또는 한약사가 문의한 때 즉시 이에 응하여야 한다.

(2) 약사 또는 한약사의 문의에 응할 수 없는 사유

① 응급환자를 진료 중인 경우

② 환자를 수술 또는 처치 중인 경우

③ 그 밖에 약사의 문의에 응할 수 없는 정당한 사유가 있는 경우

※ 사유가 종료된 때 즉시 이에 응하여야 한다.

벌칙, 처방전을 발행한 의사 또는 치과의사(처방전을 발행한 한의사 포함)가 처방전에 따라 의약품을 조제하는 약사 또는 한약사의 문의가 있을 때 즉시 이에 응하지 않은 경우 : 300만 원 이하의 벌금

6. 비밀 누설 금지

의료인은 이 법이나 다른 법령에 특별히 규정된 경우 외에는 의료·조산 또는 간호를 하 면서 알게 된 다른 사람의 비밀을 누설하거나 발표하지 못한다.

벌칙, 의료·조산 또는 간호를 하면서 알게 된 다른 사람의 비밀을 누설하거나 발표한 의료인 : 3년 이하의 징역 또는 1천만 원 이하의 벌금(친고죄)

7. 태아 성 감별 등 행위 금지

1) 태아 성 감별 행위 금지

의료인은 태아 성 감별을 목적으로 임부를 진찰하거나 검사하여서는 아니 되며, 같은 목적을 위한 다른 사람의 행위를 도와서도 아니 된다.

2) 태아의 성별누설 금지

의료인은 임신 32주 이전에 태아나 임부를 진찰하거나 검사하면서 알게 된 태아의 성을 임 부, 임부의 가족, 그 밖의 다른 사람이 알게 하여서는 아니 된다.

행정처분, 태아 성 감별 행위 등 금지를 위반한 경우 : 자격정지 사유

벌칙, 태아 성 감별 행위 등 금지를 위반한 경우 : 2년 이하의 징역 또는 1천만 원 이하의 벌금

8. 기록 열람 등

1) 환자기록 열람금지

의료인이나 의료기관 종사자는 환자가 아닌 다른 사람에게 환자에 관한 기록을 열람하게 하거나 그 사본을 내주는 등 내용을 확인할 수 있게 하여서는 아니 된다.

벌칙, 정당한 이유 없이 환자가 아닌 다른 사람에게 환자에 관한 기록을 열람하게 하거나 그 사본을 내주는 등 내용을 확인할 수 있게 한 의료인이나 의료기관 종사자 : 3년 이하의 징역 또는 1천만 원 이하의 벌금

2) 환자기록 열람 및 사본 교부자

의료인이나 의료기관 종사자

※ 진료기록을 보관하고 있는 의료기관이나 진료기록이 이관된 보건소에 근무하는 의사·치과의사 또는 한의사는 자신이 직접 진료하지 아니한 환자의 과거 진료 내용의 확인 요청을 받은 경우에는 진료기록을 근거로 하여 사실을 확인하여 줄 수 있다.

3) 환자 외 환자기록의 열람 및 사본교부가 가능한 경우

(1) 환자의 배우자, 직계 존속·비속 또는 배우자의 직계 존속이 환자 본인의 동의서와 친족관계임을 나타내는 증명서 등을 첨부하는 등 보건복지부령으로 정하는 요건을

갖추어 요청한 경우

(2) 환자가 지정하는 대리인이 환자 본인의 동의서와 대리권이 있음을 증명하는 서류를 첨부하는 등 보건복지부령으로 정하는 요건을 갖추어 요청한 경우

(3) 환자가 사망하거나 의식이 없는 등 환자의 동의를 받을 수 없어 환자의 배우자, 직계 존속·비속 또는 배우자의 직계 존속이 친족관계임을 나타내는 증명서 등을 첨부하는 등 보건복지부령으로 정하는 요건을 갖추어 요청한 경우

(4) 「국민건강보험법」에 따라 급여비용 심사·지급·대상여부 확인·사후관리 및 요양급여의 적정성 평가·가감지급 등을 위하여 국민건강보험공단, 건강보험심사평가원에 제 공하는 경우

(5) 「의료급여법」에 따라 의료급여 수급권자 확인, 급여비용의 심사·지급, 사후관리 등 의료급여 업무를 위하여 보장기관(시·군·구), 국민건강보험공단, 건강보험심사평가원에 제공하는 경우

(6) 「형사소송법」에 따른 경우

(7) 「민사소송법」에 따라 문서제출을 명한 경우

(8) 「산업재해보상보험법」에 따라 근로복지공단이 보험급여를 받는 근로자를 진료한 산재보험 의료기관(의사를 포함)에 대하여 그 근로자의 진료에 관한 보고 또는 서류 등 제출을 요구하거나 조사하는 경우

(9) 「자동차손해배상 보장법」에 따라 의료기관으로부터 자동차보험진료수가를 청구받은 보험회사 등이 그 의료기관에 대하여 관계 진료기록의 열람을 청구한 경우

(10) 「병역법」에 따라 지방병무청장이 징병검사와 관련하여 질병 또는 심신장애의 확인을 위하여 필요하다고 인정하여 의료기관의 장에게 징병검사대상자의 진료기록·치료 관련 기록의 제출을 요구한 경우

(11) 「학교안전사고 예방 및 보상에 관한 법률」에 따라 공제회가 공제급여의 지급 여부를 결정하기 위하여 필요하다고 인정하여 요양기관에 대하여 관계 진료기록의 열람 또는 필요한 자료의 제출을 요청하는 경우

(12) 「고엽제후유의증 환자지원 등에 관한 법률」에 따라 의료기관의 장이 진료기록 및 임상소견서를 보훈병원장에게 보내는 경우

(13) 「의료사고 피해구제 및 의료분쟁 조정 등에 관한 법률」에 따른 경우

(14) 「국민연금법」에 따라 국민연금공단이 부양가족연금, 장애연금 및 유족연금 급여의 지급심사와 관련하열 가입자 또는 가입자였던 사람을 진료한 의료기관에 해당 진료에 관한 사항의 열람 또는 사본 교부를 요청하는 경우

※ 의사·치과의사 또는 한의사가 환자의 진료를 위하여 불가피하다고 인정한 경우에는 열람 및 교부를 하지 않을 수 있음

4) 진료기록 등의 송부 의무

의료인은 다른 의료인으로부터 진료기록의 내용 확인이나 환자의 진료경과에 대한 소견 등을 송부할 것을 요청받은 경우에는 해당 환자나 환자 보호자의 동의를 받아 송부한다.

※ 해당 환자의 의식이 없거나 응급환자인 경우 또는 환자의 보호자가 없어 동의를 받을 수 없는 경우에는 환자나 환자 보호자의 동의 없이 송부 가능하다.

벌칙, 다른 의료인으로부터 진료기록의 내용 확인이나 환자의 진료경과에 대한 소견 등을 송부할 것을 요청받고 이를 송부하지 않은 의료인 :3 00만 원 이하의 벌금

5) 응급환자 진료기록 이송 의무

의료인은 응급환자를 다른 의료기관에 이송하는 경우에는 지체 없이 내원 당시 작성된 진료기록의 사본 등을 이송하여야 한다.

벌칙, 응급환자를 다른 의료기관에 이송할 때 지체 없이 내원 당시 작성된 진료기록의 사본 등을 이송하지 않은 의료인 : 300만 원 이하의 벌금

9. 진료기록부 등

1) 진료기록부 등의 기록 및 보존 의무

(1) 기록의 의무

① 의료인은 진료기록부 등(진료기록부, 조산기록부, 간호기록부, 그 밖의 진료에 관한 기록)을 갖추어 두고 그 의료행위에 관한 사항과 의견을 상세히 기록하고 서명하여야 한다.

② 의료인은 진료기록부 등을 거짓으로 작성하거나 고의로 사실과 다르게 추가기재·수정하여서는 아니 된다.

행정처분, 진료기록부 등을 거짓으로 작성하거나 고의로 사실과 다르게 추가기재·수정한 때

벌칙, 진료기록부 등을 거짓으로 작성하거나 고의로 사실과 다르게 추가기재·수정한 의료인 : 3년 이하의 징역 또는 1천만 원 이하의 벌금

(2) 보존의 의무

의료인이나 의료기관 개설자는 진료기록부 등을 보건복지부령으로 정하는 바에 따라 보존한다.

벌칙, 진료기록부 등을 갖추어 의료행위에 관한 사항과 의견을 기록·서명하지 않은 의료인 : 300만 원 이하의 벌금

2) 진료기록부 등의 기재 사항

진료기록부·조산기록부·간호기록부에는 해당 사항을 한글과 한자로 작성(질환명, 검사 명, 약제명 등 의학용어는 외국어로 작성 가능)해야 한다 .

3) 진료에 관한 기록의 보존

(1) 환자 명부 : 5년 (2) 진료기록부 : 10년

(3) 처방전 : 2년 (4) 수술기록 : 10년

(5) 검사소견기록 : 5년 (6) 방사선사진 및 그 소견서 : 5년

(7) 간호기록부 : 5년 (8) 조산기록부 : 5년

(9) 진단서 등의 부본(진단서·사망진단서 및 시체검안서 등을 따로 구분하여 보존할 것) : 3년

벌칙, 진료기록부 등을 보존하지 않은 의료인 : 300만 원 이하의 벌금

10. 전자의무기록

1) 의료인이나 의료기관 개설자는 진료기록부 등을 전자의무기록으로 작성·보관할 수 있다.
2) 의료인이나 의료기관 개설자는 전자의무기록을 안전하게 관리·보존하는 데에 필요한 시설과 장비를 갖추어야 한다.

행정처분, 의료인 또는 의료기관 개설자가 전자의무기록을 안전하게 관리·보존하는 데에 필요한 시설과 장비를 갖추지 아니한 경우 : 시정명령

3) 누구든지 정당한 사유 없이 전자의무기록에 저장된 개인정보를 탐지하거나 누출·변조 또는 훼손하여서는 아니 된다.

벌칙, 정당한 사유 없이 전자의무기록에 저장된 개인정보를 탐지하거나 누출·변조 또는 훼손한 자 : 5년 이하의 징역 또는 2천만 원 이하의 벌금

11. 부당한 경제적 이익 등의 취득 금지

1) 대상

의료인, 의료기관 개설자 및 의료기관 종사자

2) 금지 내용

(1) 「약사법」에 따른 품목허가를 받은 자 또는 품목신고를 한 자, 의약품 수입자, 의약품 도매상으로부터 의약품 채택·처방유도 등 판매촉진을 목적으로 제공되는 경제적 이익 등

(2) 「의료기기법」에 따른 제조업자, 의료기기 수입업자, 의료기기 판매업자 또는 임대업자로부터 의료기기 채택·사용유도 등 판매촉진을 목적으로 제공되는 경제적 이익 등

※ 견본품 제공 등의 행위로서 보건복지부령으로 정하는 범위 안의 경제적 이익 등인 경우에는 예외

※ 견본품 제공 등의 행위 : 견본품 제공, 학술대회 지원, 임상시험 지원, 제품설명회, 대금결제 조건에 따른 비용할인, 시판 후 조사 등의 행위

3) 허용되는 경제적 이익 등의 범위

시행규칙 [별표 2의3] 허용되는 경제적 이익 등의 범위 참조

행정처분, 부당하게 경제적 이익 등을 제공 받은 때 : 자격정지 사유

벌칙, 업자로부터 부당한 경제적 이익 등을 취득한 자 : 2년 이하의 징역 또는 3천만 원 이하의 벌금

12. 요양방법 지도

의료인은 환자나 환자의 보호자에게 요양방법이나 그 밖에 건강관리에 필요한 사항을 지도하여야 한다.

위반시 직접적인 처벌규정은 없으나 이 의무에 위반하여 환자에게 손해를 입힌 경우에는 민·형사상의 책임이 문제이다.

13. 의료인의 실태 및 취업상황 신고

1) 의료인은 대통령령으로 정하는 바에 따라 최초로 면허를 받은 후부터 3년마다 그 실태 와 취업상황 등을 보건복지부장관에게 신고하여야 한다.
   (1) 의료인은 그 실태와 취업상황 등을 면허증을 발급 또는 재발급 받은 날부터 매 3년이 되는 해의 12월 31일까지 보건복지부장관에게 신고하여야 한다.
   (2) 기존「의료법」에 따라 신고를 한 의료인의 경우에는 그 신고한 날부터 매 3년이 되는 해 의 12월 31일까지 신고하여야 한다.
2) 보건복지부장관은 보수교육을 이수하지 아니한 의료인에 대하여 신고를 반려할 수 있다.
3) 신고 수리 업무의 관련단체 위탁
   (1) 보건복지부장관은 신고 수리 업무를 대통령령으로 정하는 바에 따라 관련 단체 등에 위탁할 수 있다.
   (2) 보건복지부장관은 신고 수리 업무를 중앙회(의사회·치과의사회·한의사회· 조산사회 및 간호사회)에 위탁할 수 있다.

14. 변사체 신고 의무자

의사, 치과의사, 한의사 및 조산사는 사체를 검안하여 변사한 것으로 의심되는 때에는 사체의 소재지를 관할하는 경찰서장에게 신고하여야 한다.

※ 의료인 중 간호사는 신고 의무자가 아님에 주의

벌칙, 변사체로 의심되는 사체를 소재지를 관할하는 경찰서장에게 신고하지 않은 의사·치과의사·한의사 및 조산사 : 300만 원 이하의 벌금

>> 제 3절 의료행위의 제한

1. 무면허 의료행위 등

1) 무면허 의료행위 등 금지
   (1) 무면허 의료행위 금지 및 면허의 범위
   의료인이 아니면 누구든지 의료행위를 할 수 없으며 의료인도 면허된 것 이외의 의료행위를 할 수 없다.

행정처분, 의료인이 아닌 자로 하여금 무자격자에게 의료행위를 하게 한 때 : 의료업 정지, 개설 허가 취소, 의료기관 폐쇄명령 사유, 자격정지 사유

행정처분, 의료기사가 아닌자에게 의료기사의 업무를 하게 하거나 의료기사에게 그 업무 범위를 벗어나게 한 때 : 자격정지 사유

벌칙, 무면허 의료행위 및 면허된 것 이외의 의료행위를 한 자 : 5년 이하의 징역 또는 2천만 원 이하의 벌금

   (2) 유사명칭 사용 금지
   의료인이 아니면 의사·치과의사·한의사·조산사 또는 간호사 명칭이나 이와 비슷한 명칭을 사용하지 못한다.

벌칙, 의료인이 아니면서 의료인 명칭이나 이와 비슷한 명칭을 사용한 자 : 300만 원

이하의 벌금

(3) 영리를 목적으로 환자를 의료기관이나 의료인에게 소개·알선·유인하는 행위 및 이를 사주하는 행위 금지

(4) 허용된 행위

① 환자의 경제적 사정 등을 이유로 개별적으로 관할 시장·군수·구청장의 사전승인 을 받아 환자를 유치하는 행위

② 국민건강보험법에 따른 가입자나 피부양자가 아닌 외국인(보건복지부령으로 정하는 바에 따라 국내에 거주하는 외국인은 제외)환자를 유치하기 위한 행위

2) 의료인은 아니지만 보건복지부령으로 정하는 범위에서 의료행위를 할 수 있는 자

(1) 외국의 의료인 면허를 가진 자로서 일정 기간 국내에 체류하는 자

① 외국과의 교육 또는 기술협력에 따른 교환교수의 업무

② 교육연구사업을 위한 업무

③ 국제의료봉사단의 의료봉사 업무

※ 업무를 수행하기 위하여 필요한 범위에서 보건복지부장관의 승인을 받은 의료행위일 것

(2) 의과대학, 치과대학, 한의과대학, 의학전문대학원, 치의학전문대학원, 한의학전문대학원, 종합병원 또는 외국 의료원조기관의 의료봉사 또는 연구 및 시범사업을 위하여 의료행위를 하는 자

① 국민에 대한 의료봉사활동을 위한 의료행위

② 전시·사변이나 그 밖에 이에 준하는 국가비상사태 시에 국가나 지방자치단체의 요청에 따라 행하는 의료행위

③ 일정한 기간의 연구 또는 시범 사업을 위한 의료행위

(3) 의학·치과의학·한방의학 또는 간호학을 전공하는 학교의 학생

① 전공 분야와 관련되는 실습을 하기 위하여 지도교수의 지도·감독을 받아 행하는 의료행위

② 국민에 대한 의료봉사활동으로서 의료인의 지도·감독을 받아 행하는 의료행위

③ 전시·사변이나 그 밖에 이에 준하는 국가비상사태 시에 국가나 지방자치단체의 요청에 따라 의료인의 지도·감독을 받아 행하는 의료행위

3) 외국인환자를 유치하기 위한 행위를 할 수 없는 자

보험회사, 상호회사, 보험설계사, 보험대리점 또는 보험중개사

벌칙, 외국인환자 유치행위를 한 보험회사, 상호회사, 보험설계사, 보험대리점 또는 보험중개사 : 3년 이하의 징역 또는 1천만 원 이하의 벌금

2. 외국인환자 유치에 대한 등록 등

1) 외국인환자 유치 의료기관의 등록요건

(1) 등록대상

보건복지부령으로 정하는 요건을 갖추어 보건복지부장관에게 등록한다.

(2) 등록요건

① 외국인환자를 유치하려는 진료과목별로 전문의 1명 이상을 두어야 한다.

② 진료과목이 「전문의의 수련 및 자격 인정 등에 관한 규정」에 따른 전문과목이 아닌 경우에는 예외

※ 「전문의의 수련 및 자격 인정 등에 관한 규정」에 따른 전문과목 :

내과·신경과·정신건강의학과·외과·정형외과·신경외과·흉부외과·성형외과·마취통증의학과·산부인과·소아청소년과·안과·이비인후과·피부과·비뇨기과·영상의학과·방사선종양학과·병리과·진단검사의학과·결핵과·재활의학과·예방의학과·가정의학과·응급의학과·핵의학과 및 직업환경의학과

행정처분, 외국인환자 유치 의료기관이 보건복지부장관에게 등록하지 아니한 경우 : 시정명령

벌칙, 보건복지부장관에게 등록하지 아니한 외국인환자 유치 의료기관 : 3년 이하의 징역 또는 1천만 원 이하의 벌금

2) 외국인환자 유치업자의 등록요건

(1) 등록대상

보건복지부장관에게 등록한다.

(2) 등록요건

① 보건복지부령으로 정하는 보증보험에 가입하였을 것

※ 보증보험에 가입한 후 외국인환자에게 입힌 손해를 배상하여 보험계약이 해지된 경우에는 1개월 이내에 다시 가입

② 보건복지부령으로 정하는 규모 이상의 자본금을 보유할 것

※ 보건복지부령으로 정하는 규모 : 1억원(일반여행업 등록을 한 경우 0원)

③ 그 밖에 외국인환자 유치를 위하여 보건복지부령으로 정하는 사항

※ 보건복지부령으로 정하는 사항 : 국내에 설치한 사무소

행정처분, 외국인환자 유치업자가 보건복지부장관에게 등록하지 아니한 경우 : 시정명령

벌칙, 보건복지부장관에게 등록하지 아니한 외국인환자 유치업자 : 3년 이하의 징역 또는 1천만 원 이하의 벌금

3) 외국인 환자 유치 의료기관 또는 외국인환자 유치업자의 등록취소

(1) 취소권자

보건복지부장관

(2) 취소사유

① 등록요건을 갖추지 아니한 경우

② 국민건강보험법에 따른 가입자나 피부양자를 유치하는 행위를 한 경우

③ 시정명령을 이행하지 아니한 경우

4) 상급종합병원의 외국인환자 유치 제한

(1) 보건복지부령으로 정하는 병상 수를 초과하여 외국인환자를 유치할 수 없다.

(2) 보건복지부령으로 정하는 병상수 : 병상수의 100분의 5

행정처분, 외국인환자 유치 의료기관 중 상급종합병원이 규정된 병상 수를 초과하여 외국인

환자를 유치한 경우 : 시정명령

5) 외국인환자 유치를 위한 등록절차

(1) 외국인환자 유치 의료기관 및 외국인환자를 유치하려는 자는 등록신청서와 서류를 첨부하여 한국보건산업진흥원에 제출한다.

(2) 한국보건산업진흥원은 신청 내용이 등록요건에 적합한지 여부를 검토하여 그 검토 내용을 보건복지부장관에게 알려야 한다.

(3) 보건복지부장관은 검토 내용을 확인한 결과 등록요건에 적합한 신청인에게 외국인환자 유치 의료기관 등록증 및 외국인환자 유치업자 등록증을 각각 발행한다.

(4) 한국보건산업진흥원은 발행된 등록증을 신청인에게 내주어야 한다.

6) 외국인환자 유치 사업실적 보고

(1) 외국인 환자 유치 의료기관 및 외국인환자 유치업자는 보건복지부령으로 정하는 바에 따라 매년 3월 말까지 전년도 사업실적을 보건복지부장관에게 보고하여야 한다.

※ 한국보건산업진흥원에 등록업무 위탁

(2) 등록한 외국인 환자 유치 등록 의료기관 및 외국인환자 유치업자는 전년도 사업실적(외국인환자의 성명은 제외)을 매년 3월 31일까지 한국보건산업진흥원에 보고하여야 한다.

※ 한국보건산업진흥원은 보고 내용과 결과를 매년 4월 30일까지 보건복지부장관에게 보고하여야 한다.

행정처분, 외국인 환자 유치 의료기관 및 외국인환자 유치업자가 전년도 사업실적을 보건복지부장관에게 보고하지 아니한 경우 : 시정명령

≫ 제 4 절 의료인 단체

1. 중앙회와 지부

1) 중앙회

(1) 중앙회와 의료인의 관계

① 설립 의무 의료인 : 의사·치과의사·한의사·조산사 및 간호사

② 의료인은 당연 중앙회 회원(의료인의 중앙회 설립은 의무사항임)

③ 중앙회의 정관 준수

(2) 조직 형태

① 대통령령으로 정하는 바에 따라 각각 전국적 조직

② 법인

(3) 중앙회 종류

의사회·치과의사회·한의사회·조산사회 및 간호사회

(4) 규정 준용

중앙회에 관하여 이 법에 규정되지 아니한 사항에 대하여는 민법 중 사단법인에 관한 규정을 준용한다.

2) 지부

(1) 설치지역

① 시·도

② 그 외의 지부나 외국에 의사회 지부를 설치하려면 보건복지부장관의 승인

(2) 설치시기

① 설립등기를 끝낸 날부터 3주일 이내

② 외국에 두는 의사회 지부는 정관 변경허가를 받은 날부터1 0주일 이내

3) 분회

설치지역 : 시·군·구

※ 중앙회가 지부나 분회를 설치한 때에는 그 지부나 분회의 책임자는 지체 없이 시·도지사 또는 시장·군수·구청장에게 신고한다.

4) 각 중앙회 윤리위원회

(1) 윤리위원회의 구성

① 위원장 1명을 포함한 11명의 위원으로 구성

② 위원장은 위원 중에서 각 중앙회의 장이 위촉한다.

③ 위원의 위촉 : 다음 사람 중에서 각 중앙회의 장이 위촉하되, ㉡에 해당하는 사람이 4명 이상 포함된다.

㉠ 각 중앙회 소속 회원으로서 의료인 경력이 10년 이상인 사람

㉡ 의료인이 아닌 사람으로서 법률, 보건, 언론, 소비자 권익 등에 관하여 경험과 학식이 풍부한 사람

④ 위원의 임기 : 3년(한 번만 연임 가능)

(2) 윤리위원회의 심의·의결 사항

① 자격정지 처분 요구에 관한 사항(법 제66조의2)

② 각 중앙회 소속 회원에 대한 자격심사 및 징계에 관한 사항

③ 그 밖에 회원의 윤리 확립을 위해 필요한 사항으로서 각 중앙회의 정관으로 정하는 사항

(3) 윤리위원회의 회의

① 위원장이 필요하다고 인정하는 경우나 각 중앙회의 장 또는 재적위원 3분의 1 이상이 요청하는 경우에 위원장이 소집한다.

② 위원장은 회의 개최 7일 전까지 회의 일시, 장소 및 안건을 각 위원에게 통보한다.

③ 윤리위원회의 회의는 재적위원 3분의 2 이상의 출석으로 개의하고 출석위원 3분의 2 이상의 찬성으로 의결한다.

※ (2) 윤리위원회의 심의·의결 사항 중 ② 각 중앙회 소속 회원에 대한 자격심사 및 징계에 관한 사항 및 ③ 그 밖에 회원의 윤리 확립을 위해 필요한 사항으로서 각 중앙회의 정관으로 정하는 사항에 관한 정족수는 각 중앙회의 정관으로 달리 정할 수 있다 .

(4) 의견 진술 기회

윤리위원회의 위원장은 다음 사항에 관하여 심의·의결하려는 경우에는 해당 안건의 당사자에게 구술 또는 서면(전자문서 포함)으로 의견을 진술할 기회를 주어야 한다.

① 자격정지 처분 요구에 관한 사항
② 각 중앙회 소속 회원에 대한 자격심사 및 징계에 관한 사항

2. 중앙회 설립 허가

1) 중앙회 설립 허가 신청자
중앙회 대표자
2) 신청서 제출
대통령령으로 정하는 바에 따라 정관과 그 밖에 필요한 서류를 보건복지부 장관에게 제출하여 설립 허가를 받는다.

3. 협조 의무

1) 중앙회의 협조 의무
중앙회는 보건복지부장관으로부터 의료와 국민보건 향상에 관한 협조 요청을 받으면 협조하여야 한다.
2) 보수교육
(1) 보수교육 실시자
중앙회
※ 중앙회는 보건복지부령으로 정하는 바에 따라 회원의 자질 향상을 위하여 필요한 보수교육을 실시한다.
(2) 보수교육 대상자 : 의료인
(3) 보수교육시간 : 연간 8시간 이상 이수
(4) 보수교육 위탁 기관
① 지부 또는 중앙회의 정관에 따라 설치된 의학·치의학·한의학·간호학 분야별 전문학회 및 전문단체
② 의과대학·치과대학·한의과대학·의학전문대학원·치의학전문대학원·한의학전문대학원·간호대학 및 그 부속병원
③ 수련병원
④ 한국보건복지인력개발원
⑤ 다른 법률에 따른 보수교육 실시기관(교육시간 전부 또는 일부를 보수교육 이수 시간으로 인정)
(5) 보수교육 면제자
① 전공의
② 의과대학·치과대학·한의과대학·간호대학의 대학원 재학생
③ 면허증을 발급받은 신규 면허취득자
④ 보건복지부장관이 보수교육을 받을 필요가 없다고 인정하는 사람
(6) 보수교육 유예자

① 해당 연도에 6개월 이상 환자진료 업무에 종사하지 아니한 사람
② 보건복지부장관이 보수교육을 받기가 곤란하다고 인정하는 사람

Ⅲ. 의료기관

≫ 제 1절 의료기관의 개설

1. 개설

1) 의료기관의 개설

의료인은 의료기관을 개설하여 의료기관 내에서 의료업을 하여야 한다.

벌칙, 의료기관을 개설하지 아니하고 의료업을 한 의료인 : 300만 원 이하의 벌금

(1) 의료기관을 개설할 수 있는 자

① 의사, 치과의사, 한의사 또는 조산사

※ 의료인은 어떠한 명목으로도 둘 이상의 의료기관을 개설·운영할 수 없다. 다만, 2 이상 의 의료인 면허를 소지한 자가 의원급 의료기관을 개설하려는 경우에는 하나의 장소에 한하여 면허 종별에 따른 의료기관을 함께 개설 가능하다.

벌칙 의료인이 2개 이상의 의료기관(안마시술소 포함)을 개설한 때 : 5년 이하의 징역 또는 2천만 원 이하의 벌금

② 국가나 지방자치단체

③ 의료법인

④ 민법이나 특별법에 따라 설립된 비영리법인

⑤ 준정부기관, 지방의료원, 한국보훈복지의료공단

행정처분, 의료기관·비영리법인, 준정부기관·지방의료원 또는 한국보훈복지의료공단의 설립허가가 취소되거나 해산된 때 : 의료업 정지, 개설허가 취소, 의료기관 폐쇄명령 사유

벌칙, 의료기관(안마시술소 포함)을 개설할 수 없는 자가 의료기관을 개설한 때 : 5년 이하의 징역 또는 2천만 원 이하의 벌금

(2) 의료기관 개설 신고 및 허가

① 의원·치과의원·한의원 또는 조산원 개설

㉠ 시장·군수·구청장에게 신고

㉡ 조산원 개설자는 반드시 지도의사를 정할 것

㉢ 시장·군수·구청장은 신고서를 수리한 경우 의료기관 개설신고증명서를 발급한다.

※ 시장·군수·구청장은 분기별 의료기관의 개설신고 수리 상황을 매 분기가 끝난 후 15일까지 시·도지사를 거쳐 보건복지부장관에게 보고한다.

벌칙, 시장·군수·구청장에게 신고하지 않고 의원·치과의원·한의원 또는 조산원(안마시술소 포함)을 개설한 자 : 300만 원 이하의 벌금

② 종합병원·병원·치과병원·한방병원 또는 요양병원 개설

㉠ 시·도지사의 허가

㉡ 시·도지사는 개설하려는 의료기관이 시설기준에 맞지 아니하는 경우에는 개설허가를 할 수 없다.

㉢ 시·도지사는 의료기관의 개설허가를 한 때에는 지체 없이 의료기관 개설허가증을 발급한다.

※ 시·도지사는 분기별 의료기관의 개설허가 상황을 매 분기가 끝난 후 15일까지 보건복지부장관에게 보고한다.

행정처분, 의료기관 개설 신고나 허가를 한 날로부터 3개월 이내에 정당한 사유 없이 업무를 시작하지 아니한 때 : 의료업 정지, 개설허가 취소, 의료기관 폐쇄명령 사유

벌칙, 시·도지사의 허가를 받지 아니하고 병원급 의료기관을 개설한 자 : 3년 이하의 징역 또는 1천만 원 이하의 벌금

(3) 의료기관 개설허가 사항의 변경허가

① 사유

㉠ 의료기관의 개설허가를 받은 자가 그 개설 장소를 이전할 때

㉡ 개설허가 사항의 변경허가를 받고자 할 때

② 시·도지사가 변경허가를 한 때

의료기관 개설허가증을 고쳐 쓸 필요가 있으면 이를 개서하여 주거나 재발급한다.

행정처분, 의료기관이 개설 장소를 이전하거나 개설에 관한 신고 또는 허가사항 중 보건복지부령으로 정하는 중요사항을 변경하려는 때 신고 또는 허가받지 아니한 경우 : 의료업 정지, 개설허가 취소, 의료기관 폐쇄명령 사유

벌칙, 허가를 받아 의료기관을 개설한 자가 허가 없이 개설 장소를 이전하거나 허가사항 중 중요사항을 변경한 경우 : 300만 원 이하의 벌금

과태료 의료기관의 신고사항을 변경하였을 때 변경신고를 하지 아니한 자(안마사 포함) : 100만 원 이하의 과태료

(4) 의료기관을 개설할 수 없는 경우

① 약국 시설 안이나 구내인 경우

② 약국의 시설이나 부지 일부를 분할·변경 또는 개수하여 의료기관을 개설하는 경우

③ 약국과 전용 복도·계단·승강기 또는 구름다리 등의 통로가 설치되어 있거나 이런 것들을 설치하여 의료기관을 개설하는 경우

행정처분, 「약사법」을 위반하여 담합행위를 한 때 : 의료업 정지, 개설허가 취소, 의료기관 폐쇄명령 사유

2) 가정간호

(1) 의료기관이 실시하는 가정간호의 범위

① 간호

② 검체의 채취(보건복지부장관이 정하는 현장검사를 포함) 및 운반

③ 투약

④ 주사

⑤ 응급처치 등에 대한 교육 및 훈련(응급처치는 아님)
⑥ 상담
⑦ 다른 보건의료기관 등에 대한 건강관리에 관한 의뢰

(2) 가정간호를 실시하는 간호사
가정전문간호사(가정간호를 실시하는 의료기관의 장은 가정전문간호사를 2명 이상 두어야 한다.)

(3) 가정간호 대상
의사나 한의사가 의료기관 외의 장소에서 계속적인 치료와 관리가 필요하다고 판단하여 가정전문간호사에게 치료나 관리를 의뢰한 자

(4) 의사나 한의사의 진단과 처방에 따라야 하는 가정간호
① 범위 : 검체의 채취 및 운반, 투약, 주사 또는 치료적 의료행위인 간호를 하는 경우
② 처방의 유효기간 : 처방일부터 90일까지

(5) 가정간호에 대한 기록 보존
① 보존 의무자 : 가정간호를 실시하는 의료기관의 장
② 보존 기간 : 5년

2. 원격의료

원격의료는 컴퓨터·화상통신 등 정보통신기술을 활용하여 먼 곳에 있는 의료인에게 의료지식이나 기술을 지원하는 것이다.

1) 원격의료가 가능한 의료인
의료업에 종사하는 의사, 치과의사, 한의사

2) 원격의료를 행하거나 받으려는 자의 시설과 장비
(1) 원격진료실
(2) 데이터 및 화상을 전송·수신할 수 있는 단말기, 서버, 정보통신망 등의 장비
행정처분, 원격의료를 행하거나 받으려는 자가 규정된 시설과 장비를 갖추지 아니한 경우 : 시정 명령

3) 책임
(1) 원격지의사(원격의료를 하는 자) : 환자를 직접 대면하여 진료하는 경우와 같은 책임을 진다.
(2) 현지의사(원격지의사의 원격의료에 따라 의료행위를 한 의사, 치과의사 또는 한의사) : 의료행위에 대하여 원격지의사의 과실을 인정할 만한 명백한 근거가 없으면 환자에 대한 책임은 현지의사에게 있는 것으로 본다.

3. 의료기관 개설 특례

1) 정의
의료기관을 개설할 수 있는 자 이외의 자가 그 소속 직원, 종업원, 그 밖의 구성원(수용자

를 포함)이나 그 가족의 건강관리를 위하여 부속 의료기관을 개설하는 경우

※ 의료기관을 개설할 수 있는 자 : 의료인, 의료법인, 국가, 지방자치단체, 비영리법인 또는 준정부기관(법 제33조 참조)

2) 개설신고 및 허가

(1) 의원급 부속의료기관 개설 시 개설 장소를 관할하는 시장·군수·구청장에게 신고한다.

벌칙 시장·군수·구청장에게 신고하지 않고 부속 의료기관을 개설한 경우 : 300만 원 이하 의 벌금

(2) 병원급 부속의료기관 개설 시 개설 장소를 관할하는 시·도지사의 허가를 받아야 한다.

벌칙, 시·도지사의 허가를 받지 아니하고 부속 의료기관으로 병원급 의료기관을 개설한 자 : 3년 이하의 징역 또는 1천만 원 이하의 벌금

(3) 개설 신고 및 허가에 관한 절차·조건, 그 밖에 필요한 사항과 그 의료기관의 운영에 필요한 사항은 보건복지부령으로 정한다.

행정처분, 의료기관 개설 특례에 관한 개설 신고 및 허가에 관한 절차·조건, 그 밖에 필요한 사항과 그 의료기관의 운영에 필요한 사항을 위반한 경우 : 시정명령

4. 의료기관 개설자의 준수사항

1) 의료기관의 종류에 따른 시설기준 및 규격에 관한 사항

2) 의료기관의 안전관리시설 기준에 관한 사항

3) 의료기관 및 요양병원의 운영 기준에 관한 사항

4) 고가의료장비의 설치·운영 기준에 관한 사항

5) 의료기관의 종류에 따른 의료인 등의 정원 기준에 관한 사항

시행규칙 [별표 5] 의료기관에 두는 의료인의 정원 참조

6) 급식관리 기준에 관한 사항

시행규칙 [별표 6] 의료기관의 급식관리 기준 참조

행정처분, 의료기관 개설자가 의료기관 종별에 따른 시설기준을 위반한 경우 : 시정명령

5. 진단용 방사선 발생장치

1) 진단용 방사선 발생장치를 설치·운영하려는 의료기관

(1) 보건복지부령으로 정하는 바에 따라 시장·군수·구청장에게 신고한다.

(2) 보건복지부령으로 정하는 안전관리기준에 맞도록 설치·운영한다.

과태료 신고를 하지 아니하고 진단용 방사선 발생장치를 설치·운영한 자 : 300만 원 이하의 과태료

2) 의료기관 개설자나 관리자가 진단용 방사선 발생장치를 설치한 경우

(1) 보건복지부령으로 정하는 바에 따라 안전관리책임자를 선임한다.

(2) 정기적으로 검사와 측정을 받아야 한다.

(3) 방사선 관계 종사자에 대한 피폭관리를 하여야 한다.

행정처분, 진단용 방사선 발생장치의 안전관리책임자를 선임하지 아니하거나 정기검사와

측정, 방사선 관계 종사자에 대한 피폭관리를 하지 아니한 경우 : 시정명령

과태료 진단용 방사선 발생장치의 안전관리책임자를 선임하지 아니하거나 정기검사와 측정 또는 방사선 관계 종사자에 대한 피폭관리를 실시하지 아니한 자 : 300만 원 이하의 과태료

3) 진단용 방사선 발생장치의 범위·신고·검사·설치 및 측정기준 등에 필요한 사항은 보건복지부령으로 정한다.

6. 특수의료장비의 설치·운영

1) 특수의료장비의 정의

보건의료 시책 상 적정한 설치와 활용이 필요하여 보건복지부장관이 정하여 고시하는 의료장비

2) 특수의료장비를 설치·운영하려는 의료기관

(1) 보건복지부령으로 정하는 바에 따라 시장·군수·구청장에게 등록한다.

(2) 보건복지부령으로 정하는 설치인정기준에 맞게 설치·운영한다.

행정처분, 의료기관이 특수의료장비를 등록하지 아니하거나 설치인정기준에 맞게 설치·운영하지 아니한 경우 : 시정명령

3) 특수의료장비를 설치한 의료기관의 개설자나 관리자

(1) 보건복지부령으로 정하는 바에 따라 보건복지부장관에게 정기적인 품질관리 검사를 받아야 한다.

(2) 품질관리검사에서 부적합하다고 판정받은 특수의료장비를 사용하여서는 아니 된다.

행정처분, 의료기관의 개설자나 관리자가 특수의료장비를 설치하여 정기적인 품질관리검사를 받지 아니한 경우 : 시정명령

벌칙, 품질관리검사에서 부적합하다고 판정받은 특수의료장비를 사용한 의료기관 개설자나 관리자 : 3년 이하의 징역 또는 3천만 원 이하의 벌금

4) 품질관리검사업무의 전부 또는 일부의 위탁

보건복지부장관은 보건복지부령으로 정하는 바에 따라 관계 전문기관에 위탁할 수 있다.

7. 폐업·휴업 신고와 진료기록부등의 이관

1) 폐업·휴업 신고

(1) 의료기관 개설자는 의료업을 폐업하거나 1개월 이상 휴업하려면 보건복지부령으로 정하는 바에 따라 관할 시장·군수·구청장에게 신고한다.

(2) 시장·군수·구청장은 매월의 의료기관 폐업신고의 수리 상황을 그 다음달 15일까지 보건복지부장관에게 보고한다.

(3) 의원·치과의원·한의원 또는 조산원을 개설한 의료인이 부득이한 사유로 3개월을 초과하여 그 의료기관을 관리할 수 없는 경우 그 개설자는 폐업 또는 휴업 신고를 하여야 한다.

2) 진료기록부 등의 이관

(1) 의료기관 개설자는 폐업 또는 휴업 신고를 할 때 진료기록부 등을 관할 보건소장에게 넘겨야 한다.

(2) 의료기관 개설자가 보건복지부령으로 정하는 바에 따라 진료기록부등의 보관계획서를 제출하여 관할 보건소장의 허가를 받은 경우에는 직접 보관 가능하다.

행정처분, 의료기관 개설자의 휴업·폐업의 신고와 진료기록부 등의 이관을 위반한 경우 : 의료업 정지, 개설허가 취소, 의료기관 폐쇄명령 사유

과태료, 휴업 또는 폐업 신고를 하지 아니하거나(안마사 포함) 진료기록부등을 이관하지 아니한 자 : 100만 원 이하의 과태료

8. 당직의료인

각종 병원에는 응급환자와 입원환자의 진료 등에 필요한 당직의료인을 두어야 한다.

행정처분, 응급환자와 입원환자의 진료 등에 필요한 당직의료인을 두지 아니한 경우 : 시정명령

벌칙, 응급환자와 입원환자의 진료 등에 필요한 당직의료인을 두지 않은 경우 : 300만 원 이하의 벌금

9. 의료기관의 명칭

1) 의료기관은 의료기관의 종류에 따르는 명칭 외의 명칭을 사용하지 못한다.

행정처분, 의료기관 종류에 따르는 명칭 표시를 위반한 경우 : 시정명령

벌칙, 의료기관의 종류에 따르는 명칭 표시를 위반한 의료기관 : 300만 원 이하의 벌금

2) 의료기관이 아니면 의료기관의 명칭이나 이와 비슷한 명칭을 사용하지 못한다.

과태료 의료기관의 명칭 또는 이와 비슷한 명칭을 사용한 자 : 100만 원 이하의 과태료

3) 의료기관의 명칭 예외 조항

(1) 종합병원이 그 명칭을 병원으로 표시하는 경우

(2) 상급종합병원으로 지정받거나 전문병원으로 지정받은 의료기관이 지정받은 기간 동안 그 명칭을 사용하는 경우

(3) 2개 이상의 의료인 면허를 소지한 자가 함께 개설한 의원급 의료기관이 면허 종별에 따른 종별명칭을 함께 사용하는 경우

(4) 국가나 지방자치단체에서 개설하는 의료기관이 보건복지부장관이나 시·도지사와 협의하여 정한 명칭을 사용하는 경우

(5) 다른 법령으로 따로 정한 명칭을 사용하는 경우

10. 진료과목 등

1) 의료기관이 표시할 수 있는 진료과목

(1) 병원이나 의원(25개과)

내과, 신경과, 정신건강의학과, 외과, 정형외과, 신경외과, 흉부외과, 성형외과, 마취통증 의학과, 산부인과, 소아청소년과, 안과, 이비인후과, 피부과, 비뇨기과,

영상의학과, 방사 선종양학과, 병리과, 진단검사의학과, 재활의학과, 결핵과, 가정의학과, 핵의학과, 직업 환경의학과 및 응급의학과

(2) 수련치과병원(10개과)

구강악안면외과, 치과보철과, 치과교정과, 소아치과, 치주과, 치과보존과, 구강내과, 구강악안면방사선과, 구강병리과 및 예방치과

(3) 한방병원이나 한의원(8개과)

한방내과, 한방부인과, 한방소아과, 한방안·이비인후·피부과, 한방신경정신과, 한방재활의학과, 사상체질과 및 침구과

(4) 요양병원(25+8=33개과)

① 병원이나 의원 및 (3) 한방병원이나 한의원의 진료과목

(5) 종합병원(25+10=35개과)

① 병원이나 의원 및 (2) 수련치과병원의 진료과목

2) 진료과목 추가 설치·운영

(1) 병원·치과병원 또는 종합병원

한의사를 두어 한의과 진료과목을 추가로 설치·운영 가능하다.

(2) 한방병원 또는 치과병원

의사를 두어 의과 진료과목을 추가로 설치·운영 가능하다.

(3) 병원·한방병원 또는 요양병원

치과의사를 두어 치과 진료과목을 추가로 설치·운영 가능하다.

(4) 추가로 진료과목을 설치·운영하는 경우에는 보건복지부령으로 정하는 바에 따라 진료에 필요한 시설·장비를 갖추어야 한다.

시행규칙 [별표 8] 추가로 진료과목을 설치한 의료기관이 표시할 수 있는 진료과목 및 진료에 필요한 시설·장비 기준 참조

(5) 추가로 설치한 진료과목을 포함한 의료기관의 진료과목은 보건복지부령으로 정하는 바에 따라 표시한다.

시행규칙 [별표 8] 추가로 진료과목을 설치한 의료기관이 표시할 수 있는 진료과목 및 진료에 필요한 시설·장비 기준 참조

(6) 치과의 진료과목은 종합병원과 보건복지부령으로 정하는 치과병원에 한하여 표시 가능하다

※ 종합병원은 기존에 이미 치과를 개설할 수 있었으며, 요양병원은 한의과를 개설할 수 있었으므로 추가로 설치·운영할 수 있는 진료과목에 빠져 있다.

3) 진료과목의 표시

(1) 의료기관이 진료과목을 표시하는 경우에는 그 의료기관이 확보하고 있는 시설·장비 및 의료관계인에 해당하는 과목만을 표시할 수 있다.

(2) 의료기관의 진료과목 표시판에는 "진료과목"이라는 글자와 진료과목의 명칭을 표시하여야 한다.

(3) 의료기관의 명칭과 진료과목의 병행 표시 방법

의료기관의 명칭 표시판에 진료과목을 함께 표시하는 경우에는 진료과목을 표시하는 글자의 크기를 의료기관의 명칭을 표시하는 글자 크기의 1/2 이내

행정처분, 진료과목 표시를 위반한 경우 : 시정명령

과태료, 진료과목 표시를 위반한 자 : 100만 원 이하의 과태료

11. 비급여 진료비용의 고지

1) 의료기관 개설자는 비급여 진료비용을 환자 또는 환자의 보호자가 쉽게 알 수 있도록 보건복지부령으로 정하는 바에 따라 고지한다.

2) 의료기관 개설자는 비급여 대상의 항목과 그 가격을 적은 책자를 환자 또는 환자의 보호자가 쉽게 볼 수 있는 장소에 갖추어 두어야 한다.

※ 비급여 진료비용 : 요양급여의 대상에서 제외되는 사항 또는 의료급여의 대상에서 제외되는 사항의 비용

※ 기존의 의료보수 신고의무 조항에서 개정

3) 제증명수수료 비용의 게시

(1) 의료기관 개설자는 보건복지부령으로 정하는 바에 따라 의료기관이 환자로부터 징수하는 제증명수수료의 비용을 게시하여야 한다.

(2) 접수창구 등 환자 및 환자의 보호자가 쉽게 볼 수 있는 장소에 게시한다.

※ 의료기관 개설자는 고지·게시한 금액을 초과하여 징수할 수 없다.

※ 인터넷 홈페이지를 운영하는 병원급 의료기관은 인터넷 홈페이지에 따로 표시

행정처분, 비급여 진료비용 고지 의무와 환자로부터 징수하는 제증명 수수료의 비용 게시 의무를 위반하거나 초과하여 징수한 경우 : 시정명령

12. 환자의 진료의사 선택 등

1) 선택진료의 정의

환자나 환자의 보호자는 보건복지부령으로 정하는 바에 따라 종합병원·병원· 치과병원·한방병원 또는 요양병원의 특정한 의사·치과의사 또는 한의사를 선택하여 진료를 요청할 수 있다.

2) 선택진료 대상 의료기관

종합병원, 병원, 치과병원, 한방병원 또는 요양병원

3) 선택진료 대상 의료인

의사, 치과의사 또는 한의사

4) 선택진료의 변경 또는 해지

선택진료를 받는 환자나 환자의 보호자는 선택진료의 변경 또는 해지를 요청할 수 있으며 이 경우 의료기관의 장은 지체 없이 이에 응하여야 한다.

5) 선택진료의 정보제공

의료기관의 장은 보건복지부령으로 정하는 바에 따라 환자 또는 환자의 보호자에게 선택진료의 내용·절차 및 방법 등에 관한 정보를 제공하여야 한다.

과태료 선택진료에 관한 정보를 제공하지 아니한 자 : 300만 원 이하의 과태료

6) 추가비용 징수

① 의료기관의 장은 선택진료를 하게 한 경우 환자나 환자의 보호자로부터 추가비용을 받을 수 없다.

② 의료기관의 장은 ①에도 불구하고 일정한 요건을 갖추고 선택진료를 하게 하는 경우에는 추가비용을 받을 수 있다.

③ 추가비용을 받을 수 있는 의료기관의 의사·치과의사 또는 한의사의 자격 요건과 범위, 진료 항목과 추가 비용의 산정 기준, 그 밖에 필요한 사항은 보건복지부령으로 정한다.

행정처분, 선택진료에 관한 규정을 위반한 경우 : 시정명령

13. 병원감염 예방

1) 병원감염 예방 의무자

보건복지부령으로 정하는 일정 규모 이상의 병원급 의료기관의 장(300병상 이상의 종합병원의 장)

2) 병원감염 예방조치

(1) 병원감염 예방을 위하여 감염관리위원회와 감염관리실을 설치·운영하여야 한다.

(2) 보건복지부령으로 정하는 바에 따라 감염관리 업무를 수행하는 전담 인력을 둔다.

행정처분, 300병상 이상의 종합병원의 장이 병원감염 예방을 위하여 감염대책위원회를 설치·운영하는 등 필요한 조치를 취하지 아니한 경우 : 시정명령

≫ 제 2절 의료법인

1. 설립 허가

1) 의료법인의 설립 허가 등

(1) 의료법인을 설립하려는 자는 정관과 서류를 갖추어 법인의 주된 사무소의 소재지를 관할하는 시·도지사의 허가를 받아야 한다.

(2) 의료법인은 법인이 개설하는 의료기관에 필요한 시설이나 시설을 갖추는 데에 필요한 자금을 보유하여야 한다.

2) 의료법인 등의 사명

의료법인과 의료기관을 개설한 비영리법인은 의료업(의료법인이 하는 부대사업 포함)을 할 때 공중위생에 이바지하여야 하며, 영리를 추구하여서는 아니 된다.

3) 재산 처분 또는 정관 변경의 허가신청

(1) 의료법인이 재산 처분이나 정관 변경에 대한 허가를 받으려면 허가신청서를 법인의 주된 사무소의 소재지를 관할하는 시·도지사에게 제출

벌칙, 시·도지사의 허가를 받지 않고 재산을 처분하거나 정관을 변경한 의료법인 : 300만 원

이하의 벌금

(2) 국가로부터 공공차관을 지원받은 의료법인의 경우에는 허가신청서를 시·도지사를 거쳐 보건복지부장관에게 제출

2. 부대사업

1) 의료법인의 부대사업

(1) 의료인과 의료관계자 양성이나 보수교육

(2) 의료나 의학에 관한 조사 연구

(3) 노인의료복지시설의 설치·운영

(4) 장례식장의 설치·운영

(5) 부설주차장의 설치·운영

(6) 의료업 수행에 수반되는 의료정보시스템 개발·운영사업 중 대통령령으로 정하는 사업

(7) 그 밖에 휴게음식점영업, 일반음식점영업, 이용업, 미용업 등 환자 또는 의료법인이 개설한 의료기관 종사자 등의 편의를 위하여 보건복지부령으로 정하는 사업

※ (4), (5), (7)의 부대사업은 타인에게 임대 또는 위탁하여 운영할 수 있다.

2) 부대사업 신고

부대사업을 하려는 의료법인은 미리 의료기관의 소재지를 관할하는 시·도지사에게 신고하며 신고사항을 변경하려는 경우에도 동일하다.

과태료 신고하지 아니하고 부대사업을 한 의료법인 : 300만 원 이하의 과태료

3) 부대사업 회계

부대사업으로 얻은 수익에 관한 회계는 의료법인의 다른 회계와 구분하여 계산한다.

3. 「민법」의 준용

의료법인에 대하여 「의료법」에 규정된 것 외에는 「민법」 중 재단법인에 관한 규정을 준용한다.

※ 의료기사 등의 협회와 의료인의 중앙회는 「민법」중 사단법인

4. 의료법인 설립 허가 취소

1) 설립허가 취소권자

보건복지부장관 또는 시·도지사

2) 의료법인의 설립허가를 취소할 수 있는 경우

(1) 정관으로 정하지 아니한 사업을 한 때

(2) 설립된 날부터 2년 안에 의료기관을 개설하지 아니한 때

(3) 의료법인이 개설한 의료기관이 개설허가를 취소당한 때

(4) 보건복지부장관 또는 시·도지사가 감독을 위하여 내린 명령을 위반한 때

(5) 법에서 규정한 부대사업 외의 사업을 한 때

≫ 제 3 절 의료기관 단체

1. 의료기관단체 설립
   1) 참여자
      병원급(종합병원, 병원, 치과병원, 한방병원, 요양병원) 의료기관의 장
   2) 설립 목적
      의료기관의 건전한 발전과 국민보건 향상에 기여하기 위하여
   3) 설립 형태
      ① 전국 조직을 두는 단체
      ② 법인

IV. 신의료기술평가

1. 신의료기술의 평가

   보건복지부장관은 국민건강을 보호하고 의료기술의 발전을 촉진하기 위하여 신의료기술평가위원회의 심의를 거쳐 신의료기술의 안전성·유효성 등에 관하여 평가를 하여야 한다.
   1) 신의료기술의 정의
      새로 개발된 의료기술로서 보건복지부장관이 안전성·유효성을 평가할 필요성이 있다고 인정하는 것
   2) 신의료기술평가의 결과
      (1) 보건복지부장관이 신의료기술평가의 결과를 건강보험심사평가원의 장에게 통보
      (2) 신의료기술평가의 결과는 보건복지부령으로 정하는 바에 따라 공표 가능

2. 신의료기술평가위원회의 설치
   1) 신의료기술평가위원회의 목적
      신의료기술평가에 관한 사항 심의
   2) 신의료기술평가위원회의 설치
      (1) 소속
          보건복지부장관이 보건복지부에 설치
      (2) 구성
          위원장 1명을 포함하여 20명 이내의 위원

V. 의료광고

1. 의료광고의 금지

의료법인·의료기관 또는 의료인이 아닌 자는 의료에 관한 광고를 하지 못한다.

벌칙, 의료법인·의료기관 또는 의료인이 아니면서 의료에 관한 광고를 한 자 : 1년 이하 의 징역 또는 500만 원 이하의 벌금

1) 의료광고 금지 사항

(1) 평가를 받지 아니한 신의료기술에 관한 광고

(2) 치료효과를 보장하는 등 소비자를 현혹할 우려가 있는 내용의 광고

(3) 다른 의료기관·의료인의 기능 또는 진료 방법과 비교하는 내용의 광고

(4) 다른 의료법인·의료기관 또는 의료인을 비방하는 내용의 광고

(5) 수술 장면 등 직접적인 시술행위를 노출하는 내용의 광고

(6) 의료인의 기능, 진료 방법과 관련하여 심각한 부작용 등 중요한 정보를 누락하는 광고

(7) 객관적으로 인정되지 아니하거나 근거가 없는 내용을 포함하는 광고

(8) 신문, 방송, 잡지 등을 이용하여 기사 또는 전문가의 의견 형태로 표현되는 광고

(9) 심의를 받지 아니하거나 심의 받은 내용과 다른 내용의 광고

(10) 외국인환자를 유치하기 위한 국내광고

(11) 그 밖에 의료광고의 내용이 국민건강에 중대한 위해를 발생하게 하거나 발생하게 할 우려가 있는 것으로서 대통령령으로 정하는 내용의 광고

행정처분, 의료법인·의료기관 또는 의료인이 광고할 수 없는 내용을 광고하는 경우 : 시정 명령

벌칙, 광고할 수 없는 내용의 의료광고를 한 의료법인·의료기관 또는 의료인 : 1년 이하의 징역 또는 500만 원 이하의 벌금

2) 거짓 또는 과장 광고 금지

의료법인·의료기관 또는 의료인은 거짓이나 과장된 내용의 의료광고를 하지 못한다.

행정처분, 의료법인·의료기관 또는 의료인이 거짓이나 과장된 내용의 의료광고를 한 경우 : 시정명령 벌칙

벌칙, 거짓이나 과장된 내용의 의료광고를 한 의료법인·의료기관 또는 의료인 : 1년 이하의 징역 또는 500만 원 이하의 벌금

3) 의료광고를 할 수 없는 방법

(1) 방송(텔레비전, 라디오, 데이터, 이동멀티미디어 방송)

(2) 그 밖에 국민의 보건과 건전한 의료경쟁의 질서를 유지하기 위하여 제한할 필요가 있는 경우로서 대통령령으로 정하는 방법

행정처분, 의료광고를 방송법 제2조제1호의 방법이나 대통령령으로 정하여 광고할 수 없는 방법으로 광고한 경우 : 시정명령

행정처분, 의료광고의 금지 등의 사항을 위반한 경우 : 의료업 정지, 개설허가 취소, 의료기관

폐쇄명령 사유, 자격정지 사유

벌칙, 광고할 수 없는 방법으로 의료광고를 한 의료법인·의료기관 또는 의료인 : 1년 이하의 징역 또는 500만 원 이하의 벌금

2. 광고의 심의

의료법인·의료기관·의료인이 의료광고를 하려는 경우 미리 광고의 내용과 방법 등에 관하여 보건복지부장관의 심의를 받아야 한다.

행정처분, 의료법인·의료기관·의료인이 미리 광고의 내용과 방법 등에 관하여 심의를 받지 아니하고 의료광고를 한 경우 : 시정명령, 자격정지 사유

벌칙, 미리 광고의 내용과 방법 등에 관하여 심의를 받지 아니하고 의료광고를 한 의료법인·의료기관·의료인 : 1년 이하의 징역 또는 500만 원 이하의 벌금

1) 의료광고의 심의 매체

(1) 신문·인터넷신문 또는 정기간행물

(2) 옥외광고물 중 현수막, 벽보, 전단 및 교통시설·교통수단에 표시되는 것

(3) 전광판

(4) 대통령령으로 정하는 인터넷 매체

2) 의료광고 심의 절차

(1) 신청인

보건복지부령으로 정하는 신청서에 해당 의료광고 내용을 첨부하여 심의기관에 제출

(2) 심의기관

30일 이내에 의료광고심의위원회의 심의를 거쳐 심의 결과를 신청인에게 문서로 통지(부득이한 사유로 그 기간에 심의 결과를 통지할 수 없는 경우에는 신청인에게 지연 사유와 처리 예정 기간을 통지)

(3) 신청인(재심의)

통지받은 심의 결과에 이의가 있으면 심의 결과를 통지받은 날부터 15일 이내에 재심의를 요청

(4) 재심의를 요청받은 심의기관

심의위원회의 재심의를 거쳐 재심의를 요청받은 날부터 30일 이내에 재심의 결과를 신청인에게 문서로 통지

3) 의료광고 심의위원회의 구성 및 운영 등

(1) 구성

위원장 1명과 부위원장 1명을 포함한 10명 이상 20명 이하의 위원

(2) 위원장 : 심의기관의 장이 위촉

부위원장 : 심의위원회에서 호선

4) 수수료

(1) 심의기관의 장은 다음 사항을 고려하여 수수료 금액을 정하여 공고한다.

① 의료광고의 내용과 양

② 의료광고의 매체
③ 그 밖에 의료광고 심의 업무에 드는 비용

(2) 수수료 금액
건당 20만 원을 초과할 수 없다.

VI. 감 독

1. 의료기관 인증

보건복지부장관은 의료의 질과 환자 안전의 수준을 높이기 위하여 병원급 의료기관에 대 한 인증을 할 수 있다.

1) 인증전담기관
보건복지부장관이 의료기관 인증을 목적으로 보건복지부장관의 허가를 받아 설립된 비영리법인

2) 인증정담기관의 위탁 업무
① 인증기준의 충족 여부 평가
② 평가결과와 인증등급의 통보
③ 조건부인증을 받은 의료기관에 대한 재인증
④ 인증신청의 접수
⑤ 이의신청의 접수 및 처리 결과의 통보
⑥ 인증서 교부
⑦ 인증을 받은 의료기관의 인증기준, 인증 유효기간 및 평가한 결과 등의 인터넷 홈페이지 등에의 공표

※ 보건복지부장관은 의료기관 인증에 관한 업무를 관계 전문기관(인증전담기관)에 위탁하고 필요한 예산을 지원할 수 있도록 한다.

2. 의료기관인증위원회

보건복지부장관이 의료기관 인증에 관한 주요 정책을 심의하기 위하여 보건복지부장관 소속으로 의료기관인증위원회를 둔다.

1) 의료기관인증위원회의 구성
(1) 위원장 1명을 포함한 15인 이내의 위원
(2) 위원장
보건복지부차관
(3) 위원

다음 중 보건복지부장관이 임명 또는 위촉

① 의료인 단체 및 의료기관단체에서 추천하는 자(5명)

② 노동계, 시민단체(비영리민간단체), 소비자단체에서 추천하는 자(5명)

③ 보건의료에 관한 학식과 경험이 풍부한 자(5명)

④ 보건복지부 소속 3급 이상 공무원 또는 고위공무원단에 속하는 공무원(1명)

2) 심의 사항

(1) 인증기준 및 인증의 공표를 포함한 의료기관 인증과 관련된 주요 정책에 관한 사항

(2) 의료기관 대상 평가제도 통합에 관한 사항

(3) 의료기관 인증 활용에 관한 사항

(4) 그 밖에 위원장이 심의에 부치는 사항

3. 의료기관 인증기준 및 방법 등

1) 의료기관 인증기준에 포함되는 사항

(1) 환자의 권리와 안전

(2) 의료기관의 의료서비스 질 향상 활동

(3) 의료서비스의 제공과정 및 성과

(4) 의료기관의 조직·인력관리 및 운영

(5) 환자 만족도

2) 인증등급

인증, 조건부인증 및 불인증으로 구분한다.

3) 인증의 유효기간

① 인증 : 4년

② 조건부인증 : 1년

4) 의료기관의 재인증

(1) 조건부인증을 받은 의료기관의 장은 유효기간 내에 보건복지부령으로 정하는 바에 따라 재인증을 받아야 한다.

(2) 재인증 절차의 세부적인 사항은 보건복지부장관의 승인을 받아 인증전담 기관의 장이 정한다.

4. 의료기관 인증의 신청

1) 의료기관 인증을 받고자 하는 의료기관의 장은 보건복지부장관에게 신청 가능하다.

2) 요양병원의 장은 보건복지부장관에게 의무적으로 인증을 신청 의료재활시설로서 병원급 의료기관은 제외한다.

(1) 보건복지부장관은 요양병원의 장에게 인증신청기간 1개월 전에 인증신청 대상 및 기간 등 조사계획을 수립·통보한다.

(2) 조사계획을 통보받은 요양병원의 장은 신청기간 내에 인증전담기관의 장에게 인증신청서와 의료기관 운영현황을 인증전담기관의 장에게 제출한다.

3) 인증전담기관의 장은 인증신청 접수대장과 인증서 교부대장을 작성하여 최종 기재일로부터 5년간 보관(전자문서로 작성·보관 가능)한다.

4) 인증전담기관은 의료기관 인증을 신청한 의료기관의 장으로부터 인증에 소요되는 비용 징수가 가능하다.

행정처분, 요양병원의 장이 인증을 신청하지 않은 경우 : 시정명령

5. 이의신청

1) 의료기관 인증을 신청한 의료기관의 장은 평가결과 또는 인증등급에 관하여 보건복지부장관에게 이의신청을 할 수 있다.

2) 이의신청은 평가결과 또는 인증등급을 통보받은 날부터 30일 이내에 하여야 한다.

※ 책임질 수 없는 사유로 그 기간을 지킬 수 없었던 경우에는 그 사유가 없어진 날부터 기산한다.

6. 인증서와 인증마크

1) 보건복지부장관은 인증을 받은 의료기관에 인증서를 교부하고 인증마크를 제작하여 인증을 받은 의료기관이 사용하도록 할 수 있다.

2) 누구든지 인증을 받지 아니하고 인증서나 인증마크를 제작·사용하거나 그 밖의 방법으로 인증을 사칭하여서는 아니 된다.

벌칙 인증을 받지 아니하고 인증서나 인증마크를 제작·사용하거나 인증을 사칭하는 자 : 1 년 이하의 징역이나 500만 원 이하의 벌금

3) 인증마크의 도안 및 표시방법 등에 필요한 사항은 보건복지부령으로 정한다.

7. 인증의 공표 및 활용

1) 의료기관 인증의 공표

보건복지부장관은 인증을 받은 의료기관에 관하여 인증기준, 인증 유효기간 및 평가한 결과 등을 인터넷 홈페이지 등에 공표하여야 한다.

2) 인증등급의 활용

보건복지부장관은 평가 결과와 인증등급을 활용하여 의료기관에 대하여 다음의 행정적·재정적 지원 등 필요한 조치를 할 수 있다.

(1) 상급종합병원 지정

(2) 전문병원 지정

(3) 그 밖에 다른 법률에서 정하거나 보건복지부장관이 필요하다고 인정한 사항

8. 의료기관 인증의 취소

1) 인증 취소권자

보건복지부장관

2) 의료기관 인증 또는 조건부인증 취소 사유

(1) 거짓이나 그 밖의 부정한 방법으로 인증 또는 조건부인증을 받은 경우

(2) 의료기관 개설 허가가 취소되거나 폐쇄명령을 받은 경우

(3) 의료기관의 종별 변경 등 인증 또는 조건부인증의 전제나 근거가 되는 중대한 사실이 변경된 경우

※ (1)과 (2)의 경우에는 인증 또는 조건부인증을 취소하여야 하며, (3)의 경우는 취소할 수 있는 사유이다.

3) 인증이 취소된 의료기관은 인증 또는 조건부인증이 취소된 날부터 1년 이내에 인증 신청을 할 수 없다.

4) 의료기관 인증서의 반납

의료기관 인증 또는 조건부인증이 취소된 의료기관의 장은 지체 없이 인증서를 인증전담기관의 장에게 반납하여야 한다.

9. 지도와 명령

보건복지부장관 또는 시·도지사는 보건의료정책을 위하여 필요하거나 국민 보건에 중대한 위해가 발생하거나 발생할 우려가 있을 때 의료기관이나 의료인에게 필요한 지도와 명령을 할 수 있다.

1) 업무개시 명령

보건복지부장관, 시·도지사 또는 시장·군수·구청장은 의료인이 정당한 사유 없이 진료를 중단하거나 의료기관 개설자가 집단으로 휴업·폐업하여 환자 진료에 막대한 지장을 초래하거나 초래할 우려가 있다고 인정할 만한 상당한 이유가 있을 때, 의료인이나 의료기관 개설자에게 업무개시 명령을 할 수 있다.

※ 의료인과 의료기관 개설자는 정당한 사유 없이 업무개시 명령을 거부할 수 없다.

행정처분, 명령을 위반한 때 : 의료업 정지, 개설허가 취소, 의료기관 폐쇄명령 사유

벌칙, 정당한 사유 없이 업무개시 명령을 거부한 의료인 또는 의료기관 개설자 : 3년 이하의 징역 또는 1천만 원 이하의 벌금

10. 보고와 업무 검사

1) 명령권자

보건복지부장관 또는 시장·군수·구청장

2) 내용

(1) 보고 : 의료기관이나 의료인에게 필요한 사항을 보고하도록 명할 수 있다.

(2) 업무 검사 : 관계 공무원을 시켜 그 업무 상황, 시설 또는 진료기록부 ·조산기록부·

간호기록부 등 관계 서류를 검사하게 하거나 관계인에게서 진술을 들어 사실을 확인받게 할 수 있다.

※ 의료인이나 의료기관은 정당한 사유 없이 이를 거부하지 못한다.

행정처분, 관계 공무원의 직무 수행을 기피 또는 방해하는 경우 : 의료업 정지, 개설허가 취소, 의료기관 폐쇄명령 사유

과태료, 보고와 업무 검사 등의 규정에 따른 보고를 하지 아니하거나 검사를 거부·방해 또는 기피한 자 : 200만 원 이하의 과태료

3) 관계 공무원의 의무

권한을 증명하는 증표와 조사명령서(조사기간, 조사범위, 조사담당자, 관계 법령 등을 기재)를 내보여야 한다.

11. 의료기관 회계기준

1) 의료기관 개설자는 의료기관 회계를 투명하게 하도록 노력할 것

2) 보건복지부령으로 정하는 일정 규모 이상의 종합병원 개설자는 회계를 투명하게 하기 위하여 의료기관 회계기준을 지켜야 한다.

3) 의료기관 회계기준은 보건복지부령으로 정한다.

행정처분, 보건복지부령으로 정하는 일정 규모 이상의 종합병원 개설자가 의료기관 회계기준을 지키지 아니한 경우 : 시정명령

12. 시정 명령 등

1) 시정명령권자

보건복지부장관 또는 시장·군수·구청장

2) 시정을 명할 수 있는 사유

(1) 의료기관의 세탁물을 처리하는 자가 보건복지부령으로 정하는 바에 따라 위생적으로 보관·운반·처리하지 아니한 경우(법 제16조제2항)

(2) 의료인 또는 의료기관 개설자가 보건복지부령으로 정하는 바에 따라 전자의무기록을 안전하게 관리·보존하는 데에 필요한 시설과 장비를 갖추지 아니한 경우(법 제23조)

(3) 외국인환자 유치 의료기관이 보건복지부장관에게 등록하지 아니한 경우(법 제27조)

(4) 외국인환자 유치업자가 보건복지부장관에게 등록하지 아니한 경우(법 제27조의2)

(5) 외국인환자 유치 의료기관 및 외국인환자 유치업자가 전년도 사업실적을 보건복지부장관에게 보고하지 아니한 경우(법 제27조)

(6) 외국인환자 유치 의료기관 중 상급종합병원이 규정된 병상 수를 초과하여 외국인환자를 유치한 경우(법 제27조)

(7) 원격의료를 행하거나 받으려는 자가 보건복지부령으로 정하는 시설과 장비를 갖추지 아니한 경우(법 제34조)

(8) 의료기관 개설 특례에 관한 개설 신고 및 허가에 관한 절차·조건, 그 밖에 필요한

사항과 그 의료기관의 운영에 필요한 사항을 위반한 경우(법 제35조제2항)

(9) 의료기관 개설자가 의료기관 종별에 따른 시설기준을 위반한 경우(법 제36조)

(10) 의료기관이 신고를 하지 아니하고 진단용 방사선 발생장치를 설치·운영하거나 보건복지부령이 정하는 안전관리기준에 맞도록 설치·운영하지 아니한 경우(법 제37조제1항)

(11) 의료기관 개설자나 관리자가 진단용 방사선 발생장치의 안전관리책임자를 선임하지 아니하거나, 정기적으로 검사와 측정 또는 방사선 관계 종사자에 대한 피폭관리를 하지 아니한 경우(법 제37조제2항)

(12) 의료기관이 특수의료장비를 보건복지부장관이나 시·도지사에게 등록하지 아니하거나 보건복지부령으로 정하는 설치인정기준에 맞게 설치·운영하지 아니한 경우(법 제38조)

(13) 의료기관의 개설자나 관리자가 특수의료장비를 설치하여 보건복지부령으로 정하는 바에 따라 보건복지부장관에게 정기적인 품질관리검사를 받지 아니한 경우(법 제38조)

(14) 응급환자와 입원환자의 진료 등에 필요한 당직의료인을 두지 아니한 경우(법 제41조)

(15) 의료기관의 종류에 따르는 명칭 표시를 위반한 경우(법 제42조)

(16) 보건복지부령으로 정한 의료기관의 진료과목 표시를 위반한 경우(법 제43조)

(17) 비급여 진료비용 고지 의무와 환자로부터 징수하는 제증명수수료의 비용 게시의무를 위반하거나 고지·게시한 금액을 초과하여 징수한 경우(법 제45조)

(18) 선택진료에 관한 규정을 위반한 경우(법 제46조)

(19) 보건복지부령으로 정하는 일정 규모 이상의 병원급 의료기관의 장이 병원감염 예방을 위하여 감염관리위원회와 감염관리실을 설치·운영하는 등 필요한 조치를 취하지 아니한 경우(법 제47조제1항)

(20) 의료법인·의료기관 또는 의료인이 광고할 수 없는 내용을 광고한 경우(법 제56조)

(21) 의료법인·의료기관 또는 의료인이 거짓이나 과장된 내용의 의료광고를 한 경우(법 제56조제3항)

(22) 의료광고를 방송법 제2조제1호의 방법이나 대통령령으로 정하여 광고할 수 없는 방법으로 광고한 경우(법 제56조제4항)

(23) 의료법인·의료기관·의료인이 미리 광고의 내용과 방법 등에 관하여 보건복지부장관의 심의를 받지 아니하고 의료광고를 한 경우(법 제57조제1항)

(24) 요양병원(의료재활시설로서 병원급 의료기관 제외)의 장이 인증을 신청하지 않은 경우(법 제58조의4제2항, 시행일 : 2013.1.1)

(25) 보건복지부령으로 정하는 일정 규모 이상의 종합병원 개설자가 의료기관 회계기준을 지키지 아니한 경우(법 제62조제2항)

(26) 종합병원·상급종합병원·전문병원이 요건에 해당하지 아니하게 된 경우(법 제3조의3제1항·제3조의4제1항·제3조의5제2항)

3) 조치

일정한 기간을 정하여 그 시설·장비 등의 전부 또는 일부의 사용을 제한 또는 금지하거나 위반한 사항을 시정하도록 명할 수 있다.

행정처분, 시정명령을 이행하지 아니한 때 : 의료업 정지, 개설허가 취소, 의료기관 폐쇄명령 (법 제27조의2제1항·제2항·제3항·5항 위반 제외)

벌칙, 시정명령을 위반한 자 : 300만 원 이하의 벌금

13. 개설 허가 취소 등

1) 의료업 정지, 개설 허가 취소, 의료기관 폐쇄 명령

(1) 명령권자

보건복지부장관 또는 시장·군수·구청장

(2) 사유

① 개설 신고나 개설 허가를 한 날부터 3개월 이내에 정당한 사유 없이 업무를 시작하지 아니한 때

② 의료인이나 의료기관 종사자가 무자격자에게 의료행위를 하게 하거나 의료인에게 면허 사항 외의 의료행위를 하게 한 때

③ 보고와 업무 검사 등에 따른 관계 공무원의 직무 수행을 기피 또는 방해하거나 명령을 위반한 때

④ 의료기관 개설 규정에 따른 의료법인·비영리법인, 준정부기관·지방의료원 또는 한국보훈복지의료공단의 설립허가가 취소되거나 해산된 때

⑤ 제33조제5항, 제40조 또는 제56조를 위반한 때

㉠ 의료기관이 개설 장소를 이전하거나 개설에 관한 신고 또는 허가사항 중 보건복지부령으로 정하는 중요사항을 변경할 때 신고 또는 허가받지 아니한 경우

㉡ 휴업·폐업의 신고와 진료기록부 등의 이관을 위반한 경우

㉢ 의료광고의 금지 등의 사항을 위반한 경우

⑥ 시정명령을 이행하지 아니한 때(제27조의2제1항·제3항·제5항 위반에 따른 시정 명령 제외)

※ 법 제27조의2제1항·제3항·제5항은 외국인환자 유치 의료기관에 대한 사항이다.

⑦ 약사법을 위반하여 담합행위를 한 때

⑧ 의료기관 개설자가 거짓으로 진료비를 청구하여 금고 이상의 형을 선고받고 그 형이 확정된 때

※ ⑧에 해당하는 경우에는 반드시 의료기관 개설 허가를 취소하거나 의료기관 폐쇄를 명하여야 한다.

※ 의료기관 폐쇄는 신고한 의료기관에만 명한다.

과징금 처분 의료업 정지 처분을 갈음하여 5천만 원 이하의 과징금 부과 가능

2) 개설 허가의 취소 또는 폐쇄 명령을 받은 자에 대한 경과규정

(1) 개설 허가의 취소 또는 폐쇄 명령을 받은 날부터 6개월 이내에, 의료업 정지처분을 받은 자는 그 업무 정지기간 중에 각각 의료기관을 개설·운영하지 못한다.

(2) 의료기관 개설자가 거짓으로 진료비를 청구하여 금고 이상의 형을 선고받고 그 형이

확정되어 의료기관 개설 허가를 취소당하거나 폐쇄 명령을 받은 자는 취소당한 날이나 폐쇄 명령을 받은 날부터 3년 안에는 의료기관을 개설·운영하지 못한다.

벌칙, 업무 정지기간 중에 의료기관(안마시술소 포함)을 개설·운영한 경우 : 3년 이하의 징역 또는 1천만 원 이하의 벌금

14. 면허 취소와 재교부

1) 면허 취소

(1) 의료인의 면허를 취소하여야 하는 경우

의료인 결격사유에 해당된 경우

(2) 의료인의 면허를 취소할 수 있는 경우

① 자격 정지 처분 기간 중에 의료행위를 하거나 3회 이상 자격 정지 처분을 받은 경우

② 면허 조건을 이행하지 아니한 경우

③ 면허증을 빌려준 경우

※ 태아의 성감별 행위에 대한 면허 취소 조항이 삭제되었다.

벌칙, 면허증을 대여한자 : 5년 이하의 징역 또는 2천만 원 이하의 벌금

2) 면허 재발급

(1) 면허를 재발급할 수 있는 경우

① 면허취소의 원인이 된 사유가 없어진 경우

② 개전의 정이 뚜렷하다고 인정된 경우

(2) 면허 재발급 경과규정

① 취소된 날부터 1년 이내에 재발급하지 못하는 경우 : 면허 조건을 이행하지 아니하여 면허가 취소된 경우

② 취소된 날부터 2년 이내에 재발급하지 못하는 경우

㉠ 자격 정지 처분 기간 중에 의료행위를 하여 면허가 취소된 경우

㉡ 3회 이상 자격 정지 처분을 받아서 면허가 취소된 경우

㉢ 면허증을 대여하여 면허가 취소된 경우

③ 취소된 날부터 3년 이내에 재발급하지 못하는 경우 : 보건의료 관련 법령을 위반하여 금고 이상의 형을 선고받고 그 형의 집행이 종료되지 아니하였거나 집행을 받지 아니하기로 확정되지 아니하여 면허가 취소된 경우

3) 면허증의 반환 사유

(1) 의료인이 면허취소처분을 받았을 때

(2) 면허증을 재발급 받은 후 분실하였던 면허증을 발견한 경우

15. 자격정지

1) 면허의 자격정지

보건복지부장관은 의료인이 다음 각 호의 어느 하나에 해당하면 1년의 범위에서 면허 자격을 정지시킬 수 있다.

(1) 의료인의 품위를 심하게 손상시키는 행위를 한 때

(2) 의료기관 개설자가 될 수 없는 자에게 고용되어 의료행위를 한 때

(3) 진단서·검안서 또는 증명서를 거짓으로 작성하여 내주거나 진료기록부 등을 거짓으로 작성하거나 고의로 사실과 다르게 추가기재·수정한 때(법 제17조제1항 ·제2항, 제22조제1항)

(4) 태아 성감별 행위 금지 등을 위반한 경우(법 제20조)

(5) 의료인이 아닌 자로 하여금 의료행위를 하게 한 때(법 제27조제1항)

(6) 의료기사가 아닌 자에게 의료기사의 업무를 하게 하거나 의료기사에게 그 업무 범위를 벗어나게 한 때

(7) 관련 서류를 위조·변조하거나 속임수 등 부정한 방법으로 진료비를 거짓 청구한 때

(8) 업자로부터 부당한 경제적 이익 등의 취득 금지를 위반하여 경제적 이익 등을 제공받은 때(법 제23조의2)

(9) 그 밖에 이 법 또는 이 법에 따른 명령을 위반한 때

※ 의료기술과 관련한 판단이 필요한 사항에 관하여는 관계 전문가의 의견을 들어 결정할 수 있다.

※ 의료기관은 그 의료기관 (7)의 사유로 자격정지 처분을 받은 경우에는 그 자격정지 기간 중 의료업을 할 수 없다.

행정처분, 의료기관 개설자가 거짓으로 진료비를 청구하여 금고 이상의 형을 선고받고 그 형이 확정된 때 : 의료업 정지, 개설허가 취소, 의료기관 폐쇄명령

행정처분, 자격정지 처분 기간 중에 의료행위를 하거나 3회 이상 자격정지 처분을 받은 경우 : 면허취소 사유

(2) 면허의 효력 정지

의료인이 3년마다 실태와 취업상황 등을 신고하지 아니한 때에는 신고할 때까지 면허의 효력을 정지할 수 있다.

(3) 처분감경 또는 면제

의료기관 개설자가 될 수 없는 자에게 고용되어 의료행위를 한 의료인이 자진하여 그 사실을 신고한 경우에는 처분을 감경하거나 면제할 수 있다.

(4) 의료인의 품위 손상 행위의 범위

(1) 학문적으로 인정되지 아니하는 진료행위(조산 업무와 간호 업무를 포함)

(2) 비도덕적 진료행위

(3) 거짓 또는 과대 광고행위

(4) 불필요한 검사·투약·수술 등 지나친 진료행위를 하거나 부당하게 많은 진료비를 요구하는 행위

(5) 전공의의 선발 등 직무와 관련하여 부당하게 금품을 수수하는 행위

(6) 다른 의료기관을 이용하려는 환자를 영리를 목적으로 자신이 종사하거나 개설한

의료기관으로 유인하거나 유인하게 하는 행위

(7) 자신이 처방전을 발급하여 준 환자를 영리를 목적으로 특정 약국에 유치하기 위하여 약국개설자나 약국에 종사하는 자와 담합하는 행위

행정처분, 의료인의 품위를 심하게 손상시키는 행위를 한 때 : 자격정지 사유

16. 과징금 처분

1) 과징금 처분권자

보건복지부장관이나 시장·군수·구청장

2) 과징금 부과

(1) 의료기관이 개설 허가 취소나 폐쇄에 해당할 때에는 대통령령으로 정하는 바에 따라 의료업 정지 처분을 갈음하여 5천만 원 이하의 과징금을 부과할 수 있다.

(2) 제한 : 과징금은 3회까지만 부과

(3) 과징금을 부과하는 위반 행위의 종류와 정도 등에 따른 과징금의 액수와 그 밖에 필요한 사항은 대통령령으로 정한다.

(4) 보건복지부장관이나 시장·군수·구청장은 제1항에 따른 과징금을 기한 안에 내지 아니한 때에는 지방세 체납처분의 예에 따라 징수한다.

3) 과징금 산정기준

시행령 [별표 1] 과징금 산정 기준 참조

17. 행정처분, 사항

1) 시정명령

2) 의료업 정지, 개설허가 취소, 의료기관 폐쇄 명령

3) 면허취소

4) 자격정지

18. 의료지도원

1) 의료지도원의 지위

보고와 업무검사 등에 따른 관계 공무원의 직무를 행하게 한다.

2) 의료지도원의 소속

보건복지부, 시·도 및 시·군·구

3) 자격 및 임명

(1) 의료지도원의 자격

① 의료인 면허를 가진 자

② 의료 관계 업무에 관한 지식과 경험이 풍부한 자

(2) 임명 : 당해 기관장이 소속 공무원 중에서 임명

4) 의료지도원의 담당 구역

(1) 보건복지부 소속 : 전국

(2) 시·도 또는 시·군·구 소속 : 해당 행정구역

5) 비밀누설 금지

의료지도원 및 그 밖의 공무원은 직무를 통하여 알게 된 의료기관, 의료인, 환자의 비밀을 누설하지 못한다.

벌칙, 직무를 통하여 알게 된 의료기관, 의료인, 환자의 비밀을 누설한 의료지도원 및 그 밖의 공무원 : 3년 이하의 징역 또는 1천만 원 이하의 벌금(친고죄)

Ⅶ. 보 칙

1. 전문의

1) 전문의 자격 인정

의사·치과의사 또는 한의사로서 전문의가 되려는 자는 대통령령으로 정하는 수련을 거쳐 보건복지부장관에게 자격 인정을 받아야 한다.

2) 전문과목 표시

(1) 전문의 자격을 인정받은 자가 아니면 전문과목을 표시하지 못한다.

(2) 보건복지부장관은 의료체계를 효율적으로 운영하기 위하여 전문의 자격을 인정받은 치과의사와 한의사에 대하여 종합병원·치과병원·한방병원 중 보건복지 부령으로 정하는 의료기관에 한하여 전문과목을 표시하도록 할 수 있다.

벌칙 전문의가 아니면서 전문과목을 표시한 경우 : 300만 원 이하의 벌금

(3) 전문과목을 표시한 치과의원은 진료거부 금지 조항에도 불구하고 표시한 전문 과목에 해당하는 환자만을 진료하여야 한다(응급환자 예외).

2. 전문간호사

1) 전문간호사 자격 인정

(1) 보건복지부장관은 간호사에게 간호사 면허 외에 전문간호사 자격을 인정할 수 있다.

(2) 전문간호사의 자격 구분, 자격 기준, 자격증, 그 밖에 필요한 사항 : 보건복지부령

2) 전문간호사 자격구분

(1) 보건 (2) 마취 (3) 정신 (4) 가정 (5) 감염관리 (6) 산업
(7) 응급 (8) 노인 (9) 중환자 (10) 호스피스 (11) 종양 (12) 임상
(13) 아동

3. 한지 의료인

1) 정의

「의료법」이 시행되기 전의 규정에 따라 면허를 받은 한지 의사, 한지 치과의사 및 한지 한의사

2) 제한

(1) 허가받은 지역에서 의료업무에 종사하는 경우 의료인으로 본다.

(2) 보건복지부장관은 한지 의료인이 허가받은 지역 밖에서 의료행위를 하는 경우에는 그 면허를 취소할 수 있다.

3) 한지 의료인에게 의사, 치과의사 또는 한의사의 면허를 줄 수 있는 경우

(1) 한지 의사, 한지 치과의사, 한지 한의사로서 허가받은 지역에서 10년 이상 의료업무에 종사한 경력이 있는 자

(2) 이 법 시행 당시 의료업무에 종사하고 있는 자 중 경력이5 년 이상인 자

4) 한지 의료인의 허가지역 변경

(1) 동일지역 내 : 소재지를 관할하는 시·도지사의 허가

(2) 다른 시·도로 변경하거나 2개 시·도 이상에 걸쳐있는 지역으로 변경하려는 경우
- 보건복지부장관의 허가

(3) 허가지역 변경에 관한 허가 제한

① 의료취약지인 읍·면으로 한정하여 허가하되, 인구·교통, 그 밖의 지리적 여건에 따라 그 진료구역을 제한할 수 있다.

② 허가 대상은 변경 전의 허가지역에서 3년 이상 계속하여 의료기관을 개설하고 의료행위를 한 자로 한정한다.

③ 허가지역에 같은 업종에 해당하는 다른 의료인이 있거나 벽지, 오지 또는 도서 등 보건복지부장관이 정하는 지역으로 변경하려는 경우에는 그 기간의 제한을 받지 아니 한다.

4. 간호조무사

1) 자격인정권자 : 시·도지사

2) 업무

무면허 의료행위 금지에도 불구하고 간호보조 업무에 종사할 수 있다.

(1) 간호업무의 보조에 관한 업무

(2) 진료의 보조에 관한 업무

5. 의료유사업자

1) 종별

접골사, 침사, 구사

2) 업무

무면허 의료행위 금지에도 불구하고 각 해당 시술소에서 시술을 업으로 할 수 있다.

6. 안마사

1) 자격인정

안마사는 「장애인복지법」에 따른 시각장애인 중 다음 중 하나에 해당하는 자로서 시·도지사에게 자격인정을 받아야 한다.

(1) 초·중등교육법에 따른 특수학교 중 고등학교에 준한 교육을 하는 학교에서 안마사의 업무한계에 따라 물리적 시술에 관한 교육과정을 마친 자

(2) 중학교 과정 이상의 교육을 받고 보건복지부장관이 지정하는 안마수련 기관에서 2년 이상의 안마수련과정을 마친 자

※ 안마사는 무면허 의료행위 금지에도 불구하고 안마업무를 할 수 있다.

벌칙, 안마시술소 또는 안마원을 개설할 수 없는 자가 안마시술소 또는 안마원을 개설한 때 : 5년 이하의 징역 또는 2천만 원 이하의 벌금

벌칙, 안마사의 자격인정을 받지 아니하고 영리를 목적으로 안마를 한 자 : 3년 이하의 징역 또는 1천만 원 이하의 벌금

2) 업무 한계(「안마사에 관한 규칙」 제2조)

안마사는 안마, 마사지 또는 지압 등 각종 수기요법에 의하거나 전기기구의 사용 그 밖의 자극요법에 의하여 인체에 대한 물리적 시술행위를 하는 것을 업무로 한다.

※ 물리치료사의 업무와 구분할 것

7. 경비 보조

1) 보건복지부장관 또는 시 도지사는 의료인·의료기관·중앙회 또는 의료 관련 단체에 대하여 시설, 운영 경비, 조사·연구비용의 전부 또는 일부를 보조할 수 있다 .

2) 인증을 신청할 때 예산의 범위에서 인증에 소요되는 비용의 전부 또는 일부를 보조할 수 있는 의료기관

(1) 요양병원이 인증을 신청해야 하는 경우(시행일 : 2013.1.1)

(2) 300병상 미만인 의료기관(종합병원 제외) 중 보건복지부장관이 정하는 기준에 해당하는 의료기관

8. 청문

1) 청문권자

보건복지부장관, 시·도지사 또는 시장·군수·구청장

2) 청문을 실시하여야 하는 경우

(1) 의료법인의 설립 허가의 취소

(2) 의료기관 인증 또는 조건부인증의 취소

(3) 종합병원이 의료법이 정한 요건에 해당하지 아니하게 되어 일정기간을 정하여 시설·장비 등의 사용금지 명령

(4) 의료기관 개설허가 취소나 의료기관 폐쇄 명령

(5) 의료인 면허의 취소

9. 권한의 위임 및 위탁

1) 권한의 위임

「의료법」에 따른 보건복지부장관 또는 시·도지사의 권한은 그 일부를 대통령령으로 정하는 바에 따라 시·도지사, 질병관리본부장 또는 시장·군수·구청장이나 보건소장에게 위임 가능하다.

2) 업무의 위탁

보건복지부장관은 의료법에 따른 업무의 일부를 대통령령으로 정하는 바에 따라 관계 전문기관에 위탁 가능하다.

(1) 한국보건산업진흥원 위탁 업무

① 외국인환자 유치 의료기관과 외국인환자 유치업자 등록 업무(등록 요건 검토는 포함하되, 등록 여부 결정 및 등록증 발행·재발행은 제외)

② 외국인환자 유치 의료기관과 외국인환자 유치업자의 사업실적 보고 업무

(2) 업무를 위탁받은 한국보건산업진흥원은 위탁받은 업무의 처리 내용을 보건복지부령으로 정하는 바에 따라 보건복지부장관에게 보고하여야 한다.

Ⅷ. 벌칙,

1. 5년 이하의 징역 또는 5천만 원 이하의 벌금

1) 면허증을 대여한 자

2) 의료기관의 의료용 시설·기재·약품, 그 밖의 기물 등을 파괴·손상하거나 의료기관을 점거하여 진료를 방해한 자 및 이를 교사 또는 방조한 자(법 제12조 제2항)

3) 정당한 사유 없이 전자처방전에 저장된 개인정보를 탐지하거나 누출·변조 또는 훼손한 자(법 제18조 제3항)

4) 정당한 사유 없이 전자의무기록에 저장된 개인정보를 탐지하거나 누출·변조 또는 훼손한 자(법 제23조제3항)

5) 무면허 의료행위 및 면허된 것 이외의 의료행위를 한 자(법 제27조 제1항)

6) 의료기관(안마시술소 포함)을 개설할 수 없는 자가 의료기관을 개설한 때(법 제33조 제2항)

7) 2개 이상의 의료기관(안마시술소 포함)을 개설한 의료인(법 제33조 제8항)

※ 2 이상의 의료인 면허를 소지한 자가 의원급 의료기관을 함께 개설한 경우 예외

2. 3년 이하의 징역 또는 3천만 원 이하의 벌금

품질관리검사에서 부적합하다고 판정받은 특수의료장비를 사용한 의료기관의 개설자나 관리자(법 제38조 제3항)

1) 의료·조산 또는 간호를 하면서 알게 된 다른 사람의 비밀을 누설하거나 발표한 의료인(법 제19조, 친고죄)
2) 정당한 이유 없이 환자가 아닌 다른 사람에게 환자에 관한 기록을 열람하게 하거나 그 사본을 내주는 등 내용을 확인할 수 있게 한 의료인이나 의료기관 종사자(법 제21조 제 1항, 친고죄)
3) 진료기록부 등을 거짓으로 작성하거나 고의로 사실과 다르게 추가기재 ·수정한 의료인(법 제22조 제3항)
4) 영리를 목적으로 환자를 의료기관이나 의료인에게 소개·알선·유인하는 행위 및 이 를 사주한 자(법 제27조 제3항)
5) 외국인환자 유치행위를 한 보험회사, 상호회사, 보험설계사, 보험대리점 또는 보험중개사 (법 제27조 제4항)
6) 보건복지부장관에게 등록하지 아니한 외국인환자 유치 의료기관(법 제27조의 2 제1 항)
7) 보건복지부장관에게 등록하지 아니한 외국인환자 유치업자(법 제27조의 2 제2항)
8) 시·도지사의 허가를 받지 아니하고 병원급 의료기관을 개설한 자(법 제33조 제4항)
9) 시·도지사의 허가를 받지 아니하고 부속 의료기관으로 병원급 의료기관을 개설한 자 (법 제35조 제1항 단서)
10) 정당한 사유 없이 업무개시 명령을 거부한 의료인 또는 의료기관 개설자(법 제59조 제3항)
11) 업무 정지기간 중에 의료기관(안마시술소 포함)을 개설·운영한 경우(법 제64조 제2 항)
12) 직무를 통하여 알게 된 의료기관, 의료인, 환자의 비밀을 누설한 의료지도원 및 그 밖 의 공무원(법 제69조 제3항, 친고죄)
13) 안마사의 자격인정을 받지 아니하고 영리를 목적으로 안마를 한 자(법 제82조 제1항)

※ 1), 2), 12)는 친고죄로서 이를 위반한 자에 대한 공소는 고소가 있어야 한다.

3. 2년 이하의 징역 또는 2천만 원 이하의 벌금

업자로부터 부당한 경제적 이익 등을 취득한 자

※ 이 경우 취득한 경제적 이익 등은 몰수하고, 몰수할 수 없을 때에는 그 가액을 추징한다.

1) 태아 성 감별을 목적으로 임부를 진찰 또는 검사하거나, 같은 목적을 위한 다른 사람의 행위를 도와준 의료인(법 제20조 제1항)
2) 임신 32주 이전에 태아나 임부를 진찰하거나 검사하면서 알게 된 태아의 성을 임부, 임부의 가족, 그 밖의 다른 사람이 알게 한 의료인(법 제20조 제2항)

4. 1년 이하의 징역 또는 1천만 원 이하의 벌금

1) 진료나 조산 요청을 받고 정당한 사유 없이 이를 거부한 의료인(법 제15조 제1항)
2) 의료업에 종사하고 직접 진찰하거나 검안한 의사, 치과의사 또는 한의사가 아니면서

진단서·검안서·증명서 또는 처방전을 작성하여 교부하거나 발송한 자(법 제17조 제 1항)

3) 의료업에 종사하고 직접 조산한 의사, 한의사 또는 조산사가 아니면서 출생·사망 또는 사산 증명서를 교부한 자(법 제17조 제2항)

※ 2)와 3)에서 부득이한 사유로 같은 의료기관 종사하는 해당자가 교부한 경우는 예외

4) 의료법인·의료기관 또는 의료인이 아니면서 의료에 관한 광고를 한 자(법 제56조 제 1항)
5) 광고할 수 없는 내용의 의료광고를 한 의료법인, 의료기관 또는 의료인(법 제56조 제2 항)
6) 거짓이나 과장된 내용의 의료광고를 한 의료법인, 의료기관 또는 의료인(법 제56조 제3항)
7) 광고할 수 없는 방법으로 의료광고를 한 의료법인, 의료기관 또는 의료인(법 제56조 제4항)
8) 미리 광고의 내용과 방법 등에 관하여 보건복지부장관의 심의를 받지 않고 의료광고를 한 의료법인·의료기관·의료인(법 제57조 제1항)
9) 인증을 받지 아니하고 인증서나 인증마크를 제작·사용하거나 인증을 사칭하는 자(법 제58조의 6 제2항)

5. 500만 원 이하의 벌금

1) 의료기관에서 나오는 세탁물을 의료인·의료기관 또는 시장·군수·구청장에게 신고하지 아니한 자가 처리한 경우(법 제16조 제1항)
2) 세탁물을 처리하는 자가 보건복지부령으로 정하는 바에 따라 위생적으로 보관·운반·처리하지 않은 경우(법 제16조 제2항)
3) 자신이 진찰하거나 검안한 자에 대한 진단서·검안서 또는 증명서 교부를 요구받고 정당한 사유 없이 이를 거부한 의사·치과의사 또는 한의사(법 제17조 제3항)
4) 자신이 조산한 것에 대한 출생·사망 또는 사산 증명서 교부를 요구받고 정당한 사유 없이 이를 거부한 의사·한의사 또는 조산사(법 제17조 제4항)
5) 처방전을 발행한 의사 또는 치과의사(처방전을 발행한 한의사 포함)가 처방전에 따라 의약품을 조제하는 약사 또는 한약사의 문의가 있을 때 즉시 이에 응하지 않은 경우(법 제18조 제4항)

   ※ 정당한 사유가 있을 때 예외

6) 다른 의료인으로부터 진료기록의 내용 확인이나 환자의 진료경과에 대한 소견 등을 송부할 것을 요청받고 이를 송부하지 않은 의료인(법 제21조 제3항)
7) 응급환자를 다른 의료기관에 이송할 때 지체 없이 내원 당시 작성된 진료기록의 사본 등을 이송하지 않은 의료인(법 제21조 제5항)
8) 진료기록부 등을 갖추어 의료행위에 관한 사항과 의견을 기록·서명하지 않은 의료인 (법 제22조 제1항)
9) 진료기록부 등을 보존하지 않은 의료인(법 제22조 제2항)
10) 변사체로 의심되는 사체를 소재지를 관할하는 경찰서장에게 신고하지 않은 의사·치과의사

·한의사 및 조산사(법 제26조)

11) 의료인이 아니면서 의료인 명칭이나 이와 비슷한 명칭을 사용한 자(법 제27조 제2항)

12) 의료기관을 개설하지 아니하고 의료업을 한 의료인(법 제33조 제1항)

13) 시장·군수·구청장에게 신고하지 않고 의원·치과의원·한의원 또는 조산원 (안마시술소 포함)을 개설한 자(법 제33조 제3항)

14) 허가를 받아 의료기관을 개설한 자가 허가 없이 개설 장소를 이전하거나 허가사항 중 중요사항을 변경한 경우(법 제33조 제5항)

15) 시장·군수·구청장에게 신고하지 않고 부속 의료기관을 개설한 경우(법 제35조 제1 항 본문)

16) 병원에 응급환자와 입원환자의 진료 등에 필요한 당직의료인을 두지 않은 경우(법 제 41조)

17) 의료기관의 종류에 따르는 명칭 외의 명칭을 사용한 의료기관(법 제42조 제1항)

18) 시·도지사의 허가를 받지 않고 재산을 처분하거나 정관을 변경한 의료법인(법 제48 조 제3항)

19) 의료법인이 아니면서 의료법인이나 이와 비슷한 명칭을 사용한 경우(법 제48조 제4항)

20) 전문의가 아니면서 전문과목을 표시한 경우(법 제77조 제2항)

21) 보건복지부장관 또는 시장·군수·구청장의 시정명령을 위반한 자(법 제63조)

22) 의료기관 개설자가 될 수 없는 자에게 고용되어 의료행위를 한 자

6. 양벌규정

법인의 대표자나 법인 또는 개인의 대리인, 사용인, 그 밖의 종업원이 그 법인 또는 개인의 업무에 관하여 위반행위를 하면 그 행위자를 벌하는 외에 그 법인 또는 개인에게도 해당 조문의 벌금형을 과하는 것

※ 법인 또는 개인이 그 위반행위를 방지하기 위하여 해당업무에 관하여 상당한 주의와 감독을 게을리하지 아니한 경우에는 양벌규정을 적용하지 않는다.

7. 과태료

1) 300만 원 이하의 과태료

(1) 신고를 하지 아니하고 진단용 방사선 발생장치를 설치·운영한 자(법 제37조 제1항)

(2) 진단용 방사선 발생장치의 안전관리책임자를 선임하지 아니하거나 정기검사와 측정 또는 방사선 관계 종사자에 대한 피폭관리를 실시하지 아니한 자(법 제37조 제2항)

(3) 선택 진료에 관한 정보를 제공하지 아니한 자(법 제46조 제3항)

(4) 신고하지 아니하고 부대사업을 한 의료법인(법 제49조 제3항)

2) 200만 원 이하의 과태료

보고와 업무 검사 등의 규정에 따른 보고를 하지 아니하거나 검사를 거부·방해 또는 기피한 자(법 제61조 제1항)

3) 100만 원 이하의 과태료

(1) 의료기관의 신고사항을 변경하였을 때 변경신고를 하지 아니한 자(안마사 포함, 법 제

33조 제5항)

(2) 휴업 또는 폐업 신고를 하지 아니하거나(안마사 포함, 법 제40조 제1항) 진료기록부등을 이관하지 아니한 자(법 제40조 제2항)

(3) 의료기관의 명칭 또는 이와 비슷한 명칭을 사용한 자(법 제42조 제3항)

(4) 진료과목 표시를 위반한 자(법 제43조 제5항)

(5) 환자의 권리 등을 의료기관 내에 게시하지 아니한 자(법 제4조 제3항)

4) 과태료의 부과·징수

(1) 부과·징수권자 : 보건복지부장관 또는 시장·군수·구청장

(2) 과태료의 경감 또는 가중

① 위반행위의 정도, 횟수, 그 동기와 결과 등을 고려하여 해당 금액의 1/2의 범위에서 경감하거나 가중할 수 있다.

② 가중하는 때에도 의료법의 규정에 따른 금액을 넘을 수 없다.

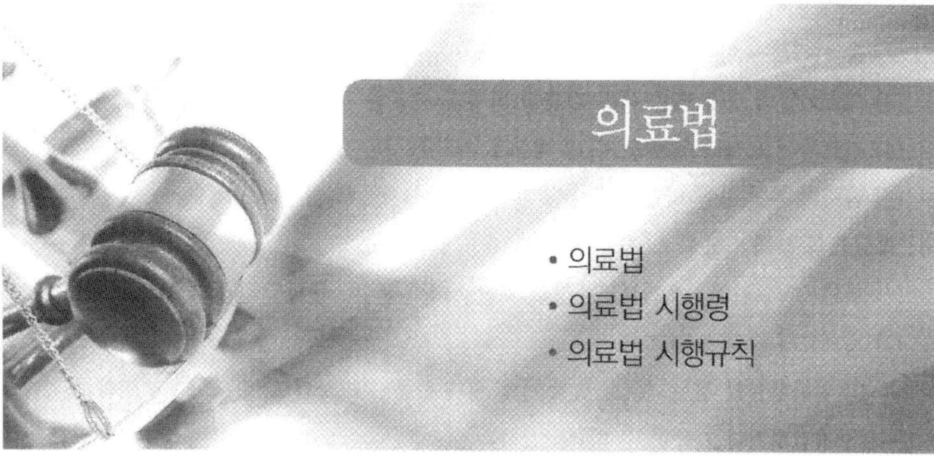

제1장 총 칙

제1조(목적) 이 법은 모든 국민이 수준 높은 의료 혜택을 받을 수 있도록 국민의료에 필요한 사항을 규정함으로써 국민의 건강을 보호하고 증진하는 데에 목적이 있다.

[영] 제1조(목적) 이 영은 「의료법」에서 위임된 사항과 그 시행에 필요한 사항을 규정함을 목적으로 한다.

[규] 제1조(목적) 이 규칙은 「의료법」 및 「의료법 시행령」에서 위임된 사항과 그 시행에 필요한 사항을 규정함을 목적으로 한다. <개정 2015.5.29.>

[규] 제1조의2(입원 환자의 방문 기준) 의료기관의 장은 법 제4조제1항에 따라 입원 환자를 보호하고 병원감염을 예방하기 위하여 필요하다고 인정하는 경우에는 외부인의 입원 환자에 대한 방문 기준을 별도로 마련하여 운영할 수 있다.
[본조신설 2016. 10. 6.]

[규] 제1조의3(환자의 권리 등의 게시) ① 「의료법」(이하 "법"이라 한다) 제4조제3항 전단에서 "「보건의료기본법」 제6조ㆍ제12조 및 제13조에 따른 환자의 권리 등 보건복지부령으로 정하는 사항"이란 별표 1과 같다.
② 의료기관의 장은 법 제4조제3항 후단에 따라 제1항에 따른 사항을 접수창구나 대기실 등 환자 또는 환자의 보호자가 쉽게 볼 수 있는 장소에 게시하여야 한다.

[본조신설 2012. 8. 2.]

[규] 제1조의4(간호·간병통합서비스의 제공 환자 및 제공 기관) ① 법 제4조의2제1항에서 "보건복지부령으로 정하는 입원 환자"란 다음 각 호의 어느 하나에 해당하는 입원 환자를 말한다.

1. 환자에 대한 진료 성격이나 질병 특성상 보호자 등의 간병을 제한할 필요가 있는 입원 환자
2. 환자의 생활 여건이나 경제 상황 등에 비추어 보호자 등의 간병이 현저히 곤란하다고 인정되는 입원 환자
3. 그 밖에 환자에 대한 의료관리상 의사、치과의사 또는 한의사가 간호·간병통합서비스가 필요하다고 인정하는 입원 환자

② 법 제4조의2제2항에서 "보건복지부령으로 정하는 병원급 의료기관"이란 병원, 치과병원, 한방병원 및 종합병원을 말한다.

③ 법 제4조의2제3항에서 "보건복지부령으로 정하는 인력, 시설, 운영 등의 기준"이란 별표 1의2에 따른 기준을 말한다.

④ 법 제4조의2제4항 전단에서 "보건복지부령으로 정하는 병원급 의료기관"이란 병원, 치과병원, 한방병원 및 종합병원을 말한다. 다만, 다음 각 호의 어느 하나에 해당하는 의료기관은 제외한다.

1. 「군보건의료에 관한 법률」 제2조제4호에 따른 군보건의료기관
2. 「치료감호법」 제16조의2제1항제2호에 따라 법무부장관이 지정하는 국립정신의료기관 [본조신설 2016. 10. 6.]

[규] 제1조의5(간호·간병통합서비스의 제공 절차) ① 법 제4조의2에 따라 간호、간병통합서비스를 제공받으려는 경우에는 간호、간병통합서비스에 대한 의사、치과의사 또는 한의사의 의견서 및 환자의 동의서(환자가 동의할 수 없는 불가피한 사유가 있는 경우에는 보호자의 동의서를 말한다)를 첨부하여 의료기관의 장에게 신청하여야 한다.

② 제1항에도 불구하고 의료기관의 장은 입원 환자에 대한 진료 및 관리의 특성상 간호·간병통합서비스가 특히 필요하다고 인정하는 경우에는 입원 환자의 동의(환자가 동의할 수 없는 불가피한 사유가 있는 경우에는 보호자의 동의를 말한다)를 받아 간호·간병통합서비스를 제공할 수 있다.

③ 제1항 및 제2항에 따른 간호、간병통합서비스의 제공 절차 및 방법 등에 필요한 세부사항은 보건복지부장관이 정하여 고시한다.

[본조신설 2016. 10. 6.]

제2조(의료인) ① 이 법에서 "의료인"이란 보건복지부장관의 면허를 받은 의사· 치과의사·한의사·조산사 및 간호사를 말한다. <개정 2010.1.18>

② 의료인은 종별에 따라 다음 각 호의 임무를 수행하여 국민보건 향상을 이루고 국민의 건강한 생활 확보에 이바지할 사명을 가진다. <개정 2015.12.29., 2019. 4. 23.>

1. 의사는 의료와 보건지도를 임무로 한다.
2. 치과의사는 치과 의료와 구강 보건지도를 임무로 한다.
3. 한의사는 한방 의료와 한방 보건지도를 임무로 한다.
4. 조산사는 조산(助産)과 임산부 및 신생아에 대한 보건과 양호지도를 임무로 한다.
5. 간호사는 다음 각 목의 업무를 임무로 한다.
   가. 환자의 간호요구에 대한 관찰, 자료수집, 간호판단 및 요양을 위한 간호
   나. 의사, 치과의사, 한의사의 지도하에 시행하는 진료의 보조
   다. 간호 요구자에 대한 교육、상담 및 건강증진을 위한 활동의 기획과 수행, 그 밖의 대통령령으로 정하는 보건활동
   라. 제80조에 따른 간호조무사가 수행하는 가목부터 다목까지의 업무보조에 대한 지

[영] 제2조(간호사의 보건활동)「의료법」(이하"법"이라한다)

제2조제2항제5호다목에서 "대통령령으로 정하는 보건활동"이란 다음의 보건활동을 말한다. <개정 2018.3.6.>

1. 「농어촌 등 보건의료를 위한 특별조치법」 제19조에 따라 보건진료 전담공무원으로서 하는 보건활동
2. 「모자보건법」 제2조제10호에 따른 모자보건전문가가 행하는 모자보건 활동
3. 「결핵예방법」 제18조에 따른 보건활동
4. 그 밖의 법령에 따라 간호사의 보건활동으로 정한 업무

[영] 제2조의2(명찰의 표시 내용 등) ① 법 제4조제5항 본문에 따라 의료행위를 하는 사람의 신분을 알 수 있도록 명찰을 달도록 하는 경우에는 다음 각 호의 구분에 따른다.

1. 명찰의 표시 내용: 다음 각 목의 구분에 따른 사항을 포함할 것
   가. 의료인: 의료인의 종류별 명칭 및 성명. 다만, 법 제77조제1항에 따른 전문의의 경우에는 전문과목별 명칭 및 성명을 표시할 수 있다.
   나. 법 제27조제1항제3호에 따른 학생: 학생의 전공분야 명칭 및 성명
   다. 법 제80조에 따른 간호조무사: 간호조무사의 명칭 및 성명
   라. 「의료기사 등에 관한 법률」 제2조에 따른 의료기사: 의료기사의 종류별 명칭 및 성명
2. 명찰의 표시 방법: 의복에 표시 또는 부착하거나 목에 거는 방식 그 밖에 이에

준 하는 방식으로 표시할 것

3. 명찰의 제작 방법: 인쇄, 각인(刻印), 부착, 자수(刺繡) 또는 이에 준하는 방법으로 만들 것

4. 명찰의 규격 및 색상: 명찰의 표시 내용을 분명하게 알 수 있도록 할 것

② 제1항에 따른 명찰의 표시 내용, 표시 방법, 제작 방법 및 명찰의 규격·색상 등에 필요한 세부 사항은 보건복지부장관이 정하여 고시한다.

③ 법 제4조제5항 단서에서 "대통령령으로 정하는 경우"란 다음 각 호의 어느 하나에 해당하는 시설 내에 있는 경우를 말한다.

1. 격리병실
2. 무균치료실
3. 제1호 또는 제2호와 유사한 시설로서 보건복지부장관이 병원감염 예방에 필요하다고 인정하여 고시하는 시설

[본조신설 2017. 2. 28.]

제3조(의료기관) ① 이 법에서 "의료기관"이란 의료인이 공중(公衆) 또는 특정 다수인을 위하여 의료·조산의 업(이하 "의료업"이라 한다)을 하는 곳을 말한다.

② 의료기관은 다음 각 호와 같이 구분한다. <개정 2009. 1. 30., 2011. 6. 7., 2016. 5. 29., 2019. 4. 23.>

1. 의원급 의료기관: 의사, 치과의사 또는 한의사가 주로 외래환자를 대상으로 각각 그 의료행위를 하는 의료기관으로서 그 종류는 다음 각 목과 같
   가. 의원
   나. 치과의원
   다. 한의원
2. 조산원: 조산사가 조산과 임산부 및 신생아를 대상으로 보건활동과 교육·상담을 하는 의료기관을 말한다.
3. 병원급 의료기관: 의사, 치과의사 또는 한의사가 주로 입원환자를 대상으로 의료행위를 하는 의료기관으로서 그 종류는 다음 각 목과 같다.
   가. 병원
   나. 치과병원
   다. 한방병원
   라. 요양병원(「정신건강증진 및 정신질환자 복지서비스 지원에 관한 법률」 제3조제5호에 따른 정신의료기관 중 정신병원, 「장애인복지법」 제58조제1항제4호에 따른 의료재활시설로서 제3조의2의 요건을 갖춘 의료기관을 포함한다. 이하 같다)
   마. 종합병원

③ 보건복지부장관은 보건의료정책에 필요하다고 인정하는 경우에는 제2항제 1호부터 제3호까지의 규정에 따른 의료기관의 종류별 표준업무를 정하여 고시할 수 있다. <개정 2010.1.18.>

④ 삭제 <2009.1.30>

⑤ 삭제 <2009.1.30>

⑥ 삭제 <2009.1.30>

⑦ 삭제 <2009.1.30>

⑧ 삭제 <2009.1.30>

제3조의2(병원 등) 병원·치과병원·한방병원 및 요양병원(이하 "병원등"이라 한다)은 30개 이상의 병상(병원·한방병원만 해당한다) 또는 요양병상(요양병원만 해당하며, 장기입원이 필요한 환자를 대상으로 의료행위를 하기 위하여 설치한 병상을 말한다) 을 갖추어야 한다.

[본조신설 2009.1.30.]

제3조의3(종합병원) ① 종합병원은 다음 각 호의 요건을 갖추어야 한다. <개정2 011. 8.4>

1. 100개 이상의 병상을 갖출 것
2. 100병상 이상 300병상 이하인 경우에는 내과·외과·소아청소년과·산부인과 중 3개 진료과목, 영상의학과, 마취통증의학과와 진단검사의학과 또는 병리과를 포함한 7개 이상의 진료과목을 갖추고 각 진료과목마다 전속하는 전문의를 둘 것
3. 300병상을 초과하는 경우에는 내과, 외과, 소아청소년과, 산부인과, 영상의학과, 마취통증의학과, 진단검사의학과 또는 병리과, 정신건강의학과 및 치과를 포함 한 9개 이상의 진료과목을 갖추고 각 진료과목마다 전속하는 전문의를 둘 것

② 종합병원은 제1항제2호 또는 제3호에 따른 진료과목(이하 이 항에서 "필수진료과목"이라 한다) 외에 필요하면 추가로 진료과목을 설치·운영할 수 있다. 이 경우 필수진료과목 외의 진료과목에 대하여는 해당 의료기관에 전속하지 아니한 전문의를 둘 수 있다. [본조신설 2009.1.30.]

제3조의4(상급종합병원 지정) ① 보건복지부장관은 다음 각 호의 요건을 갖춘 종합병원 중에서 중증질환에 대하여 난이도가 높은 의료행위를 전문적으로 하는 종합병원을 상급종합병원으로 지정할 수 있다. <개정 2010.1.18.>

1. 보건복지부령으로 정하는 20개 이상의 진료과목을 갖추고 각 진료과목마다 전속하는 전문의를 둘 것
2. 제77조제1항에 따라 전문의가 되려는 자를 수련시키는 기관일 것

3. 보건복지부령으로 정하는 인력·시설·장비 등을 갖출 것
4. 질병군별(疾病群別) 환자구성 비율이 보건복지부령으로 정하는 기준에 해당할 것

② 보건복지부장관은 제1항에 따른 지정을 하는 경우 제1항 각 호의 사항 및 전문성 등에 대하여 평가를 실시하여야 한다. <개정 2010.1.18>

③ 보건복지부장관은 제1항에 따라 상급종합병원으로 지정받은 종합병원에 대하여 3 년마다 제2항에 따른 평가를 실시하여 재지정하거나 지정을 취소할 수 있다.
<개 정 2010.1.18.>

④ 보건복지부장관은 제2항 및 제3항에 따른 평가업무를 관계 전문기관 또는 단체에 위탁할 수 있다. <개정 2010.1.18>

⑤ 상급종합병원 지정·재지정의 기준·절차 및 평가업무의 위탁 절차 등에 관하여 필요한 사항은 보건복지부령으로 정한다. <개정 2010.1.18>
[본조신설 2009.1.30]

제3조의5(전문병원 지정) ① 보건복지부장관은 병원급 의료기관 중에서 특정 진료 과목이나 특정 질환 등에 대하여 난이도가 높은 의료행위를 하는 병원을 전문병원으로 지정 할 수 있다. <개정 2010.1.18>

② 제1항에 따른 전문병원은 다음 각 호의 요건을 갖추어야 한다. <개정 2010.1.18>
1. 특정 질환별·진료과목별 환자의 구성비율 등이 보건복지부령으로 정하는 기준 에 해당할 것
2. 보건복지부령으로 정하는 수 이상의 진료과목을 갖추고 각 진료과목마다 전속 하는 전문의를 둘 것

③ 보건복지부장관은 제1항에 따라 전문병원으로 지정하는 경우 제2항 각 호의 사항 및 진료의 난이도 등에 대하여 평가를 실시하여야 한다. <개정 2010.1.18>

④ 보건복지부장관은 제1항에 따라 전문병원으로 지정받은 의료기관에 대하여 3년마다 제3항에 따른 평가를 실시하여 전문병원으로 재지정을 할 수 있다.
<개정 2015.1.28.>

⑤ 보건복지부장관은 제1항 또는 제4항에 따라 지정받거나 재지정받은 전문병원이 다음 각 호의 어느 하나에 해당하는 경우에는 그 지정 또는 재지정을 취소할 수 있다. 다만, 제1호에 해당하는 경우에는 그 지정 또는 재지정을 취소하여야 한다.
<개정 2015.1.28.>
1. 거짓이나 그 밖의 부정한 방법으로 지정 또는 재지정을 받은 경우
2. 지정 또는 재지정의 취소를 원하는 경우
3. 제4항에 따른 평가 결과 제2항 각 호의 요건을 갖추지 못한 것으로 확인된 경우

⑥ 보건복지부장관은 제3항 및 제4항에 따른 평가업무를 관계 전문기관 또는 단체에 위

탁할 수 있다.<개정 2015.1.28>

⑦ 전문병원 지정·재지정의 기준·절차 및 평가업무의 위탁 절차 등에 관하여 필요한 사항은 보건복지부령으로 정한다. <개정 2015.1.28.>

[본조신설 2009.1.30.]

제2장 의료인

≫ 제 1 절 자격과 면허

제4조(의료인과 의료기관의 장의 의무) ① 의료인과 의료기관의 장은 의료의 질을 높이고 병원감염을 예방하며 의료기술을 발전시키는 등 환자에게 최선의 의료서비스를 제공하기 위하여 노력하여야 한다. <개정 2012.2.1>

② 의료인은 다른 의료인의 명의로 의료기관을 개설하거나 운영할 수 없다. <신설 2012.2.1>

③ 의료기관의 장은 「보건의료기본법」 제6조·제12조 및 제13조에 따른 환자의 권리 등 보건복지부령으로 정하는 사항을 환자가 쉽게 볼 수 있도록 의료기관 내에 게시하여야 한다. 이 경우 게시 방법, 게시 장소 등 게시에 필요한 사항은 보건복지 부령으로 정한다. <신설 2012.2.1.>

④ 의료인은 제5조(의사·치과의사 및 한의사를 말한다), 제6조(조산사를 말한다) 및 제7조(간호사를 말한다)에 따라 발급받은 면허증을 다른 사람에게 빌려주어서는 아니 된다. <신설 2015. 12. 29.>

⑤ 의료기관의 장은 환자와 보호자가 의료행위를 하는 사람의 신분을 알 수 있도록 의료인, 제27조제1항 각 호 외의 부분 단서에 따라 의료행위를 하는 같은 항 제3호에 따른 학생, 제80조에 따른 간호조무사 및 「의료기사 등에 관한 법률」 제2조에 따른 의료기사에게 의료기관 내에서 대통령령으로 정하는 바에 따라 명찰을 달도록 지시·감독하여야 한다. 다만, 응급의료상황, 수술실 내인 경우, 의료행위를 하지 아니할 때, 그 밖에 대통령령으로 정하는 경우에는 명찰을 달지 아니하도록 할 수 있다. <신설 2016. 5. 29.>

⑥ 의료인은 일회용 주사 의료용품(한 번 사용할 목적으로 제작되거나 한 번의 의료행위에서 한 환자에게 사용하여야 하는 의료용품으로서 사람의 신체에 의약품, 혈액, 지방 등을 투여·채취하기 위하여 사용하는 주사침, 주사기, 수액용기와 연결줄 등을 포함하는 수액세트 및 그 밖에 이에 준하는 의료용품을 말한다. 이하 같다)을 한 번 사용한 후 다시 사용하여서는 아니 된다. <신설 2016. 5. 29.>

제4조의2(간호·간병통합서비스 제공 등) ① 간호·간병통합서비스란 보건복지부령으로 정하는 입원 환자를 대상으로 보호자 등이 상주하지 아니하고 간호사, 제80조에 따른

간호조무사 및 그 밖에 간병지원인력(이하 이 조에서 "간호·간병통합서비스 제공인력"이라 한다)에 의하여 포괄적으로 제공되는 입원서비스를 말한다.

② 보건복지부령으로 정하는 병원급 의료기관은 간호·간병통합서비스를 제공할 수 있도록 노력하여야 한다.

③ 제2항에 따라 간호·간병통합서비스를 제공하는 병원급 의료기관(이하 이 조에서 "간호·간병통합서비스 제공기관"이라 한다)은 보건복지부령으로 정하는 인력, 시설, 운영 등의 기준을 준수하여야 한다.

④「공공보건의료에 관한 법률」제2조제3호에 따른 공공보건의료기관 중 보건복지부령으로 정하는 병원급 의료기관은 간호·간병통합서비스를 제공하여야 한다. 이 경우 국가 및 지방자치단체는 필요한 비용의 전부 또는 일부를 지원할 수 있다.

⑤ 간호·간병통합서비스 제공기관은 보호자 등의 입원실 내 상주를 제한하고 환자 병문안에 관한 기준을 마련하는 등 안전관리를 위하여 노력하여야 한다.

⑥ 간호·간병통합서비스 제공기관은 간호·간병통합서비스 제공인력의 근무환경 및 처우 개선을 위하여 필요한 지원을 하여야 한다.

⑦ 국가 및 지방자치단체는 간호·간병통합서비스의 제공·확대, 간호·간병통합 서비스 제공인력의 원활한 수급 및 근무환경 개선을 위하여 필요한 시책을 수립하고 그에 따른 지원을 하여야 한다.

[본조신설 2015. 12. 29.]

제5조(의사·치과의사 및 한의사 면허) ① 의사·치과의사 또는 한의사가 되려는 자는 다음 각 호의 어느 하나에 해당하는 자격을 가진 자로서 제9조에 따른 의사·치과의사 또는 한의사 국가시험에 합격한 후 보건복지부장관의 면허를 받아야 한다. <개정 2012.2.1>

1. 「고등교육법」 제11조의2에 따른 인정기관(이하 “평가인증기구”라 한다)의 인증 (이하 “평가인증기구의 인증”이라 한다)을 받은 의학·치의학 또는 한의학을 전공하는 대학을 졸업하고 의학사·치의학사 또는 한의학사 학위를 받은 자
2. 평가인증기구의 인증을 받은 의학·치의학 또는 한의학을 전공하는 전문대학원을 졸업하고 석사학위 또는 박사학위를 받은 자
3. 보건복지부장관이 인정하는 외국의 제1호나 제2호에 해당하는 학교를 졸업하고 외국의 의사·치과의사 또는 한의사 면허를 받은 자로서 제9조에 따른 예비시험에 합격한 자

② 평가인증기구의 인증을 받은 의학·치의학 또는 한의학을 전공하는 대학 또는 전문대학원을 6개월 이내에 졸업하고 해당 학위를 받을 것으로 예정된 자는 제1항제1호 및 제2호의 자격을 가진 자로 본다. 다만, 그 졸업예정시기에 졸업하고 해당 학위를 받아야 면허를 받을 수 있다. <개정 2012.2.1>

③ 제1항에도 불구하고 입학 당시 평가인증기구의 인증을 받은 의학·치의학 또는 한의학을 전공하는 대학 또는 전문대학원에 입학한 사람으로서 그 대학 또는 전문대 학원을 졸업하고 해당 학위를 받은 사람은 같은 항 제1호 및 제2호의 자격을 가진 사람으로 본다. <신설 2012.2.1> [전문개정 2008.10.14]

제6조(조산사 면허) 조산사가 되려는 자는 다음 각 호의 어느 하나에 해당하는 자로서 제9조에 따른 조산사 국가시험에 합격한 후 보건복지부장관의 면허를 받아야 한다. <개정 2010.1.18>

1. 간호사 면허를 가지고 보건복지부장관이 인정하는 의료기관에서 1년간 조산 수습 과정을 마친 자
2. 보건복지부장관이 인정하는 외국의 조산사 면허를 받은 자

[규] 제3조(조산 수습의료기관 및 수습생 정원) ① 법 제6조제1호 에 따른 조산(助産) 수습의료기관으로 보건복지부장관의 인정을 받을 수 있는 의료기관은 「전문의의 수련 및 자격인정 등에 관한 규정」에 따른 산부인과 수련병원 및 소아청소년과 수련병원으로서 월평균 분만 건수가 100건 이상 되는 의료기관 이어야 한다. <개정 2012.8.2>

② 제1항에 따라 수습의료기관으로 인정받으려는 자는 별지 제1호서식의 조산 수습 의료기관 인정신청서에 다음 각 호의 서류를 첨부하여 보건복지부장관에게 제출 하여야 한다. <개정 2010.3.19.>

1. 수습생 모집계획서 및 수습계획서와 수습과정의 개요를 적은 서류
2. 신청일이 속하는 달의 전달부터 소급하여 1년간의 월별 분만 실적을 적은 서류

③ 수습생의 정원은 제2항제2호의 월별 분만 실적에 따라 산출된 월평균 분만 건수의 10분의 1 이내로 한다.

④ 수습의료기관은 매년 1월 15일까지 전년도 분만 실적을 보건복지부장관에게 보고 하여야 한다. <개정 2010.3.19>

⑤ 보건복지부장관은 제4항에 따라 보고된 연간 분만 실적이 제1항에 따른 기준에 미치지 못하는 경우에는 그 수습의료기관의 인정을 철회할 수 있고 제3항에 따른 기준에 미치지 못하는 경우에는 그 수습생의 정원을 조정할 수 있다. <개정 2010.3.19>

제7조(간호사 면허) 간호사가 되려는 자는 다음 각 호의 어느 하나에 해당하는 자로서 제9조에 따른 간호사 국가시험에 합격한 후 보건복지부장관의 면허를 받아야 한다. <개 정 2012.2.1>

1. 평가인증기구의 인증을 받은 간호학을 전공하는 대학이나 전문대학[구제(舊制) 전문학교와 간호학교를 포함 한다]을 졸업한 자
2. 보건복지부장관이 인정하는 외국의 제1호에 해당하는 학교를 졸업하고 외국의 간

호사 면허를 받은 자

② 제1항에도 불구하고 입학 당시 평가인증기구의 인증을 받은 간호학을 전공하는 대학 또는 전문대학에 입학한 사람으로서 그 대학 또는 전문대학을 졸업하고 해당 학위를 받은 사람은 같은 항 제1호에 해당하는 사람으로 본다.<신설 2012.2.1>

제8조(결격사유 등) 다음 각 호의 어느 하나에 해당하는 자는 의료인이 될 수 없다. <개정 2018. 8.14>

1. 「정신건강증진 및 정신질환자 복지서비스 지원에 관한 법률」 제3조제1호에 따른 정신질환자. 다만, 전문의가 의료인으로서 적합하다고 인정하는 사람은 그러하지 아니하다.
2. 마약·대마·향정신성의약품 중독자
3. 피성년후견인·피한정후견인
4. 이 법 또는 「형법」 제233조, 제234조, 제269조, 제270조, 제317조제1항 및 제347조(허위로 진료비를 청구하여 환자나 진료비를 지급하는 기관이나 단체를 속인 경우만을 말한다), 「보건범죄단속에 관한 특별조치법」, 「지역보건법」, 「후천성 면역결핍증 예방법」, 「응급의료에 관한 법률」, 「농어촌 등 보건의료를 위한 특별 조치법」, 「시체해부 및 보존에 관한 법률」, 「혈액관리법」,「마약류관리에 관한 법률」, 「약사법」, 「모자보건법」, 그 밖에 대통령령으로 정하는 의료 관련 법령을 위반하여 금고 이상의 형을 선고받고 그 형의 집행이 종료되지 아니하였거나 집행을 받지 아니하기로 확정되지 아니한 자

제9조(국가시험 등) ① 의사·치과의사·한의사·조산사 또는 간호사 국가시험과 의사·치과의사·한의사 예비시험(이하 "국가시험등"이라 한다)은 매년 보건복지부장관이 시행한다. <개정 2010.1.18>

② 보건복지부장관은 국가시험등의 관리를 대통령령으로 정하는 바에 따라 「한국보건의료인국가시험법」에 따른 한국의료인국가시험에 맡길 수 있다. <개정 2015.6.22>

③ 보건복지부장관은 제2항에 따라 국가시험등의 관리를 맡긴 때에는 그 관리에 필요한 예산을 보조할 수 있다. <개정 2010.1.18>

④ 국가시험등에 필요한 사항은 대통령령으로 정한다.

[영] 제3조(국가시험 등의 범위) ① 법 제9조제1항에 따른 의사·치과의사·한의사·조산사(助産師) 또는 간호사 국가시험(이하 "국가시험"이라 한다)은 각각 의학·치의학·한방의학·조산학·간호학 및 보건의약 관계 법규에 관하여 의사·치과의사·한의사·조산사 또는 간호사로서 갖추어야 할 지식과 기능에 관하여 행한다.

② 법 제9조제1항에 따른 의사·치과의사·한의사 예비시험(이하 "예비시험"이라 한 다)은 법 제5조제1항제3호에 해당하는 자격을 가진 자가 제1항에 따른 국가시험 에 응시하는 데에 필요한 지식과 기능에 관하여 실시하되, 1차 시험과 2차 시험으로 구분하여 실시한다. <개정 2009.4.20>

③ 예비시험에 합격한 자는 다음 회의 국가시험부터 그 예비시험(1차 시험과 2차 시험을 포함한다)을 면제한다.

[영] 제4조(국가시험등의 시행 및 공고 등) ① 보건복지부장관은 매년 1회 이상 국가시험과 예비시험(이하 "국가시험등"이라 한다)을 시행하여야 한다. <개정 2010.3.15>

② 보건복지부장관은 국가시험 등의 관리에 관한 업무를 「한국보건의료인국가시험법」에 따른 한국보건의료인국가시험원(이하"국가시험등관리기관"이라 한다)이 시행하도록 한다. <개정 2015.12.22>

③ 국가시험등관리기관의 장은 국가시험등을 실시하려면 미리 보건복지부장관의 승인을 받아 시험 일시, 시험 장소, 시험과목, 응시원서 제출기간, 그 밖에 시험의 실시에 관하여 필요한 사항을 시험 실시 90일 전까지 공고하여야 한다. 다만, 시험장소는 지역별 응시인원이 확정된 후 시험 실시 30일 전까지 공고할 수 있다. <개정 2012.5.1>

[영] 제5조(시험과목 등) 국가시험등의 시험과목, 시험방법, 합격자 결정방법, 그 밖에 시험에 관하여 필요한 사항은 보건복지부령으로 정한다. <개정 2010.3.15>

[영] 제6조(시험위원) 국가시험등관리기관의 장은 국가시험등을 실시할 때마다 시험과목별로 전문지식을 갖춘 자 중에서 시험위원을 위촉한다.

[영] 제7조(국가시험등의 응시 및 합격자 발표) ① 국가시험등에 응시하려는 자는 국가시험등관리기관의 장이 정하는 응시원서를 국가시험등관리기관의 장에게 제출하여야 한다.

② 국가시험등관리기관의 장은 국가시험등의 합격자를 결정하여 발표한다.

[영] 제9조(관계 기관 등에의 협조 요청) 국가시험등관리기관의 장은 국가시험등의 관리 업무를 원활하게 수행하기 위하여 필요한 경우에는 국가·지방자치단체 또는 관계 기관·단체에 시험 장소 및 시험 감독의 지원 등 필요한 협조를 요청할 수 있다.

[규] 제2조(시험과목·시험방법 등) 「의료법 시행령」(이하 "영"이라 한다) 제5조에 따른 의사·치과의사·한의사·조산사(助産師) 또는 간호사 국가시험(이하 "국가시험"이라 한다)의 시험과목, 시험방법 및 합격자 결정방법은 별표 1의3과 같고, 의사·치과의사·한의사 예비

시험(이하 “예비시험”이라 한다)의 시험과목, 시험방법 및 합격자 결정방법은 별표 2와 같다. <개정 2016.10.6>

제10조(응시자격 제한 등) ① 제8조 각 호의 어느 하나에 해당하는 자는 국가시험 등에 응시 할 수 없다. <개정 2009.1.30>

② 부정한 방법으로 국가시험 등에 응시한 자나 국가시험 등에 관하여 부정행위를 한 자는 그 수험을 정지시키거나 합격을 무효로 한다.

③ 보건복지부장관은 제2항에 따라 수험이 정지되거나 합격이 무효가 된 사람에 대하여 처분의 사유와 위반 정도 등을 고려하여 대통령령으로 정하는 바에 따라 그 다음에 치러지는 이 법에 따른 국가시험 등의 응시를 3회의 범위에서 제한할 수 있다. <개정 2016.12.20>

제11조(면허 조건과 등록) ① 보건복지부장관은 보건의료시책에 필요하다고 인정하면 제5조에서 제7조까지의 규정에 따른 면허를 내줄 때 3년 이내의 기간을 정하여 특정 지역이나 특정 업무에 종사할 것을 면허의 조건으로 붙일 수 있다. <개정 2010.1.18>

② 보건복지부장관은 제5조부터 제7조까지의 규정에 따른 면허를 내줄 때에는 그 면허에 관한 사항을 등록대장에 등록하고 면허증을 내주어야 한다. <개정 2010. 1.18>

③ 제2항의 등록대장은 의료인의 종별로 따로 작성·비치하여야 한다.

④ 면허등록과 면허증에 필요한 사항은 보건복지부령으로 정한다. <개정 2010. 1.18>

[영] 제8조(면허증 발급) ① 국가시험에 합격한 자는 합격자 발표 후 보건복지부령으로 정하는 서류를 첨부하여 보건복지부장관에게 면허증 발급을 신청하여야 한다. <개정 2010.3.15>

② 제1항에 따라 면허증 발급을 신청한 자에게는 그 종류별로 보건복지부령으로 정하는 바에 따라 면허증을 발급한다. <개정 2010.3.15>

[영] 제10조(면허 조건) ① 법 제11조제1항에서 “특정 지역”이란 보건복지부장관이 정하는 보건의료 취약지를 말하고, “특정 업무”란 국·공립 보건의료기관의 업무와 국·공·사립 보건의학연구기관의 기초의학 분야에 속하는 업무를 말한다. <개정 2010.3.15>

② 법 제11조제1항에 따라 특정 지역이나 특정 업무에 종사하는 의료인에게는 예산의 범위에서 수당을 지급한다.

③ 법 제11조제1항에 따른 면허 조건의 이행 방법과 종사명령의 절차 등에 관하여 필요한 사항은 보건복지부령으로 정한다. <개정 2010.3.15.>

[영] 제10조의2(환자에 관한 기록 열람 등) 법 제21조제3항제15호에서 "대통령령으로 정하는 공공기관"이란 「국민연금법」 제24조에 따른 국민연금공단을 말한다. <개정 2017. 6. 20.> [본조신설 2016. 9. 29.]

[영] 제10조의3(진료기록전송지원시스템 구축·운영 업무의 위탁) ① 보건복지부장관은 법 제21조의2제4항 전단에 따라 같은 조 제3항에 따른 진료기록전송지원시스템(이하 "진료기록전송지원시스템"이라 한다)의 구축ㆍ운영에 관한 업무를 다음 각 호의 전문기관에 위탁할 수 있다.

1. 「공공기관의 운영에 관한 법률」 제4조에 따른 공공기관 중 그 설립목적이 보건의료 또는 사회보장과 관련되는 공공기관
2. 위탁 업무 수행에 필요한 조직ㆍ인력 및 전문성 등을 고려하여 보건복지부장관이 정하여 고시하는 전문기관

② 보건복지부장관은 법 제21조의2제4항 전단에 따라 진료기록전송지원시스템의 구축·운영업무를 위탁하려는 경우에는 그 위탁 기준ㆍ절차 및 방법 등에 관한 사항을 미리 공고하여야 한다.

③ 보건복지부장관은 법 제21조의2제4항 전단에 따라 진료기록전송지원시스템의 구축·운영 업무를 위탁한 경우에는 그 위탁 내용 및 수탁자 등에 관한 사항을 관보에 고시하고, 보건복지부의 인터넷 홈페이지에 게재하여야 한다.

④ 법 제21조의2제4항 전단에 따라 진료기록전송지원시스템의 구축·운영 업무를 위탁 받은 전문기관은 사업운영계획, 사업집행현황, 자금운용계획 및 자금집행내역 등에 관한 사항을 보건복지부장관에게 보고하여야 한다.

⑤ 제2항부터 제4항까지의 규정에 따른 위탁 기준 등의 공고, 위탁 내용 등의 고시 또는 위탁 업무의 보고 등에 필요한 세부 사항은 보건복지부장관이 정하여 고시한다. [본조신설 2017. 6. 20.]

[영] 제10조의4(진료기록전송지원시스템 보유 정보의 안전성 확보 조치) ① 법 제21조의2제4항 전단에 따라 진료기록전송지원시스템의 구축·운영 업무를 위탁받은 전문기관은 법제21조의2제5항제1호에 따라 진료기록전송지원시스템이 보유한 정보의 안전성 확보를 위하여 다음 각 호의 조치를 하여야 한다.

1. 진료기록전송지원시스템이 보유한 정보의 안전성 확보를 위한 관리계획의 수립·시행
2. 진료기록전송지원시스템이 보유한 정보에 대한 접근 통제 및 접근 권한의 제한

3. 진료기록전송지원시스템에의 불법 접근을 차단하기 위한 방화벽·침입차단 시스템 및 침입탐지시스템의 설치·운영
4. 진료기록전송지원시스템이 보유한 정보를 안전하게 저장·전송할 수 있는 암호화기술 등의 개발·관리
5. 진료기록전송지원시스템이 보유한 정보에 대한 보안프로그램의 설치·갱신
6. 진료기록전송지원시스템에 대한 접속기록의 보관·관리
7. 진료기록전송지원시스템이 보유한 정보에 대한 위·변조 방지 프로그램 등의 설치·갱신
8. 진료기록전송지원시스템과 연결되어 운영되는 다른 정보시스템에 대한 보안체제의 마련、실시
9. 그 밖에 제1호부터 제8호까지의 규정에 준하는 조치로서 진료기록전송지원시스템의 보유 정보에 대한 안전성 확보를 위하여 보건복지부장관이 특히 필요하다고 인정하는 조치

② 제1항에 따른 진료기록전송지원시스템 보유 정보의 안전성 확보 조치에 필요한 세부 사항은 보건복지부장관이 정하여 고시한다.

[본조신설 2017. 6. 20.]

[영] **제10조의5(전자의무기록의 표준화)** 법 제23조의2제1항에 따라 보건복지부장관이 정하여 고시하는 표준의 대상은 다음 각 호와 같다.

1. 법 제23조제1항에 따른 전자의무기록(電子醫務記錄)(이하 "전자의무기록"이라 한다)의 서식·용어 및 내용 등에 관한 사항
2. 법 제23조제2항에 따라 전자의무기록의 안전한 관리·보존에 필요한 시설 및 장비에 관한 사항
3. 법 제23조의2제1항에 따른 전자의무기록시스템(이하 "전자의무기록시스템"이라 한다)의 구조·형태 및 기능 등에 관한 사항
4. 그 밖에 제1호부터 제3호까지의 규정에 준하는 대상으로서 전자의무기록의 효율적·통일적 관리·활용을 위하여 보건복지부장관이 특히 필요하다고 인정하는 대상 [본조신설 2017. 6. 20.]

[영] **제10조의6(전자의무기록시스템의 인증)** ① 전자의무기록시스템의 인증 기준은 다음 각 호와 같다.

1. 법 제23조의2제1항에 따라 보건복지부장관이 정하여 고시하는 표준에 적합할 것
2. 전자의무기록시스템 간 전자적 전송에 필요한 호환성이 확보될 것
3. 전자의무기록시스템에 대한 관리적·기술적·물리적 정보 보안이 확보될 것

4. 그 밖에 제1호부터 제3호까지의 규정에 준하는 기준으로서 전자의무기록시스템의 기능·구조 및 형태 등을 고려하여 보건복지부장관이 특히 필요하다고 인정하는 기준

② 법 제23조의2제2항에 따라 전자의무기록시스템의 인증을 받으려는 자는 전자의무기록시스템 인증 신청서(전자문서로 된 신청서를 포함한다)에 다음 각 호의 서류(전자문서로 된 서류를 포함한다)를 첨부하여 보건복지부장관에게 제출하여야 한다.

1. 제1항에 따른 인증 기준에 적합함을 증명하는 서류
2. 전자의무기록시스템 설계서
3. 전자의무기록시스템 설명서 및 성능진단 결과서
4. 그 밖에 제1호부터 제3호까지의 규정에 준하는 서류로서 전자의무기록시스템의 인증을 위하여 보건복지부장관이 특히 필요하다고 인정하여 고시하는 서류

③ 보건복지부장관은 제2항에 따른 인증 신청의 전문적 검토를 위하여 필요하다고 인정하는 경우에는 보건의료 또는 정보통신 관련 기관·법인·단체 또는 전문가 등에게 자료 또는 의견의 제출을 요청할 수 있다.

④ 보건복지부장관은 제2항에 따른 인증 신청에 대하여 그 인증 여부를 결정한 경우에는 신청인에게 서면으로 그 결과를 알려야 한다.

⑤ 보건복지부장관은 법 제23조의2제2항에 따라 전자의무기록시스템의 인증을 한 경우에는 신청인에게 인증서를 발급하고, 그 인증 내용을 보건복지부의 인터넷 홈페이지 등에 게재하여야 한다.

⑥ 제1항부터 제5항까지에서 규정한 사항 외에 전자의무기록시스템의 인증 기준, 인증 절차, 인증 방법 및 변경 인증 등에 필요한 세부 사항은 보건복지부장관이 정하여 고시 한다.

[본조신설 2017. 6. 20.]

[영] 제10조의7(전자의무기록시스템의 인증 표시) ① 법 제23조의2제2항에 따라 전자의무기록시스템의 인증을 받은 자는 같은 조 제3항 전단에 따라 인증의 내용을 표시하려는 경우에는 그 표시 내용, 표시 크기, 표시 색상 및 표시 도안 등에 관하여 보건복지부장관이 정하여 고시하는 기준에 따라 표시하여야 한다.

② 보건복지부장관은 법 제23조의2제3항 전단에 따른 인증 내용의 표시 사항에 대하여 그 보완이나 개선이 필요하다고 인정하는 경우에는 전자의무기록시스템의 인증을 받은 자에 대하여 그 보완이나 개선에 필요한 사항을 권고할 수 있다.

[본조신설 2017. 6. 20.]

[영] 제10조의8(의료행위에 관한 설명) ① 법 제24조의2제1항 본문에 따라 의사ㆍ치과의사

또는 한의사가 환자(환자가 의사결정능력이 없는 경우 환자의 법정대리인을 말한다. 이하 이 조에서 같다)로부터 받는 동의서에는 해당 환자의 서명 또는 기명날인이 있어야 한다.

② 법 제24조의2제4항에 따라 의사、치과의사 또는 한의사가 수술·수혈 또는 전신마취의 방법·내용 등의 변경 사유 및 변경 내용을 환자에게 서면으로 알리는 경우 환자의 보호를 위하여 필요하다고 인정하는 때에는 보건복지부장관이 정하는 바에 따라 구두의 방식을 병행하여 설명할 수 있다.

③ 의사、치과의사 또는 한의사는 법 제24조의2제1항 본문에 따른 서면의 경우에는 환자의 동의를 받은 날, 같은 조 제4항에 따른 서면은 환자에게 알린 날을 기준으로 각각 2년간 보존·관리하여야 한다.

[본조신설 2017. 6. 20.]

[규] 제4조(면허증 발급) ① 영 제8조제1항에서 "보건복지부령으로 정하는 서류"란 다음 각 호의 서류를 말한다. <개정 2016.12.30>

1. 다음 각 목의 구분에 따른 서류. 다만, 법률 제8366호 의료법 전부개정법률 부칙 제9조에 해당하는 자는 이를 증명할 수 있는 서류를 추가하여 제출하여야 한다.
   가. 법 제5조제1항제1호 또는 제2호에 해당하는 자 : 의학사·치과의학사·한의 학사의 학위증 사본 또는 의학·치의학 ·한의학전문대학원의 석사학위증이나 박사학위증 사본
   나. 법 제5조제1항제3호에 해당하는 자: 의학사·치과의학사·한의학사의 학위 증 사본 또는 의학·치의학·한의학전문대학원의 석사학위증이나 박사학위 증 사본과 그 면허증 사본
   다. 법 제6조제1호에 해당하는 자 : 조산수습과정 이수증명서
   라. 법 제6조제2호에 해당하는 자 : 면허증 사본
   마. 법 제7조제1호에 해당하는 자 : 졸업증명서
   바. 법 제7조제2호에 해당하는 자 : 졸업증명서와 그 면허증 사본
2. 법 제8조제1호 본문에 해당하는 자가 아님을 증명하는 의사의 진단서 또는 법 제8조제1호 단서에 해당하는 자임을 증명하는 전문의의 진단서
3. 법 제8조제2호에 해당하는 자가 아님을 증명하는 의사의 진단서
4. 사진(면허증 발급신청 전 6개월 이내에 촬영한 응시원서와 동일원판의 탈모 정면 상반신, 가로 3센티미터 세로 4센티미터) 2장

② 보건복지부장관은 영 제8조제2항에 따라 면허증 발급을 신청한 자에게 그 종류에 따라 별지 제2호서식의 면허증을 발급한다. <개정 2010.3.19>

③ 제2항에 따른 면허증은 영 제8조제1항에 따른 면허증 발급을 신청한 날부터 14일 이내

에 발급하여야 한다. 다만, 법 제5조제1항제3호 및 법 제7조제2호에 해당하는 자의 경우에는 외국에서 면허를 받은 사실 등에 대한 조회가 끝난 날부터 14일 이 내에 면허증을 발급한다. <개정 2009.4.29>

④ 영 제4조제2항에 따라 보건복지부장관이 시험관리능력이 있다고 인정하여 시성· 고시하는 관계 전문기관(이하 "국가시험등관리기관"이라 한다)의 장은 법 제9조에 따른 국가시험등(이하 "국가시험등"이라 한다)을 실시하면 합격자 발표를 한 후 그 합격자에 대한 다음 각 호의 사항을 보건복지부장관에게 보고하여야 한다. <개정 2010.3.19>

1. 성명, 성별 및 주민등록번호
2. 출신 학교 및 졸업 연월일
3. 합격번호 및 합격 연월일
4. 국적(외국인만 해당한다)

[규] **제5조(면허등록대장 등)** ① 법 제11조제2항에 따른 등록대장은 별지 제3호서식의 면허등록대장에 따른다.

② 의료인은 제1항의 등록대장의 기재 사항이나 면허증의 기재 사항이 변경될 때에 는 등록대장의 기재 사항 정정이나 면허증 갱신을 신청하여야 한다.

③ 제2항에 따라 등록대장의 기재 사항 정정 등을 신청하려는 자는 별지 제4호서식의 면허등록대장 정정(면허증 갱신) 신청서에 다음 각 호의 서류를 첨부하여 보건복지부장관에게 제출하여야 한다. <개정 2016.12.30.>

1. 면허증
2. 사진(신청 전 6개월 이내에 모자 등을 쓰지 않고 촬영한 천연색 상반신 정면사진으로 가로 3.5센티미터 세로 4.5센티미터의 사진을 말한다) 2장(면허증 갱신을 신청하는 경우에만 첨부한다)
3. 변경 사실을 증명할 수 있는 서류

[규] **제6조(면허증 재발급)** ① 의료인이 면허증을 잃어버렸거나 면허증이 헐어 못쓰게 되어 재발급 받으려는 경우에는 별지 제5호서식의 신청서(전자문서로 된 신청서를 포함한다)에 다음 각 호의 서류를 첨부하 여 보건복지부장관에게 제출하여야 한다.
<개정 2016.12.30.>

1. 면허증이 헐어 못쓰게 된 경우에는 그 면허증
2. 사진(신청 전 6개월 이내에 모자등을 쓰지 않고 촬영한 천연색 상반신 정면사진으로 가로 3.5센티미터 세로 4.5센티미터) 2장

② 법 제65조제2항에 따라 취소된 면허를 재발급받으려는 자는 별지 제5호서식의 신청서에 면허취소의 원인이 된 사유가 소멸하거나 개전의 정이 현저하다고 인정될 수 있는

서류와 사진(신청 전 6개월 이내에 모자등을 쓰지 않고 촬영한 천연색 상반신 정면사진으로 가로 3.5센티미터 세로 4.5센티미터)2장을 첨부하여 특별시장·광역시장·도지사 또는 특별자치 도지사(이하 "시·도지사"라 한다)를 거쳐 보건복지부장관에게 제출하여야 한다. <개정 2016.12.30.>

[규] 제7조(수수료 등) ① 의료인의 면허에 관한 수수료는 다음 각 호와 같다.
<개정 2013.4.17>

1. 면허증 발급 수수료 : 2천원
2. 면허증의 갱신 또는 재발급 수수료 : 2천원
3. 등록증명 수수료 : 5백원(정보통신망을 이용하여 발급받는 경우 무료)

② 제4조에 따라 면허증을 발급하는 경우에는 제1항제1호의 수수료를 징수하지 아니 한다.

③ 국가시험등에 응시하려는 자는 법 제85조제1항에 따라 국가시험등관리기관의 장 이 보건복지부장관의 승인을 받아 결정한 수수료를 현금으로 내야 한다. 이 경우 수수료의 금액 및 납부방법 등은 영제4조제3항에 따라 국가시험등관리기관의 장이 공고한다. <개정 2010.3.19>

④ 제1항의 수수료는 면허관청이 보건복지부장관인 경우에는 수입인지로 내고, 시·도지사인 경우에는 해당 지방자치단체의 수입증지로 내야 한다.
<개정 2010.3.19>

⑤ 제3항 및 제4항에 따른 수수료는 정보통신망을 이용하여 전자화폐나 전자결제 등 의 방법으로 낼 수 있다.

≫ 제 2 절 권리와 의무

Ⅰ. 의료인의 권리

제12조(의료기술 등에 대한 보호) ① 의료인이 하는 의료·조산·간호 등 의료기술의 시행(이하 "의료행위"라 한다)에 대하여는 이 법이나 다른 법령에 따로 규정된 경우 외 에는 누구든지 간섭하지 못한다.

② 누구든지 의료기관의 의료용 시설·기재·약품, 그 밖의 기물 등을 파괴·손상하거나 의료기관을 점거하여 진료를 방해하여서는 아니 되며, 이를 교사하거나 방조 하여서는 아니 된다.

③ 누구든지 의료행위가 이루어지는 장소에서 의료행위를 행하는 의료인, 제80조에 따른 간호조무사 및 「의료기사 등에 관한 법률」제2조에 따른 의료기사 또는 의료행위를 받는 사람을 폭행·협박하여서는 아니 된다.<신설 2016.5.29.>

第13조(의료기재 압류 금지) 의료인의 의료 업무에 필요한 기구·약품, 그 밖의 재료는 압류하지 못한다.

第14조(기구 등 우선공급) ① 의료인은 의료행위에 필요한 기구·약품, 그 밖의 시설 및 재료를 우선적으로 공급받을 권리가 있다.

② 의료인은 제1항의 권리에 부수(附隨)되는 물품, 노력, 교통수단에 대하여서도 제1 항과 같은 권리가 있다.

Ⅱ. 의료인의 의무

第15조(진료거부 금지 등) ① 의료인 또는 의료기관 개설자는 진료나 조산 요청을 받으면 정당한 사유 없이 거부하지 못한다. <개정 2016.12.20..>

② 의료인은 응급환자에게 「응급의료에 관한 법률」에서 정하는 바에 따라 최선의 처치를 하여야 한다.

第16조(세탁물 처리) ① 의료기관에서 나오는 세탁물은 의료인·의료기관 또는 시장·군수·구청장(자치구의 구청장을 말한다. 이하 같다)에게 신고한 자가 아니면 처리할 수 없다. <개정 2016.12.20..>

② 제1항에 따라 세탁물을 처리하는 자는 보건복지부령으로 정하는 바에 따라 위생적으로 보관·운반·처리하여야 한다. <개정 2010.1.18>

③ 제1항에 따른 세탁물을 처리하는 자의 시설·장비 기준, 신고 절차 및 지도·감독, 그 밖에 관리에 필요한 사항은 보건복지부령으로 정한다.
<개정 2010.1.18>

第17조(진단서 등) ①의료업에 종사하고 직접 진찰하거나 검안(檢案)한 의사[이하 이 항에서는 검안서에 한하여 검시(檢屍)업무를 담당하는 국가기관에 종사하는 의사를 포함한다], 치과의사, 한의사가 아니면 진단서·검안서·증명서 또는 처방전[의사나 치과의사가 「전자서명법」에 따른 전자서명이 기재된 전자문서 형태로 작성한 처방전(이하 "전자처방전"이라 한다)을 포함한다. 이하 같다]을 작성하여 환자(환자가 사망하거나 의식이 없는 경우에는 직계존속·비속, 배우자 또는 배우자의 직계존속을 말하며, 환자가 사망하거나 의식이 없는 경우로서 환자의 직계존속·비속, 배우자 및 배우자의 직계존속이 모두 없는 경우에는 형제자매를 말한다) 또는 「형사소송법」 제222조제1항에 따라 검시(檢屍)를 하는 지방검찰청검사(검안서에 한한다)에게 교부하거나 발송(전자처방전에 한한다)하지 못한다. 다만, 진료 중이던 환자가 최종 진료 시부터 48시간 이내에 사망한

경우에는 다시 진료하지 아니하더라도 진단서나 증명서를 내줄 수 있으며, 환자 또는 사망자를 직접 진찰하거나 검안한 의사·치과의사 또는 한의사가 부득이한 사유로 진단서·검안서 또는 증명서를 내줄 수 없으면 같은 의료기관에 종사하는 다른 의사·치과의사 또는 한의사가 환자의 진료기록부 등에 따라 내줄 수 있다. <개정 2016. 5. 29.>

② 의료업에 종사하고 직접 조산한 의사·한의사 또는 조산사가 아니면 출생·사망 또는 사산 증명서를 내주지 못한다. 다만, 직접 조산한 의사·한의사 또는 조산사 가 부득이한 사유로 증명서를 내줄 수 없으면 같은 의료기관에 종사하는 다른 의사·한의사 또는 조산사가 진료기록부 등에 따라 증명서를 내줄 수 있다.

③ 의사·치과의사 또는 한의사는 자신이 진찰하거나 검안한 자에 대한 진단서·검안서 또는 증명서 교부를 요구받은 때에는 정당한 사유 없이 거부하지 못한다.

④ 의사·한의사 또는 조산사는 자신이 조산(助産)한 것에 대한 출생·사망 또는 사 산 증명서 교부를 요구받은 때에는 정당한 사유 없이 거부하지 못한다.

⑤ 제1항부터 제4항까지의 규정에 따른 진단서, 증명서의 서식·기재사항, 그 밖에 필요한 사항은 보건복지부령으로 정한다. <개정 2010.1.18>

[규] 제9조(진단서의 기재 사항) ① 법 제17조제1항에 따라 의사·치과의사 또는 한의사가 발급하는 진단서에는 별지 제5호의2서식에 따라 다음 각 호의 사항을 적고 서명날인하여야 한다. <개정 2015.12.23>

1. 환자의 주소·성명 및 주민등록번호
2. 병명
3. 발병 연월일
4. 향후 치료에 대한 소견
5. 진단 연월일
6. 의료기관의 명칭·소재지, 진찰한 의사·치과의사 또는 한의사(부득이한 사유로 다른 의사 등이 발급하는 경우에는 발급한 의사 등을 말한다)의 성명·면허자격·면허번호

② 질병의 원인이 상해로 인한 것인 경우에는 별지 제5호의3서식에 따라 제1항 각 호 의 사항 외에 다음 각 호의 사항을 적어야 한다. <개정2 015.12.23>

1. 상해의 원인 또는 추정되는 상해의 원인
2. 상해의 부위 및 정도
3. 입원의 필요 여부
4. 외과적 수술 여부
5. 합병증의 발생 가능 여부
6. 통상활동의 가능 여부

7. 식사의 가능 여부
8. 상해에 대한 소견
9. 치료기간

③ 제1항의 병명 기재는 「통계법」 제22조제1항 전단에 따라 고시된 한국표준질병·사인 분류에 따른다.

④ 진단서에는 연도별로 그 종류에 따라 일련번호를 붙이고 진단서를 발급한 경우에는 그 부본(副本)을 갖추어 두어야 한다.

[규] 제10조(사망진단서 등) ① 법 제17조제2항에 따라 의사·치과의사 또는 한의사가 발급하는 사망진단서 또는 시체검안서는 별지 제6호서식에 따른다. <개정2 015.12.23>

[규] 제11조(출생증명서, 사산 또는 사태증명서) 법 제17조제2항에 따라 의사·한의사 또는 조산사가 발급하는 출생증명서는 별지 제7호서식에 따르고, 사산 또는 사태 증명서는 별지 제8호서식에 따른다. <개정2015.12.23>

제18조(처방전 작성과 교부) ① 의사나 치과의사는 환자에게 의약품을 투여할 필요가 있다고 인정하면 「약사법」에 따라 자신이 직접 의약품을 조제할 수 있는 경우가 아니면 보건복지부령으로 정하는 바에 따라 처방전을 작성하여 환자에게 내주거나 발송(전자처방전만 해당된다)하여야 한다. <개정 2010.1.18>

② 제1항에 따른 처방전의 서식, 기재사항, 보존, 그 밖에 필요한 사항은 보건복지부령으로 정한다. <개정 2010.1.18>

③ 누구든지 정당한 사유 없이 전자처방전에 저장된 개인정보를 탐지하거나 누출·변조 또는 훼손하여서는 아니 된다.

④ 제1항에 따라 처방전을 발행한 의사 또는 치과의사(처방전을 발행한 한의사를 포함한다)는 처방전에 따라 의약품을 조제하는 약사 또는 한약사가 「약사법」 제26조 제2항에 따라 문의한 때 즉시 이에 응하여야 한다. 다만, 다음 각 호의 어느 하나에 해당하는 사유로 약사 또는 한약사의 문의에 응할 수 없는 경우 사유가 종료된 때 즉시 이에 응하여야 한다. <신설 2007.7.27>

1. 「응급의료에 관한 법률」 제2조제1호에 따른 응급환자를 진료 중인 경우
2. 환자를 수술 또는 처치 중인 경우
3. 그 밖에 약사의 문의에 응할 수 없는 정당한 사유가 있는 경우

⑤ 의사, 치과의사 또는 한의사가 「약사법」에 따라 자신이 직접 의약품을 조제하여 환자에게 그 의약품을 내어주는 경우에는 그 약제의 용기 또는 포장에 환자의 이름, 용법 및 용량, 그 밖에 보건복지부령으로 정하는 사항을 적어야 한다. 다만, 급박한 응급의

료상황 등 환자의 진료 상황이나 의약품의 성질상 그 약제의 용기 또는 포장에 적는 것이 어려운 경우로서 보건복지부령으로 정하는 경우에는 그러하지 아니하다.
<신설 2016. 5. 29.>

[규] 제12조(처방전의 기재 사항 등) ① 법 제18조에 따라 의사나 치과의사는 환자에게 처방전을 발급하는 경우에는 별지 제9호서식의 처방전에 다음 각 호의 사항을 적은 후 서명(「전자서명법」에 따른 공인전자서명을 포함한다)하거나 도장을 찍어야 한다. 다만, 제3호의 사항은 환자가 요구한 경우에는 적지 아니한다. <개정 2017.3.7>

1. 환자의 성명 및 주민등록번호
2. 의료기관의 명칭 및 전화번호 및 팩스번호
3. 질병분류기호
4. 의료인의 성명·면허종류 및 번호
5. 처방 의약품의 명칭(일반명칭, 제품명이나 「약사법」제51조에 따른 대한약전에서 정한 명칭을 말한다)·분량·용법 및 용량
6. 처방전 발급 연월일 및 사용기간
7. 의약품 조제시 참고 사항
8. 「국민건강보험법 시행령」 별표 2에 따라 건강보험 가입자 또는 피부양자가 요양급여 비용의 일부를 부담하는 행위、약제 및 치료재료에 대하여 보건복지부 장관이 정하여 고시하는 본인부담 구분기호
9. 「의료급여법 시행령」 별표 1 및 「의료급여법 시행규칙」 별표 1의2에 따라 수급자가 의료급여 비용의 전부 또는 일부를 부담하는 행위·약제 및 치료재료에 대하여 보건복지부장관이 정하여 고시하는 본인부담 구분기호

② 의사나 치과의사는 환자에게 처방전 2부를 발급하여야 한다. 다만, 환자가 그 처방전을 추가로 발급하여 줄 것을 요구하는 경우에는 환자가 원하는 약국으로 팩스· 컴퓨터통신 등을 이용하여 송부할 수 있다.

③ 의사나 치과의사는 환자를 치료하기 위하여 필요하다고 인정되면 다음 내원일(內院日)에 사용할 의약품에 대하여 미리 처방전을 발급할 수 있다.

④ 제1항부터 제3항까지의 규정은「약사법」 제23조제4항에 따라 의사나 치과의사 자신이 직접 조제할 수 있음에도 불구하고 처방전을 발행하여 환자에게 발급하려는 경우에 준용한다.

[규] 제13조(약제용기 등의 기재사항) ① 법 제18조제5항 본문에서 "보건복지부령으로 정하는 사항"이란 다음 각 호의 사항을 말한다.

1. 약제의 내용、외용의 구분에 관한 사항

2. 조제자의 면허 종류 및 성명
3. 조제 연월일
4. 조제자가 근무하는 의료기관의 명칭ㆍ소재지

② 법 제18조제5항 단서에서 "보건복지부령으로 정하는 경우"란 다음 각 호의 경우를 말한다.

1. 급박한 응급의료상황으로서 환자에 대한 신속한 약제 사용이 필요한 경우
2. 주사제의 주사 등 해당 약제의 성질상 환자에 대한 즉각적 사용이 이루어지는 경우

[전문개정 2017. 3. 7.]

제19조(정보 누설 금지) ①의료인이나 의료기관 종사자는 이 법이나 다른 법령에 특별히 규정된 경우 외에는 의료·조산 또는 간호업무나 제17조에 따른 진단서·검안서·증명서 작성·교부 업무, 제18조에 따른 처방전 작성·교부 업무, 제21조에 따른 진료기록 열람·사본 교부 업무, 제22조제2항에 따른 진료기록부등 보존 업무 및 제23조에 따른 전자의무기록 작성·보관·관리 업무를 하면서 알게 된 다른 사람의 정보를 누설하거나 발표하지 못한다. <개정 2016. 5. 29.>

② 제58조제2항에 따라 의료기관 인증에 관한 업무에 종사하는 자 또는 종사하였던 자는 그 업무를 하면서 알게 된 정보를 다른 사람에게 누설하거나 부당한 목적으로 사용하여서는 아니 된다. <신설 2016. 5. 29.>

[제목개정 2016. 5. 29.]

제20조(태아 성 감별 행위 등 금지) ① 의료인은 태아 성 감별을 목적으로 임부를 진찰하거나 검사하여서는 아니 되며, 같은 목적을 위한 다른 사람의 행위를 도와서도 아니 된다.

② 의료인은 임신 32주 이전에 태아나 임부를 진찰하거나 검사하면서 알게 된 태아의 성을 임부, 임부의 가족, 그 밖의 다른 사람이 알게 하여서는 아니 된다. <개정 2009.12.31>

[2009.12.31 법률 제9906호에 의하여 2008.7.31 헌법재판소에서 헌법불합치 결정 된 이 조 제2항을 개정함.]

제21조(기록 열람 등) ① 환자는 의료인, 의료기관의 장 및 의료기관 종사자에게 본인에 관한 기록(추가기재·수정된 경우 추가기재·수정된 기록 및 추가기재·수정 전의 원본을 모두 포함한다. 이하 같다)의 전부 또는 일부에 대하여 열람 또는 그 사본의 발급 등 내용의 확인을 요청할 수 있다. 이 경우 의료인, 의료기관의 장 및 의료기관 종사자는 정당한 사유가 없으면 이를 거부하여서는 아니 된다.

<신설 2016. 12. 20., 2018. 3. 27.>

② 의료인, 의료기관의 장 및 의료기관 종사자는 환자가 아닌 다른 사람에게 환자에 관한 기록을 열람하게 하거나 그 사본을 내주는 등 내용을 확인할 수 있게 하여서는 아니 된다. <개정 2009. 1. 30., 2016. 12. 20.>

③ 제2항에도 불구하고 의료인, 의료기관의 장 및 의료기관 종사자는 다음 각 호의 어느 하나에 해당하면 그 기록을 열람하게 하거나 그 사본을 교부하는 등 그 내용을 확인할 수 있게 하여야 한다. 다만, 의사·치과의사 또는 한의사가 환자의 진료를 위하여 불가피하다고 인정한 경우에는 그러하지 아니하다.
<개정 2016. 5. 29., 2016. 12. 20., 2018. 3. 20., 2018. 8. 14.>

1. 환자의 배우자, 직계 존속·비속, 형제·자매(환자의 배우자 및 직계 존속·비속, 배우자의 직계존속이 모두 없는 경우에 한정한다) 또는 배우자의 직계 존속이 환자 본인의 동의서와 친족관계임을 나타내는 증명서 등을 첨부하는 등 보건복지부령으로 정하는 요건을 갖추어 요청한 경우
2. 환자가 지정하는 대리인이 환자 본인의 동의서와 대리권이 있음을 증명하는 서류를 첨부하는 등 보건복지부령으로 정하는 요건을 갖추어 요청한 경우
3. 환자가 사망하거나 의식이 없는 등 환자의 동의를 받을 수 없어 환자의 배우자, 직계 존속·비속, 형제·자매(환자의 배우자 및 직계 존속·비속, 배우자의 직계존속이 모두 없는 경우에 한정한다) 또는 배우자의 직계 존속이 친족관계임을 나타내는 증명서 등을 첨부하는 등 보건복지부령으로 정하는 요건을 갖추어 요청한 경우
4. 「국민건강보험법」 제14조, 제47조, 제48조 및 제63조에 따라 급여비용 심사·지급·대상여부 확인·사후관리 및 요양급여의 적정성 평가·가감지급 등을 위하여 국민건강보험공단 또는 건강보험심사평가원에 제공하는 경우
5. 「의료급여법」 제5조, 제11조, 제11조의3 및 제33조에 따라 의료급여 수급권자 확인, 급여비용의 심사·지급, 사후관리 등 의료급여 업무를 위하여 보장기관(시·군·구), 국민건강보험공단, 건강보험심사평가원에 제공하는 경우
6. 「형사소송법」 제106조, 제215조 또는 제218조에 따른 경우
7. 「민사소송법」 제347조에 따라 문서제출을 명한 경우
8. 「산업재해보상보험법」 제118조에 따라 근로복지공단이 보험급여를 받는 근로자를 진료한 산재보험 의료기관(의사를 포함한다)에 대하여 그 근로자의 진료에 관한 보고 또는 서류 등 제출을 요구하거나 조사하는 경우
9. 「자동차손해배상 보장법」 제12조제2항 및 제14조에 따라 의료기관으로부터 자동차보험진료수가를 청구 받은 보험회사등이 그 의료기관에 대하여 관계 진료기록의 열람을 청구한 경우
10. 「병역법」 제11조의2에 따라 지방병무청장이 병역판정검사와 관련하여 질병 또는 심신장애의 확인을 위하여 필요하다고 인정하여 의료기관의 장에게 병역판정검사대상

자의 진료기록·치료 관련 기록의 제출을 요구한 경우

11. 「학교안전사고 예방 및 보상에 관한 법률」 제42조에 따라 공제회가 공제급여의 지급 여부를 결정하기 위하여 필요하다고 인정하여 「국민건강보험법」 제42조에 따른 요양기관에 대하여 관계 진료기록의 열람 또는 필요한 자료의 제출을 요청하는 경우
12. 「고엽제후유의증 등 환자지원 및 단체설립에 관한 법률」 제7조제3항에 따라 의료기관의 장이 진료기록 및 임상소견서를 보훈병원장에게 보내는 경우
13. 「의료사고 피해구제 및 의료분쟁 조정 등에 관한 법률」 제28조제1항 또는 제3항에 따른 경우
14. 「국민연금법」 제123조에 따라 국민연금공단이 부양가족연금, 장애연금 및 유족연금 급여의 지급심사와 관련하여 가입자 또는 가입자였던 사람을 진료한 의료기관에 해당 진료에 관한 사항의 열람 또는 사본 교부를 요청하는 경우

14의2. 다음 각 목의 어느 하나에 따라 공무원 또는 공무원이었던 사람을 진료한 의료기관에 해당 진료에 관한 사항의 열람 또는 사본 교부를 요청하는 경우

  가. 「공무원연금법」 제92조에 따라 인사혁신처장이 퇴직유족급여 및 비공무상장해급여와 관련하여 요청하는 경우

  나. 「공무원연금법」 제93조에 따라 공무원연금공단이 퇴직유족급여 및 비공무상장해급여와 관련하여 요청하는 경우

  다. 「공무원 재해보상법」 제57조 및 제58조에 따라 인사혁신처장(같은 법 제61조에 따라 업무를 위탁받은 자를 포함한다)이 요양급여, 재활급여, 장해급여, 간병급여 및 재해유족급여와 관련하여 요청하는 경우

14의3. 「사립학교교직원 연금법」 제19조제4항제4호의2에 따라 사립학교교직원연금공단이 요양급여, 장해급여 및 재해유족급여의 지급심사와 관련하여 교직원 또는 교직원이었던 자를 진료한 의료기관에 해당 진료에 관한 사항의 열람 또는 사본 교부를 요청하는 경우

15. 「장애인복지법」 제32조제7항에 따라 대통령령으로 정하는 공공기관의 장이 장애 정도에 관한 심사와 관련하여 장애인 등록을 신청한 사람 및 장애인으로 등록한 사람을 진료한 의료기관에 해당 진료에 관한 사항의 열람 또는 사본 교부를 요청하는 경우
16. 「감염병의 예방 및 관리에 관한 법률」 제18조의4 및 제29조에 따라 보건복지부장관, 질병관리본부장, 시·도지사 또는 시장·군수·구청장이 감염병의 역학조사 및 예방접종에 관한 역학조사를 위하여 필요하다고 인정하여 의료기관의 장에게 감염병환자등의 진료기록 및 예방접종을 받은 사람의 예방접종 후 이상반응에 관한 진료기록의 제출을 요청하는 경우

④ 진료기록을 보관하고 있는 의료기관이나 진료기록이 이관된 보건소에 근무하는 의사·치과의사 또는 한의사는 자신이 직접 진료하지 아니한 환자의 과거 진료 내용의 확인 요

청을 받은 경우에는 진료기록을 근거로 하여 사실을 확인하여 줄 수 있다. <신설 2009. 1. 30.>

⑤ 삭제 <2016. 12. 20.>

제21조의2(진료기록의 송부 등) ① 의료인 또는 의료기관의 장은 다른 의료인 또는 의료기관의 장으로부터 제22조 또는 제23조에 따른 진료기록의 내용 확인이나 진료기록의 사본 및 환자의 진료경과에 대한 소견 등을 송부 또는 전송할 것을 요청받은 경우 해당 환자나 환자 보호자의 동의를 받아 그 요청에 응하여야 한다. 다만, 해당 환자의 의식이 없거나 응급환자인 경우 또는 환자의 보호자가 없어 동의를 받을 수 없는 경우에는 환자나 환자 보호자의 동의 없이 송부 또는 전송할 수 있다.

② 의료인 또는 의료기관의 장이 응급환자를 다른 의료기관에 이송하는 경우에는 지체 없이 내원 당시 작성된 진료기록의 사본 등을 이송하여야 한다.

③ 보건복지부장관은 제1항 및 제2항에 따른 진료기록의 사본 및 진료경과에 대한 소견 등의 전송 업무를 지원하기 위하여 전자정보시스템(이하 이 조에서 "진료기록전송지원시스템"이라 한다)을 구축·운영할 수 있다.

④ 보건복지부장관은 진료기록전송지원시스템의 구축·운영을 대통령령으로 정하는 바에 따라 관계 전문기관에 위탁할 수 있다. 이 경우 보건복지부장관은 그 소요 비용의 전부 또는 일부를 지원할 수 있다.

⑤ 제4항에 따라 업무를 위탁받은 전문기관은 다음 각 호의 사항을 준수하여야 한다.

1. 진료기록전송지원시스템이 보유한 정보의 누출, 변조, 훼손 등을 방지하기 위하여 접근 권한자의 지정, 방화벽의 설치, 암호화 소프트웨어의 활용, 접속기록 보관 등 대통령령으로 정하는 바에 따라 안전성 확보에 필요한 기술적·관리적 조치를 할 것
2. 진료기록전송지원시스템 운영 업무를 다른 기관에 재위탁하지 아니할 것
3. 진료기록전송지원시스템이 보유한 정보를 제3자에게 임의로 제공하거나 유출하지 아니할 것

⑥ 보건복지부장관은 의료인 또는 의료기관의 장에게 보건복지부령으로 정하는 바에 따라 제1항 본문에 따른 환자나 환자 보호자의 동의에 관한 자료 등 진료기록전송지원시스템의 구축·운영에 필요한 자료의 제출을 요구하고 제출받은 목적의 범위에서 보유·이용할 수 있다. 이 경우 자료 제출을 요구받은 자는 정당한 사유가 없으면 이에 따라야 한다.

⑦ 그 밖에 진료기록전송지원시스템의 구축·운영 등에 필요한 사항은 보건복지부령으로 정한다.

⑧ 누구든지 정당한 사유 없이 진료기록전송지원시스템에 저장된 정보를 누출·변조 또는 훼손하여서는 아니 된다.

⑨ 진료기록전송지원시스템의 구축·운영에 관하여 이 법에서 규정된 것을 제외하고는 「개인정보 보호법」에 따른다.

[본조신설 2016. 12. 20.]

第22조(진료기록부 등) ①의료인은 각각 진료기록부, 조산기록부, 간호기록부, 그 밖의 진료에 관한 기록(이하 "진료기록부등"이라 한다)을 갖추어 두고 환자의 주된 증상, 진단 및 치료 내용 등 보건복지부령으로 정하는 의료행위에 관한 사항과 의견을 상세히 기록하고 서명하여야 한다. <개정 2013. 4. 5.>

② 의료인이나 의료기관 개설자는 진료기록부등[제23조제1항에 따른 전자의무기록(電子醫務記錄)을 포함하며, 추가기재·수정된 경우 추가기재·수정된 진료기록부등 및 추가기재· 수정 전의 원본을 모두 포함한다. 이하 같다]을 보건복지부령으로 정하는 바에 따라 보 존하여야 한다. <개정 2008. 2. 29., 2010. 1. 18., 2018. 3. 27.>

③ 의료인은 진료기록부등을 거짓으로 작성하거나 고의로 사실과 다르게 추가기재·수정하여서는 아니 된다. <신설 2011. 4. 7.>

[규] 제14조(진료기록부등의 기재 사항) ①법제22조제1항에 따라 진료기록부、조산기록부와 간호기록부(이하 "진료기록부등"이라 한다)에 기록해야 할 의료행위에 관한 사항과 의견은 다음 각 호와 같다. <개정 2013. 10. 4.>

1. 진료기록부

가. 진료를 받은 사람의 주소、성명、연락처、주민등록번호 등 인적사항

나. 주된 증상. 이 경우 의사가 필요하다고 인정하면 주된 증상과 관련한 병력(病歷)·가족력(家族歷)을 추가로 기록할 수 있다.

다. 진단결과 또는 진단명

라. 진료경과(외래환자는 재진환자로서 증상、상태, 치료내용이 변동되어 의사가 그 변동을 기록할 필요가 있다고 인정하는 환자만 해당한다)

마. 치료 내용(주사、투약、처치 등)

바. 진료 일시(日時)

2. 조산기록부

가. 조산을 받은 자의 주소、성명、연락처、주민등록번호 등 인적사항

나. 생、사산별(生、死産別) 분만 횟수

다. 임신 후의 경과와 그에 대한 소견

라. 임신 중 의사에 의한 건강진단의 유무(결핵、성병에 관한 검사를 포함한다)

마. 분만 장소 및 분만 연월일시분(年月日時分)

바. 분만의 경과 및 그 처치
사. 산아(産兒) 수와 그 성별 및 생、사의 구별
아. 산아와 태아부속물에 대한 소견
자. 삭제 <2013. 10. 4.>
차. 산후의 의사의 건강진단 유무

3. 간호기록부
가. 간호를 받는 사람의 성명
나. 체온、맥박、호흡、혈압에 관한 사항
다. 투약에 관한 사항
라. 섭취 및 배설물에 관한 사항
마. 처치와 간호에 관한 사항
바. 간호 일시(日時)

② 의료인은 진료기록부등을 한글로 기록하도록 노력하여야 한다. <신설 2013. 10. 4.>

③ 보건복지부장관은 법 제22조에 따라 의료인이 진료기록부등에 기록하는 질병명, 검사명, 약제명 등 의학용어와 진료기록부등의 서식 및 세부내용에 관한 표준을 마련하여 고시할 수 있다. <신설 2013. 10. 4.>

[규] **제15조(진료기록부 등의 보존)** ① 의료인이나 의료기관 개설자는 법 제22조제2항에 따른 진료기록부등을 다음 각 호에 정하는 기간 동안 보존하여야 한다. 다만, 계속적인 진료를 위하여 필요한 경우에는 1회에 한정하여 다음 각 호에 정하는 기간의 범위에서 그 기간을 연장하여 보존할 수 있다.
<개정 2015. 5. 29., 2016. 10. 6., 2016. 12. 29.>

1. 환자 명부 : 5년
2. 진료기록부 : 10년
3. 처방전 : 2년
4. 수술기록 : 10년
5. 검사내용 및 검사소견기록 : 5년
6. 방사선 사진(영상물을 포함한다) 및 그 소견서 : 5년
7. 간호기록부 : 5년
8. 조산기록부: 5년
9. 진단서 등의 부본(진단서、사망진단서 및 시체검안서 등을 따로 구분하여 보존할 것) : 3년

② 제1항의 진료에 관한 기록은 마이크로필름이나 광디스크 등(이하 이 조에서 " 필름"이라 한다)에 원본대로 수록하여 보존할 수 있다.

③ 제2항에 따른 방법으로 진료에 관한 기록을 보존하는 경우에는 필름촬영책임자가 필름의 표지에 촬영 일시와 본인의 성명을 적고, 서명 또는 날인하여야 한다.
[제목개정 2016. 10. 6.]

① 의료인이나 의료기관 개설자는 제22조의 규정에도 불구하고 진료기록부등을 「전자서명법」에 따른 전자서명이 기재된 전자문서(이하 "전자의무기록"이라 한다)로 작성·보관할 수 있다.

② 의료인이나 의료기관 개설자는 보건복지부령으로 정하는 바에 따라 전자의무기록을 안전하게 관리·보존하는 데에 필요한 시설과 장비를 갖추어야 한다.
<개정 2008. 2. 29., 2010. 1. 18.>

③ 누구든지 정당한 사유 없이 전자의무기록에 저장된 개인정보를 탐지하거나 누출·변조 또는 훼손하여서는 아니 된다.

④ 의료인이나 의료기관 개설자는 전자의무기록에 추가기재·수정을 한 경우 보건복지부령으로 정하는 바에 따라 접속기록을 별도로 보관하여야 한다. <신설 2018. 3. 27.>

제23조의2(전자의무기록의 표준화 등) ① 보건복지부장관은 전자의무기록이 효율적이고 통일적으로 관리·활용될 수 있도록 기록의 작성, 관리 및 보존에 필요한 전산정보처리시스템(이하 이 조에서 "전자의무기록시스템"이라 한다), 시설, 장비 및 기록 서식 등에 관한 표준을 정하여 고시하고 전자의무기록시스템을 제조·공급하는 자, 의료인 또는 의료기관 개설자에게 그 준수를 권고할 수 있다.

② 보건복지부장관은 전자의무기록시스템이 제1항에 따른 표준, 전자의무기록시스템 간 호환성, 정보 보안 등 대통령령으로 정하는 인증 기준에 적합한 경우에는 인증을 할 수 있다.

③ 제2항에 따라 인증을 받은 자는 대통령령으로 정하는 바에 따라 인증의 내용을 표시할 수 있다. 이 경우 인증을 받지 아니한 자는 인증의 표시 또는 이와 유사한 표시를 하여서는 아니 된다.

④ 보건복지부장관은 다음 각 호의 어느 하나에 해당하는 경우에는 제2항에 따른 인증을 취소할 수 있다. 다만, 제1호에 해당하는 경우에는 인증을 취소하여야 한다.

1. 거짓이나 그 밖의 부정한 방법으로 인증을 받은 경우
2. 제2항에 따른 인증 기준에 미달하게 된 경우

⑤ 보건복지부장관은 전자의무기록시스템의 기술 개발 및 활용을 촉진하기 위한 사업을 할 수 있다.

⑥ 제1항에 따른 표준의 대상, 제2항에 따른 인증의 방법·절차 등에 필요한 사항은 대통령령으로 정한다.

[본조신설 2016. 12. 20.]
[종전 제23조의2는 제23조의3으로 이동 <2016. 12. 20.>]

제23조의3(부당한 경제적 이익등의 취득 금지) ① 의료인, 의료기관 개설자(법인의 대표자, 이사, 그 밖에 이에 종사하는 자를 포함한다. 이하 이 조에서 같다) 및 의료기관 종사자는 「약사법」 제47조제2항에 따른 의약품공급자로부터 의약품 채택·처방유도·거래유지 등 판매촉진을 목적으로 제공되는 금전, 물품, 편익, 노무, 향응, 그 밖의 경제적 이익(이하 "경제적 이익등"이라 한다)을 받거나 의료기관으로 하여금 받게 하여서는 아니 된다. 다만, 견본품 제공, 학술대회 지원, 임상시험 지원, 제품설명회, 대금결제조건에 따른 비용할인, 시판 후 조사 등의 행위(이하 "견본품 제공등의 행위"라 한다)로서 보건복지부령으로 정하는 범위 안의 경제적 이익등인 경우에는 그러하지 아니하다.
② 의료인, 의료기관 개설자 및 의료기관 종사자는 「의료기기법」 제6조에 따른 제조업자, <개정 2015. 12. 29.>
같은 법 제15조에 따른 의료기기 수입업자, 같은 법 제17조에 따른 의료기기 판매업자 또는 임대업자로부터 의료기기 채택·사용유도·거래유지 등 판매촉진을 목적으로 제공되는 경제적 이익등을 받거나 의료기관으로 하여금 받게 하여서는 아니 된다. 다만, 견본품 제공등의 행위로서 보건복지부령으로 정하는 범위 안의 경제적 이익등인 경우에는 그러하지 아니하다. <개정 2011. 4. 7., 2015. 12. 29.>
[본조신설 2010. 5. 27.]

[규] 제13조의3(기록 열람 등의 요건) ① 법 제21조제3항제1호에 따라 환자의 배우자, 직계 존속ㆍ비속, 형제ㆍ자매(환자의 배우자 및 직계 존속ㆍ비속, 배우자의 직계존속이 모두 없는 경우에 한정한다. 이하 같다) 또는 배우자의 직계 존속(이하 이 조에서 "친족"이라 한다)이 환자에 관한 기록의 열람이나 그 사본의 발급을 요청할 경우에는 다음 각 호의 서류(전자문서를 포함한다. 이하 이 조에서 같다)를 갖추어 의료인, 의료기관의 장 및 의료기관 종사자에게 제출하여야 한다.
<개정 2017. 3. 7., 2017. 6. 21., 2018. 9. 27.>

1. 기록 열람이나 사본 발급을 요청하는 자의 신분증(주민등록증, 여권, 운전면허증 그 밖에 공공기관에서 발행한 본인임을 확인할 수 있는 신분증을 말한다. 이하 이 조에서 같다) 사본
2. 가족관계증명서, 주민등록표 등본 등 친족관계임을 확인할 수 있는 서류. 다만, 환자의 형제·자매가 요청하는 경우에는 환자의 배우자 및 직계존속·비속, 배우자의 직계존속이 모두 없음을 증명하는 자료를 함께 제출하여야 한다.
3. 환자가 자필서명한 별지 제9호의2서식의 동의서. 다만, 환자가 만 14세 미만의 미성

년자인 경우에는 제외한다.

4. 환자의 신분증 사본. 다만, 환자가 만 17세 미만으로「주민등록법」제24조제1항에 따른 주민등록증이 발급되지 아니한 경우에는 제외한다.

② 법 제21조제3항제2호에 따라 환자가 지정하는 대리인이 환자에 관한 기록의 열람이나 그 사본의 발급을 요청할 경우에는 다음 각 호의 서류를 갖추어 의료인, 의료기관의 장 및 의료기관 종사자에게 제출하여야 한다. <개정 2017. 6. 21., 2018. 9. 27.>

1. 기록열람이나 사본발급을 요청하는 자의 신분증 사본
2. 환자가 자필 서명한 별지 제9호의2서식의 동의서 및 별지 제9호의3서식의 위임장. 이 경우 환자가 만 14세 미만의 미성년자인 경우에는 환자의 법정대리인이 작성하여야 하며, 가족관계증명서 등 법정대리인임을 확인할 수 있는 서류를 첨부하여야 한다.
3. 환자의 신분증 사본. 다만, 환자가 만 17세 미만으로「주민등록법」제24조제1항에 따른 주민등록증이 발급되지 아니한 자는 제외한다.

③ 법 제21조제3항제3호에 따라 환자의 동의를 받을 수 없는 상황에서 환자의 친족이 환자에 관한 기록의 열람이나 그 사본 발급을 요청할 경우에는 별표 2의2에서 정하는 바에 따라 서류를 갖추어 의료인, 의료기관의 장 및 의료기관 종사자에게 제출하여야 한다. <개정 2017. 6. 21., 2018. 9. 27.>

④ 환자가 본인에 관한 진료기록 등을 열람하거나 그 사본의 발급을 원하는 경우에는 본인임을 확인할 수 있는 신분증을 의료인, 의료기관의 장 및 의료기관 종사자에게 제시하거나 신분증 사본을 제출하여야 한다. <개정 2018. 9. 27.>

⑤ 제1항, 제3항 및 제4항에 따라 친족 또는 환자(법정대리인을 포함한다)가 환자 또는 본인에 관한 기록의 열람이나 그 사본의 발급을「정보통신망 이용촉진 및 정보보호 등에 관한 법률」에 따른 정보통신망을 이용하여 요청하는 경우에 그 요청자는 신분증의 제시 또는 신분증 사본의 제출을 갈음하여 다음 각 호의 어느 하나에 해당하는 방법으로 본인확인 절차를 거쳐야 한다. <신설 2018. 9. 27.>

1. 휴대전화를 통한 본인인증 등「정보통신망 이용촉진 및 정보보호 등에 관한 법률」제23조의3에 따른 본인확인기관에서 제공하는 본인확인의 방법
2. 「전자서명법」제2조제3호에 따른 공인전자서명 또는 같은 법 제2조제8호에 따른 공인인증서를 통한 본인확인의 방법

[본조신설 2010. 1. 29.]

[제13조의2에서 이동 <2016. 12. 29.>]

[규] 제13조의4(진료기록전송지원시스템의 구축・운영) ① 보건복지부장관은 법 제21조의2 제3항에 따른 진료기록전송지원시스템(이하 "진료기록전송지원시스템"이라 한다)의 효율적 운영을 위하여 필요하다고 인정하는 경우에는 다음 각 호의 조치를 할 수 있다.

1. 진료기록전송지원시스템과 연결되어 있는 다른 정보시스템과의 호환성 및 보안성에 대한 점검·관리
2. 진료기록전송지원시스템의 평가 및 개선에 관한 기준의 수립·시행
3. 진료기록전송지원시스템에 관한 이용매뉴얼의 작성·배포
4. 그 밖에 제1호부터 제3호까지의 조치에 준하는 것으로서 진료기록전송지원시스템의 효율적 운영에 특히 필요하다고 보건복지부장관이 인정하는 조치

② 보건복지부장관은 법 제21조의2제6항 전단에 따라 의료인 또는 의료기관의 장에게 자료제출을 요구하는 경우에는 제출자료의 범위, 이용목적, 이용범위 및 제출방법 등이 포함된 서면(전자문서를 포함한다)으로 하여야 한다.
[본조신설 2017. 6. 21.]

[규] 제16조(전자의무기록의 관리·보존에 필요한 시설과 장비 등) ① 의료인이나 의료 기관의 개설자는 법 제23조제2항에 따라 전자의무기록(電子醫務記錄)을 안전하게 관리·보존하기 위하여 다음 각 호의 시설과 장비를 갖추어야 한다.

1. 전자의무기록의 생성、저장과 전자서명을 검증할 수 있는 장비
2. 전자서명이 있은 후 전자의무기록의 변경 여부 확인 등 전자의무기록의 이력관리를 위하여 필요한 장비
3. 전자의무기록의 백업저장장비
4. 네트워크 보안에 관한 시설과 장비(제1호부터 제3호까지에 따른 장비가 유무선 인터넷과 연결된 경우에 한정한다)
5. 전자의무기록 시스템(전자의무기록의 관리、보존과 관련되는 서버, 소프트웨어 및 데이터베이스 등이 전자적으로 조직화된 체계를 말한다. 이하 이 조에서 같다) 보안에 관한 시설과 장비
6. 전자의무기록 보존장소에 대한 다음 각 목의 어느 하나에 해당하는 물리적 접근 방지 시설과 장비
   가. 출입통제구역 등 통제 시설
   나. 잠금장치
7. 의료기관(법 제49조에 따라 부대사업을 하는 장소를 포함한다) 외의 장소에 제1호에 따른 전자의무기록의 저장장비 또는 제3호에 따른 백업저장장비를 설치하는 경우에는 다음 각 목의 시설과 장비
   가. 전자의무기록 시스템의 동작 여부와 상태를 실시간으로 점검할 수 있는 시설과 장비
   나. 전자의무기록 시스템에 장애가 발생한 경우 제1호 및 제2호에 따른 장비를 대체 할 수 있는 예비 장비

다. 폐쇄회로 텔레비전 등의 감시 장비

라. 재해예방시설

② 의료인이나 의료기관 개설자는 법 제23조제4항에 따라 전자의무기록에 추가기재·수정을 한 경우 제1항제2호에 따른 장비에 접속 기록을 별도로 보관하여야 한다. <신설 2018. 9. 27.>

③ 제1항 각 호에 따라 갖추어야 하는 시설과 장비 및 제2항에 따른 접속 기록 보관에 관한 구체적인 사항은 보건복지부장관이 정하여 고시한다. <개정 2018. 9. 27.> [전문개정 2016. 2. 5.] [제목개정 2018. 9. 27.]

[규] 제16조의2(경제적 이익 등의 범위) 법 제23조의3제1항 단서 및 제2항 단서에서 "보건복지부령으로 정하는 경제적 이익등"이란 별표 2의3과 같다. <개정 2017. 6. 21.> [본조신설 2010. 12. 13.]

제24조(요양방법 지도) 의료인은 환자나 환자의 보호자에게 요양방법이나 그 밖에 건강관리에 필요한 사항을 지도하여야 한다.

제24조의2(의료행위에 관한 설명) ① 의사·치과의사 또는 한의사는 사람의 생명 또는 신체에 중대한 위해를 발생하게 할 우려가 있는 수술, 수혈, 전신마취(이하 이 조에서 "수술등"이라 한다)를 하는 경우 제2항에 따른 사항을 환자(환자가 의사결정능력이 없는 경우 환자의 법정대리인을 말한다. 이하 이 조에서 같다)에게 설명하고 서면(전자문서를 포함한다. 이하 이 조에서 같다)으로 그 동의를 받아야 한다. 다만, 설명 및 동의 절차로 인하여 수술등이 지체되면 환자의 생명이 위험하여지거나 심신상의 중대한 장애를 가져오는 경우에는 그러하지 아니하다.

② 제1항에 따라 환자에게 설명하고 동의를 받아야 하는 사항은 다음 각 호와 같다.

1. 환자에게 발생하거나 발생 가능한 증상의 진단명
2. 수술등의 필요성, 방법 및 내용
3. 환자에게 설명을 하는 의사, 치과의사 또는 한의사 및 수술등에 참여하는 주된 의사, 치과의사 또는 한의사의 성명
4. 수술등에 따라 전형적으로 발생이 예상되는 후유증 또는 부작용
5. 수술등 전후 환자가 준수하여야 할 사항

③ 환자는 의사, 치과의사 또는 한의사에게 제1항에 따른 동의서 사본의 발급을 요청할 수 있다. 이 경우 요청을 받은 의사, 치과의사 또는 한의사는 정당한 사유가 없으면 이를 거부하여서는 아니 된다.

④ 제1항에 따라 동의를 받은 사항 중 수술등의 방법 및 내용, 수술등에 참여한 주된 의

사, 치과의사 또는 한의사가 변경된 경우에는 변경 사유와 내용을 환자에게 서면으로 알려야 한다.

⑤ 제1항 및 제4항에 따른 설명, 동의 및 고지의 방법·절차 등 필요한 사항은 대통령령으로 정한다. [본조신설 2016. 12. 20.]

제25조(신고) ① 의료인은 대통령령으로 정하는 바에 따라 최초로 면허를 받은 후부터 3년마다 그 실태와 취업상황 등을 보건복지부장관에게 신고하여야 한다. <개정 2011.4.28>

② 보건복지부장관은 제30조제3항의 보수교육을 이수하지 아니한 의료인에 대하여 제1항에 따른 신고를 반려할 수 있다. <신설 2011.4.28>

③ 보건복지부장관은 제1항에 따른 신고 수리 업무를 대통령령으로 정하는 바에 따 라 관련 단체 등에 위탁할 수 있다. <신설2 011.4.28>

[영] 제11조(신고) ① 법 제25조제1항에 따라 의료인은 그 실태와 취업상황 등을 제8조 또는 법 제65조에 따라 면허증을 발급 또는 재발급 받은 날부터 매 3년이 되는 해의 12월 31일까지 보건복지부장관에게 신고하여야 한다. 다만, 법률 제10609호 의료법 일부개정법률 부칙 제2조제1항에 따라 신고를 한 의료인의 경우에는 그 신고한 날 부터 매 3년이 되는 해의 12월 31일까지 신고하여야 한다.

② 법 제25조제3항에 따라 보건복지부장관은 제1항에 따른 신고 수리 업무를 법 제28 조에 따른 의사회·치과의사회·한의사회·조산사회 및 간호사회(이하 "중앙회" 라 한다)에 위탁한다.

③ 제1항에 따른 신고의 방법 및 절차 등에 관하여 필요한 사항은 보건복지부령으로 정한다. [전문개정 2012.4.27]

[규] 제17조(의료인의 실태 등의 신고 및 보고) ① 법 제25조제1항 및 영 제11조제1항에 따라 의료인의 실태와 취업상황 등을 신고하려는 사람은 별지 제10호서식의 의료인의 실태 등 신고서를 작성하여 법 제28조에 따른 중앙회(이하 "중앙회"라 한다)의 장 (이하 "각 중앙회장"이라 한다)에게 제출하여야 한다.

② 제1항에 따른 신고를 받은 각 중앙회장은 신고인이 제20조에 따른 보수교육(補修敎育)을 이수하였는지 여부를 확인하여야 한다.

③ 각 중앙회장은 제1항에 따른 신고 내용과 결과를 반기별로 보건복지부장관에게 보고하여야 한다. 다만, 법 제66조제4항에 따라 면허의 효력이 정지된 의료인이 제1 항에 따른 신고를 한 경우에는 그 내용과 결과를 지체 없이 보건복지부 장관에게 보고하여야 한다. [전문개정 2012.4.27]

第26条(변사체 신고) 의사·치과의사·한의사 및 조산사는 사체를 검안하여 변사(變死)한 것으로 의심되는 때에는 사체의 소재지를 관할하는 경찰서장에게 신고하여야 한다.

≫ 제 3절 의료행위의 제한

第27条(무면허 의료행위 등 금지) ① 의료인이 아니면 누구든지 의료행위를 할 수 없으며 의료인도 면허된 것 이외의 의료행위를 할 수 없다. 다만, 다음 각 호의 어느 하나에 해당하는 자는 보건복지부령으로 정하는 범위에서 의료행위를 할 수 있다.
<개정 2010.1.18>

1. 외국의 의료인 면허를 가진 자로서 일정 기간 국내에 체류하는 자
2. 의과대학, 치과대학, 한의과대학, 의학전문대학원, 치의학전문대학원, 한의학전 문대학원, 종합병원 또는 외국 의료원조기관의 의료봉사 또는 연구 및 시범사업 을 위하여 의료행위를 하는 자
3. 의학·치과의학·한방의학 또는 간호학을 전공하는 학교의 학생

② 의료인이 아니면 의사·치과의사·한의사·조산사 또는 간호사 명칭이나 이와 비슷한 명칭을 사용하지 못한다.

③ 누구든지 「국민건강보험법」이나 「의료급여법」에 따른 본인부담금을 면제하거나 할인하는 행위, 금품 등을 제공하거나 불특정 다수인에게 교통편의를 제공하는 행위 등 영리를 목적으로 환자를 의료기관이나 의료인에게 소개·알선· 유인하는 행위 및 이를 사주하는 행위를 하여서는 아니 된다. 다만, 다음 각 호의 어느 하나에 해당하는 행위는 할 수 있다. <개정 2011.12.31>

1. 환자의 경제적 사정 등을 이유로 개별적으로 관할 시장·군수·구청장의 사전 승인을 받아 환자를 유치하는 행위
2. 「국민건강보험법」 제109조에 따른 가입자나 피부양자가 아닌 외국인 (보건복지부령으로 정하는 바에 따라 국내에 거주하는 외국인은 제외한다)환자를 유치하기 위한 행위

④ 제3항제2호에도 불구하고 「보험업법」 제2조에 따른 보험회사, 상호회사, 보험설계사, 보험대리점 또는 보험중개사는 외국인환자를 유치하기 위한 행위를 하여서는 아니 된다. <신설 2009.1.30.>

⑤ 의료인, 의료기관 개설자 및 종사자는 무자격자에게 의료행위를 하게 하거나 의료인에게 면허 사항 외의 의료행위를 하게 하여서는 아니 된다. <신설 2019. 4. 23.>

[규] 第18条(외국면허 소지자의 의료행위) 법 제27조제1항제1호에 따라 외국의 의료인 면허

를 가진 자로서 다음 각 호의 어느 하나에 해당하는 업무를 수행하기 위하여 국내에 체류하는 자는 그 업무를 수행하기 위하여 필요한 범위에서 보건복지부장관의 승인을 받아 의료행위를 할 수 있다. <개정 2010.3.19>

1. 외국과의 교육 또는 기술협력에 따른 교환교수의 업무
2. 교육연구사업을 위한 업무
3. 국제의료봉사단의 의료봉사 업무

[규] 제19조(의과대학생 등의 의료행위) ① 법 제27조제1항제2호에 따른 의료행위의 범위는 다음 각 호와 같다.

1. 국민에 대한 의료봉사활동을 위한 의료행위
2. 전시·사변이나 그 밖에 이에 준하는 국가비상사태 시에 국가나 지방자치단체 의 요청에 따라 행하는 의료행위
3. 일정한 기간의 연구 또는 시범 사업을 위한 의료행위

② 법 제27조제1항제3호에 따라 의학·치과의학·한방의학 또는 간호학을 전공하는 학교의 학생은 다음 각 호의 의료행위를 할 수 있다.

1. 전공 분야와 관련되는 실습을 하기 위하여 지도교수의 지도·감독을 받아 행하는 의료행위
2. 국민에 대한 의료봉사활동으로서 의료인의 지도·감독을 받아 행하는 의료행위
3. 전시·사변이나 그 밖에 이에 준하는 국가비상사태 시에 국가나 지방자치단체의 요청에 따라 의료인의 지도·감독을 받아 행하는 의료행위

[규] 제19조의2(유치행위를 할 수 없는 국내 거주 외국인의 범위) 법 제27조제3항 제2호에 따라 외국인환자를 유치할 수 있는 대상에서 제외되는 국내에 거주하는 외국인은 「국민건강보험법」 제93조에 따른 가입자나 피부양자가 아닌 국내에 거주하는 외국인으로서 다음 각 호의 어느 하나에 해당하는 외국인을 말한다.

1. 「출입국관리법」 제31조에 따라 외국인등록을 한 사람[「출입국관리법 시행령」 제12조 및 별표 1에 따른 기타(G-1)의 체류자격을 가진 사람은 제외한다]
2. 「재외동포의 출입국과 법적지위에 관한 법률」 제6조에 따라 국내거소신고를 한 외국국적동포

[본조신설 2009.4.29]

제27조의2 삭제<2015. 12. 22.>

[규] 제19조의3 삭제<2016.6.23>

[규] 제19조의4 삭제<2016.6.23>

[규] 제19조의5 삭제<2016.6.23>

[규] 제19조의6 삭제<2016.6.23>

[규] 제19조의8 삭제<2016.6.23>

[규] 제19조의9 삭제<2016.6.23>

≫ 제 4 절 의료인 단체

第28조(중앙회와 지부) ① 의사·치과의사·한의사·조산사 및 간호사는 대통령령으로 정하는 바에 따라 각각 전국적 조직을 두는 의사회·치과의사회·한의사회 ·조산사회 및 간호사회(이하 "중앙회"라 한다)를 각각 설립하여야 한다.

② 중앙회는 법인으로 한다.

③ 제1항에 따라 중앙회가 설립된 경우에는 의료인은 당연히 해당하는 중앙회의 회 원이 되며, 중앙회의 정관을 지켜야 한다.

④ 중앙회에 관하여 이 법에 규정되지 아니한 사항에 대하여는「민법」중 사단법인에 관한 규정을 준용한다.

⑤ 중앙회는 대통령령으로 정하는 바에 따라 특별시·광역시·도와 특별자치도 (이하"시·도"라 한다)에 지부를 설치하여야 하며, 시·군·구(자치구만을 말한다. 이하 같다)에 분회를 설치할 수 있다. 다만, 그 외의 지부나 외국에 의사회 지부를 설치하려면 보건복지부장관의 승인을 받아야 한다. <개정 2010.1.18>

⑥ 중앙회가 지부나 분회를 설치한 때에는 그 지부나 분회의 책임자는 지체 없이 특별시장·광역시장·도지사·특별자치도지사(이하"시·도지사"라 한다) 또는 시 장·군수·구청장에게 신고하여야 한다.

⑦ 각 중앙회는 제66조의2에 따른 자격정지 처분 요구에 관한 사항 등을 심의·의결하기 위하여 윤리위원회를 둔다. <신설 2011.4.28>

⑧ 윤리위원회의 구성, 운영 등에 관한 사항은 대통령령으로 정한다.
<신설 2011.4.28>

[영] 제11조의2(윤리위원회의구성) ① 법 제28조제7항에 따른 윤리위원회 (이하 "윤리위원회" 라 한다)는 위원장 1명을 포함한 11명의 위원으로 구성한다.

② 위원장은 위원 중에서 각 중앙회의 장이 위촉한다.

③ 위원은 다음 각 호의 사람 중에서 각 중앙회의 장이 성별을 고려하여 위촉하되, 제2호에 해당하는 사람이 4명 이상 포함되어야 한다. <개정 2017.3.20>

1. 각 중앙회 소속 회원으로서 의료인 경력이 10년 이상인 사람

2. 의료인이 아닌 사람으로서 법률, 보건, 언론, 소비자 권익 등에 관하여 경험과 학식이 풍부한 사람

④ 위원의 임기는 3년으로 하며, 한 번만 연임할 수 있다.

[본조신설 2012.4.27]

[영] 제11조의3(윤리위원회의 운영 등) ①윤리위원회는 다음 각 호의 사항을 심의·의결한다.

1. 법 제66조의2에 따른 자격정지 처분 요구에 관한 사항
2. 각 중앙회 소속 회원에 대한 자격심사 및 징계에 관한 사항
3. 그 밖에 회원의 윤리 확립을 위해 필요한 사항으로서 각 중앙회의 정관으로 정 하는 사항

② 윤리위원회의 회의는 위원장이 필요하다고 인정하는 경우나 각 중앙회의 장 또는 재적위원 3분의 1 이상이 요청하는 경우에 위원장이 소집한다. 이 경우 위원장은 회의 개최 7일 전까지 회의의 일시, 장소 및 안건을 각 위원에게 통보하여야 한다.

③ 윤리위원회의 회의는 재적위원 3분의 2 이상의 출석으로 개의(開議)하고, 출석위 원 3분의 2 이상의 찬성으로 의결한다. 다만, 제1항제2호 및 제3호의 사항에 관한 정족수는 각 중앙회의 정관으로 달리 정할 수 있다.

④ 윤리위원회의 위원장은 제1항제1호 및 제2호의 사항에 관하여 심의· 의결하려는 경우에는 해당 안건의 당사자에게 구술 또는 서면(전자문서를 포함한다)으로 의견을 진술할 기회를 주어야 한다.

⑤ 제1항부터 제4항까지에서 규정한 사항 외에 윤리위원회의 운영에 필요한 사항은 각 중앙회의 정관으로 정한다.

[본조신설 2012.4.27.]

[영] 제11조의4(윤리위원회 위원의 제척 등) ① 윤리위원회의 위원은 다음 각 호의 어느 하나에 해당하는 경우 윤리위원회의 심의·의결에서 제척된다.

1. 위원이 윤리위원회의 심의·의결 안건(이하 이 조에서 "해당 안건"이라 한다)의 당사자인 경우
2. 위원이 해당 안건의 당사자와 친족이거나 친족이었던 경우
3. 위원이 해당 안건의 당사자가 최근 3년 이내에 소속되어 있었던 기관에 종사하거나 종사하였던 경우

② 해당 안건의 당사자는 위원에게 제1항의 제척사유가 있거나 그 밖에 심의·의결의 공정을 기대하기 어려운 사정이 있는 경우에는 그 사유를 서면으로 밝혀 윤리위원회에 기피신청을 할 수 있다.

③ 윤리위원회는 제2항에 따른 기피신청을 받은 경우 재적위원 과반수의 출석과 출석위원

과반수의 찬성으로 기피 여부를 의결한다. 이 경우 기피신청을 당한 위원 은 그 의결에 참여하지 못한다.

④ 윤리위원회의 위원은 제1항 또는 제2항의 사유에 해당하는 경우 스스로 심의·의결에서 회피할 수 있다.

[본조신설 2012.4.27]

[영] 제15조(중앙회의 지부) 법 제28조제5항에 따라 중앙회는 그 설립등기를 끝낸 날부터 3주일 이내에 특별시·광역시·도와 특별자치도에 각각 지부를 설치하여야 한다. 다 만, 외국에 두는 의사회 지부는 이에 관한 정관 변경허가를 받은 날부터 10주일 이내에 설치하여야 한다.

[규] 제73조(중앙회에 대한 의료법인에 관한 규정의 준용) 중앙회에 관하여는 제50조 및 제52조부터 제59조까지의 규정을 준용한다. 다만, 제55조를 준용할 경우에는 같은 조 제1항제3호의 "이사회 회의록"을 "총회 회의록 및 이사회 회의록"으로 한다.

제29조(설립 허가 등) ① 중앙회를 설립하려면 대표자는 대통령령으로 정하는 바에 따라 정관과 그 밖에 필요한 서류를 보건복지부장관에게 제출하여 설립 허가를 받아야 한 다. <개정 2010.1.18>

② 중앙회의 정관에 적을 사항은 대통령령으로 정한다.

③ 중앙회가 정관을 변경하려면 보건복지부장관의 허가를 받아야 한다. <개정 2010. 1.18>

[영] 제12조(중앙회의 설립 허가신청) 법 제29조제1항에 따라 중앙회 설립 허가를 받으려면 다음 각 호의 서류를 갖추어 보건복지부장관에게 제출하여야 한다. <개정 2010. 3.15>

1. 정관
2. 사업계획서
3. 자산명세서
4. 설립결의서
5. 설립대표자의 선출 경위에 관한 서류
6. 임원의 취임승낙서와 이력서

[영] 제13조(정관의 기재 사항 등) 법 제29조제2항에 따라 중앙회의 정관에 적어야 할 사항은 다음과 같다. <개정 2012.4.27>

1. 목적
2. 명칭

3. 중앙회·지부·분회의 소재지
4. 재산 또는 회계와 그 밖에 관리·운영에 관한 사항
5. 임원의 선임(選任)에 관한 사항
6. 회원의 자격 및 징계에 관한 사항
7. 정관 변경에 관한 사항
8. 공고 방법에 관한 사항
9. 윤리위원회의 운영 등에 관한 사항

[영] 제14조(정관 변경의 허가신청) 법 제29조제3항에 따라 중앙회가 정관 변경의 허가를 받으려면 다음 각 호의 서류를 갖추어 보건복지부장관에게 제출하여야 한다. <개정 2010.3.15>

1. 정관 변경의 내용과 그 이유를 적은 서류
2. 정관 변경에 관한 회의록
3. 신구 정관대조표와 그 밖의 참고서류

제30조(협조 의무) ① 중앙회는 보건복지부장관으로부터 의료와 국민보건 향상에 관한 협조 요청을 받으면 협조하여야 한다. <개정 2010.1.18>

② 중앙회는 보건복지부령으로 정하는 바에 따라 회원의 자질 향상을 위하여 필요한 보수(補修)교육을 실시하여야 한다. <개정 2010.1.18>

③ 의료인은 제2항에 따른 보수교육을 받아야 한다.

[규] 제20조(보수교육) ① 중앙회는 법 제30조제2항에 따라 다음 각 호의 사항이 포함된 보수교육을 매년 실시하여야 한다. <개정 2017. 3. 7.>

1. 직업윤리에 관한 사항
2. 업무 전문성 향상 및 업무 개선에 관한 사항
3. 의료 관계 법령의 준수에 관한 사항
4. 선진 의료기술 등의 동향 및 추세 등에 관한 사항
5. 그 밖에 보건복지부장관이 의료인의 자질 향상을 위하여 필요하다고 인정하는 사항

② 의료인은 제1항에 따른 보수교육을 연간 8시간 이상 이수하여야 한다.

③ 보건복지부장관은 제1항에 따른 보수교육의 내용을 평가할 수 있다.

④ 각 중앙회장은 제1항에 따른 보수교육을 다음 각 호의 기관으로 하여금 실시하게 할 수 있다.

1. 법 제28조제5항에 따라 설치된 지부(이하 "지부"라 한다) 또는 중앙회의 정관에 따라 설치된 의학、치의학、한의학、간호학 분야별 전문학회 및 전문단체

2. 의과대학ㆍ치과대학ㆍ한의과대학ㆍ의학전문대학원ㆍ치의학전문대학원ㆍ한의학전문대학원ㆍ간호대학 및 그 부속병원
3. 수련병원
4. 「한국보건복지인력개발원법」에 따른 한국보건복지인력개발원
5. 다른 법률에 따른 보수교육 실시기관

⑤ 각 중앙회장은 의료인이 제4항제5호의 기관에서 보수교육을 받은 경우 그 교육이수 시간의 전부 또는 일부를 보수교육 이수시간으로 인정할 수 있다.

⑥ 다음 각 호의 어느 하나에 해당하는 사람에 대하여는 해당 연도의 보수교육을 면제한다.
1. 전공의
2. 의과대학ㆍ치과대학ㆍ한의과대학ㆍ간호대학의 대학원 재학생
3. 영 제8조에 따라 면허증을 발급받은 신규 면허취득자
4. 보건복지부장관이 보수교육을 받을 필요가 없다고 인정하는 사람

⑦ 다음 각 호의 어느 하나에 해당하는 사람에 대하여는 해당 연도의 보수교육을 유예할 수 있다.
1. 해당 연도에 6개월 이상 환자진료 업무에 종사하지 아니한 사람
2. 보건복지부장관이 보수교육을 받기가 곤란하다고 인정하는 사람

⑧ 제6항 또는 제7항에 따라 보수교육이 면제 또는 유예되는 사람은 해당 연도의 보수교육 실시 전에 별지 제10호의2서식의 보수교육 면제ㆍ유예 신청서에 보수교육 면제 또는 유예 대상자임을 증명할 수 있는 서류를 첨부하여 각 중앙회장에게 제출하여야 한다.

⑨ 제8항에 따른 신청을 받은 각 중앙회장은 보수교육 면제 또는 유예 대상자 여부를 확인하고, 보수교육 면제 또는 유예 대상자에게 별지 제10호의3서식의 보수교육 면제ㆍ유예 확인서를 교부하여야 한다.

[전문개정 2012. 4. 27.]

[규] 제21조(보수교육계획 및 실적보고 등) ① 중앙회의 장은 보건복지부장관에게 매년 12월 말일까지 다음 연도의 별지 제11호서식의 보수교육계획서를 제출하고, 매년 4월 말일까지 전년도의 별지 제12호서식의 보수교육실적보고서를 제출하여야 한다.
< 개정 2012.4.27>

② 각 중앙회장은 보수교육을 받은 자에게 별지 제13호서식의 보수교육이수증을 발 급하여야 한다. <개정 2012.4.27>

[규] 제22조(보수교육 실시 방법 등) 보수교육의 교과과정, 실시 방법과 그 밖에 보수교육을

실시하는 데에 필요한 사항은 각 중앙회장이 정한다. <개정2 012.4.27>

[규] 제23조(보수교육 관계 서류의 보존) 제20조에 따라 보수교육을 실시하는 중앙회 등은 다 음 각 호의 서류를 3년간 보존하여야 한다.

1. 보수교육 대상자명단(대상자의 교육 이수 여부가 명시되어야 한다)
2. 보수교육 면제자명단
3. 그 밖에 이수자의 교육 이수를 확인할 수 있는 서류

제31조(공제사업) 삭제 <2011.4.7>

제32조(감독) 보건복지부장관은 중앙회나 그 지부가 정관으로 정한 사업 외의 사업을 하거나 국민보건 향상에 장애가 되는 행위를 한 때 또는 제30조제1항에 따른 요청을 받고 협조하지 아니한 경우에는 정관을 변경하거나 임원을 새로 뽑을 것을 명할 수 있다. <개정 2010.1.18.>

제3장 의료기관

≫ 제 1절 의료기관의 개설

제33조(개설 등) ① 의료인은 이 법에 따른 의료기관을 개설하지 아니하고는 의료업을 할 수 없으며, 다음 각 호의 어느 하나에 해당하는 경우 외에는 그 의료기관 내에서 의료업을 하여야 한다. <개정 2010.1.18>

1. 「응급의료에 관한 법률」 제2조제1호에 따른 응급환자를 진료하는 경우
2. 환자나 환자 보호자의 요청에 따라 진료하는 경우
3. 국가나 지방자치단체의 장이 공익상 필요하다고 인정하여 요청하는 경우
4. 보건복지부령으로 정하는 바에 따라 가정간호를 하는 경우
5. 그 밖에 이 법 또는 다른 법령으로 특별히 정한 경우나 환자가 있는 현장에서 진료를 하여야 하는 부득이한 사유가 있는 경우

② 다음 각 호의 어느 하나에 해당하는 자가 아니면 의료기관을 개설할 수 없다. 이 경우 의사는 종합병원·병원·요양병원 또는 의원을, 치과의사는 치과병원 또는 치과의원을, 한의사는 한방병원·요양병원 또는 한의원을, 조산사는 조산원만을 개설할 수 있다. <개정 2009.1.30>

1. 의사, 치과의사, 한의사 또는 조산사
2. 국가나 지방자치단체

3. 의료업을 목적으로 설립된 법인(이하 “의료법인”이라 한다)
4. 「민법」이나 특별법에 따라 설립된 비영리법인
5. 「공공기관의 운영에 관한 법률」에 따른 준정부기관, 「지방의료원의 설립 및 운영에 관한 법률」에 따른 지방의료원, 「한국보훈복지의료공단법」에 따른 한국보훈복지의료공단

③ 제2항에 따라 의원·치과의원·한의원 또는 조산원을 개설하려는 자는 보건복지부령으로 정하는 바에 따라 시장·군수·구청장에게 신고하여야 한다. <개정 2010. 1.18>

④ 제2항에 따라 종합병원·병원·치과병원·한방병원 또는 요양병원을 개설 하려면 보건복지부령으로 정하는 바에 따라 시·도지사의 허가를 받아야 한다. 이 경우 시·도지사는 개설하려는 의료기관이 제36조에 따른 시설기준에 맞지 아니하는 경우에는 개설허가를 할 수 없다. <개정 2010.1.18>

⑤ 제3항과 제4항에 따라 개설된 의료기관이 개설 장소를 이전하거나 개설에 관한 신고 또는 허가사항 중 보건복지부령으로 정하는 중요사항을 변경하려는 때에도 제 3항 또는 제4항과 같다. <개정 2010.1.18>

⑥ 조산원을 개설하는 자는 반드시 지도의사(指導醫師)를 정하여야 한다.

⑦ 다음 각 호의 어느 하나에 해당하는 경우에는 의료기관을 개설할 수 없다.
1. 약국 시설 안이나 구내인 경우
2. 약국의 시설이나 부지 일부를 분할·변경 또는 개수하여 의료기관을 개설하는 경우
3. 약국과 전용 복도·계단·승강기 또는 구름다리 등의 통로가 설치되어 있거나 이런 것들을 설치하여 의료기관을 개설하는 경우

⑧ 제2항제1호의 의료인은 어떠한 명목으로도 둘 이상의 의료기관을 개설·운영할 수 없다. 다만, 2 이상의 의료인 면허를 소지한 자가 의원급 의료기관을 개설하려는 경우에는 하나의 장소에 한하여 면허 종별에 따른 의료기관을 함께 개설할 수 있다.
<개정 2012.2.1.>

⑨ 의료법인 및 제2항제4호에 따른 비영리법인(이하 이 조에서 "의료법인등"이라 한다)이 의료기관을 개설하려면 그 법인의 정관에 개설하고자 하는 의료기관의 소재지를 기재하여 대통령령으로 정하는 바에 따라 정관의 변경허가를 얻어야 한다(의료법인등을 설립할 때에는 설립 허가를 말한다. 이하 이 항에서 같다). 이 경우 그 법인의 주무관청은 정관의 변경허가를 하기 전에 그 법인이 개설하고자 하는 의료기관이 소재하는 시·도지사 또는 시장·군수·구청장과 협의하여야 한다. <신설 2015. 12. 29.>

⑩ 의료기관을 개설·운영하는 의료법인등은 다른 자에게 그 법인의 명의를 빌려주어서는 아니 된다. <신설 2015. 12. 29.>

[제목개정 2012. 2. 1.]

[2007. 12. 27. 법률 제9386호에 의하여 2007. 12. 27. 헌법재판소에서 헌법불합치된

이 조 제2항을 개정함]

[규] 제24조(가정간호) ① 법 제33조제1항제4호에 따라 의료기관이 실시하는 가정간호의 범위는 다음 각 호와 같다. <개정 2010.3.19>

1. 간호
2. 검체의 채취(보건복지부장관이 정하는 현장검사를 포함한다. 이하 같다) 및 운반
3. 투약
4. 주사
5. 응급처치 등에 대한 교육 및 훈련
6. 상담
7. 다른 보건의료기관 등에 대한 건강관리에 관한 의뢰

② 가정간호를 실시하는 간호사는 「전문간호사 자격인정 등에 관한 규칙」에 따른 가 정전문간호사이어야 한다.

③ 가정간호는 의사나 한의사가 의료기관 외의 장소에서 계속적인 치료와 관리가 필요하다고 판단하여 가정전문간호사에게 치료나 관리를 의뢰한 자에 대하여만 실시하여야 한다.

④ 가정전문간호사는 가정간호 중 검체의 채취 및 운반, 투약, 주사 또는 치료적 의료행위인 간호를 하는 경우에는 의사나 한의사의 진단과 처방에 따라야 한다. 이 경 우 의사 및 한의사 처방의 유효기간은 처방일부터 90일까지로 한다.

⑤ 가정간호를 실시하는 의료기관의 장은 가정전문간호사를 2명 이상 두어야 한다.

⑥ 가정간호를 실시하는 의료기관의 장은 가정간호에 관한 기록을 5년간 보존하여야 한다.

⑦ 이 규칙에서 정한 것 외에 가정간호의 질 관리 등 가정간호의 실시에 필요한 사항 은 보건복지부장관이 따로 정한다. <개정 2010.3.19>

[규] 제25조(의료기관 개설신고) ① 법 제33조제3항에 따라 의원ㆍ치과의원ㆍ한의원 또는 조산원을 개설하려는 자는 별지 제14호서식의 의료기관 개설신고서(전자문서로 된 신고서를 포함한다)에 다음 각 호의 서류(전자문서를 포함한다)를 첨부하여 시장ㆍ군수ㆍ구청장(자치구의 구청장을 말한다. 이하 같다)에게 신고하여야 한다. 이 경우 시장ㆍ군수ㆍ구청장은 「전자정부법」 제36조제1항에 따른 행정정보의 공동이용을 통하여 법인 등기사항증명서를 확인하여야 한다. <개정 2016. 10. 6., 2017. 6. 21.>

1. 개설하려는 자가 법인인 경우: 법인 설립 허가증 사본(「공공기관의 운영에 관한 법률」에 따른 준정부기관은 제외한다), 정관 사본 및 사업계획서 사본
2. 개설하려는 자가 의료인인 경우: 면허증 사본

3. 건물평면도 사본 및 그 구조설명서 사본
4. 의료인 등 근무인원에 대한 확인이 필요한 경우: 면허(자격)증 사본 1부
5. 법 제36조제1호ㆍ제2호ㆍ제4호 및 제5호의 준수사항에 적합함을 증명하는 서류

② 시장ㆍ군수ㆍ구청장은 제1항에 따른 의료기관 개설신고를 받은 경우에는 다음 각 호의 사항을 확인하여야 한다. 이 경우 제3호에 대해서는 「화재예방, 소방시설 설치ㆍ유지 및 안전관리에 관한 법률」 제7조제6항 전단에 따라 그 확인을 요청하여야 한다. <개정 2017. 6. 21.>

1. 법 제4조제2항, 제33조제2항, 같은 조 제6항부터 제8항까지 및 제64조제2항에 따른 의료기관의 개설기준에 위배되는지 여부
2. 법 제36조제1호ㆍ제2호ㆍ제4호 및 제5호의 준수사항에 적합한지 여부
3. 「화재예방, 소방시설 설치ㆍ유지 및 안전관리에 관한 법률 시행령」 별표 5에 따라 의료기관이 갖추어야 하는 소방시설에 적합한지 여부
4. 그 밖에 다른 법령에 따라 의료기관의 개설이 제한되거나 금지되는지 여부

③ 시장ㆍ군수ㆍ구청장은 제1항에 따른 의료기관 개설신고가 적법하다고 인정하는 경우에는 해당 신고를 수리하고, 별지 제15호서식의 의료기관 개설신고증명서를 발급하여야 한다. <개정 2015. 5. 29., 2017. 6. 21.>

④ 시장ㆍ군수ㆍ구청장은 분기별 의료기관의 개설신고 수리 상황을 매 분기가 끝난 후 15일까지 시ㆍ도지사를 거쳐 보건복지부장관에게 보고하여야 한다.
<개정 2010. 3. 19., 2015. 5. 29.>

⑤ 시장ㆍ군수ㆍ구청장은 제3항에 따라 의료기관 개설신고증명서를 발급한 경우에는 의료기관별로 관리카드를 작성ㆍ비치하여 신고 사항의 변경신고 및 행정처분, 내용 등을 기록ㆍ관리하여야 한다. <개정 2015. 5. 29.>

[규] 제26조(의료기관 개설신고사항의 변경신고) ① 법 제33조제5항에 따라 의원ㆍ치과의원ㆍ한의원 또는 조산원 개설자가 그 개설 장소를 이전하거나 다음 각 호의 어느 하나에 해당하는 개설신고사항의 변경신고를 하려면 의료기관 개설신고증명서와 변경 사항을 확인할 수 있는 서류의 사본을 첨부하여 별지 제14호서식의 신고사항 변경신고서(전자문서로 된 신고서를 포함한다)를 시장ㆍ군수ㆍ구청장에게 제출하여야 한다.
<개정 2008. 9. 5., 2010. 1. 29., 2015. 7. 24.>

1. 의료기관 개설자의 변경 사항
2. 의료기관 개설자가 입원, 해외 출장 등으로 다른 의사ㆍ치과의사ㆍ한의사 또는 조산사에게 진료하게 할 경우 그 기간 및 해당 의사 등의 인적 사항
3. 의료기관의 진료과목의 변동 사항
4. 진료과목 증감이나 입원실 등 주요 시설의 변경에 따른 시설 변동 내용

5. 의료기관의 명칭 변경 사항
6. 의료기관의 의료인 수

② 제1항에 따른 변경신고와 관련하여 그 변경사항에 대한 확인 방법 및 기준에 관하여는 제25조제2항을 준용한다. 다만, 같은 항 제3호의 경우에는 의료기관 개설장소의 이전이나 제1항제4호에 따른 시설 변동만 해당한다. <개정 2017. 6. 21.>

③ 시장·군수·구청장은 제1항에 따른 변경신고를 수리한 경우에 의료기관개설신고증 기재사항을 고쳐쓸 필요가 있으면 이를 개서(改書)하여 주거나 재발급하여야 한 <개정 2008. 9. 5., 2015. 5. 29.>

[규] 제27조(의료기관 개설허가) ① 법 제33조제4항에 따라 종합병원·병원·치과병원·한방병원 또는 요양병원의 개설허가를 받으려는 자는 별지 제16호서식의 의료기관 개설허가 신청서(전자문서로 된 신청서를 포함한다)에 다음 각 호의 서류(전자문서를 포함한다)를 첨부하여 시·도지사에게 제출하여야 한다. 이 경우 시·도지사는 「전자정부법」 제36조제1항에 따른 행정정보의 공동이용을 통하여 법인 등기사항증명서를 확인하여야 한다. <개정 2015. 7. 24., 2016. 10. 6., 2016. 12. 29., 2017. 6. 21.>

1. 개설하려는 자가 법인인 경우: 법인설립허가증 사본(「공공기관의 운영에 관한 법률」에 따른 준정부기관은 제외한다), 정관 사본 및 사업계획서 사본
2. 개설하려는 자가 의료인인 경우: 면허증 사본과 사업계획서 사본
3. 건물평면도 사본 및 그 구조설명서 사본
4. 의료인 등 근무인원에 대한 확인이 필요한 경우: 면허(자격)증 사본 1부
5. 「전기사업법 시행규칙」 제38조제3항 본문에 따른 전기안전점검확인서(종합병원만 해당한다)
6. 법 제36조제1호·제2호·제4호 및 제5호의 준수사항에 적합함을 증명하는 서류

② 제1항에 따른 개설허가 신청과 관련하여 그 신청사항에 대한 확인 방법 및 기준에 관하여는 제25조제2항을 준용한다. <개정 2017. 6. 21.>

③ 시·도지사는 제1항에 따라 의료기관의 개설허가를 한 때에는 지체 없이 별지 제17호 서식의 의료기관 개설허가증을 발급하여야 한다. <개정 2015. 5. 29.>

④ 시·도지사는 분기별 의료기관의 개설허가 상황을 매 분기가 끝난 후 15일까지 보건복지부장관에게 보고하여야 한다. <개정 2010. 3. 19., 2015. 5. 29.>

⑤ 시·도지사는 제3항에 따라 의료기관의 개설허가증을 발급한 때에는 의료기관별로 관리카드를 작성·비치하여 허가 사항의 변경허가 및 행정처분, 내용 등을 기록·관리하여야 한다. <개정 2015. 5. 29.>

[규] 제28조(의료기관 개설허가 사항의 변경허가) ① 법 제33조제5항에 따라 의료기관의 개

설허가를 받은 자가 그 개설 장소를 이전하거나 다음 각 호의 어느 하나에 해당하는 개설허가 사항의 변경허가를 받으려면 의료기관 개설허가증과 변경 사항을 확인할 수 있는 서류의 사본을 첨부하여 별지 제16호서식의 허가사항 변경신청서(전자문서로 된 신청서를 포함한다)를 시·도지사에게 제출하여야 한다. 다만, 종합병원의 개설 장소가 이전되는 경우, 제2호에 따라 종합병원으로 변경되는 경우 또는 제3호에 따라 종합병원의 주요시설 변경 이 있는 경우에는 「전기사업법 시행규칙」 제38조제3항 본문에 따른 전기안전점검확인서를 함께 제출하여야 한다.
<개정 2015. 7. 24., 2016. 10. 6., 2016. 12. 29.>

1. 의료기관 개설자의 변경 사항
2. 법 제3조제2항에 따른 의료기관의 종류 변경 또는 진료과목의 변동 사항
3. 진료과목 증감이나 입원실 등 주요시설 변경에 따른 시설 변동 내용
4. 의료기관의 명칭 변경 사항
5. 의료기관의 의료인 수

② 제1항에 따른 개설허가 변경신청과 관련하여 그 변경사항에 대한 확인 방법 및 기준에 관하여는 제25조제2항을 준용한다. 다만, 같은 항 제3호의 경우에는 의료기관 개설 장소의 이전, 제1항제2호 및 제3호에 따른 의료기관의 종류 변경 및 시설 변동만 해당한다. <개정 2017. 6. 21.>

③ 시·도지사는 제1항에 따라 변경허가를 한 때에 의료기관 개설허가증을 고쳐쓸 필요가 있으면 이를 개서하여 주거나 재발급하여야 한다.
<개정 2008. 9. 5., 2015. 5. 29.>

[규] 제31조(조산원의 지도의사) 조산원의 개설자는 법 제33조제6항에 따라 지도의사(指導醫師)를 정하거나 변경한 경우에는 지도의사신고서에 그 지도의사의 승낙서 및 면허증 사본을 첨부하여 관할 시장·군수·구청장에게 제출하여야 한다.

제34조(원격의료) ① 의료인(의료업에 종사하는 의사·치과의사·한의사만 해당한다)은 제 33조제1항에도 불구하고 컴퓨터·화상통신 등 정보통신기술을 활용하여 먼 곳에 있는 의료인에게 의료지식이나 기술을 지원하는 원격의료(이하 "원격의료"라 한다)를 할 수 있다.

② 원격의료를 행하거나 받으려는 자는 보건복지부령으로 정하는 시설과 장비를 갖추어야 한다. <개정 2010.1.18>

③ 원격의료를 하는 자(이하 "원격지의사"라 한다)는 환자를 직접 대면하여 진료하는 경우와 같은 책임을 진다.

④ 원격지의사의 원격의료에 따라 의료행위를 한 의료인이 의사·치과의사 또는 한 의사(이하 "현지의사"라 한다)인 경우에는 그 의료행위에 대하여 원격지의사의 과실을 인정할

만한 명백한 근거가 없으면 환자에 대한 책임은 제3항에도 불구하고 현지의사에게 있는 것으로 본다.

[규] 제29조(원격의료의 시설 및 장비) 법 제34조제2항에 따라 원격의료를 행하거나 받으려는 자가 갖추어야 할 시설과 장비는 다음 각 호와 같다.

1. 원격진료실
2. 데이터 및 화상(畵像)을 전송·수신할 수 있는 단말기, 서버, 정보통신망 등의 장비

제35조(의료기관 개설 특례) ① 제33조제1항·제2항 및 제8항에 따른 자 외의 자가 그 소속 직원, 종업원, 그 밖의 구성원(수용자를 포함한다)이나 그 가족의 건강관리를 위하여 부속 의료기관을 개설하려면 그 개설 장소를 관할하는 시장·군수·구청장에게 신고하여야 한다. 다만, 부속 의료기관으로 병원급 의료기관을 개설하려면 그 개설 장소를 관할하는 시·도지사의 허가를 받아야 한다. <개정2009.1.30>

② 제1항에 따른 개설 신고 및 허가에 관한 절차·조건, 그 밖에 필요한 사항과 그 의료기관의 운영에 필요한 사항은 보건복지부령으로 정한다. <개정 2010.1.18>

[규]제32조(부속 의료기관의 개설 특례) ① 법 제35조제1항에 따라 의료인· 의료법인 ·국가·지방자치단체·비영리법인 또는 「공공기관의 운영에 관한 법률」에 따른 준정부기관 외의 자가 그 종업원 및 가족의 건강관리를 위하여 부속 의료기관을 개설하려면 별지 제20호서식의 부속 의료기관 개설신고서 또는 개설허가신청서에 다음 각 호의 서류를 첨부하여 시·도지사나 시장·군수· 구청장에게 제출하여야 한다. <개정 2017.6.21>

1. 건물평면도 사본 및 그 구조설명서 사본
2. 의료인 등 근무인원에 대한 확인이 필요한 경우: 면허(자격)증 사본 1부
3. 법 제36조제1호、제2호、제4호 및 제5호의 준수사항에 적합함을 증명하는 서류

② 부속 의료기관의 개설신고 및 개설허가에 따른 신고 수리 등에 관하여는 제25조제2항부터 제5항까지, 제26조, 제27조제2항부터 제5항까지 및 제28조의 규정을 각각 준용한다. 이 경우 "별지 15호서식"은 "별지 제15호의2서식"으로, "별지 제17호서식"은 "별지 제17호의2서식"으로 본다. <개정 2015. 5. 29.> [전문개정 2010. 1. 29.]

제36조(준수사항) 제33조제2항 및 제8항에 따라 의료기관을 개설하는 자는 보건복지부령으로 정하는 바에 따라 다음 각 호의 사항을 지켜야 한다. <개정 2008. 2. 29., 2009. 1. 30., 2010. 1. 18., 2016. 5. 29., 2019. 4. 23.>

1. 의료기관의 종류에 따른 시설기준 및 규격에 관한 사항
2. 의료기관의 안전관리시설 기준에 관한 사항

3. 의료기관 및 요양병원의 운영 기준에 관한 사항
4. 고가의료장비의 설치ㆍ운영 기준에 관한 사항
5. 의료기관의 종류에 따른 의료인 등의 정원 기준에 관한 사항
6. 급식관리 기준에 관한 사항
7. 의료기관의 위생 관리에 관한 사항
8. 의료기관의 의약품 및 일회용 주사 의료용품의 사용에 관한 사항
9. 의료기관의「감염병의 예방 및 관리에 관한 법률」제41조제4항에 따른 감염병환자 등의 진료 기준에 관한 사항
10. 의료기관 내 수술실, 분만실, 중환자실 등 감염관리가 필요한 시설의 출입 기준에 관한 사항
11. 의료인 및 환자 안전을 위한 보안장비 설치 및 보안인력 배치 등에 관한 사항

[규] 제33조 삭제 <2017.3.7>

[규] 제34조(의료기관의 시설기준 및 규격) 법 제36조제1호에 따른 의료기관의 종류별 시설기준은 별표 3과 같고, 그 시설규격은 별표 4와 같다.

[규] 제35조(의료기관의 안전관리시설) 의료기관을 개설하는 자는 법제36조제2호에 따라 환자, 의료관계인, 그 밖의 의료기관 종사자의 안전을 위하여 다음 각 호의 시설을 갖추어야 한다. <개정 2017.3.7>

1. 화재나 그 밖의 긴급한 상황에 대처하기 위하여 필요한 시설
2. 방충, 방서(防鼠), 세균오염 방지에 관한 시설
3. 채광·환기에 관한 시설
4. 전기·가스 등의 위해 방지에 관한 시설
5. 방사선 위해 방지에 관한 시설
6. 그 밖에 진료과목별로 안전관리를 위하여 필수적으로 갖추어야 할 시설

[규] 제35조의2(의료기관의 운영 기준) 의료기관을 개설하는 자는 법 제36조제3호에 따라 다음 각 호의 운영 기준을 지켜야 한다.

1. 입원실의 정원을 초과하여 환자를 입원시키지 말 것
2. 입원실은 남ㆍ여별로 구별하여 운영할 것
3. 입원실이 아닌 장소에 환자를 입원시키지 말 것
4. 외래진료실에는 진료 중인 환자 외에 다른 환자를 대기시키지 말 것

[본조신설 2017. 3. 7.]

[규] 제36조(요양병원의 운영) ① 법 제36조제3호에 따른 요양병원의 입원 대상은 다음 각 호 의 어느 하나에 해당하는 자로서 주로 요양이 필요한 자로 한다. <개정 2010.1.29>

1. 노인성 질환자
2. 만성질환자
3. 외과적 수술 후 또는 상해 후 회복기간에 있는 자

② 제1항에도 불구하고 「감염병의 예방 및 관리에 관한 법률」 제41조제1항에 따라 보건복지부장관이 고시한 감염병에 걸린 같은 법 제2조제13호부터 제15호까지에 따른 감염병환자, 감염병의사환자 또는 병원체보유자(이하 "감염병환자등"이라 한다) 및 같은 법 제42조제1항 각 호의 어느 하나에 해당하는 감염병환자등은 요양병원의 입원 대상으로 하지 아니한다. <개정 2015. 12. 23.>

③ 제1항에도 불구하고 「정신건강증진 및 정신질환자 복지서비스 지원에 관한 법률」 제3조제1호에 따른 정신질환자(노인성 치매환자는 제외한다)는 같은 법 제3조 제 5호에 따른 정신의료기관 외의 요양병원의 입원 대상으로 하지 아니한다.
<신설 2015.12. 23., 2017. 5. 30.>

④ 각급 의료기관은 제1항에 따른 환자를 요양병원으로 옮긴 경우에는 환자 이송과 동시에 진료기록 사본 등을 그 요양병원에 송부하여야 한다.
<개정 2010. 1. 29., 2015. 12. 23.>

⑤ 요양병원 개설자는 요양환자의 상태가 악화되는 경우에 적절한 조치를 할 수 있도록 환자 후송 등에 관하여 다른 의료기관과 협약을 맺거나 자체 시설 및 인력 등을 확보하여야 한다. <개정 2010. 1. 29., 2015. 12. 23.>

⑥ 요양병원 개설자가 요양병원에 입원한 환자의 안전을 위하여 환자의 움직임을 제한하거나 신체를 묶는 경우에 준수하여야 하는 사항은 별표 4의2와 같다.
<신설 2015. 5. 29., 2015. 12. 23.>

⑦ 요양병원 개설자는 휴일이나 야간에 입원환자의 안전 및 적절한 진료 등을 위하여 소속 의료인 및 직원에 대한 비상연락체계를 구축·유지하여야 한다.
<신설 2017. 6.21.>

[규] 제37조 삭제 <2015.1.2>

[규] 제38조(의료인 등의 정원) ① 법 제36조제5호에 따른 의료기관의 종류에 따른 의료인의 정원 기준에 관한 사항은 별표 5와 같다.

② 의료기관은 제1항의 의료인 외에 다음의 기준에 따라 필요한 인원을 두어야 한다.
<개정 2015.5.29>

1. 병원급 의료기관에는 별표 5의2에 따른 약사 또는 한약사(법률 제8365호 약사 법

전부개정법률 부칙 제9조에 따라 한약을 조제할 수 있는 약사를 포함한다. 이 하 같다)를 두어야 한다.

2. 입원시설을 갖춘 종합병원·병원·치과병원·한방병원 또는 요양병원에는 1명 이상의 영양사를 둔다.
3. 의료기관에는 보건복지부장관이 정하는 바에 따라 각 진료과목별로 필요한 수 의 의료기사를 둔다.
4. 종합병원에는 보건복지부장관이 정하는 바에 따라 필요한 수의 의무기록사(醫務記錄士)를 둔다.
5. 의료기관에는 보건복지부장관이 정하는 바에 따라 필요한 수의 간호조무사를 둔다.
6. 종합병원에는 「사회복지사업법」에 따른 사회복지사 자격을 가진 자 중에서 환자의 갱생·재활과 사회복귀를 위한 상담 및 지도 업무를 담당하는 요원을 1명 이상 둔다.
7. 요양병원에는 시설 안전관리를 담당하는 요원을 1명 이상 둔다.

③ 보건복지부장관은 간호사나 치과위생사의 인력 수급상 필요하다고 인정할 때에는 제1항에 따른 간호사 또는 치과위생사 정원의 일부를 간호조무사로 충당하게 할 수 있다. <개정 2010.3.19>

[규] 제39조(급식관리) 법 제36조에 따라 입원시설을 갖춘 종합병원·병원·치과병원·한방병원 또는 요양병원은 별표 6에서 정하는 바에 따라 환자의 식사를 위생적으로 관리·제공하여야 한다.

[규] 제39조의2(의료기관의 위생관리 기준) 의료기관을 개설하는 자는 법 제36조제7호에 따라 다음 각 호의 위생관리 기준을 지켜야 한다.

1. 환자의 처치에 사용되는 기구 및 물품(1회용 기구 및 물품은 제외한다)은 보건복지부장관이 정하여 고시하는 방법에 따라 소독하여 사용할 것
2. 감염의 우려가 있는 환자가 입원하였던 입원실 및 그 옷、침구、식기 등은 완전히 소독하여 사용할 것
3. 의료기관에서 업무를 수행하는 보건의료인에 대하여 손 위생에 대한 교육을 실시할 것 [본조신설 2017. 3. 7.]

第37조(진단용 방사선 발생장치) ① 진단용 방사선 발생장치를 설치·운영하려는 의료기관은 보건복지부령으로 정하는 바에 따라 시장·군수·구청장에게 신고하여야 하며, 보건복지부령으로 정하는 안전관리기준에 맞도록 설치·운영하여야 한다. <개정 2010.1.18>

② 의료기관 개설자나 관리자는 진단용 방사선 발생장치를 설치한 경우에는 보건복지부령으로 정하는 바에 따라 안전관리책임자를 선임하고, 정기적으로 검사와 측정을 받아야

하며, 방사선 관계 종사자에 대한 피폭관리(被曝管理)를 하여야 한다. <개정 2010.1.18>

③ 제1항과 제2항에 따른 진단용 방사선 발생장치의 범위·신고·검사·설치 및 측 정기준 등에 필요한 사항은 보건복지부령으로 정한다. <개정 2010.1.18>

第38조(특수의료장비의 설치·운영) ① 의료기관은 보건의료 시책상 적정한 설치와 활용이 필요하여 보건복지부장관이 정하여 고시하는 의료장비(이하 "특수의료장비"라 한 다)를 설치·운영하려면 보건복지부령으로 정하는 바에 따라 시장·군수·구청장 에게 등록하여야 하며, 보건복지부령으로 정하는 설치인정기준에 맞게 설치·운영하여야 한다.
<개정 2012.2.1>

② 의료기관의 개설자나 관리자는 제1항에 따라 특수의료장비를 설치하면 보건복지 부령으로 정하는 바에 따라 보건복지부장관에게 정기적인 품질관리검사를 받아야 한다.
<개정 2010.1.18>

③ 의료기관의 개설자나 관리자는 제2항에 따른 품질관리검사에서 부적합하다고 판정받은 특수의료장비를 사용하여서는 아니 된다.

④ 보건복지부장관은 제2항에 따른 품질관리검사업무의 전부 또는 일부를 보건복지 부령으로 정하는 바에 따라 관계 전문기관에 위탁할 수 있다.
<개정2010. 1.18>

第39조(시설 등의 공동이용) ① 의료인은 다른 의료기관의 장의 동의를 받아 그 의료기관의 시설·장비 및 인력 등을 이용하여 진료할 수 있다.

② 의료기관의 장은 그 의료기관의 환자를 진료하는 데에 필요하면 해당 의료기관에 소속되지 아니한 의료인에게 진료하도록 할 수 있다.

③ 의료인이 다른 의료기관의 시설·장비 및 인력 등을 이용하여 진료하는 과정에서 발생한 의료사고에 대하여는 진료를 한 의료인의 과실 때문이면 그 의료인에게, 의료기관의 시설·장비 및 인력 등의 결함 때문이면 그것을 제공한 의료기관 개설자에게 각각 책임이 있는 것으로 본다.

第40조(폐업·휴업 신고와 진료기록부등의 이관) ① 의료기관 개설자는 의료업을 폐업하거나 1개월 이상 휴업9입원환자가 됬는 경우에는 1개월 미만의 휴업도 포함한다. 이하 이 조에서 이와 같다)하려면 보건복지부령으로 정하는 바에 따라 관할 시장·군수· 구청장에게 신고하여야 한다. <개정 2016.12.20>

② 의료기관 개설자는 제1항에 따라 폐업 또는 휴업 신고를 할 때 제22조나 제23조에 따라 기록·보존하고 있는 진료기록부등을 관할 보건소장에게 넘겨야 한다. 다만, 의료기관 개설자가 보건복지부령으로 정하는 바에 따라 진료기록부등의 보관계획서를 제출하

여 관할 보건소장의 허가를 받은 경우에는 직접 보관할 수 있다. <개정 2010.1.18.>

③ 시장·군수·구청장은 제1항에 따른 신고에도 불구하고 「감염병의 예방 및 관리에 관한 법률」 제18조 및 제29조에 따라 질병관리본부장, 시·도지사 또는 시장·군수·구청장이 감염병의 역학조사 및 예방접종에 관한 역학조사를 실시하거나 같은 법 제18조의2에 따라 의료인 또는 의료기관의 장이 보건복지부장관 또는 시·도지사에게 역학 조사 실시를 요청한 경우로서 그 역학조사를 위하여 필요하다고 판단하는 때에는 의료기관 폐업 신고를 수리하지 아니할 수 있다. <신설 2016. 5. 29.>

④ 의료기관 개설자는 의료업을 폐업 또는 휴업하는 경우 보건복지부령으로 정하는 바에 따라 해당 의료기관에 입원 중인 환자를 다른 의료기관으로 옮길 수 있도록 하는 등 환자의 권익을 보호하기 위한 조치를 하여야 한다. <신설 2016. 12. 20.>

⑤ 시장·군수·구청장은 제1항에 따른 폐업 또는 휴업 신고를 받은 경우 의료기관 개설자가 제4항에 따른 환자의 권익을 보호하기 위한 조치를 취하였는지 여부를 확인하는 등 대통령령으로 정하는 조치를 하여야 한다. <신설 2016. 12. 20.>

[규] 제30조(폐업·휴업의 신고) ① 법 제40조에 따라 의료기관의 개설자가 의료업을 폐업하거나 휴업하려면 별지 제18호서식의 의료기관 휴업(폐업) 신고서에 다음 각 호의 서류를 첨부하여 관할 시장、군수、구청장에게 제출하여야 한다.
<개정 2017. 6. 21.>

1. 의료업의 폐업 또는 휴업에 대한 결의서(법인만 해당한다) 1부
2. 영 제17조의2 각 호의 조치에 관한 서류

② 시장、군수、구청장은 매월의 의료기관 폐업신고의 수리 상황을 그 다음달 15일까지 보건복지부장관에게 보고하여야 한다. <개정 2010. 3. 19.>

③ 법 제33조제2항 및 제8항에 따라 의원、치과의원、한의원 또는 조산원을 개설한 의료인이 부득이한 사유로 6개월을 초과하여 그 의료기관을 관리할 수 없는 경우 그 개설자는 폐업 또는 휴업 신고를 하여야 한다.
<개정 2009. 4. 29., 2015. 12. 23.>

④ 법 제40조제2항 단서에 따라 폐업 또는 휴업의 신고를 하는 의료기관 개설자가 진료기록부등을 직접 보관하려면 별지 제19호서식의 진료기록 보관계획서에 다음 각 호의 서류를 첨부하여 폐업 또는 휴업 예정일 전까지 관할 보건소장의 허가를 받아야 한다. <개정 2008. 9. 5.>

1. 진료기록부등의 종류별 수량 및 목록
2. 진료기록부등에 대한 체계적이고 안전한 보관계획에 관한 서류

[규] 제30조의2(보건의료자원 통합신고포털을 통한 신고 등) ① 시、도지사 및 시장、군수

ㆍ구청장은 「국민건강보험법 시행규칙」 제12조의2제1항에 따른 전자민원창구(이하 "보건의료자원 통합신고포털"이라 한다)를 통하여 제25조부터 제28조까지의 규정, 제30조 및 제32조에 따른 의료기관 개설(변경)신고ㆍ개설(변경)허가 및 폐업ㆍ휴업의 신고 등에 관한 사무를 처리할 수 있다.

② 시ㆍ도지사 및 시장ㆍ군수ㆍ구청장은 제1항에 따라 처리한 사항(서면으로 신고 받거나 허가 신청 받아 처리한 사항을 포함한다)을 「국민건강보험법」 제62조에 따른 건강보험심사평가원(이하 "심사평가원"이라 한다)에 「국민건강보험법 시행규칙」 제12조의2제3항에 따른 방법으로 통보하여야 한다. 이 경우 시ㆍ도지사 또는 시장ㆍ군수ㆍ구청장은 제25조제4항, 제27조제4항, 제30조제2항 및 제32조제2항에 따라 보건복지부장관에게 보고한 것으로 본다. <개정 2017. 6. 21.>

③ 시ㆍ도지사 및 시장ㆍ군수ㆍ구청장은 심사평가원으로부터 「국민건강보험법 시행규칙」 제12조제4항제1호 또는 제2호에 따른 통보를 받은 경우에는 해당 의료기관의 개설자가 제

④ 시ㆍ도지사 및 시장ㆍ군수ㆍ구청장은 심사평가원으로부터 「국민건강보험법 시행규칙」 제12조제4항제3호에 따른 통보를 받은 경우에는 해당 의료기관의 개설허가를 받은 자가 제28조제1항에 따른 개설허가사항 변경신청서를 제출한 것으로 본다.

⑤ 의료기관의 개설자 또는 개설허가를 받은 자가 보건의료자원 통합신고포털을 통하여 변경신고를 하거나 변경허가를 신청하는 경우에는 제26조제1항 및 제28조제1항에도 불구하고 다음 각 호의 구분에 따라 서류의 제출을 생략할 수 있다.

1. 제26조제1항에 따른 개설신고사항의 변경신고(제32조제2항 전단에 따라 준용하는 경우를 포함한다)를 하는 경우: 의료기관 개설신고증명서
2. 제28조제1항에 따른 허가사항 변경신청(제32조제2항 전단에 따라 준용하는 경우를 포함한다)을 하는 경우: 의료기관 개설허가증

⑥ 시ㆍ도지사, 시장ㆍ군수ㆍ구청장 및 심사평가원은 제1항부터 제5항까지의 규정에 따른 업무를 위하여 불가피한 경우 「개인정보 보호법 시행령」 제19조제1호 또는 제4호에 따른 주민등록번호 또는 외국인등록번호가 포함된 자료를 처리할 수 있다.

[본조신설 2015. 7. 24.]

[규]제30조의3(폐업ㆍ휴업 시 조치사항) 법 제40조제4항에 따라 의료기관 개설자는 의료업을 폐업 또는 휴업하려는 때에는 폐업 또는 휴업 신고예정일 14일 전까지 환자 및 환자 보호자가 쉽게 볼 수 있는 장소 및 인터넷 홈페이지(인터넷 홈페이지를 운영하고 있는 자만 해당한다)에 다음 각 호의 사항을 기재한 안내문을 각각 게시하여야 한다. 다만, 입원 환자에 대해서는 폐업 또는 휴업 신고예정일 30일 전까지 환자 또는 그 보호자에게 직접 안내문의 내용을 알려야 한다.

1. 폐업 또는 휴업 개시 예정일자

2. 법 제22조제1항에 따른 진료기록부등(전자의무기록을 포함한다)의 이관ㆍ보관 또는 사본 발급 등에 관한 사항
3. 진료비 등의 정산 및 반환 등에 관한 사항
4. 입원 중인 환자의 다른 의료기관으로의 전원(轉院)에 관한 사항
5. 그 밖에 제1호부터 제4호까지에 준하는 사항으로서 환자의 권익 보호를 위하여 보건복지부장관이 특히 필요하다고 인정하여 고시하는 사항

[본조신설 2017. 6. 21.]

제41조(당직의료인) ①각종 병원에는 응급환자와 입원환자의 진료 등에 필요한 당직의료인을 두어야 한다. <개정 2016.12.20>

② 제1항에 따른 당직의료인의 수와 배치 기준은 병원의 종류, 입원환자의 수 등을 고려하여 보건복지부령으로 정한다. <신설 2016.12.20>

[영] 제18조 삭제 <2012.4.27>

제42조(의료기관의 명칭) ① 의료기관은 제3조제2항에 따른 의료기관의 종류에 따르는 명칭 외의 명칭을 사용하지 못한다. 다만, 다음 각 호의 어느 하나에 해당하는 경우에는 그러하지 아니하다. <개정 2010.1.18>

1. 종합병원이 그 명칭을 병원으로 표시하는 경우
2. 제3조의4 제1항에 따라 상급종합병원으로 지정받거나 제3조의5 제1항에 따라 전문병원으로 지정받은 의료기관이 지정받은 기간 동안 그 명칭을 사용하는 경 우
3. 제33조제8항 단서에 따라 개설한 의원급 의료기관이 면허 종별에 따른 종별명 칭을 함께 사용하는 경우
4. 국가나 지방자치단체에서 개설하는 의료기관이 보건복지부장관이나 시·도지 사와 협의하여 정한 명칭을 사용하는 경우
5. 다른 법령으로 따로 정한 명칭을 사용하는 경우

② 의료기관의 명칭 표시에 관한 사항은 보건복지부령으로 정한다. <개정 2010. 1.18>

③ 의료기관이 아니면 의료기관의 명칭이나 이와 비슷한 명칭을 사용하지 못한다.

[규] 제40조(의료기관의 명칭 표시) 법 제42조제2항에 따라 의료기관의 명칭 표시는 다음 각 호에 정하는 바에 따른다. <개정 2017.6.21>

1. 의료기관이 명칭을 표시하는 경우에는 법 제3조제2항에 따른 의료기관의 종류 에 따르는 명칭(종합병원의 경우에는 종합병원 또는 병원) 앞에 고유명칭을 붙인다.

이 경우 그 고유명칭은 의료기관의 종류 명칭과 동일한 크기로 하되, 의료 기관의 종류 명칭과 혼동할 우려가 있거나 특정 진료과목 또는 질환명과 비슷한 명칭을 사용하지 못한다.

2. 제1호에도 불구하고 법 제3조의4제1항에 따라 상급종합병원으로 지정받은 종합병원은 의료기관의 종류에 따른 명칭 대신 상급종합병원의 명칭을 표시할 수 있다.
3. 제1호에도 불구하고 법 제3조의5제1항에 따라 전문병원으로 지정받은 병원은 지정받은 특정 진료과목 또는 질환명을 표시할 수 있으며, 의료기관의 종류에 따른 명칭 대신 전문병원의 명칭을 표시할 수 있다.
4. 병원·한방병원·치과병원·의원·한의원 또는 치과의원의 개설자가 전문의인 경우에는 그 의료기관의 고유명칭과 의료기관의 종류 명칭 사이에 인정받은 전문과목을 삽입하여 표시할 수 있다.
5. 제32조에 따른 부속 의료기관이 명칭을 표시하는 경우에는 의료기관의 종류에 따르는 명칭 앞에 그 개설기관의 명칭과 "부속"이라는 문자를 붙여야 한다.
6. 의료기관의 명칭표시판에는 다음 각 목의 사항만을 표시할 수 있다. 다만, 장소가 좁거나 그 밖에 부득이한 사유가 있는 경우에는 제41조제4항에도 불구하고 같은 조 제1항에 따른 진료과목을 명칭표시판에 함께 표시할 수 있다.
   가. 의료기관의 명칭
   나. 전화번호
   다. 진료에 종사하는 의료인의 면허 종류 및 성명
   라. 상급종합병원으로 지정받은 사실(법 제3조의4제1항에 따라 상급종합병원으로 지정받은 종합병원만 해당한다)
   마. 전문병원으로 지정받은 사실(법 제3조의5제1항에 따라 전문병원으로 지정 받은 병원만 해당한다)
   바. 병원 · 한방병원 · 치과병원 · 의원 · 한의원 또는 치과의원의 개설자가 전문의인 경우에는 해당 개설자의 전문의 자격 및 전문과목
7. 제6호가목에 따른 의료기관의 명칭은 한글로 표시하되, 보건복지부장관이 정하는 바에 따라 외국어를 함께 표시할 수 있다.

제43조(진료과목 등) ① 병원·치과병원 또는 종합병원은 한의사를 두어 한의과 진료과목을 추가로 설치·운영할 수 있다.

② 한방병원 또는 치과병원은 의사를 두어 의과 진료과목을 추가로 설치·운영할 수 있다.

③ 병원·한방병원 또는 요양병원은 치과의사를 두어 치과 진료과목을 추가로 설 치·운영할 수 있다.

④ 제1항부터 제3항까지의 규정에 따라 추가로 진료과목을 설치·운영하는 경우에는 보건복지부령으로 정하는 바에 따라 진료에 필요한 시설·장비를 갖추어야 한다. <개정 2010.1.18>

⑤ 제1항부터 제3항까지의 규정에 따라 추가로 설치한 진료과목을 포함한 의료기관의 진료과목은 보건복지부령으로 정하는 바에 따라 표시하여야 한다. 다만, 치과의 진료과목은 종합병원과 제77조제2항에 따라 보건복지부령으로 정하는 치과병원에 한하여 표시할 수 있다. <개정 2010.1.18> [전문개정 2009.1.30]

[법률 제9385호(2009.1.30) 부칙 제2조의 규정에 의하여 이 조 제5항 단서의 개정 규정 중 치과의사에 대한 부분은 2013년 12월 31일까지 유효함]

[규] 제41조(진료과목의 표시) ① 법 제43조에 따라 의료기관이 표시할 수 있는 진료과목은 다음 각 호와 같다. <개정 2017.11.28>

1. 종합병원 : 제2호 및 제3호의 진료과목
2. 병원이나 의원 : 내과, 신경과, 정신건강의학과, 외과, 정형외과, 신경외과, 흉부외과, 성형외과, 마취통증의학과, 산부인과, 소아청소년과, 안과, 이비인후과, 피부과, 비뇨기과, 영상의학과, 방사선종양학과, 병리과, 진단검사의학과, 재활의학과, 결핵과, 가정의학과, 핵의학과, 직업환경의학과 및 응급의학과
3. 치과병원이나 치과의원 : 구강악안면외과, 치과보철과, 치과교정과, 소아치과, 치주과, 치과보존과, 구강내과, 구강악안면방사선과, 구강병리과 및 예방치과
4. 한방병원이나 한의원 : 한방내과, 한방부인과, 한방소아과, 한방안·이비인후 · 피부과, 한방신경정신과, 한방재활의학과, 사상체질과 및 침구과
5. 요양병원 : 제2호 및 제4호의 진료과목

② 법 제43조제1항부터 제3항까지의 규정에 따라 추가로 진료과목을 설치한 의료기관이 표시할 수 있는 진료과목과 법 제43조제4항에 따라 추가로 설치한 진료과목의 진료에 필요한 시설·장비는 별표 8과 같다. <신설 2010.1.29>

③ 의료기관이 진료과목을 표시하는 경우에는 제1항 및 제2항의 진료과목 중 그 의료기관이 확보하고 있는 시설·장비 및 의료관계인에 해당하는 과목만을 표시할 수 있다. <개정 2010.1.29>

④ 의료기관의 진료과목 표시판에는 "진료과목"이라는 글자와 진료과목의 명칭을 표시하여야 한다. <개정 2010.1.29>

[규] 제42조(의료기관의 명칭과 진료과목의 병행 표시 방법) 제40조제6호 각 목 외의 부분 단서에 따라 의료기관의 명칭 표시판에 진료과목을 함께 표시하는 경우에는 진료과목을 표시하는 글자의 크기를 의료기관의 명칭을 표시하는 글자 크기의 2분의 1 이내로

하여야 한다. <개정 2011.2.10>

제44조 삭제 <2009.1.30>

제45조(비급여 진료비용 등의 고지) ① 의료기관 개설자는 「국민건강보험법」 제41조제4항에 따라 요양급여의 대상에서 제외되는 사항 또는 「의료급여법」 제7조제3항에 따라 의료급여의 대상에서 제외되는 사항의 비용(이하 "비급여 진료비용"이라 한다)을 환자 또는 환자의 보호자가 쉽게 알 수 있도록 보건복지부령으로 정하는 바에 따라 고지하여야 한다. <개정 2016.3.22>

② 의료기관 개설자는 보건복지부령으로 정하는 바에 따라 의료기관이 환자로부터 징수하는 제증명수수료의 비용을 게시하여야 한다. <개정 2010.1.18>

③ 의료기관 개설자는 제1항 및 제2항에서 고지·게시한 금액을 초과하여 징수할 수 없다.

[전문개정 2009.1.30]

[규] 제42조의2(비급여 진료비용 등의 고지) ① 법 제45조제1항에 따라 의료기관 개설자는 비급여 대상의 항목과 그 가격을 적은 책자 등을 접수창구 등 환자 또는 환자의 보호자가 쉽게 볼 수 있는 장소에 갖추어 두어야 한다. 이 경우 비급여 대상의 항목을 묶어 1회 비용으로 정하여 총액을 표기할 수 있다. <개정 2016. 10. 6.>

② 법 제45조제2항에 따라 의료기관 개설자는 진료기록부 사본ㆍ진단서 등 제증명수수료의 비용을 접수창구 등 환자 및 환자의 보호자가 쉽게 볼 수 있는 장소에 게시하여야 한다.

③ 인터넷 홈페이지를 운영하는 의료기관은 제1항 및 제2항의 사항을 제1항 및 제2항의 방법 외에 이용자가 알아보기 쉽도록 인터넷 홈페이지에 따로 표시하여야 한다. <개정 2015. 5. 29.>

④ 제1항부터 제3항까지에서 규정한 사항 외에 비급여 진료비용 등의 고지방법의 세부적인 사항은 보건복지부장관이 정하여 고시한다. <신설 2015. 5. 29.>

[본조신설 2010. 1. 29.]

[규] 제42조의3(비급여 진료비용 등의 현황 조사 등) ① 법 제45조의2제1항에 따라 보건복지부장관이 법 제45조제1항 및 제2항의 비급여 진료비용 및 제증명수수료(이하 이 조에서 "비급여 진료비용등"이라 한다)에 대한 현황 조사ㆍ분석을 하는 의료기관은 병원급의료기관 중 병상규모 및 입원 환자의 수 등을 고려하여 보건복지부장관이 정하여 고시하는 의료기관으로 한다.

② 비급여 진료비용등의 현황에 대한 조사ㆍ분석 항목은 다음 각 호의 구분에 따른다.

1. 법 제45조제1항에 따른 비급여 진료비용: 「국민건강보험 요양급여의 기준에 관한 규칙」 별표 2에 따라 비급여 대상이 되는 행위、약제 및 치료재료 중 의료기관에서 실시、사용、조제하는 빈도 및 의료기관의 징수비용 등을 고려하여 보건복지부장관이 고시 하는 항목
2. 법 제45조제2항에 따른 제증명수수료: 의료기관에서 발급하는 진단서、증명서 또는 검안서 등의 제증명서류 중 발급 빈도 및 발급 비용 등을 고려하여 보건복지부장관이 고시하는 서류

③ 보건복지부장관은 비급여 진료비용등의 현황에 대한 조사、분석을 위하여 의료기관의 장에게 관련 서류 또는 의견의 제출을 명할 수 있다. 이 경우 해당 의료기관의 장은 특별한 사유가 없으면 그 명령에 따라야 한다.

④ 보건복지부장관은 비급여 진료비용 등에 대한 심층적 조사、분석을 위하여 필요하다고 인정하는 경우에는 관계 전문기관이나 전문가 등에게 필요한 자료 또는 의견의 제출을 요청할 수 있다.

⑤ 보건복지부장관은 법 제45조의2제1항에 따라 비급여 진료비용등의 현황에 대한 조사、분석 결과를 모두 공개한다. 이 경우 공개방법은 보건복지부장관이 지정하는 정보시스템에 게시하는 방법으로 한다.

⑥ 제1항부터 제5항까지의 규정에 따른 비급여 진료비용등의 현황에 대한 조사、분석 및 공개 등의 방법 및 절차 등에 관하여 필요한 세부 사항은 보건복지부장관이 정하여 고시 한다. [본조신설 2016. 10. 6.]

제46조(환자의 진료의사 선택 등) ① 환자나 환자의 보호자는 종합병원·병원 ·치과병원·한방병원 또는 요양병원의 특정한 의사·치과 의사 또는 한의사를 선택하여 진료를 요청할 수 있다. 이 경우 의료기관의 장은 특별한 사유가 없으면 환자나 환자의 보호자가 요청한 의사·치과의사 또는 한의사가 진료하도록 하여야 한다. <개정 2018. 3.27.>

② 제1항에 따라 진료의사를 선택하여 진료를 받는 환자나 환자의 보호자는 진료의사의 변경을 요청할 수 있다. 이 경우 의료기관의 장은 정당한 사유가 없으면 이에 응하여야 한다. <개정 2018. 3.27.>

③ 의료기관의 장은 환자 또는 환자의 보호자에게 진료의사 선택을 위한 정보를 제공하여야 한다. <개정 2018. 3.27.>

④ 의료기관의 장은 제1항에 따라 진료하게 한 경우에도 환자나 환자의 보호 자로부터 추가비용을 받을 수 없다.<개정 2018. 3.27.>

⑤ 삭제<2018. 3.27.>

⑥ 삭제<2018. 3.27.>

제47조(병원감염 예방) ① 보건복지부령으로 정하는 일정 규모 이상의 병원급 의료기관의 장은 병원감염 예방을 위하여 감염관리위원회와 감염관리실을 설치·운영하고 보건복지부령으로 정하는 바에 따라 감염관리 업무를 수행하는 전담 인력을 두는 등 필요한 조치를 하여야 한다. <개정 2011.8.4>

② 의료기관의 장은 「감염병의 예방 및 관리에 관한 법률」 제2조제1호에 따른 감염병의 예방을 위하여 해당 의료기관에 소속된 의료인 및 의료기관 종사자에게 정기적으로 교육을 실시하여야 한다. <신설 2019. 4. 23.>

③ 의료기관의 장은 「감염병의 예방 및 관리에 관한 법률」 제2조제1호에 따른 감염병이 유행하는 경우 환자, 환자의 보호자, 의료인, 의료기관 종사자 및 「경비업법」 제2조제3호에 따른 경비원 등 해당 의료기관 내에서 업무를 수행하는 사람에게 감염병의 확산 방지를 위하여 필요한 정보를 제공하여야 한다. <신설 2015. 12. 29., 2019. 4. 23.>

④ 제1항에 따른 감염관리위원회의 구성과 운영, 감염관리실 운영, 제2항에 따른 교육 및 제3항에 따른 정보 제공 등에 필요한 사항은 보건복지부령으로 정한다. <개정 2008. 2. 29., 2010. 1. 18., 2011. 8. 4., 2015. 12. 29., 2019. 4. 23.>

[규] 제43조(감염관리위원회 및 감염관리실의 설치 등) ① 법 제47조제1항에서 "보건복지부령으로 정하는 일정 규모 이상의 병원급 의료기관"이란 다음 각 호의 구분에 따른 의료기관을 말한다. <개정 2016. 10. 6.>

1. 2017년 3월 31일까지의 기간: 종합병원 및 200개 이상의 병상을 갖춘 병원으로서 중환자실을 운영하는 의료기관
2. 2017년 4월 1일부터 2018년 9월 30일까지의 기간: 종합병원 및 200개 이상의 병상을 갖춘 병원
3. 2018년 10월 1일부터의 기간: 종합병원 및 150개 이상의 병상을 갖춘 병원

② 법 제47조제1항에 따른 감염관리위원회(이하 "위원회"라 한다)는 다음 각 호의 업무를 심의한다. <개정 2009. 4. 29., 2010. 12. 30., 2015. 12. 23., 2016. 10. 6.>

1. 병원감염에 대한 대책, 연간 감염예방계획의 수립 및 시행에 관한 사항
2. 감염관리요원의 선정 및 배치에 관한 사항
3. 감염병환자등의 처리에 관한 사항
4. 병원의 전반적인 위생관리에 관한 사항
5. 병원감염관리에 관한 자체 규정의 제정 및 개정에 관한 사항
6. 삭제 <2012. 8. 2.>
7. 삭제 <2012. 8. 2.>
8. 삭제 <2012. 8. 2.>
9. 그 밖에 병원감염관리에 관한 중요한 사항

③ 법 제47조제1항에 따른 감염관리실(이하 "감염관리실"이라 한다)은 다음 각 호의 업무를 수행한다. <신설 2012. 8. 2., 2016. 10. 6.>
 1. 병원감염의 발생 감시
 2. 병원감염관리 실적의 분석 및 평가
 3. 직원의 감염관리교육 및 감염과 관련된 직원의 건강관리에 관한 사항
 4. 그 밖에 감염 관리에 필요한 사항
  [제목개정 2012. 8. 2.]

[규] 제44조(위원회의 구성) ① 위원회는 위원장 1명을 포함한 7명 이상 15명 이하의 위원으로 구성한다.
② 위원장은 해당 의료기관의 장으로 하고, 부위원장은 위원 중에서 위원장이 지명한다. <개정 2012. 8.2.>
③ 위원은 다음 각 호의 어느 하나에 해당하는 자와 해당 종합병원의 장이 위촉하는 외부 전문가로 한다.
 1. 부원장 또는 진료부장
 2. 수술부장 또는 수술과장
 3. 간호부장 또는 간호과장
 4. 진단검사의학과장
 5. 감염 관련 의사 및 해당 종합병원의 장이 필요하다고 인정하는 자
④ 제3항 각 호에 해당하는 자는 당연직 위원으로 하되 그 임기는 해당 부서의 재직 기간으로 하고, 위촉하는 위원의 임기는 2년으로 한다.

[규] 제45조(위원회의 운영) ① 위원회는 정기회의와 임시회의로 운영한다.
② 정기회의는 연 2회 개최하고, 임시회의는 위원장이 필요하다고 인정하는 때 또는 위원 과반수가 소집을 요구할 때에 개최할 수 있다.
③ 회의는 재적위원 과반수의 출석과 출석위원 과반수의 찬성으로 의결한다.
④ 위원장은 위원회를 대표하며 업무를 총괄한다.
⑤ 위원회는 회의록을 작성하여 참석자의 확인을 받은 후 비치하여야 한다.
⑥ 그 밖에 위원회의 운영에 필요한 사항은 위원장이 정한다.

[규] 제46조(감염관리실의 운영 등) ① 법 제47조제1항에 따라 감염관리실에서 감염관리 업무를 수행하는 사람의 인력기준 및 배치기준은 별표 8의2와 같다.
<개정 2016. 10. 6.>
② 제1항에 따라 감염관리실에 두는 인력 중 1명 이상은 감염관리실에서 전담 근무하여

야 한다.

③ 제1항에 따라 감염관리실에서 근무하는 사람은 별표 8의3에서 정한 교육기준에 따라 교육을 받아야 한다. <개정 2016. 10. 6.>

[전문개정 2012. 8. 2.]

[규] 제46조의2(감염병 예방을 위한 정보 제공 등) ① 의료기관의 장은 법 제47조제2항에 따라 「감염병의 예방 및 관리에 관한 법률」 제2조제1호에 따른 감염병(이하 이 조에서 "감염병"이라 한다) 예방을 위하여 정보를 제공하거나 교육을 실시하는 경우에는 다음 각 호의 사항이 포함되어야 한다.

1. 감염병의 감염 원인, 감염 경로 및 감염 증상 등 감염병의 내용 및 성격에 관한 사항
2. 감염병에 대한 대응조치, 진료방법 및 예방방법 등 감염병의 예방 및 진료에 관한 사항
3. 감염병 환자의 관리, 감염 물건의 처리, 감염 장소의 소독 및 감염병 보호장비 사용 등 감염병의 관리에 관한 사항
4. 「감염병의 예방 및 관리에 관한 법률」에 따른 의료기관, 보건의료인 또는 의료기관 종사자의 보고·신고 및 협조 등에 관한 사항
5. 그 밖에 감염병 예방 및 관리 등을 위하여 보건복지부장관이 특히 필요하다고 인정하는 사항

② 법 제47조제2항에 따라 의료기관의 장이 감염병 예방을 위한 정보를 제공하는 경우에는 다음 각 호의 방법에 따른다.

1. 의료기관의 인터넷 홈페이지 게시
2. 매뉴얼·게시물 또는 안내문 등의 작성·비치
3. 그 밖에 보건복지부장관이 신속하고 정확한 정보 제공을 위하여 적합하다고 인정하여 고시하는 방법

③ 의료기관의 장은 「재난 및 안전관리 기본법」 제38조제2항에 따라 감염병에 관한 주의·경계 또는 심각의 경보가 발령되는 경우에는 법 제47조제2항에 따라 해당 의료기관에서 상시적으로 업무를 수행하는 사람을 대상으로 2회 이상 감염병 예방 교육을 실시하여야 한다.

④ 의료기관의 장은 법 제47조제2항에 따라 정보 제공과 교육 실시를 위하여 필요하다고 인정하는 경우에는 질병관리본부 또는 관할 보건소에 필요한 협조를 요청할 수 있다.

⑤ 제1항부터 제4항까지의 규정에 따른 감염병 예방 정보 제공 및 교육 실시의 내용·방법 및 절차 등에 필요한 세부 사항은 보건복지부장관이 정하여 고시한다.

[본조신설 2016. 10. 6.]

제47조의2(입원환자의 전원) 의료기관의 장은 천재지변, 감염병 의심 상황, 집단 사망사고의 발생 등 입원환자를 긴급히 전원(轉院)시키지 않으면 입원환자의 생명ㆍ건강에 중대한 위험이 발생할 수 있음에도 환자나 보호자의 동의를 받을 수 없는 등 보건복지부령으로 정하는 불가피한 사유가 있는 경우에는 보건복지부령으로 정하는 바에 따라 시장ㆍ군수ㆍ구청장의 승인을 받아 입원환자를 다른 의료기관으로 전원시킬 수 있다.

[본조신설 2019. 1. 15.]

≫ 제 2절 의료법인

제48조(설립 허가 등) ① 제33조제2항에 따른 의료법인을 설립하려는 자는 대통령령으로 정하는 바에 따라 정관과 그 밖의 서류를 갖추어 그 법인의 주된 사무소의 소재지를 관할하는 시·도지사의 허가를 받아야 한다.

② 의료법인은 그 법인이 개설하는 의료기관에 필요한 시설이나 시설을 갖추는 데에 필요한 자금을 보유하여야 한다.

③ 의료법인이 재산을 처분하거나 정관을 변경하려면 시·도지사의 허가를 받아야 한다.

④ 이 법에 따른 의료법인이 아니면 의료법인이나 이와 비슷한 명칭을 사용할 수 없다.

[영] 제19조(의료법인의 설립허가신청) 법 제48조제1항에 따라 의료법인을 설립하려는 자는 보건복지부령으로 정하는 의료법인설립허가신청서 및 관계 서류를 그 법인의 주된 사무소의 소재지를 관할하는 특별시장 · 광역시장 · 도지사 또는 특별자치도지사(이하 시·도지사라 한다)에게 제출하여야 한다.

<개정 2018.9.28.>

[영] 제20조(의료법인 등의 사명) 의료법인과 법 제33조제2항제4호에 따라 의료기관을 개설한 비영리법인은 의료업(법 제49조에 따라 의료법인이 하는 부대사업을 포함한다)을 할 때 공중위생에 이바지하여야 하며, 영리를 추구하여서는 아니 된다.

[영] 제21조(재산 처분 또는 정관 변경의 허가신청) 법 제48조제3항에 따라 의료법인이 재산 처분이나 정관 변경에 대한 허가를 받으려면 보건복지부령으로 정하는 허가신청서 및 관계 서류를 그 법인의 주된 사무소의 소재지를 관할하는 시·도지사 에게 제출하여야 한다. 다만, 법률 제4732호 의료법중개정법률 부칙 제11조에 해당하는 국가로부터 공공차관을 지원받은 의료법인의 경우에는 이를 시·도지사를 거쳐 보건복지부장관에게 제출하여야 한다. <개정 2018.9.28.>

[규] 제48조(설립허가신청서의 첨부서류) 영 제19조에서 "보건복지부령으로 정하는 의료법인설립허가신청서 및 관계 서류"란 별지 제29호서식의 의료법인 설립허가 신청서 및 다음 각 호의 서류를 말한다. 이 경우 시ㆍ도지사는 「전자정부법」 제36조제1항에 따른 행정정보의 공동이용을 통하여 건물 등기사항증명서와 토지 등기사항증명서를 확인하여야 한다. <개정 2009. 4. 29., 2010. 9. 1., 2018. 9. 27.>

1. 의료법인을 설립하려는 자(이하 "설립발기인"이라 한다)의 성명ㆍ주소ㆍ약력(설립발기인이 법인 또는 조합인 경우에는 그 명칭ㆍ소재지, 대표자의 성명ㆍ주소와 정관 또는 조합 규약 및 최근의 사업활동)을 적은 서류
2. 설립취지서
3. 정관
4. 재산의 종류ㆍ수량ㆍ금액 및 권리관계를 적은 재산목록(기본재산과 보통재산으로 구분하여 기재) 및 기부신청서(기부자의 인감증명서 및 재산을 확인할 수 있는 서류를 첨부하되, 시ㆍ도지사가 「전자정부법」 제36조제1항에 따른 행정정보의 공동이용을 통하여 첨부서류에 대한 정보를 확인할 수 있는 경우에는 그 확인으로 이를 갈음한다)
5. 부동산ㆍ예금ㆍ유가증권 등 주된 재산에 관한 등기소ㆍ금융기관 등의 증명서
6. 사업 시작 예정 연월일과 해당 사업연도 분(分)의 사업계획서 및 수지예산서
7. 임원 취임 예정자의 이력서(가로 3.5센티미터, 세로 4.5센티미터의 사진을 첨부한다)ㆍ취임승낙서(인감증명서 또는 본인서명사실확인서를 첨부한다) 및 「가족관계의 등록 등에 관한 법률」 제15조제1항제2호에 따른 기본증명서
8. 설립 발기인이 둘 이상인 경우 그 대표자가 신청하는 경우에는 나머지 설립 발기인의 위임장

[규] 제49조(신청 서류의 보정 등) ① 시ㆍ도지사는 별지 제29호서식의 의료법인 설립허가 신청서에 첨부된 서류를 심사하면서 필요하다고 인정될 때에는 신청인에게 기간을 정하여 필요한 자료를 제출하게 하거나 설명을 요구할 수 있다.
<개정 2018. 9. 27.>

② 시ㆍ도지사는 법 제48조제1항에 따른 의료법인 설립허가를 한 때에는 별지 제30 서식의 의료법인 설립허가증을 발급하여야 한다. <신설 2018. 9. 27.>
[제목개정 2018. 9. 27.]

[규] 제50조(설립등기 등의 보고) 의료법인은 「민법」 제49조부터 제52조까지의 규정에 따라 법인 설립 등기 등의 등기를 한 때에는 각 등기를 한 날부터 7일 이내에 해당 등기보고서를 시ㆍ도지사에게 제출하여야 한다. 이 경우 시ㆍ도지사는 「전자정부법」

제36조제1항에 따른 행정정보의 공동이용을 통하여 법인 등기사항증명서를 확인하여야 한다. <개정 2009. 4. 29., 2010. 9. 1.>

[규] 제51조(정관변경허가신청) 영 제21조에서 "보건복지부령으로 정하는 허가신청서 및 관계 서류"란 별지 제31호서식의 의료법인 정관변경 허가신청서 및 다음 각 호의 서류를 말한다. <개정 2018. 9. 27.>

1. 정관 변경 이유서
2. 정관개정안(신ㆍ구 정관의 조문대비표를 첨부하여야 한다.)
3. 정관 변경에 관한 이사회의 회의록
4. 정관 변경에 따라 사업계획 및 수지예산에 변동이 있는 경우에는 그 변동된 사업계획서 및 수지예산서(신ㆍ구 대비표를 첨부하여야 한다)

[규] 제52조(임원 선임의 보고 등) ① 의료법인은 임원을 선임(選任)한 경우에는 선임한 날부터 7일 이내에 임원선임보고서(전자문서로 된 보고서를 포함한다)에 선임된 자에 관한 다음 각 호의 서류(전자문서를 포함한다)를 첨부하여 시ㆍ도지사에게 제출하여야 한다. 다만, 재임(再任)된 경우에는 제1호와 제3호의 서류만을 첨부하여 제출할 수 있다. <개정 2008. 9. 5., 2009. 4. 29., 2018. 9. 27.>

1. 임원 선임을 의결한 이사회의 회의록
2. 이력서(가로 3.5센티미터, 세로 4.5센티미터의 사진을 첨부한다)
3. 취임승낙서

② 삭제 <2008. 9. 5.>

[규] 제53조(재산의 증가 보고) 의료법인은 매수(買受)ㆍ기부채납(寄附採納)이나 그 밖의 방법으로 재산을 취득한 경우에는 재산을 취득한 날부터 7일 이내에 그 법인의 재산에 편입시키고 재산증가보고서에 다음 각 호의 서류를 첨부하여 시ㆍ도지사에게 제출하여야 한다. 이 경우 시ㆍ도지사는 「전자정부법」 제36조제1항에 따른 행정정보의 공동이용을 통하여 건물 등기사항증명서와 토지 등기사항증명서를 확인(부동산 재산 증가의 경우에만 해당한다)하여야 한다. <개정 2010. 9. 1., 2018. 9. 27.>

1. 취득사유서
2. 취득한 재산의 종류ㆍ수량 및 금액을 적은 서류
3. 재산 취득을 확인할 수 있는 서류(건물 등기사항증명서와 토지 등기사항증명서로 확인 할 수 있는 경우에는 그 확인으로 첨부서류를 갈음한다) 또는 금융기관의 증명서

[규] 제54조(기본재산의 처분허가신청) ① 영 제21조에 따라 의료법인이 기본재산을 매도·증여·임대 또는 교환하거나 담보로 제공(이하 "처분"이라 한다)하려는 경우에는 별지 제32호서식의 기본재산 처분허가신청서에 다음 각 호의 서류를 첨부하여 처분 1개월 전에 보건복지부장관 또는 시·도지사에게 제출하여야 한다. 이 경우 보건복지부장관 또는 시·도지사는 「전자정부법」 제36조제1항에 따른 행정정보의 공동이용을 통하여 건물 등기사항 증명서와 토지 등기사항증명서를 확인하여야 한다. <개정 2018. 9. 27.>

② 제1항에도 불구하고 의료법인이 기본재산을 담보로 제공하려는 경우에는 제1항 각 호의 서류 외에 다음 각 호의 서류를 추가로 첨부하여 보건복지부장관 또는 시·도지사에게 제출하여야 한다. <신설 2018. 9. 27.>

1. 상환방법 및 상환계획
2. 피담보채권액 및 담보권자
3. 법인 부채현황 및 부채잔액증명원

③ 보건복지부장관 또는 시·도지사는 제1항의 신청에 따라 허가를 할 때에는 필요한 조건을 붙일 수 있다. <개정 2018. 9. 27.>

[규] 제55조(서류 및 장부의 비치) ① 의료법인은 「민법」 제55조에 규정된 것 외에 다음 각 호 의 서류와 장부를 갖추어 두어야 한다.

1. 정관
2. 임직원의 명부와 이력서
3. 이사회 회의록
4. 재산대장 및 부채대장
5. 보조금을 받은 경우에는 보조금관리대장
6. 수입·지출에 관한 장부 및 증명서류
7. 업무일지
8. 주무관청 및 관계 기관과 주고받은 서류

② 재산목록과 제1항제1호부터 제5호까지의 서류는 영구 보존하고, 제6호의 서류는 10년 보존하며, 그 밖의 서류는 3년 이상 보존하여야 한다.

[규] 제56조(법인사무의 검사·감독) ① 시·도지사는 의료법인을 감독하는 데에 필요하다고 인정될 때에는 의료법인에 관계되는 서류, 장부, 참고자료를 제출할 것을 명하거나, 소속 공무원에게 의료법인의 사무 및 재산 상황을 검사하게 할 수 있다.

② 제1항에 따라 의료법인의 사무 및 재산 상황을 검사하는 공무원은 그 권한을 증명하는 증표를 지니고 관계인에게 제시하여야 한다.

제49조(부대사업)

① 의료법인은 그 법인이 개설하는 의료기관에서 의료업무 외에 다음의 부 대사업을 할 수 있다. 이 경우 부대사업으로 얻은 수익에 관한 회계는 의료법인의 다른 회계와 구분하여 계산하여야 한다. <개정 2015.1.28>

1. 의료인과 의료관계자 양성이나 보수교육
2. 의료나 의학에 관한 조사 연구
3. 「노인복지법」 제31조제2호에 따른 노인의료복지시설의 설치·운영
4. 「장사 등에 관한 법률」 제25조제1항에 따른 장례식장의 설치·운영
5. 「주차장법」 제19조제1항에 따른 부설주차장의 설치·운영
6. 의료업 수행에 수반되는 의료정보시스템 개발·운영사업 중 대통령령으로 정하는 사업
7. 그 밖에 휴게음식점영업, 일반음식점영업, 이용업, 미용업 등 환자 또는 의료법인이 개설한 의료기관 종사자 등의 편의를 위하여 보건복지부령으로 정하는 사업

② 제1항제4호·제5호 및 제7호의 부대사업을 하려는 의료법인은 타인에게 임대 또는 위탁하여 운영할 수 있다.

③ 제1항 및 제2항에 따라 부대사업을 하려는 의료법인은 보건복지부령으로 정하는 바에 따라 미리 의료기관의 소재지를 관할하는 시·도지사에게 신고하여야 한다. 신고사항을 변경하려는 경우에도 또한 같다. <개정 2010.1.18>

[영] 제22조(의료정보시스템 사업) 법 제49조제1항제6호에서 "대통령령으로 정하는 사업"이란 다음 각 호의 사업을 말한다.<개정 2017.6.20.>

1. 전자의무기록(電子醫務記錄)을 작성·관리하기 위한 시스템의 개발·운영사업
2. 전자처방전을 작성·관리하기 위한 시스템의 개발·운영사업
3. 영상기록을 저장·전송하기 위한 시스템의 개발·운영사업

[영] 제22조의2(대한민국의학한림원 운영 등) ① 법 제52조의2제1항에 따른 대한민국의학한림원(이하 "한림원"이라 한다)의 사업연도는 정부의 회계연도에 따른다.

② 한림원은 보건복지부장관이 정하는 바에 따라 사업추진계획, 사업추진현황, 자금운용계획 및 자금집행내역 등에 관한 사항을 보건복지부장관에게 보고하여야 한다.

③ 한림원은 다양한 분야의 의료인과 관계 전문가 등이 그 조직 운영 및 업무수행 등에 균형 있게 참여할 수 있도록 필요한 조치를 강구、시행하여야 한다.

[본조신설 2016. 9. 29.]

[규] 제60조(부대사업) 법 제49조제1항제7호에서 "휴게음식점영업, 일반음식점영업, 이용업,

미용업 등 환자 또는 의료법인이 개설한 의료기관 종사자 등의 편의를 위하여 보건복지부령으로 정하는 사업"이란 다음 각 호의 사업을 말한다.
<개정 2009. 7. 1., 2010. 3. 19., 2014. 9. 19.>

1. 휴게음식점영업, 일반음식점영업, 제과점영업, 위탁급식영업
2. 소매업 중 편의점, 슈퍼마켓, 자동판매기영업 및 서점

2의2. 의류 등 생활용품 판매업 및 식품판매업(건강기능식품 판매업은 제외한다). 다만, 의료법인이 직접 영위하는 경우는 제외한다.

3. 산후조리업
4. 목욕장업
5. 의료기기 임대、판매업. 다만, 의료법인이 직접 영위하는 경우는 제외한다.
6. 숙박업, 여행업 및 외국인환자 유치업
7. 수영장업, 체력단련장업 및 종합체육시설업
8. 장애인보조기구의 제조、개조、수리업
9. 다음 각 목의 어느 하나에 해당하는 업무를 하려는 자에게 의료법인이 개설하는 의료기관의 건물을 임대하는 사업

가. 이용업 및 미용업

나. 안경 조제、판매업

다. 은행업

라. 의원급 의료기관 개설、운영(의료관광호텔에 부대시설로 설치하는 경우로서 진료과목이 의료법인이 개설하는 의료기관과 동일하지 아니한 경우로 한정한다)

[규] 제61조(부대사업의 신고 등) ① 법 제49조제3항 전단에 따라 부대사업을 신고하려는 의료법인은 별지 제22호서식의 신고서에 다음 각 호의 서류를 첨부하여 관할 시·도지사에게 제출하여야 한다.

1. 의료기관 개설허가증 사본
2. 부대사업의 내용을 적은 서류
3. 부대사업을 하려는 건물의 평면도 및 구조설명서

② 제1항에 따른 신고를 받은 시·도지사는 별지 제23호서식의 신고증명서를 발급하여야 한다.

③ 제1항에 따라 신고한 내용을 변경하려는 자는 별지 제22호서식의 변경신고서에 다음 각 호의 서류를 첨부하여 관할 시·도지사에게 제출하여야 한다.

1. 제2항에 따라 발급받은 신고증명서
2. 변경 사항을 증명하는 서류

④ 제3항에 따라 변경신고를 받은 시·도지사는 부대사업 신고증명서에 제3항에 따라 변

경한 사항을 적은 후 해당 의료법인에 발급하여야 한다.

[규] 제61조의2(자율심의기구 신고) ① 법 제57조제2항제1호에 따른 의사회ㆍ치과의사회ㆍ한의사회가 법 제57조제2항 및 영 제24조제5항에 따라 신고하려는 경우에는 별지 제23호의2서식의 의료광고 자율심의기구 신고서에 다음 각 호의 서류를 첨부하여 보건복지부장관에게 제출하여야 한다.

1. 영 제24조제3항제1호에 따른 전담부서와 상근인력 현황
2. 영 제24조제3항제2호에 따른 전산장비와 사무실 현황

② 법 제57조제2항제2호의 단체가 법 제57조제2항 및 영 제24조제5항에 따라 신고하려는 경우에는 별지 제23호의2서식의 의료광고 자율심의기구 신고서에 다음 각 호의 서류를 첨부하여 보건복지부장관에게 제출하여야 한다.

1. 제1항 각 호의 서류
2. 「소비자기본법」 제29조에 따라 공정거래위원회에 등록한 소비자단체의 등록증 사본
3. 소비자단체의 정관 사본

[본조신설 2018. 9. 27.]

[규] 제61조의3(의료광고 모니터링) 자율심의기구(법 제57조제2항에 따라 보건복지부장관에게 신고한 기관 또는 단체를 말한다)는 법 제57조의3에 따라 의료광고가 법 제56조제1항부터 제3항까지의 규정을 준수하는지 여부에 관한 모니터링 결과를 매 분기별로 분기가 끝난 후 30일 이내에 보건복지부장관에게 제출하여야 한다.
[본조신설 2018. 9. 27.]

제50조 (「민법」의 준용) 의료법인에 대하여 이 법에 규정된 것 외에는 「민법」 중 재단법인에 관한 규정을 준용한다.

제51조 (설립 허가 취소) 보건복지부장관 또는 시·도지사는 의료법인이 다음 각 호의 어느 하나에 해당하면 그 설립 허가를 취소할 수 있다. <개정2010.1.18>

1. 정관으로 정하지 아니한 사업을 한 때
2. 설립된 날부터 2년 안에 의료기관을 개설하지 아니한 때
3. 의료법인이 개설한 의료기관이 제64조에 따라 개설허가를 취소당한 때
4. 보건복지부장관 또는 시·도지사가 감독을 위하여 내린 명령을 위반한 때
5. 제49조제1항에 따른 부대사업 외의 사업을 한 때

[규] 제57조(해산신고) ① 의료법인이 해산(파산의 경우는 제외한다)한 경우 그 청산인은 법 제50조 및 「민법」 제86조에 따라 다음 각 호의 사항을 적은 의료법인 해산신고서를 시·도지사에게 제출하여야 한다. <개정 2009. 4. 29., 2018. 9. 27.>

1. 해산 연월일
2. 해산 사유
3. 청산인의 성명 및 주소
4. 청산인의 대표권을 제한한 경우에는 그 제한 사항

② 청산인이 제1항의 신고를 할 때에는 그 신고서에 다음 각 호의 서류를 첨부하여야 한다. 이 경우 시·도지사는 「전자정부법」 제36조제1항에 따른 행정정보의 공동이용을 통하여 법인 등기사항증명서를 확인하여야 한다. <개정 2009. 4. 29., 2010. 9. 1.>

1. 해산 당시의 재산목록
2. 잔여재산의 처분 방법의 개요를 적은 서류
3. 해산 당시의 정관
4. 삭제 <2009. 4. 29.>
5. 해산을 의결한 이사회의 회의록

③ 의료법인은 정관에서 정하는 바에 따라 그 해산에 관하여 시·도지사의 허가를 받아야 하는 경우에는 해산 예정 기일, 해산의 원인 및 청산인이 될 자의 성명 및 주소를 적은 의료법인 해산허가신청서에 다음 각 호의 서류를 첨부하여 시·도지사에게 제출하여야 한다. <개정 2018. 9. 27.>

1. 신청 당시의 재산목록 및 감정평가서
2. 잔여재산의 처분 방법의 개요를 적은 서류
3. 신청당시의 정관
4. 해산을 의결한 이사회의 회의록

[규] 제58조(잔여재산 처분의 허가) 의료법인의 대표자 또는 청산인이 「민법」 제80조제2항에 따라 잔여재산의 처분에 대한 허가를 받으려면 다음 각 호의 사항을 적은 잔여재산처분허가신청서에 해산 당시의 정관을 첨부하여 시·도지사에게 제출하여야 한다. <개정 2018. 9. 27.>

1. 처분 사유
2. 처분하려는 재산의 종류·수량 및 금액
3. 재산의 처분 방법 및 처분계획서

[규] 제59조 삭제 <2015. 1. 2.>

≫ 제3절 의료기관단체

제52조(의료기관단체 설립) ① 병원급 의료기관의 장은 의료기관의 건전한 발전과 국민보건 향상에 기여하기 위하여 전국 조직을 두는 단체를 설립할 수 있다. <개정 2009.1.30>

② 제1항에 따른 단체는 법인으로 한다.

제52조의2(대한민국의학한림원) ① 의료인에 관련되는 의학 및 관계 전문분야(이하 이 조에서 "의학등"이라 한다)의 연구·진흥기반을 조성하고 우수한 보건의료인을 발굴·활용하기 위하여 대한민국의학한림원(이하 이 조에서 "한림원"이라 한다)을 둔다.

② 한림원은 법인으로 한다.

③ 한림원은 다음 각 호의 사업을 한다.

1. 의학등의 연구진흥에 필요한 조사·연구 및 정책자문
2. 의학등의 분야별 중장기 연구 기획 및 건의
3. 의학등의 국내외 교류협력사업
4. 의학등 및 국민건강과 관련된 사회문제에 관한 정책자문 및 홍보
5. 보건의료인의 명예를 기리고 보전(保全)하는 사업
6. 보건복지부장관이 의학등의 발전을 위하여 지정 또는 위탁하는 사업

④ 보건복지부장관은 한림원의 사업수행에 필요한 경비의 전부 또는 일부를 예산의 위에서 지원할 수 있다.

⑤ 한림원에 대하여 이 법에서 정하지 아니한 사항에 관하여는 「민법」 중 사단법인에 관한 규정을 준용한다.

⑥ 한림원이 아닌 자는 대한민국의학한림원 또는 이와 유사한 명칭을 사용하지 못한다.

⑦ 한림원의 운영 및 업무수행에 필요한 사항은 대통령령으로 정한다.

[본조신설 2015. 12. 29.]

제4장 신의료기술평가

제53조(신의료기술의 평가) ① 보건복지부장관은 국민건강을 보호하고 의료기술의 발전을 촉진하기 위하여 대통령령으로 정하는 바에 따라 제54조에 따른 신의료기술평가 위원회의 심의를 거쳐 신의료기술의 안전성·유효성 등에 관한 평가(이하 “신의료 기술평가”라 한다)를 하여야 한다. <개정 2010.1.18>

② 제1항에 따른 신의료기술은 새로 개발된 의료기술로서 보건복지부장관이 안전 성·유효성을 평가할 필요성이 있다고 인정하는 것을 말한다. <개정2 010.1.18>

③ 보건복지부장관은 신의료기술평가의 결과를 「국민건강보험법」 제64조에 따른 건 강보

험심사평가원의 장에게 알려야 한다. 이 경우 신의료기술평가의 결과를 보건 복지부령으로 정하는 바에 따라 공표할 수 있다. <개정2 011.12.31>

④ 그 밖에 신의료기술평가의 대상 및 절차 등에 필요한 사항은 보건복지부령으로 정 한다. <개정 2010.1.18>

第54조(신의료기술평가위원회의 설치 등) ① 보건복지부장관은 신의료기술평가에 관한 사항을 심의하기 위하여 보건복지부에 신의료기술평가위원회(이하 "위원회"라 한다)를 둔다. <개정 2010.1.18>

② 위원회는 위원장 1명을 포함하여 20명 이내의 위원으로 구성한다.

③ 위원은 다음 각 호의 자 중에서 보건복지부장관이 위촉하거나 임명한다. 다만, 위원장은 제1호 또는 제2호의 자 중에서 임명한다. <개정 2010.1.18>

1. 제28조제1항에 따른 의사회·치과의사회·한의사회에서 각각 추천하는 자
2. 보건의료에 관한 학식이 풍부한 자
3. 소비자단체에서 추천하는 자
4. 변호사의 자격을 가진 자로서 보건의료와 관련된 업무에 5년 이상 종사한 경력이 있는 자
5. 보건의료정책 관련 업무를 담당하고 있는 보건복지부 소속5 급 이상의 공무원

④ 위원장과 위원의 임기는 3년으로 하되, 연임할 수 있다. 다만, 제3항제5호에 따른 공무원의 경우에는 재임기간으로 한다.

⑤ 위원의 자리가 빈 때에는 새로 위원을 임명하고, 새로 임명된 위원의 임기는 임명된 날부터 기산한다.

⑥ 위원회의 심의사항을 전문적으로 검토하기 위하여 위원회에 분야별 전문평가위원 회를 둔다.

⑦ 그 밖에 위원회·전문평가위원회의 구성 및 운영 등에 필요한 사항은 보건복지부령으로 정한다. <개정 2010.1.18>

第55조(자료의 수집 업무 등의 위탁) 보건복지부장관은 신의료기술평가에 관한 업무를 수행하기 위하여 필요한 경우 보건복지부령으로 정하는 바에 따라 자료 수집·조사 등 평가에 수반되는 업무를 관계 전문기관 또는 단체에 위탁할 수 있다. <개정 2010.1. 18>

제5장 의료광고

제56조(의료광고의 금지 등) ①의료기관 개설자, 의료기관의 장 또는 의료인(이하 "의료인등"이라 한다)이 아닌 자는 의료에 관한 광고(의료인등이 신문·잡지·음성·음향·영상·인터넷·인쇄물·간판, 그 밖의 방법에 의하여 의료행위, 의료기관 및 의료인등에 대한 정보를 소비자에게 나타내거나 알리는 행위를 말한다. 이하 "의료광고"라 한다)를 하지 못한다. <개정 2018. 3. 27.>

② 의료인등은 다음 각 호의 어느 하나에 해당하는 의료광고를 하지 못한다. <개정 2009. 1. 30., 2016. 5. 29., 2018. 3. 27.>

1. 제53조에 따른 평가를 받지 아니한 신의료기술에 관한 광고
2. 환자에 관한 치료경험담 등 소비자로 하여금 치료 효과를 오인하게 할 우려가 있는 내용의 광고
3. 거짓된 내용을 표시하는 광고
4. 다른 의료인등의 기능 또는 진료 방법과 비교하는 내용의 광고
5. 다른 의료인등을 비방하는 내용의 광고
6. 수술 장면 등 직접적인 시술행위를 노출하는 내용의 광고
7. 의료인등의 기능, 진료 방법과 관련하여 심각한 부작용 등 중요한 정보를 누락하는 광고
8. 객관적인 사실을 과장하는 내용의 광고
9. 법적 근거가 없는 자격이나 명칭을 표방하는 내용의 광고
10. 신문, 방송, 잡지 등을 이용하여 기사(記事) 또는 전문가의 의견 형태로 표현되는 광고
11. 제57조에 따른 심의를 받지 아니하거나 심의 받은 내용과 다른 내용의 광고
12. 제27조제3항에 따라 외국인환자를 유치하기 위한 국내광고
13. 소비자를 속이거나 소비자로 하여금 잘못 알게 할 우려가 있는 방법으로 제45조에 따른 비급여 진료비용을 할인하거나 면제하는 내용의 광고
14. 각종 상장·감사장 등을 이용하는 광고 또는 인증·보증·추천을 받았다는 내용을 사용하거나 이와 유사한 내용을 표현하는 광고. 다만, 다음 각 목의 어느 하나에 해당하는 경우는 제외한다.
   가. 제58조에 따른 의료기관 인증을 표시한 광고
   나. 「정부조직법」 제2조부터 제4조까지의 규정에 따른 중앙행정기관·특별지방행정기관 및 그 부속기관, 「지방자치법」 제2조에 따른 지방자치단체 또는 「공공기관의 운영에 관한 법률」 제4조에 따른 공공기관으로부터 받은 인증·보증을 표시한 광고

다. 다른 법령에 따라 받은 인증·보증을 표시한 광고

라. 세계보건기구와 협력을 맺은 국제평가기구로부터 받은 인증을 표시한 광고 등 대통령령으로 정하는 광고

15. 그 밖에 의료광고의 방법 또는 내용이 국민의 보건과 건전한 의료경쟁의 질서를 해치거나 소비자에게 피해를 줄 우려가 있는 것으로서 대통령령으로 정하는 내용의 광고

③ 의료광고는 다음 각 호의 방법으로는 하지 못한다. <개정 2018. 3. 27.>

1. 「방송법」 제2조제1호의 방송
2. 그 밖에 국민의 보건과 건전한 의료경쟁의 질서를 유지하기 위하여 제한할 필요가 있는 경우로서 대통령령으로 정하는 방법

④ 제2항에 따라 금지되는 의료광고의 구체적인 내용 등 의료광고에 관하여 필요한 사항은 대통령령으로 정한다. <개정 2018. 3. 27.>

⑤ 보건복지부장관, 시장·군수·구청장은 제2항제2호부터 제5호까지 및 제7호부터 제9호까지를 위반한 의료인등에 대하여 제63조, 제64조 및 제67조에 따른 처분을 하려는 경우에는 지체 없이 그 내용을 공정거래위원회에 통보하여야 한다.
<신설 2016. 5. 29., 2018. 3. 27.>

[2018. 3. 27. 법률 제15540호에 의하여 2015. 12. 23. 헌법재판소에서 위헌 결정된 이 조를 개정함.]

제57조(의료광고의 심의) ①의료인등이 다음 각 호의 어느 하나에 해당하는 매체를 이용하여 의료광고를 하려는 경우 미리 의료광고가 제56조제1항부터 제3항까지의 규정에 위반 되는지 여부에 관하여 제2항에 따른 기관 또는 단체의 심의를 받아야 한다.
<개정 2011. 8. 4., 2016. 1. 6., 2018. 3. 27.>

1. 「신문 등의 진흥에 관한 법률」 제2조에 따른 신문·인터넷신문 또는 「잡지 등 정기간행물의 진흥에 관한 법률」 제2조에 따른 정기간행물
2. 「옥외광고물 등의 관리와 옥외광고산업 진흥에 관한 법률」 제2조제1호에 따른 옥외광고물 중 현수막(懸垂幕), 벽보, 전단(傳單) 및 교통시설·교통수단에 표시(교통수단 내부에 표시되거나 영상·음성·음향 및 이들의 조합으로 이루어지는 광고를 포함한다)되는 것
3. 전광판
4. 대통령령으로 정하는 인터넷 매체[이동통신단말장치에서 사용되는 애플리케이션(Application)을 포함한다]
5. 그 밖에 매체의 성질, 영향력 등을 고려하여 대통령령으로 정하는 광고매체

② 다음 각 호의 기관 또는 단체는 대통령령으로 정하는 바에 따라 자율심의를 위한 조직

등을 갖추어 보건복지부장관에게 신고한 후 의료광고 심의 업무를 수행할 수 있다. <개정 2018. 3. 27.>

1. 제28조제1항에 따른 의사회·치과의사회·한의사회
2. 「소비자기본법」 제29조에 따라 등록한 소비자단체로서 대통령령으로 정하는 기준을 충족하는 단체

③ 의료인등은 제1항에도 불구하고 다음 각 호의 사항으로만 구성된 의료광고에 대해서는 제2항에 따라 보건복지부장관에게 신고한 기관 또는 단체(이하 "자율심의기구"라 한다)의 심의를 받지 아니할 수 있다. <개정 2018. 3. 27.>

1. 의료기관의 명칭·소재지·전화번호
2. 의료기관이 설치·운영하는 진료과목(제43조제5항에 따른 진료과목을 말한다)
3. 의료기관에 소속된 의료인의 성명·성별 및 면허의 종류
4. 그 밖에 대통령령으로 정하는 사항

④ 자율심의기구는 제1항에 따른 심의를 할 때 적용하는 심의 기준을 상호 협의하여 마련하여야 한다. <개정 2018. 3. 27.>

⑤ 의료광고 심의를 받으려는 자는 자율심의기구가 정하는 수수료를 내야 한다. <신설 2018. 3. 27.>

⑥ 제2항제1호에 따른 자율심의기구가 수행하는 의료광고 심의 업무 및 이와 관련된 업무의 수행에 관하여는 제29조제3항, 제30조제1항, 제32조, 제83조제1항 및 「민법」 제37조를 적용하지 아니하며, 제2항제2호에 따른 자율심의기구가 수행하는 의료광고 심의 업무 및 이와 관련된 업무의 수행에 관하여는 「민법」 제37조를 적용하지 아니한다. <신설 2018. 3. 27.>

⑦ 자율심의기구는 의료광고 제도 및 법령의 개선에 관하여 보건복지부장관에게 의견을 제시할 수 있다. <신설 2018. 3. 27.>

⑧ 제1항에 따른 심의의 유효기간은 심의를 신청하여 승인을 받은 날부터 3년으로 한다. <신설 2018. 3. 27.>

⑨ 의료인등이 제8항에 따른 유효기간의 만료 후 계속하여 의료광고를 하려는 경우에는 유효기간 만료 6개월 전에 자율심의기구에 의료광고 심의를 신청하여야 한다. <신설 2018. 3. 27.>

⑩ 제1항부터 제9항까지의 규정에서 정한 것 외에 자율심의기구의 구성·운영 및 심의에 필요한 사항은 자율심의기구가 정한다. <신설 2018. 3. 27.>

⑪ 자율심의기구는 제1항 및 제4항에 따른 심의 관련 업무를 수행할 때에는 제56조제1항부터 제3항까지의 규정에 따라 공정하고 투명하게 하여야 한다. <신설 2018. 3. 27.>
[제목개정 2018. 3. 27.]

제57조의2(의료광고에 관한 심의위원회) ① 자율심의기구는 의료광고를 심의하기 위하여 제2항 각 호의 구분에 따른 심의위원회(이하 이 조에서 "심의위원회"라 한다)를 설치·운영하여야 한다.

② 심의위원회의 종류와 심의 대상은 다음 각 호와 같다.

1. 의료광고심의위원회: 의사, 의원, 의원의 개설자, 병원, 병원의 개설자, 요양병원(한의사가 개설한 경우는 제외한다), 요양병원의 개설자, 종합병원(치과는 제외한다. 이하 이 호에서 같다), 종합병원의 개설자, 조산사, 조산원, 조산원의 개설자가 하는 의료광고의 심의
2. 치과의료광고심의위원회: 치과의사, 치과의원, 치과의원의 개설자, 치과병원, 치과병원의 개설자, 종합병원(치과만 해당한다. 이하 이 호에서 같다), 종합병원의 개설자가 하는 의료광고의 심의
3. 한방의료광고심의위원회: 한의사, 한의원, 한의원의 개설자, 한방병원, 한방병원의 개설자, 요양병원(한의사가 개설한 경우만 해당한다. 이하 이 호에서 같다), 요양병원의 개설자가 하는 의료광고의 심의

③ 제57조제2항제1호에 따른 자율심의기구 중 의사회는 제2항제1호에 따른 심의위원회만, 치과의사회는 같은 항 제2호에 따른 심의위원회만, 한의사회는 같은 항 제3호에 따른 심의위원회만 설치·운영하고, 제57조제2항제2호에 따른 자율심의기구는 제2항 각 호의 어느 하나에 해당하는 심의위원회만 설치·운영할 수 있다.

④ 심의위원회는 위원장 1명과 부위원장 1명을 포함하여 15명 이상 25명 이하의 위원으로 구성한다. 이 경우 제2항 각 호의 심의위원회 종류별로 다음 각 호의 구분에 따라 구성하여야 한다.

1. 의료광고심의위원회: 제5항제2호부터 제9호까지의 사람을 각각 1명 이상 포함하되, 같은 항 제4호부터 제9호까지의 사람이 전체 위원의 3분의 1 이상이 되도록 구성하여야 한다.
2. 치과의료광고심의위원회: 제5항제1호 및 제3호부터 제9호까지의 사람을 각각 1명 이상 포함하되, 같은 항 제4호부터 제9호까지의 사람이 전체 위원의 3분의 1 이상이 되도록 구성하여야 한다.
3. 한방의료광고심의위원회: 제5항제1호·제2호 및 제4호부터 제9호까지의 사람을 각각 1명 이상 포함하되, 같은 항 제4호부터 제9호까지의 사람이 전체 위원의 3분의 1 이상이 되도록 구성하여야 한다.

⑤ 심의위원회 위원은 다음 각 호의 어느 하나에 해당하는 사람 중에서 자율심의기구의 장이 위촉한다.

1. 의사
2. 치과의사

3. 한의사
4. 「약사법」 제2조제2호에 따른 약사
5. 「소비자기본법」 제2조제3호에 따른 소비자단체의 장이 추천하는 사람
6. 「변호사법」 제7조제1항에 따라 같은 법 제78조에 따른 대한변호사협회에 등록한 변호사로서 대한변호사협회의 장이 추천하는 사람
7. 「민법」 제32조에 따라 설립된 법인 중 여성의 사회참여 확대 및 복지 증진을 주된 목적으로 설립된 법인의 장이 추천하는 사람
8. 「비영리민간단체 지원법」 제4조에 따라 등록된 단체로서 환자의 권익 보호를 주된 목적으로 하는 단체의 장이 추천하는 사람
9. 그 밖에 보건의료 또는 의료광고에 관한 학식과 경험이 풍부한 사람

⑥ 제1항부터 제5항까지의 규정에서 정한 것 외에 심의위원회의 구성 및 운영에 필요한 사항은 자율심의기구가 정한다.
[본조신설 2018. 3. 27.]

제57조의3(의료광고 모니터링) 자율심의기구는 의료광고가 제56조제1항부터 제3항까지의 규정을 준수하는지 여부에 관하여 모니터링하고, 보건복지부령으로 정하는 바에 따라 모니터링 결과를 보건복지부장관에게 제출하여야 한다.
[본조신설 2018. 3. 27.]

[영] 제24조(의료광고의 심의) ① 법 제57조제1항제4호에서 "대통령령으로 정하는 인터넷 매체"란 다음 각 호의 매체를 말한다. <개정 2012. 4. 27.>
1. 「신문 등의 진흥에 관한 법률」 제2조제5호에 따른 인터넷뉴스서비스
2. 「방송법」 제2조제3호에 따른 방송사업자가 운영하는 인터넷 홈페이지
3. 「방송법」 제2조제3호에 따른 방송사업자의 방송프로그램을 주된 서비스로 하여 '방송', 'TV' 또는 '라디오' 등의 명칭을 사용하면서 인터넷을 통하여 제공하는 인터넷 매체
4. 「정보통신망 이용촉진 및 정보보호 등에 관한 법률」 제2조제1항제3호에 따른 정보통신서비스 제공자 중 전년도 말 기준 직전 3개월 간 일일 평균 이용자 수가 10만명 이상인 자가 운영하는 인터넷 매체

② 법 제57조제1항제5호에서 "대통령령으로 정하는 광고매체"란 전년도 말 기준 직전 3개월 간 일일 평균 이용자 수가 10만명 이상인 사회 관계망 서비스(Social Network Service)를 제공하는 광고매체를 말한다. <개정 2018. 9. 28.>

③ 법 제57조제2항 각 호에 따른 기관 또는 단체는 자율심의를 위하여 다음 각 호의 조직 등을 모두 갖추어야 한다. <개정 2018. 9. 28.>

1. 법 제57조 및 제57조의3에 따른 의료광고의 심의 및 모니터링에 관한 업무를 처리할 수 있는 1개 이상의 전담부서와 3명 이상의 상근인력(의료 또는 광고 관련 학식과 경험이 풍부한 사람이 포함되어야 한다)
2. 법 제57조 및 제57조의3에 따른 의료광고의 심의 및 모니터링에 관한 업무를 처리할 수 있는 전산장비와 사무실

④ 법 제57조제2항제2호에서 "대통령령으로 정하는 기준을 충족하는 단체"란 다음 각 호의 기준을 모두 갖춘 소비자단체를 말한다. <신설 2018. 9. 28.>

1. 「소비자기본법」 제29조에 따라 공정거래위원회에 등록할 것
2. 단체의 설립 목적 및 업무범위에 의료 또는 광고 관련 내용을 포함할 것

⑤ 법 제57조제2항에 따라 신고하려는 기관 또는 단체는 보건복지부령으로 정하는 신고서 및 관계 서류를 보건복지부장관에게 제출하여야 한다. <신설 2018. 9. 28.>

⑥ 보건복지부장관은 제5항에 따라 제출받은 신고 현황을 보건복지부 인터넷 홈페이지에 공개하여야 한다. <신설 2018. 9. 28.>

⑦ 법 제57조제3항제4호에서 "대통령령으로 정하는 사항"이란 다음 각 호의 사항을 말한다. <신설 2018. 9. 28.>

1. 의료기관 개설자 및 개설연도
2. 의료기관의 인터넷 홈페이지 주소
3. 의료기관의 진료일 및 진료시간
4. 의료기관이 법 제3조의5제1항에 따라 전문병원으로 지정받은 사실
5. 의료기관이 법 제58조제1항에 따라 의료기관 인증을 받은 사실
6. 의료기관 개설자 또는 소속 의료인이 법 제77조제1항에 따라 전문의 자격을 인정받은 사실 및 그 전문과목

[제목개정 2018. 9. 28.]

제25조 삭제 <2018. 9. 28.>

제26조 삭제 <2018. 9. 28.>

제27조 삭제 <2018. 9. 28.>

제27조의2 삭제 <2018. 9. 28.>

제28조 삭제 <2018. 9. 28.>

제28조의2 삭제 <2018. 9. 28.>

[규] 제47조 삭제 <2018. 9. 27.>

제 6 장 감 독

제58조(의료기관 인증) ① 보건복지부장관은 의료의 질과 환자 안전의 수준을 높이기 위하여 병원급 의료기관에 대한 인증(이하 "의료기관 인증"이라 한다)을 할 수 있다.

② 보건복지부장관은 대통령령으로 정하는 바에 따라 의료기관 인증에 관한 업무를 관계 전문기관(이하 "인증전담기관"이라 한다)에 위탁할 수 있다. 이 경우 인증전담기관에 대하여 필요한 예산을 지원할 수 있다.

③ 보건복지부장관은 다른 법률에 따라 의료기관을 대상으로 실시하는 평가를 통합하여 인증전담기관으로 하여금 시행하도록 할 수 있다.

[전문개정 2010.7.23.]

[영] 제29조(의료기관 인증업무의 위탁) ① 법 제58조제2항에 따라 보건복지부장관은 의료기관 인증을 목적으로 보건복지부장관의 허가를 받아 설립된 비영리법인(이하 이 조에서 "인증전담기관"이라 한다)에 다음 각 호의 업무를 위탁한다. <개정 2018. 9. 28.>

1. 법 제58조의3제1항에 따른 인증기준 개발
2. 법 제58조의3제2항에 따른 인증기준의 충족 여부 평가
3. 법 제58조의3제3항에 따른 평가결과와 인증등급의 통보
4. 법 제58조의3제6항에 따른 조건부인증을 받은 의료기관에 대한 재인증
5. 법 제58조의4제1항 및 제2항에 따른 인증신청의 접수
6. 법 제58조의5에 따른 이의신청의 접수 및 처리 결과의 통보
7. 법 제58조의6제1항에 따른 인증서 교부
8. 법 제58조의7제1항에 따른 인증을 받은 의료기관의 인증기준, 인증 유효기간 및 법 제58조의3제2항에 따라 평가한 결과 등의 인터넷 홈페이지 등에의 공표

② 인증전담기관의 장은 위탁받은 업무의 처리 내용을 보건복지부령으로 정하는 바에 따라 보건복지부장관에게 보고하여야 한다.

[전문개정 2011. 1. 24.]

[규] 제62조(수탁사업 실적 보고) ① 법 제58조제2항 및 영 제29조제1항에 따라 업무를 위

탁 받은 인증전담기관(이하 "인증전담기관"이라 한다)의 장은 영 제29조제2항에 따라 인증신청 접수·평가결과 등 인증업무의 처리 내용을 별지 제23호의3서식에 따라, 이의신청 처리결과에 관한 내용을 별지 제23호의4서식에 따라 매 분기마다 보건복지부장관에게 보고하여야 한다. <개정 2018. 9. 27.>

② 영 제29조제2항에 따라 인증전담기관의 장은 법 제58조의3제2항 및 제4항에 따른 의료기관별 인증기준의 충족 여부에 대한 평가결과와 인증등급을 지체없이 보건복지부장관에게 보고하여야 한다.

[전문개정 2011. 2. 10.]

제58조의2(의료기관인증위원회) ① 보건복지부장관은 의료기관 인증에 관한 주요 정책을 심의하기 위하여 보건복지부장관 소속으로 의료기관인증위원회(이하 이 조에서 "위원회"라 한다)를 둔다.

② 위원회는 위원장 1명을 포함한 15인 이내의 위원으로 구성한다.

③ 위원회의 위원장은 보건복지부차관으로 하고, 위원회의 위원은 다음 각 호의 사람 중에서 보건복지부장관이 임명 또는 위촉한다. <개정 2016. 5. 29.>

1. 제28조에 따른 의료인 단체 및 제52조에 따른 의료기관단체에서 추천하는 자
2. 노동계, 시민단체(「비영리민간단체지원법」 제2조에 따른 비영리민간단체를 말한다), 소비자단체(「소비자기본법」 제29조에 따른 소비자단체를 말한다)에서 추천하는 자
3. 보건의료에 관한 학식과 경험이 풍부한 자
4. 시설물 안전진단에 관한 학식과 경험이 풍부한 자
5. 보건복지부 소속 3급 이상 공무원 또는 고위공무원단에 속하는 공무원

④ 위원회는 다음 각 호의 사항을 심의한다.

1. 인증기준 및 인증의 공표를 포함한 의료기관 인증과 관련된 주요 정책에 관한 사항
2. 제58조제3항에 따른 의료기관 대상 평가제도 통합에 관한 사항
3. 제58조의7제2항에 따른 의료기관 인증 활용에 관한 사항
4. 그 밖에 위원장이 심의에 부치는 사항

⑤ 위원회의 구성 및 운영, 그 밖에 필요한 사항은 대통령령으로 정한다.

[본조신설 2010. 7. 23.]

[영] 제30조(의료기관인증위원회의 구성) 법 제58조의2제1항에 따른 의료기관인증 위원회(이하 "인증위원회"라 한다)의 위원은 다음 각 호의 구분에 따라 보건복지부 장관이 임명하거나 위촉한다.

1. 법 제28조에 따른 의료인 단체 및 법 제52조에 따른 의료기관단체에서 추천하는 사람 5명
2. 노동계, 시민단체(「비영리민간단체지원법」 제2조에 따른 비영리민간단체를 말 한다), 소비자단체(「소비자기본법」 제29조에 따른 소비자단체를 말한다)에서 추천하는 사람 5명
3. 보건의료에 관한 학식과 경험이 풍부한 사람 3명
4. 보건복지부 소속 3급 이상 공무원 또는 고위공무원단에 속하는 공무원 1명

[전문개정 2011.1.24]

[영] 제31조(위원의 임기) ① 제30조제1호부터 제3호까지의 위원의 임기는 2년으로 한다.

② 위원의 사임 등으로 새로 위촉된 위원의 임기는 전임 위원 임기의 남은 기간으로 한다.

[전문개정 2011.1.24]

[영] 제31조의2(인증위원회 위원의 해임 및 해촉) 보건복지부장관은 인증위원회 위원이 다음 각 호의 어느 하나에 해당하는 경우에는 해당 위원을 해임하거나 해촉할 수 있다.

1. 심신장애로 인하여 직무를 수행할 수 없게 된 경우
2. 직무와 관련된 비위사실이 있는 경우
3. 직무태만, 품위손상, 그 밖의 사유로 인하여 위원으로 적합하지 아니하다고 인정되는 경우
4. 위원 스스로 직무를 수행하는 것이 곤란하다고 의사를 밝히는 경우

[본조신설 2016. 9. 29.]

[종전 제31조의2는 제31조의3으로 이동 <2016. 9. 29.>]

[영] 제31조의3(인증위원회의 운영) ① 위원장은 인증위원회를 대표하고 인증위원회의 업무를 총괄한다.

② 인증위원회의 회의는 재적위원 3분의 1 이상의 요구가 있는 때 또는 위원장이 필요하다고 인정하는 때에 소집하고, 위원장이 그 의장이 된다.

③ 인증위원회의 회의는 재적위원 과반수의 출석으로 개의(開議)하고 출석위원 과반수의 찬성으로 의결한다.

④ 위원장이 부득이한 사유로 직무를 수행할 수 없을 때에는 위원장이 미리 지명한 위원이 그 직무를 대행한다.

⑤ 제1항부터 제4항까지에서 규정한 사항 외에 인증위원회의 운영 등에 필요한 사항은 인증위원회의 의결을 거쳐 위원장이 정한다.

[본조신설 2011. 1. 24.]
[제31조의2에서 이동, 종전 제31조의3은 제31조의4로 이동 <2016. 9. 29.>]

[영] 제31조의4(간사) ① 인증위원회에 인증위원회의 사무를 처리하기 위하여 간사 1명을 둔다.
② 간사는 보건복지부 소속 공무원 중에서 보건복지부장관이 지명한다.
[본조신설 2011. 1. 24.]
[제31조의3에서 이동, 종전 제31조의4는 제31조의5로 이동 <2016. 9. 29.>]

[영] 제31조의5(수당 등) 인증위원회의 회의에 출석한 공무원이 아닌 위원에게는 예산의 범위에서 수당 및 여비를 지급할 수 있다.
[본조신설 2011. 1. 24.]
[제31조의4에서 이동 <2016. 9. 29.>]

제58조의3(의료기관 인증기준 및 방법 등) ① 의료기관 인증기준은 다음 각 호의 사항을 포함하여야 한다.
1. 환자의 권리와 안전
2. 의료기관의 의료서비스 질 향상 활동
3. 의료서비스의 제공과정 및 성과
4. 의료기관의 조직·인력관리 및 운영
5. 환자 만족도
② 보건복지부장관은 인증을 신청한 의료기관에 대하여 제1항에 따른 인증기준의 충족 여부를 평가하여야 한다.
③ 보건복지부장관은 제2항에 따라 평가한 결과와 인증등급을 지체 없이 해당 의료기관의 장에게 통보하여야 한다.
④ 인증등급은 인증, 조건부인증 및 불인증으로 구분한다.
⑤ 인증의 유효기간은 4년으로 한다. 다만, 조건부인증의 경우에는 유효기간을 1년으로 한다.
⑥ 조건부인증을 받은 의료기관의 장은 유효기간 내에 보건복지부령으로 정하는 바에 따라 재인증을 받아야 한다.
⑦ 제1항에 따른 인증기준의 세부 내용은 보건복지부장관이 정한다.
[본조신설 2010.7.23]

[규] 제63조(의료기관의 재인증) ① 법 제58조의3제6항에 따라 재인증을 받으려는 의료기관

의 장은 별지 제23호의5서식의 인증신청서와 별지 제23호의6서식의 의료기관 운영현황을 인증전담기관의 장에게 제출하여야 한다. <개정 2018.9. 27>

② 의료기관의 재인증 절차는 다음 각 호와 같으며, 재인증 절차의 세부적인 사항은 보건복지부장관의 승인을 받아 인증전담기관의 장이 정한다.

1. 인증신청
2. 조사계획 수립
3. 서면 및 현지조사 실시
4. 평가결과 분석 및 인증등급 결정
5. 이의신청 심의 및 처리결과 통보
6. 평가결과 및 인증등급 확정 및 공표

[전문개정 2011.2.10]

제58조의4(의료기관 인증의 신청) ① 의료기관 인증을 받고자 하는 의료기관의 장은 보건복지부령으로 정하는 바에 따라 보건복지부장관에게 신청할 수 있다.

② 제1항에도 불구하고 제3조제2항제3호에 따른 요양병원(「장애인복지법」 제58조제 1항 제2호에 따른 의료재활시설로서 제3조의2에 따른 요건을 갖춘 의료기관은 제외한다)의 장은 보건복지부령으로 정하는 바에 따라 보건복지부장관에게 인증을 신청하여야 한다.

③ 인증전담기관은 보건복지부장관의 승인을 받아 의료기관 인증을 신청한 의료기관의 장으로부터 인증에 소요되는 비용을 징수할 수 있다.

[본조신설 2010.7.23]

[규] 제64조(의료기관 인증의 신청 등) ① 법 제58조의4제1항에 따라 인증을 받으려는 의료기관의 장은 별지 제23호의5서식의 인증신청서와 별지 제23호의6서식의 의료기관 운영현황을 인증전담기관의 장에게 제출하여야 한다. <개정 2018. 9. 27.>

② 제1항에 따른 인증 절차는 제63조제2항을 준용한다.

③ 보건복지부장관은 법 제58조의4제2항에 따른 요양병원의 장에게 인증신청기간 1개월 전에 인증신청 대상 및 기간 등 조사계획을 수립ㆍ통보하여야 한다.

④ 제3항에 따라 조사계획을 통보받은 요양병원의 장은 신청기간 내에 인증전담기관의 장에게 별지 제23호의5서식의 인증신청서와 별지 제23호의6서식의 의료기관 운영현황을 인증전담기관의 장에게 제출하여야 한다. <개정 2018. 9. 27.>

⑤ 인증전담기관의 장은 별지 제23호의7서식의 인증신청 접수대장과 별지 제23호의8서식의 인증서 교부대장을 작성하여 최종 기재일로부터 5년간 보관하여야 한다. 이 경우 해당 기록은 전자문서로 작성ㆍ보관할 수 있다. <개정 2018. 9. 27.>

[전문개정 2011. 2. 10.]

[규] 제64조의2(조사일정 통보) 인증전담기관의 장은 제64조제1항에 따른 의료기관 인증 신청을 접수한 날부터 30일 내에 해당 의료기관의 장과 협의하여 조사일정을 정하고 이를 통보하여야 한다.
[본조신설 2011.2.10.]

[규] 제64조의3(인증비용의 승인) 법 제58조의4제3항에 따라 인증전담기관의 장은 의료기관의 종류 및 규모별로 인증에 소요되는 비용을 다음 각 호에 따라 산정하여 보건복지부장관의 승인을 받아야 한다.
1. 조사수당, 여비 등 현지조사에 드는 직접비용
2. 인건비, 기관운영비 등 인증전담기관 운영에 드는 간접비용
3. 그 밖에 의료기관 인증기준을 충족하도록 지원하는 전문가의 진단 및 기술 지원 등에 드는 컨설팅 비용
[본조신설 2011.2.10.]

제58조의5(이의신청) ① 의료기관 인증을 신청한 의료기관의 장은 평가결과 또는 인증등급에 관하여 보건복지부장관에게 이의신청을 할 수 있다.
② 제1항에 따른 이의신청은 평가결과 또는 인증등급을 통보받은 날부터 30일 이내에 하여야 한다. 다만, 책임질 수 없는 사유로 그 기간을 지킬 수 없었던 경우에는 그 사유가 없어진 날부터 기산한다.
③ 제1항에 따른 이의신청의 방법 및 처리 결과의 통보 등에 필요한 사항은 보건복지부령으로 정한다.
[본조신설 2010.7.23.]

[규] 제64조의4(이의신청의 방법 및 처리 결과 통보) ① 의료기관의 장은 법 제58조의3 제3항에 따라 통보받은 평가결과 및 인증등급에 대하여 이의가 있는 경우에는 그 통보받은 날부터 30일 내에 이의신청의 내용 및 사유가 포함된 별지 제23호의9 서식의 이의신청서에 주장하는 사실을 증명할 수 있는 서류를 첨부하여 인증전담 기관의 장에게 제출하여야 한다. <개정 2018. 9. 27.>
② 인증전담기관의 장은 제1항에 따른 이의신청을 받은 경우 그 이의신청 내용을 조사한 후 처리 결과를 이의신청을 받은 날부터 30일 내에 해당 의료기관의 장에게 통보하여야 한다. [본조신설 2011. 2. 10.]

第58조의6(인증서와 인증마크) ① 보건복지부장관은 인증을 받은 의료기관에 인증서를 교부하고 인증을 나타내는 표시(이하 "인증마크"라 한다)를 제작하여 인증을 받은 의료기관이 사용하도록 할 수 있다.

② 누구든지 제58조제1항에 따른 인증을 받지 아니하고 인증서나 인증마크를 제작·사용하거나 그 밖의 방법으로 인증을 사칭하여서는 아니 된다.

③ 인증마크의 도안 및 표시방법 등에 필요한 사항은 보건복지부령으로 정한다.

[본조신설 2010.7.23]

[규] 제64조의5(인증서 교부 및 재교부) ① 인증전담기관의 장은 법 제58조의6제1항에 따라 의료기관 인증을 받은 의료기관에 별지 제23호의10서식의 의료기관 인증서를 교부하여야 한다. <개정 2018. 9. 27.>

② 제1항에 따라 의료기관 인증서를 교부받은 자가 다음 각 호의 어느 하나의 사유로 의료기관 인증서의 재교부를 받으려는 경우에는 별지 제23호의11서식의 의료기관 인증서 재발급 신청서에 의료기관 인증서(의료기관 인증서를 잃어버린 경우는 제외한다)와 증명서류(제2호의 경우만 해당한다)를 첨부하여 인증전담기관의 장에게 제출하여야 한다. <개정 2018. 9. 27.>

1. 인증서를 잃어버리거나 헐어 사용하지 못하게 된 경우
2. 개설자 변경

③ 제2항에 따른 의료기관 인증서 재교부 신청을 받은 인증전담기관의 장이 의료기관 인증서를 재교부한 때에는 별지 제23호의8서식의 인증서 교부대장에 그 내용을 적어야 한다. <개정 2018. 9. 27.>

[본조신설 2011. 2. 10.]

[규] 제64조의6(인증마크의 도안 및 표시방법) ① 제58조의6제3항에 따른 인증을 나타 내는 표시(이하 "인증마크"라 한다)의 도안 및 표시방법은 별표 9와 같다.

② 인증마크의 사용기간은 법 제58조의3제5항에 따른 의료기관 인증의 유효 기간으로 한다.

[본조신설 2011.2.10.]

第58조의7(인증의 공표 및 활용) ① 보건복지부장관은 인증을 받은 의료기관에 관하여 인증기준, 인증 유효기간 및 제58조의3제2항에 따라 평가한 결과 등 보건복지 부령으로 정하는 사항을 인터넷 홈페이지 등에 공표하여야 한다.

② 보건복지부장관은 제58조의3제3항에 따른 평가 결과와 인증등급을 활용하여 의료기관에 대하여 다음 각 호에 해당하는 행정적·재정적 지원 등 필요한 조치를 할 수 있다.

1. 제3조의4에 따른 상급종합병원 지정
2. 제3조의5에 따른 전문병원 지정
3. 그 밖에 다른 법률에서 정하거나 보건복지부장관이 필요하다고 인정한 사항

③ 제1항에 따른 공표 등에 필요한 사항은 보건복지부령으로 정한다.
[본조신설 2010.7.23.]

[규] 제64조의7(의료기관 인증의 공표) 인증전담기관의 장은 법 제58조의7제1항에 따라 다음 각 호의 사항을 인터넷 홈페이지 등에 공표하여야 한다.
1. 해당 의료기관의 명칭, 종별, 진료과목 등 일반현황
2. 인증등급 및 인증의 유효기간
3. 인증기준에 따른 평가결과
4. 그 밖에 의료의 질과 환자 안전의 수준을 높이기 위하여 보건복지부장관이 정하는 사항

[본조신설 2011.2.10]

제58조의8(자료의 제공요청) ① 보건복지부장관은 인증과 관련하여 필요한 경우에는 관계 행정기관, 의료기관, 그 밖의 공공단체 등에 대하여 자료의 제공 및 협조를 요청할 수 있다.

② 제1항에 따른 자료의 제공과 협조를 요청받은 자는 정당한 사유가 없는 한 요청에 따라야 한다.
[본조신설 2010.7.23.]

제58조의9(의료기관 인증의 취소) ① 보건복지부장관은 다음 각 호의 어느 하나에 해당하는 경우에는 의료기관 인증 또는 조건부인증을 취소할 수 있다. 다만, 제1호 및 제2호에 해당하는 경우에는 인증 또는 조건부인증을 취소하여야 한다.
1. 거짓이나 그 밖의 부정한 방법으로 인증 또는 조건부인증을 받은 경우
2. 제64조제1항에 따라 의료기관 개설 허가가 취소되거나 폐쇄명령을 받은 경우
3. 의료기관의 종별 변경 등 인증 또는 조건부인증의 전제나 근거가 되는 중대한 사실이 변경된 경우

② 제1항제1호에 따라 인증이 취소된 의료기관은 인증 또는 조건부인증이 취소된 날부터 1년 이내에 인증 신청을 할 수 없다.
[본조신설 2010.7.23.]

[규] 제64조의8(의료기관 인증서의 반납) 법 제58조의9에 따라 의료기관 인증 또는 조건부

인증이 취소된 의료기관의 장은 지체 없이 인증서를 인증전담기관의 장에게 반납하여야 한다.
[본조신설 2011.2.10.]

第59조(지도와 명령) ① 보건복지부장관 또는 시·도지사는 보건의료정책을 위하여 필요하거나 국민보건에 중대한 위해(危害)가 발생하거나 발생할 우려가 있으면 의료기관 이나 의료인에게 필요한 지도와 명령을 할 수 있다. <개정2010. 1.18>

② 보건복지부장관, 시·도지사 또는 시장·군수·구청장은 의료인이 정당한 사유 없이 진료를 중단하거나 의료기관 개설자가 집단으로 휴업하거나 폐업하여 환자 진료에 막대한 지장을 초래하거나 초래할 우려가 있다고 인정할 만한 상당한 이유 가 있으면 그 의료인이나 의료기관 개설자에게 업무개시 명령을 할 수 있다. <개정 2010.1.18.>

③ 의료인과 의료기관 개설자는 정당한 사유 없이 제2항의 명령을 거부할 수 없다.

第60조(병상 수급계획의 수립 등) ① 보건복지부장관은 병상의 합리적인 공급과 배치에 관한 기본시책을 수립하여야 한다. <개정 2010.1.18>

② 시·도지사는 제1항에 따른 기본시책에 따라 지역 실정을 고려하여 특별시·광역 시 또는 도 단위의 병상 수급계획을 수립한 후 보건복지부장관에게 제출하여야 한다.
<개정 2010.1.18.>

③ 보건복지부장관은 제2항에 따라 제출된 병상 수급계획이 제1항에 따른 기본시책에 맞지 아니하는 등 보건복지부령으로 정하는 사유가 있으면 시·도지사에게 보건복지부령으로 정하는 바에 따라 그 조정을 권고할 수 있다.
<개정 2010. 1.18.>

第61조(보고와 업무 검사 등) ①보건복지부장관, 시·도지사 또는 시장·군수·구청장은 의료법인, 의료기관 또는 의료인에게 필요한 사항을 보고하도록 명할 수 있고, 관계 공무원을 시켜 그 업무 상황, 시설 또는 진료기록부·조산기록부·간호기록부 등 관계 서류를 검사하게 하거나 관계인에게서 진술을 들어 사실을 확인받게 할 수 있다. 이 경우 의료법인, 의료기관 또는 의료인은 정당한 사유 없이 이를 거부하지 못한다.
<개정 2018. 3. 27.>

② 제1항의 경우에 관계 공무원은 권한을 증명하는 증표 및 조사기간, 조사범위, 조사담당자, 관계 법령 등이 기재된 조사명령서를 지니고 이를 관계인에게 내보여야 한다. <개정 2011. 8. 4.>

③ 제1항의 보고 및 제2항의 조사명령서에 관한 사항은 보건복지부령으로 정한다.
<개정 2011. 8. 4.>

제62조(의료기관 회계기준) ① 의료기관 개설자는 의료기관 회계를 투명하게 하도록 노력하여야 한다.

② 보건복지부령으로 정하는 일정 규모 이상의 종합병원 개설자는 회계를 투명하게 하기 위하여 의료기관 회계기준을 지켜야 한다. <개정 2010.1.18>

③ 제2항에 따른 의료기관 회계기준은 보건복지부령으로 정한다. <개정 2010.1.18.>

제63조(시정 명령 등) ① 보건복지부장관 또는 시장·군수·구청장은 의료기관이 제15조제1항, 제16조제2항, 제21조제1항 후단 및 같은 조 제2항·제3항, 제23조제2항, 제34조제2항, 제35조제2항, 제36조, 제36조의2, 제37조제1항·제2항, 제38조제1항·제2항, 제41조부터 제43조까지, 제45조, 제46조, 제47조제1항, 제58조의4제2항, 제62조제2항을 위반한 때, 종합병원·상급종합병원·전문병원이 각각 제3조의3제1항·제3조의4제1항·제3조의5제2항에 따른 요건에 해당하지 아니하게 된 때, 의료기관의 장이 제4조제5항을 위반한 때 또는 자율심의기구가 제57조제11항을 위반한 때에는 일정한 기간을 정하여 그 시설·장비 등의 전부 또는 일부의 사용을 제한 또는 금지하거나 위반한 사항을 시정하도록 명할 수 있다. <개정 2018. 3. 27.>

② 보건복지부장관 또는 시장·군수·구청장은 의료인등이 제56조제2항·제3항을 위반한 때에는 다음 각 호의 조치를 명할 수 있다. <신설 2018. 3. 27.>

1. 위반행위의 중지
2. 위반사실의 공표
3. 정정광고

③ 제2항제2호·제3호에 따른 조치에 필요한 사항은 대통령령으로 정한다.
<신설 2018. 3. 27.>

제64조(개설 허가 취소 등) ①보건복지부장관 또는 시장、군수、구청장은 의료기관이 다음 각 호의 어느 하나에 해당하면 그 의료업을 1년의 범위에서 정지시키거나 개설 허가의 취소 또는 의료기관 폐쇄를 명할 수 있다. 다만, 제8호에 해당하는 경우에는 의료기관 개설 허가의 취소 또는 의료기관 폐쇄를 명하여야 하며, 의료기관 폐쇄는 제33조제3항과 제35조제1항 본문에 따라 신고한 의료기관에만 명할 수 있다. <개정 2018. 8. 14., 2019. 4. 23.>

1. 개설 신고나 개설 허가를 한 날부터 3개월 이내에 정당한 사유 없이 업무를 시작하지 아니한 때
2. 제27조제5항을 위반하여 무자격자에게 의료행위를 하게 하거나 의료인에게 면허 사항 외의 의료행위를 하게 한 때
3. 제61조에 따른 관계 공무원의 직무 수행을 기피 또는 방해하거나 제59조 또는

제63조에 따른 명령을 위반한 때

4. 第33조제2항제3호부터 제5호까지의 규정에 따른 의료법인ㆍ비영리법인, 준정부기관ㆍ지방의료원 또는 한국보훈복지의료공단의 설립허가가 취소되거나 해산된 때

4의2. 제33조제2항을 위반하여 의료기관을 개설한 때

5. 제33조제5항ㆍ제9항ㆍ제10항, 제40조 또는 제56조를 위반한 때

6. 제63조에 따른 시정명령(제4조제5항 위반에 따른 시정명령을 제외한다)을 이행하지 아니한 때

7.「약사법」제24조제2항을 위반하여 담합행위를 한 때

8. 의료기관 개설자가 거짓으로 진료비를 청구하여 금고 이상의 형을 선고받고 그 형이 확정된 때

9. 제36조에 따른 준수사항을 위반하여 사람의 생명 또는 신체에 중대한 위해를 발생하게 한 때

② 제1항에 따라 개설 허가를 취소당하거나 폐쇄 명령을 받은 자는 그 취소된 날이나 폐쇄 명령을 받은 날부터 6개월 이내에, 의료업 정지처분을 받은 자는 그 업무 정지기간 중에 각각 의료기관을 개설ㆍ운영하지 못한다. 다만, 제1항제8호에 따라 의료기관 개설 허가를 취소당하거나 폐쇄 명령을 받은 자는 취소당한 날이나 폐쇄 명령을 받은 날부터 3년 안에는 의료기관을 개설ㆍ운영하지 못한다.

③ 보건복지부장관 또는 시장ㆍ군수ㆍ구청장은 의료기관이 제1항에 따라 그 의료업이 정지되거나 개설 허가의 취소 또는 폐쇄 명령을 받은 경우 해당 의료기관에 입원 중인 환자를 다른 의료기관으로 옮기도록 하는 등 환자의 권익을 보호하기 위하여 필요한 조치를 하여야 한다. <신설 2016. 12. 20.>

第65조(면허 취소와 재교부) ①보건복지부장관은 의료인이 다음 각 호의 어느 하나에 해당할 경우에는 그 면허를 취소할 수 있다. 다만, 제1호의 경우에는 면허를 취소하여야 한다. <개정 2016. 5. 29.>

1. 제8조 각 호의 어느 하나에 해당하게 된 경우
2. 제66조에 따른 자격 정지 처분 기간 중에 의료행위를 하거나 3회 이상 자격 정지 처분을 받은 경우
3. 제11조제1항에 따른 면허 조건을 이행하지 아니한 경우
4. 제4조제4항을 위반하여 면허증을 빌려준 경우
5. 삭제 <2016. 12. 20.>
6. 제4조제6항을 위반하여 사람의 생명 또는 신체에 중대한 위해를 발생하게 한 경우

② 보건복지부장관은 제1항에 따라 면허가 취소된 자라도 취소의 원인이 된 사유가 없어지거나 개전(改悛)의 정이 뚜렷하다고 인정되면 면허를 재교부할 수 있다. 다만, 제1항제3

호에 따라 면허가 취소된 경우에는 취소된 날부터 1년 이내, 제1항제2호 또는 제4호에 따라 면허가 취소된 경우에는 취소된 날부터 2년 이내, 제1항제6호 또는 제8조제4호에 따른 사유로 면허가 취소된 경우에는 취소된 날부터 3년 이내에는 재교부하지 못한다. <개정 2016. 12. 20.>

第66조(자격정지 등) ①보건복지부장관은 의료인이 다음 각 호의 어느 하나에 해당하면 1년의 범위에서 면허자격을 정지시킬 수 있다. 이 경우 의료기술과 관련한 판단이 필요한 사항에 관하여는 관계 전문가의 의견을 들어 결정할 수 있다. <개정 2016. 12. 20., 2019. 4. 23.>

1. 의료인의 품위를 심하게 손상시키는 행위를 한 때
2. 의료기관 개설자가 될 수 없는 자에게 고용되어 의료행위를 한 때

2의2. 제4조제6항을 위반한 때

3. 제17조제1항 및 제2항에 따른 진단서·검안서 또는 증명서를 거짓으로 작성하여 내주거나 제22조제1항에 따른 진료기록부등을 거짓으로 작성하거나 고의로 사실과 다르게 추가기재·수정한 때
4. 제20조를 위반한 경우
5. 제27조제5항을 위반하여 의료인이 아닌 자로 하여금 의료행위를 하게 한 때
6. 의료기사가 아닌 자에게 의료기사의 업무를 하게 하거나 의료기사에게 그 업무 범위를 벗어나게 한 때
7. 관련 서류를 위조·변조하거나 속임수 등 부정한 방법으로 진료비를 거짓 청구한 때
8. 삭제 <2011. 8. 4.>
9. 제23조의3을 위반하여 경제적 이익등을 제공받은 때
10. 그 밖에 이 법 또는 이 법에 따른 명령을 위반한 때

② 제1항제1호에 따른 행위의 범위는 대통령령으로 정한다.

③ 의료기관은 그 의료기관 개설자가 제1항제7호에 따라 자격정지 처분을 받은 경우에는 그 자격정지 기간 중 의료업을 할 수 없다. <개정 2010. 7. 23.>

④ 보건복지부장관은 의료인이 제25조에 따른 신고를 하지 아니한 때에는 신고할 때까지 면허의 효력을 정지할 수 있다. <신설 2011. 4. 28.>

⑤ 제1항제2호를 위반한 의료인이 자진하여 그 사실을 신고한 경우에는 제1항에도 불구하고 보건복지부령으로 정하는 바에 따라 그 처분을 감경하거나 면제할 수 있다. <신설 2012. 2. 1.>

⑥ 제1항에 따른 자격정지처분은 그 사유가 발생한 날부터 5년(제1항제5호·제7호에 따른 자격정지처분의 경우에는 7년으로 한다)이 지나면 하지 못한다. 다만, 그 사유에 대하

여「형사소송법」제246조에 따른 공소가 제기된 경우에는 공소가 제기된 날부터 해당 사건의 재판이 확정된 날까지의 기간은 시효 기간에 산입하지 아니 한다. <신설 2016. 5. 29.>

[영] 제32조(의료인의 품위 손상 행위의 범위) ① 법 제66조제2항에 따른 의료인의 품위 손상 행위의 범위는 다음 각 호와 같다. <개정 2015. 9. 15.>

1. 학문적으로 인정되지 아니하는 진료행위(조산 업무와 간호 업무를 포함한다. 이하 같다)
2. 비도덕적 진료행위
3. 거짓 또는 과대 광고행위

3의2.「방송법」제2조제1호에 따른 방송,「신문 등의 진흥에 관한 법률」제2조제1호ㆍ제2호에 따른 신문ㆍ인터넷신문 또는「잡지 등 정기간행물의 진흥에 관한 법률」제2조제1호에 따른 정기간행물의 매체에서 다음 각 목의 건강ㆍ의학정보(의학, 치의학, 한의학, 조산학 및 간호학의 정보를 말한다. 이하 같다)에 대하여 거짓 또는 과장하여 제공 하는 행위

가.「식품위생법」제2조제1호에 따른 식품에 대한 건강ㆍ의학정보

나.「건강기능식품에 관한 법률」제3조제1호에 따른 건강기능식품에 대한 건강ㆍ의학 정보

다.「약사법」제2조제4호부터 제7호까지의 규정에 따른 의약품, 한약, 한약제제 또는 의약외품에 대한 건강ㆍ의학정보

라.「의료기기법」제2조제1항에 따른 의료기기에 대한 건강ㆍ의학정보

마.「화장품법」제2조제1호부터 제3호까지의 규정에 따른 화장품, 기능성화장품 또는 유기농화장품에 대한 건강ㆍ의학정보

4. 불필요한 검사ㆍ투약(投藥)ㆍ수술 등 지나친 진료행위를 하거나 부당하게 많은 진료비를 요구하는 행위
5. 전공의(專攻醫)의 선발 등 직무와 관련하여 부당하게 금품을 수수하는 행위
6. 다른 의료기관을 이용하려는 환자를 영리를 목적으로 자신이 종사하거나 개설한 의료기관으로 유인하거나 유인하게 하는 행위
7. 자신이 처방전을 발급하여 준 환자를 영리를 목적으로 특정 약국에 유치하기 위하여 약국개설자나 약국에 종사하는 자와 담합하는 행위

② 삭제 <2012. 4. 27.>

제66조의2(중앙회의 자격정지 처분 요구 등) 각 중앙회의 장은 의료인이 제66조제1항 제1호에 해당하는 경우에는 각 중앙회의 윤리위원회의 심의·의결을 거쳐 보건복지부장관

에게 자격정지 처분을 요구할 수 있다.
[본조신설 2011.4.28.]

[영] **제33조(중앙회의 자격정지 처분 요구)** 법 제66조의2에 따른 자격정지 처분 요구는 윤리위원회의 회의 개최 일시 및 장소와 자격정지 처분 요구의 이유 및 근거 등을 기재한 서류를 보건복지부장관에게 제출하는 방식으로 한다.
[전문개정 2012.4.27.]

제67조(과징금 처분) ①보건복지부장관이나 시장·군수·구청장은 의료기관이 제64조제1항 각 호의 어느 하나에 해당할 때에는 대통령령으로 정하는 바에 따라 의료업 정지 처분을 갈음하여 5천만원 이하의 과징금을 부과할 수 있으며, 이 경우 과징금은 3회까지만 부과할 수 있다. 다만, 동일한 위반행위에 대하여 「표시·광고의 공정화에 관한 법률」 제9조에 따른 과징금 부과처분이 이루어진 경우에는 과징금(의료업 정지 처분을 포함한다)을 감경하여 부과하거나 부과하지 아니할 수 있다. <개정 2016. 5. 29.>
② 제1항에 따른 과징금을 부과하는 위반 행위의 종류와 정도 등에 따른 과징금의 액수와 그 밖에 필요한 사항은 대통령령으로 정한다.
③ 보건복지부장관이나 시장·군수·구청장은 제1항에 따른 과징금을 기한 안에 내지 아니한 때에는 지방세 체납처분의 예에 따라 징수한다. <개정 2010. 1. 18.>

[영] **제43조(과징금의 산정 기준)** 법 제67조에 따른 과징금의 금액은 위반행위의 종류와 위반 정도 등을 고려하여 보건복지부령으로 정하는 의료업 정지처분 기준에 따라 별표 1의2 과징금 산정 기준을 적용하여 산정한다. <개정 2017.6.20>

[영] **제44조(과징금의 부과·징수 절차)** ① 보건복지부장관, 시·도지사 또는 시장· 군수·구청장은 법 제67조에 따라 과징금을 부과하려면 그 위반행위의 종류와 과징금의 금액을 서면으로 명시하여 이를 낼 것을 통지하여야 한다.
<개정 2010.3.15>
② 과징금의 징수 절차는 보건복지부령으로 정한다. <개정 2010.3.15>

[규] **제79조(과징금의 징수 절차)** 영 제44조제2항에 따른 과징금의 징수 절차에 관하여는 「국고금관리법 시행규칙」을 준용한다. 이 경우 납입고지서에는 이의 제기 방법 및 이의 제기 기간을 함께 적어 넣어야 한다. <개정 2008.9.5.>

제68조(행정처분,의 기준) 제63조, 제64조제1항, 제65조제1항, 제66조제1항에 따른 행정 처

분의 세부적인 기준은 보건복지부령으로 정한다. <개정 2010.1.18>

제69조(의료지도원) ① 제61조에 따른 관계 공무원의 직무를 행하게 하기 위하여 보건복지부, 시·도 및 시·군·구에 의료지도원을 둔다. <개정 2010.1.18.>

② 의료지도원은 보건복지부장관, 시·도지사 또는 시장·군수·구청장이 그 소속 공무원 중에서 임명하되, 자격과 임명 등에 필요한 사항은 보건복지부령으로 정한다.
<개정 2010.1.18.>

③ 의료지도원 및 그 밖의 공무원은 직무를 통하여 알게 된 의료기관, 의료인, 환자의 비밀을 누설하지 못한다.

[규] 제65조(의료지도원의 자격) 법 제69조제2항에 따라 보건복지부장관, 시·도지사 또는 시장·군수·구청장이 의료지도원을 임명하려는 경우에는 다음 각 호의 어느 하나에 해당하는 자 중에서 하여야 한다. <개정 2010.3.19.>

1. 의료인 면허를 가진 자
2. 의료관계 업무에 관한 지식과 경험이 풍부한 자

[규] 제66조(의료지도원의 담당 구역) ① 보건복지부 소속 의료지도원의 담당 구역은 전국으로 한다. <개정 2010.3.19.>

② 특별시·광역시·도·특별자치도(이하 "시·도"라 한다) 또는 시·군·구 (자치구를 말한다) 소속 의료지도원의 담당 구역은 해당 행정구역으로 한다.

[규] 제67조(의료지도기록부 비치) 의료지도원은 의료지도기록부를 갖추어 두고 그 직무집행 상황을 기록하여야 한다.

[규] 제68조(의료지도에 관한 보고) 의료지도원이 의료지도를 한 결과 법령에 위반된 사실을 발견한 경우에는 지체 없이 이를 그 소속 기관의 장에게 보고하여야 한다.

[규] 제69조(의료지도원의 증표) 의료지도원임을 증명하는 증표는 별지 제24호서식에 따른다.

제7장 삭제 < 2011.4.7.>

제70조~제76조 삭제 <2011.4.7.>

8장 보 칙

제77조(전문의) ① 의사·치과의사 또는 한의사로서 전문의가 되려는 자는 대통령령으로 정하는 수련을 거쳐 보건복지부장관에게 자격 인정을 받아야 한다. <개정 2010.1.18>

② 제1항에 따라 전문의 자격을 인정받은 자가 아니면 전문과목을 표시하지 못한다. 다만, 보건복지부장관은 의료체계를 효율적으로 운영하기 위하여 전문의 자격을 인정받은 치과의사와 한의사에 대하여 종합병원·치과병원·한방병원 중 보건복지부령으로 정하는 의료기관에 한하여 전문과목을 표시하도록 할 수 있다. <개정 2010.1.18.>

③ 삭제<2016.12.20.>

④ 전문의 자격 인정과 전문과목에 관한 사항은 대통령령으로 정한다.
<개정 2011.4.28>

[2016.12.20. 법률 제14438호에 의하여 2015.5.28. 헌법재판소에서 위헌 결정된 이 조 제3항을 삭제함.]

[규] 제74조(치과의사 및 한의사 전문과목 표시) 법 제77조제2항 단서에 따라 치과 의사전문의 또는 한의사전문의 자격을 인정받은 자에 대하여 전문과목을 표시할 수 있는 의료기관은 다음 각 호와 같다.

1. 병상이 300개 이상인 종합병원
2. 「치과의사전문의의 수련 및 자격인정 등에 관한 규정」에 따른 수련치과병원
3. 「한의사전문의의 수련 및 자격인정 등에 관한 규정」에 따른 수련한방병원

제79조(전문간호사) ①보건복지부장관은 간호사에게 간호사 면허 외에 전문간호사 자격을 인정할 수 있다. <개정 2008. 2. 29., 2010. 1. 18.>

② 전문간호사가 되려는 사람은 다음 각 호의 어느 하나에 해당하는 사람으로서 보건복지부장관이 실시하는 전문간호사 자격시험에 합격한 후 보건복지부장관의 자격인정을 받아야 한다. <개정 2018. 3. 27.>

1. 보건복지부령으로 정하는 전문간호사 교육과정을 이수한 자
2. 보건복지부장관이 인정하는 외국의 해당 분야 전문간호사 자격이 있는 자

③ 전문간호사는 제2항에 따라 자격을 인정받은 해당 분야에서 간호 업무를 수행하여야 한다. <신설 2018. 3. 27.>

④ 전문간호사의 자격 구분, 자격 기준, 자격 시험, 자격증, 업무 범위, 그 밖에 필요한 사항은 보건복지부령으로 정한다. <신설 2018. 3. 27.>

[시행일 : 2020.3.28.] 제78조

第79조(한지 의료인) ① 이 법이 시행되기 전의 규정에 따라 면허를 받은 한지 의사(限地醫師), 한지 치과의사 및 한지 한의사는 허가받은 지역에서 의료업무에 종사하는 경우 의료인으로 본다.

② 보건복지부장관은 제1항에 따른 의료인이 허가받은 지역 밖에서 의료행위를 하는 경우에는 그 면허를 취소할 수 있다. <개정 2010.1.18.>

③ 제1항에 따른 의료인의 허가지역 변경, 그 밖에 필요한 사항은 보건복지 부령으로 정한다. <개정 2010.1.18.>

④ 한지 의사, 한지 치과의사, 한지 한의사로서 허가받은 지역에서 10년 이상 의료업무에 종사한 경력이 있는 자 또는 이 법 시행 당시 의료업무에 종사하고 있는 자 중 경력이 5년 이상인 자에게는 제5조에도 불구하고 보건복지부령으로 정하는 바에 따라 의사, 치과의사 또는 한의사의 면허를 줄 수 있다.
<개정 2010. 1.18.>

[규] 第75조(한지 의료인의 허가지역 변경) ① 법 제79조제3항에 따라 한지(限地) 의료인이 그 허가지역을 변경하려는 경우에는 그 소재지를 관할하는 시·도지사의 허가를 받아야 한다. 다만, 다른 시·도로 변경하거나 2개 시·도 이상에 걸쳐있는 지역으 로 변경하려는 경우에는 보건복지부장관의 허가를 받아야 한다. <개정 2010.3.19.>

② 제1항에 따른 한지 의료인의 허가지역 변경에 관한 허가를 할 때에는 다음 각 호에서 정하는 바에 따라야 한다. <개정 2010.3.19.>

1. 의료취약지인 읍·면으로 한정하여 허가하되, 인구·교통, 그 밖의 지리적 여건에 따라 그 진료구역을 제한할 수 있다.
2. 허가 대상은 변경 전의 허가지역에서 3년 이상 계속하여 의료기관을 개설하고 의료행위를 한 자로 한정한다. 다만, 허가지역에 같은 업종에 해당하는 다른 의료인이 있거나 벽지(僻地), 오지(奧地) 또는 도서(島嶼) 등 보건복지부장관이 정 하는 지역으로 변경하려는 경우에는 그 기간의 제한을 받지 아니한다.

③ 제1항에 따라 허가지역 변경허가를 받으려는 자는 변경 희망지와 그 사유를 적은 신청서에 면허증을 첨부하여 허가관청에 제출하여야 한다.

[규] 第76조(한지 의료인의 허가지역 변경 보고 등) ① 시·도지사가 한지의료인에 대하 여 그 허가지역의 변경허가를 한 경우에는 그 사실을 해당 면허증에 적어 신청인에게 발급하고, 허가한 날부터 5일 이내에 변경허가사항을 보건복지부장관에게 보고하여야 한다. <개정 2010.3.19.>

② 시·도지사는 한지 의료인별 허가지역 일람표를 작성하여 갖추어 두어야 한다.

[규] 제77조(한지 의료인의 의사면허 등의 신청) ① 법 제79조제4항에 따라 한지 의료인 이 의사, 치과의사 또는 한의사 면허를 받으려는 경우에는 별지 제28호서식의 신청서(전자문서로 된 신청서를 포함한다)에 다음 각 호의 서류(전자문서를 포함한다)를 첨부하여 현재의 근무지 또는 최종 근무지의 관할 시·도지사를 거쳐 보건복지부장관에게 제출하여야 한다. <개정 2016.12.30.>

1. 한지 의료인 면허증
2. 법 제79조제4항에 따른 경력을 증명하는 서류 각 1부
3. 법 제8조제1호 본문에 해당하는 자가 아님을 증명하는 의사의 진단서 또는 법 제8조제1호 단서에 해당하는 자임을 증명하는 전문의의 진단서
4. 법 제8조제2호에 해당하는 자가 아님을 증명하는 의사의 진단서
5. 사진(신청 전 6개월 이내에 모자 등을 쓰지 않고 촬영한 상반신 정면사진으로 가로 3.5센티미터, 세로 4.5센티미터의 사진을 말한다) 5장

② 삭제 <2008.9.5.>

③ 제1항의 신청서를 받은 시·도지사는 신청인에게 별지 제28호서식의 접수증을 발급하여야 한다.

④ 제1항에 따라 면허증 발급신청을 한 자는 그 신청일부터 면허증을 받는 날까지 제 3항의 접수증을 한지 의료인 면허증을 갈음하여 사용할 수 있다.

[규] 제78조(면허증 등의 갱신신청) ① 법률 제2533호 의료법중개정법률 부칙 제2조 단서 및 같은 법률 부칙 제7조에 따른 갱신기간이 지난 후에 의사, 치과의사, 한의사, 조산사, 간호사, 전문의 또는 한지 의료인의 면허증 또는 자격증을 갱신하려는 자는 별지 제28호서식의 신청서에 다음 각 호의 서류를 첨부하여 소속 중앙회의 확인을 받아 해당 면허증 또는 자격증을 발급한 기관(보건복지부장관 또는 시·도지사)에 제출하여야 한다. 이 경우, 보건복지부장관에게 제출하는 신청서는 관할 시·도지사를 거쳐야 한다. <개정 2016.12.30.>

1. 구 면허증 또는 자격증(분실 시 분실사유서)
2. 건강진단서
3. 사진(신청 전 6개월 이내에 모자 등을 쓰지 않고 촬영한 상반신 정면사진으로 가로 3.5센티미터, 세로 4.5센티미터의 사진을 말한다)2장
4. 갱신 지연사유서
5. 시민확인서 및 여권사본(외국인만 첨부한다)

② 제1항의 신청서를 받은 시·도지사는 신청인에게 별지 제28호서식의 접수증을 발급하여야 한다.

제80조(간호조무사 자격) ① 간호조무사가 되려는 사람은 다음 각 호의 어느 하나에 해당하는 사람으로서 보건복지부령으로 정하는 교육과정을 이수하고 간호조무사 국가시험에 합격한 후 보건복지부장관의 자격인정을 받아야 한다. 이 경우 자격시험의 제한에 관하여는 제10조를 준용한다.

1. 초·중등교육법령에 따른 특성화고등학교의 간호 관련 학과를 졸업한 사람(간호조무사 국가시험 응시일로부터 6개월 이내에 졸업이 예정된 사람을 포함한다)
2. 「초·중등교육법」 제2조에 따른 고등학교 졸업자(간호조무사 국가시험 응시일로부터 6개월 이내에 졸업이 예정된 사람을 포함한다) 또는 초·중등교육법령에 따라 같은 수준의 학력이 있다고 인정되는 사람(이하 이 조에서 "고등학교 졸업학력 인정자"라 한다)으로서 보건복지부령으로 정하는 국·공립 간호조무사양성소의 교육을 이수한 사람
3. 고등학교 졸업학력 인정자로서 평생교육법령에 따른 평생교육시설에서 고등학교 교과 과정에 상응하는 교육과정 중 간호 관련 학과를 졸업한 사람(간호조무사 국가시험 응시일로부터 6개월 이내에 졸업이 예정된 사람을 포함한다)
4. 고등학교 졸업학력 인정자로서 「학원의 설립·운영 및 과외교습에 관한 법률」 제2조의2제2항에 따른 학원의 간호조무사 교습과정을 이수한 사람
5. 고등학교 졸업학력 인정자로서 보건복지부장관이 인정하는 외국의 간호조무사 교육과정을 이수하고 해당 국가의 간호조무사 자격을 취득한 사람
6. 제7조제1항제1호 또는 제2호에 해당하는 사람

② 제1항제1호부터 제4호까지에 따른 간호조무사 교육훈련기관은 보건복지부장관의 지정·평가를 받아야 한다. 이 경우 보건복지부장관은 간호조무사 교육훈련기관의 지정을 위한 평가업무를 대통령령으로 정하는 절차·방식에 따라 관계 전문기관에 위탁할 수 있다.

③ 보건복지부장관은 제2항에 따른 간호조무사 교육훈련기관이 거짓이나 그 밖의 부정한 방법으로 지정받는 등 대통령령으로 정하는 사유에 해당하는 경우에는 그 지정을 취소할 수 있다.

④ 간호조무사는 최초로 자격을 받은 후부터 3년마다 그 실태와 취업상황 등을 보건복지부장관에게 신고하여야 한다.

⑤ 제1항에 따른 간호조무사의 국가시험·자격인정, 제2항에 따른 간호조무사 교육훈련기관의 지정·평가, 제4항에 따른 자격신고 및 간호조무사의 보수교육 등에 관하여 필요한 사항은 보건복지부령으로 정한다.

[전문개정 2015. 12. 29.]

[시행일:2019. 1. 1.] 제80조제2항의 개정규정(이 법 시행 당시 설치·운영 중인 간호조무사 교육훈련기관에 한한다)

제81조(의료유사업자) ① 이 법이 시행되기 전의 규정에 따라 자격을 받은 접골사 (接骨士), 침사(鍼士), 구사(灸士)(이하 "의료유사업자"라 한다)는 제27조에도 불구하고 각 해당 시술소에서 시술(施術)을 업(業)으로 할 수 있다.

② 의료유사업자에 대하여는 이 법 중 의료인과 의료기관에 관한 규정을 준용한다. 이 경우 "의료인"은 "의료유사업자"로, "면허"는 "자격"으로, "면허증" 은 "자격증"으로, "의료기관"은 "시술소"로 한다.

③ 의료유사업자의 시술행위, 시술업무의 한계 및 시술소의 기준 등에 관한 사항은 보건복지부령으로 정한다. <개정 2010.1.18.>

제82조(안마사) ① 안마사는 「장애인복지법」에 따른 시각장애인 중 다음 각 호의 어느 하나에 해당하는 자로서 시·도지사에게 자격인정을 받아야 한다.
<개정 2010. 1.18>

1. 「초·중등교육법」 제2조제5호에 따른 특수학교 중 고등학교에 준한 교육을 하는 학교에서 제4항에 따른 안마사의 업무한계에 따라 물리적 시술에 관한 교육과정을 마친 자
2. 중학교 과정 이상의 교육을 받고 보건복지부장관이 지정하는 안마수련 기관에서 2년 이상의 안마수련과정을 마친 자

② 제1항의 안마사는 제27조에도 불구하고 안마업무를 할 수 있다.

③ 안마사에 대하여는 이 법 중 제8조, 제25조, 제28조부터 제32조까지, 제33조제2항 제1호·제3항·제5항·제8항 본문, 제36조, 제40조, 제59조제1항, 제61조, 제63조 (제36조를 위반한 경우만을 말한다), 제64조부터 제66조까지, 제68조, 제83조, 제 84조를 준용한다. 이 경우 "의료인"은 "안마사"로, "면허"는 "자격"으로, "면허증"은 "자격증"으로, "의료기관"은 "안마시술소 또는 안마원"으로, "해당 의료관계단체의 장"은 "안마사회장"으로 한다. <개정 2009.1.30.>

④ 안마사의 업무한계, 안마시술소나 안마원의 시설 기준 등에 관한 사항은 보건복지부령으로 정한다. <개정 2010.1.18.>

제83조(경비 보조 등) ① 보건복지부장관 또는 시·도지사는 국민보건 향상을 위하여 필요하다고 인정될 때에는 의료인·의료기관·중앙회 또는 의료관련 단체에 대하여 시설, 운영경비, 조사·연구 비용의 전부 또는 일부를 보조할 수 있다. <개정 2010.7.23.>

② 보건복지부장관은 다음 각 호의 의료기관이 인증을 신청할 때 예산의 범위에서 인증에 소요되는 비용의 전부 또는 일부를 보조할 수 있다. <신설2 010.7.23.>

1. 제58조의4제2항에 따라 인증을 신청하여야 하는 의료기관
2. 300병상 미만인 의료기관(종합병원은 제외한다) 중 보건복지부장관이 정하는 기준에

해당하는 의료기관

제84조(청문) 보건복지부장관, 시·도지사 또는 시장·군수·구청장은 다음 각 호의 어느 하 나에 해당하는 처분을 하려면 청문을 실시하여야 한다. <개정2 016. 12.20.>

1. 제23조의2제4항에 따른 인증의 취소
2. 제51조에 따른 설립 허가의 취소
3. 제58조의9에 따른 의료기관 인증 또는 조건부인증의 취소
4. 제63조에 따른 시설·장비 등의 사용금지 명령
5. 제64조제1항에 따른 개설허가 취소나 의료기관 폐쇄 명령
6. 제65조제1항에 따른 면허의 취소

제85조(수수료) ① 이 법에 따른 의료인의 면허나 면허증을 재교부 받으려는 자, 국가시험 등에 응시하려는 자, 진단용 방사선 발생 장치의 검사를 받으려는 자는 보건복지부령으로 정하는 바에 따라 수수료를 내야 한다. <개정2010.1.18.>

② 제9조제2항에 따른 한국보건의료인국가시험원은 제1항에 따라 납부받은 국가시험 등의 응시수 수료를 보건복지부장관의 승인을 받아 시험 관리에 필요한 경비에 직접 충당할 수 있다. <개정 2015.6.22.>

제86조(권한의 위임 및 위탁) ① 이 법에 따른 보건복지부장관 또는 시·도지사의 권한은 그 일부를 대통령령으로 정하는 바에 따라 시·도지사, 질병관리본부장 또는 시장·군수·구청장이나 보건소장에게 위임할 수 있다. <개정 2010. 1.18>

② 보건복지부장관은 이 법에 따른 업무의 일부를 대통령령으로 정하는 바에 따라 관계 전문기관에 위탁할 수 있다. <개정 2010.1.18.>

제86조의2(벌칙 적용에서 공무원 의제) 제57조의2제4항에 따른 심의위원회 위원은 「형법」 제129조부터 제132조까지의 규정을 적용할 때에는 공무원으로 본다.

[본조신설 2018. 3. 27.]

[영] 제42조(업무의 위탁) ① 보건복지부장관은 법 제86조제2항에 따라 법 제23조의2제2항에 따른 전자의무기록시스템의 인증 신청 접수, 인증 결과 통보 및 인증서 발급에 관한 업무와 같은 조 제5항에 따른 전자의무기록시스템의 기술 개발 및 활용 촉진에 관한 업무를 다음 각 호의 기관에 위탁할 수 있다. <신설 2017. 6. 20.>

1. 「공공기관의 운영에 관한 법률」 제4조에 따른 공공기관 중 그 설립목적이 보건의료 또는 사회보장과 관련되는 공공기관

2. 위탁 업무 수행에 필요한 조직·인력 및 전문성 등을 고려하여 보건복지부장관이 정하여 고시하는 기관

② 보건복지부장관은 법 제86조제2항에 따라 법 제45조의2제1항에 따른 비급여 진료비용 및 제증명수수료에 대한 조사·분석 및 그 결과 공개에 관한 업무를 다음 각 호의 전문기관에 위탁할 수 있다. <개정 2017. 6. 20.>

1. 법 제28조에 따른 의사회, 치과의사회 또는 한의사회
2. 「공공기관의 운영에 관한 법률」 제4조에 따른 공공기관 중 그 설립 목적이 보건의료와 관련되는 공공기관
3. 그 밖에 위탁 업무 수행에 필요한 조직·인력 및 전문성 등을 고려하여 보건복지부장관이 고시하는 기관

③ 보건복지부장관은 법 제86조제2항에 따라 법 제62조제2항에 따른 의료기관 회계기준의 운영에 관한 업무를 다음 각 호의 기관에 위탁할 수 있다. <신설 2018. 9. 28.>

1. 「공공기관의 운영에 관한 법률」 제4조에 따른 공공기관 중 그 설립 목적이 보건의료 또는 보건산업과 관련되는 공공기관
2. 위탁업무 수행에 필요한 조직·인력 및 전문성 등을 갖춘 전문기관으로서 보건복지부장관이 정하여 고시하는 기관

④ 보건복지부장관은 법 제86조제2항에 따라 법 제80조제2항에 따른 간호조무사 교육훈련기관의 지정 신청 접수 및 지정서 발급에 관한 업무를 다음 각 호의 기관에 위탁할 수 있다. <신설 2018. 9. 28.>

1. 「공공기관의 운영에 관한 법률」 제4조에 따른 공공기관 중 그 설립 목적이 보건의료 또는 인력개발과 관련되는 공공기관
2. 위탁업무 수행에 필요한 조직·인력 및 전문성 등을 갖춘 전문기관으로서 보건복지부장관이 정하여 고시하는 기관

⑤ 보건복지부장관은 법 제86조제2항에 따라 법 제80조제4항에 따른 간호조무사 실태·취업상황 등에 관한 신고 및 법 제80조제5항에 따른 간호조무사 보수교육에 관한 업무를 다음 각 호의 기관에 위탁할 수 있다. <신설 2018. 9. 28.>

1. 「공공기관의 운영에 관한 법률」 제4조에 따른 공공기관 중 그 설립 목적이 보건의료 또는 인력개발과 관련되는 공공기관
2. 간호조무사를 구성원으로 하여 설립된 기관으로서 전국적 조직을 갖추고 있는 기관
3. 위탁 업무 수행에 필요한 조직·인력 및 전문성 등을 갖춘 전문기관으로서 보건복지부장관이 정하여 고시하는 기관(법 제80조제5항에 따른 간호조무사 보수교육만 해당한다)

⑥ 보건복지부장관이 법 제86조제2항에 따라 제1항부터 제5항까지의 규정에 따른 업무

를 위탁하는 경우에 그 위탁 기준 등의 공고, 위탁 내용 등의 고시 또는 위탁 업무의 보고 등에 대해서는 제31조의6제2항부터 제5항까지의 규정을 준용한다.
<개정 2018. 9.28.>
[본조신설 2016. 9. 29.]

[영] 제42조의2(민감정보 및 고유식별정보의 처리) 보건복지부장관(제10조의3제1항, 제11조제2항, 제31조의6제1항 및 제42조제1항부터 제4항까지의 규정에 따라 보건복지부 장관의 업무를 위탁받은 자를 포함한다), 시·도지사 및 시장·군수·구청장(해당 권한이 위임·위탁된 경우에는 그 권한을 위임·위탁받은 자를 포함한다), 의료인, 의료기관의 장, 의료기관 종사자, 법 제37조에 따른 의료기관 개설자·관리자 또는 국가시험등관리기관은 다음 각 호의 사무를 수행하기 위하여 불가피한 경우 「개인정보 보호법」 제23조에 따른 건강에 관한 정보, 같은 법 시행령 제18조제2호에 따른 범죄경력자료에 해당하는 정보, 같은 영 제19조제1호 또는 제4호에 따른 주민등록번호 또는 외국인등록번호가 포함된 자료를 처리할 수 있다.
<개정 2016. 12. 27., 2017. 2. 28., 2017. 6. 20.>

1. 법 제9조(법 제80조의3에서 준용하는 경우를 포함한다)에 따른 국가시험등의 관리에 관한 사무
2. 법 제10조(법 제80조의3에서 준용하는 경우를 포함한다)에 따른 국가시험등의 응시자격의 확인에 관한 사무
3. 법 제11조에 따른 면허증 발급에 관한 사무

3의2. 법 제17조 및 제18조에 따른 진단서·검안서·증명서 또는 처방전의 작성, 교부 또는 발송(전자처방전만 해당한다)에 관한 사무

3의3. 법 제21조에 따른 환자에 관한 기록의 내용 확인에 관한 사무

3의4. 법 제21조의2제1항에 따른 진료기록의 내용 확인이나 진료기록의 사본 및 환자의 진료경과에 대한 소견 등의 송부 또는 전송에 관한 사무

3의5. 법 제21조의2제2항에 따른 진료기록의 사본 등의 이송에 관한 사무

3의6. 법 제22조에 따른 진료기록부등(전자의무기록을 포함한다)의 기록에 관한 사무

4. 법 제25조에 따른 의료인의 실태와 취업상황 등의 신고에 관한 사무

4의2. 법 제33조 및 제35조에 따른 의료기관의 개설 등에 관한 사무

5. 법 제37조에 따른 진단용 방사선 발생장치의 방사선 관계 종사자에 대한 피폭관리(被曝管理)에 관한 사무

5의2. 법 제45조의2제1항에 따른 비급여 진료비용 및 제증명수수료의 현황 조사·분석 및 결과 공개에 관한 사무

5의3. 법 제60조의3제1항제1호부터 제5호까지의 규정에 따른 간호인력 확보에 관한 현황 조사와 간호인력에 대한 취업교육 및 경력개발 지원에 관한 사무
6. 법 제63조부터 제66조까지의 규정에 따른 행정처분,에 관한 사무
7. 법 제67조에 따른 과징금의 부과ㆍ징수에 관한 사무
8. 법 제77조에 따른 전문의의 자격 인정에 관한 사무
9. 법 제78조에 따른 전문간호사의 자격 인정에 관한 사무
10. 법 제80조제1항에 따른 간호조무사의 자격 인정에 관한 사무
11. 법 제80조제4항에 따른 간호조무사의 실태 및 취업상황 등의 신고에 관한 사무
[본조신설 2012. 1. 6.]

제86조의3(기록의 보존ㆍ보관 의무에 대한 면책) 제22조제2항, 제23조제1항 또는 제40조제2항에 따라 보존ㆍ보관하여야 하는 기록이 천재지변이나 그 밖의 불가항력으로 멸실된 경우에는 해당 기록의 보존ㆍ보관의무자는 제64조, 제66조 또는 제90조에 따른 책임을 면한다.

[본조신설 2019. 4. 23.]

제9장 벌칙,

제87조(벌칙) ① 제12조제3항을 위반한 죄를 범하여 사람을 상해에 이르게 한 경우에는 7년 이하의 징역 또는 1천만원 이상 7천만원 이하의 벌금에 처하고, 중상해에 이르게 한 경우에는 3년 이상 10년 이하의 징역에 처하며, 사망에 이르게 한 경우에는 무기 또는 5년 이상의 징역에 처한다. <신설 2019. 4. 23.>

② 다음 각 호의 어느 하나에 해당하는 자는 5년 이하의 징역이나 5천만원 이하의 벌금에 처한다. <개정 2016. 12. 20., 2019. 4. 23.>

1. 제4조제4항을 위반하여 면허증을 빌려준 사람
2. 제12조제2항 및 제3항, 제18조제3항, 제21조의2제5항ㆍ제8항, 제23조제3항, 제27조제1항, 제33조제2항ㆍ제8항(제82조제3항에서 준용하는 경우를 포함한다)ㆍ제10항을 위반한 자. 다만, 제12조제3항의 죄는 피해자의 명시한 의사에 반하여 공소를 제기할 수 없다.

[시행일:2017. 6. 21.] 제87조제2호(제21조의2제5항ㆍ제8항을 위반한 자에 대한 벌칙에 한정한다)

제88조(벌칙) 다음 각 호의 어느 하나에 해당하는 자는 3년 이하의 징역이나 3천만원 이하의 벌금에 처한다.

1. 제19조, 제21조제2항, 제22조제3항, 제27조제3항·제4항, 제33조제4항, 제35조제1항 단서, 제38조제3항, 제59조제3항, 제64조제2항(제82조제3항에서 준용하는 경우를 포함한다), 제69조제3항을 위반한 자. 다만, 제19조, 제21조제2항 또는 제69조제3항을 위반한 자에 대한 공소는 고소가 있어야 한다.
2. 제23조의3을 위반한 자. 이 경우 취득한 경제적 이익 등은 몰수하고, 몰수할 수 없을 때에는 그 가액을 추징한다.
3. 제82조제1항에 따른 안마사의 자격인정을 받지 아니하고 영리를 목적으로 안마를 한 자 [전문개정 2016. 12. 20.]

제88조의2(벌칙) 제20조를 위반한 자는 2년 이하의 징역이나 2천만원 이하의 벌금에 처한다. <개정 2016. 12. 20.>

[본조신설 2009. 12. 31.]

[제88조의3에서 이동, 종전 제88조의2는 삭제

제88조의3[제88조의2로 이동 <2016. 12. 20.>]

제89조(벌칙) 다음 각 호의 어느 하나에 해당하는 자는 1년 이하의 징역이나 1천만원 이하의 벌금에 처한다. <개정 2018. 3. 27.>

1. 제15조제1항, 제17조제1항·제2항(제1항 단서 후단과 제2항 단서는 제외한다), 제23조의2제3항 후단, 제33조제9항, 제56조제1항부터 제3항까지 또는 제58조의6제2항을 위반한 자
2. 정당한 사유 없이 제40조제4항에 따른 권익보호조치를 하지 아니한 자 [전문개정 2016. 12. 20.]

제90조(벌칙) 제16조제1항·제2항, 제17조제3항·제4항, 제18조제4항, 제21조제1항 후단, 제21조의2제1항·제2항, 제22조제1항·제2항, 제23조제4항, 제26조, 제27조제2항, 제33조제1항·제3항(제82조제3항에서 준용하는 경우를 포함한다)·제5항(허가의 경우만을 말한다), 제35조제1항 본문, 제41조, 제42조제1항, 제48조제3항·제4항, 제77조제2항을 위반한 자나 제63조에 따른 시정명령을 위반한 자와 의료기관 개설자가 될 수 없는 자에게 고용되어 의료행위를 한 자는 500만원 이하의 벌금에 처한다. <개정 2018. 3. 27.>

제90조의2(「형법」상 감경규정에 관한 특례) 음주로 인한 심신장애 상태에서 제12조제3항을

위반하는 죄를 범한 때에는 「형법」 제10조제1항을 적용하지 아니할 수 있다.
[본조신설 2019. 4. 23.]

제91조(양벌규정) 법인의 대표자나 법인 또는 개인의 대리인, 사용인, 그 밖의 종업원이 그 법인 또는 개인의 업무에 관하여 제87조, 제88조, 제88조의2, 제89조 또는 제90조의 위반행위를 하면 그 행위자를 벌하는 외에 그 법인 또는 개인에게도 해당 조문의 벌금형을 과(科)한다. 다만, 법인 또는 개인이 그 위반행위를 방지하기 위하여 해당 업무에 관하여 상당한 주의와 감독을 게을리하지 아니한 경우에는 그러하지 아니하다.
<개정 2016. 12. 20.>
[전문개정 2009. 12. 31.]

제92조(과태료) ①다음 각 호의 어느 하나에 해당하는 자에게는 300만원 이하의 과태료를 부과한다. <개정 2016. 12. 20.>

1. 제16조제3항에 따른 교육을 실시하지 아니한 자

1의2. 제24조의2제1항을 위반하여 환자에게 설명을 하지 아니하거나 서면 동의를 받지 아니한 자

1의3. 제24조의2제4항을 위반하여 환자에게 변경 사유와 내용을 서면으로 알리지 아니한 자

2. 제37조제1항에 따른 신고를 하지 아니하고 진단용 방사선 발생장치를 설치·운영한 자
3. 제37조제2항에 따른 안전관리책임자를 선임하지 아니하거나 정기검사와 측정 또는 방사선 관계 종사자에 대한 피폭관리를 실시하지 아니한 자
4. 삭제 <2018. 3. 27.>
5. 제49조제3항을 위반하여 신고하지 아니한 자

② 다음 각 호의 어느 하나에 해당하는 자에게는 200만원 이하의 과태료를 부과한다.
<개정 2016. 12. 20.>

1. 제21조의2제6항 후단을 위반하여 자료를 제출하지 아니하거나 거짓 자료를 제출한 자
2. 제45조의2제2항을 위반하여 자료를 제출하지 아니하거나 거짓으로 제출한 자
3. 제61조제1항에 따른 보고를 하지 아니하거나 검사를 거부·방해 또는 기피한 자

③ 다음 각 호의 어느 하나에 해당하는 자에게는 100만원 이하의 과태료를 부과한다.
<개정 2016. 5. 29.>

1. 제16조제3항에 따른 기록 및 유지를 하지 아니한 자

1의2. 제16조제4항에 따른 변경이나 휴업·폐업 또는 재개업을 신고하지 아니한 자

2. 제33조제5항(제82조제3항에서 준용하는 경우를 포함한다)에 따른 변경신고를 하지 아

니한 자

3. 제40조제1항(제82조제3항에서 준용하는 경우를 포함한다)에 따른 휴업 또는 폐업 신고를 하지 아니하거나 제40조제2항을 위반하여 진료기록부등을 이관(移管)하지 아니한 자
4. 제42조제3항을 위반하여 의료기관의 명칭 또는 이와 비슷한 명칭을 사용한 자
5. 제43조제5항에 따른 진료과목 표시를 위반한 자
6. 제4조제3항에 따라 환자의 권리 등을 게시하지 아니한 자
7. 제52조의2제6항을 위반하여 대한민국의학한림원 또는 이와 유사한 명칭을 사용한 자
8. 제4조제5항을 위반하여 그 위반행위에 대하여 내려진 제63조에 따른 시정명령을 따르지 아니한 사람

④ 제1항부터 제3항까지의 과태료는 대통령령으로 정하는 바에 따라 보건복지부장관 또는 시장·군수·구청장이 부과·징수한다. <신설 2010. 1. 18.>

[영] **제45조(과태료의 부과·징수)** 법 제92조에 따른 과태료의 부과기준은 별표 2와 같다.
[전문개정 2015.12.30]

[규] **제80조(과태료의 부과기준)** 영 별표 2 제2호 가목에서 "보건복지부령으로 정하는 사항"이란 제26조제1항제1호·제2호 또는 제4호에 해당하는 변경사항을 말한다.
<개정 2010.3. 19>
[전문개정 2009.4.29]

제93조 삭제 <2009.1.30.>

부 칙

부칙 <법률 제16375호, 2019. 4. 23.>

제1조(시행일) 이 법은 공포 후 6개월이 경과한 날부터 시행한다. 다만, 제3조제2항제3호라목, 제86조의3, 제87조 및 제90조의2의 개정규정은 공포한 날부터 시행한다.

제2조(「형법」상 감경규정에 관한 특례에 관한 적용례) 제90조의2의 개정규정은 같은 개정규정 시행 후 최초로 제12조제3항을 위반하는 죄를 범한 때부터 적용한다.

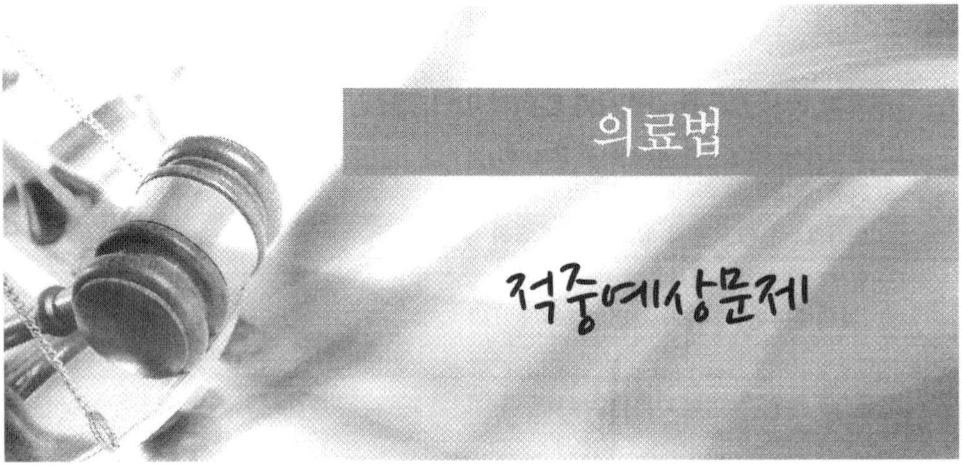

01 「의료법」의 목적에 해당되지 않는 것은?

① 보건행정의 합리적 조직, 운영 ② 국민의료에 관하여 필요한 사항 규정
③ 국민에 대한 수준 높은 의료 혜택 ④ 국민의 건강을 보호
⑤ 국민의 건강을 증진

02 「의료법」에서 규정하는 의료인이 아닌 자는?

① 조산사 ② 치과의사 ③ 한의사 ④ 약사 ⑤ 간호사

03 다음 중 의료인인 자는?

① 약사 ② 물리치료사 ③ 임상병리사 ④ 조산사 ⑤ 치과위생사

04 의료인의 종별에 따른 임무에 대한 연결이 잘못된 것은?

① 조산사 - 해산부의 요양 상 간호 또는 진료의 보조
② 의사 - 의료와 보건지도
③ 치과의사 - 치과 의료 및 구강 보건지도
④ 한의사 - 한방 의료와 한방 보건지도
⑤ 간호사 - 상병자의 요양상의 간호 또는 보건진료원으로서의 보건활동

05 「의료법」 상 의료인의 사명에 해당되는 것은?

가. 의료의 적정을 기함	나. 국민보건의 향상
다. 의료업을 행함	라. 국민의 건강한 생활 확보에 이바지

① 가, 나, 다 ② 가, 다 ③ 나, 라 ④ 라 ⑤ 가, 나, 다, 라

06 「의료법」에서 정의한 간호사의 업무가 아닌 것은?

① 상병자나 해산부의 요양을 위한 간호
② 진료 보조
③ 모자보건요원으로서 행하는 가족계획 활동
④ 임부·해산부·산욕부에 대한 보건과 양호지도
⑤ 「결핵예방법」에 따른 보건활동

07 다음 중 의원급 의료기관은?

가. 의원 나. 치과의원 다. 한의원 라. 조산원

① 가, 나, 다 ② 가, 다 ③ 나, 라 ④ 라 ⑤ 가, 나, 다, 라

08 다음 중 의료기관이 아닌 것은?

① 병원 ② 약국 ③ 조산원 ④ 한의원 ⑤ 요양병원

09 다음 중 요양병원에 해당하는 것은?

가. 정신병원 나. 노인전문병원 다. 의료재활시설 라. 격리소

① 가, 나, 다 ② 가, 다 ③ 나, 라 ④ 라 ⑤ 가, 나, 다, 라

10 다음 중 「의료법」에서 규정한 병원 등에 해당되지 않는 의료기관은?

① 병원 ② 치과병원 ③ 한방병원 ④ 요양병원 ⑤ 종합병원

11 외국에서 의료인 면허를 받은 자가 보건복지부장관이 시행하는 당해 의료인 국가시험 에 응시하고자 하는 경우 예비시험을 거쳐야 되는 의료인 종별은?

가. 의사 나. 치과의사 다. 한의사 라. 간호사

① 가, 나, 다 ② 가, 다 ③ 나, 라 ④ 라 ⑤ 가, 나, 다, 라

12 다음 중 2개의 면허를 가지고 있어야만 하는 의료인은?

① 치과의사 ② 의사 ③ 간호사 ④ 조산사 ⑤ 한의사

13 신청일 전달까지 1년 동안 월평균 분만 건수가 355건인 의료기관이 조산 수습의료기관으로 신청할 경우 최대 수습생의 정원은?

① 17명 ② 35명 ③ 52명 ④ 70명 ⑤ 100명

14 다음 조산사 및 조산 수습의료기관에 대한 설명 중 잘못된 것은?
① 반드시 간호사의 면허를 소지한 자이어야 한다.
② 조산 수습의료기관에서 1년간 수습을 마치고 면허를 취득해야 한다.
③ 조산 수습의료기관은 산부인과 및 소아청소년과 수련병원이어야 한다.
④ 월 평균 분만건수 100건 이상이어야 조산 수습의료기관이 될 수 있다.
⑤ 외국의 조산사 면허를 받은 자이어야 한다.

15 의료인의 결격사유에 해당되지 않은 항목은?
① 마약 또는 대마 중독자 ② 정신질환자
③ 향정신성의약품중독자 ④ 지적장애인
⑤ 금고이상의 형이 선고를 받고 그 형의 집행 종료되지 아니한 자

16 다음 중 의료인이 될 수 있는 자는?

가. 지적장애인 나. 파산선고를 받은 자
다. 의료법 위반으로 벌금형을 선고 받은 자 라. 조울증 환자

① 가, 나, 다 ② 가, 다 ③ 나, 라 ④ 라 ⑤ 가, 나, 다, 라

17 예비시험의 대상 의료인은?
① 의사 ② 의사, 치과의사 ③ 의사, 치과의사, 한의사
④ 의사, 치과의사, 한의사, 간호사 ⑤ 모든 의료인

18 의료인 국가시험에 관한 내용 중 잘못된 것은?
① 보건복지부장관이 시행한다.
② 보건복지부장관이 그 권한을 국가시험등관리기관의 장에게 위임하고 있다.
③ 결격사유 해당자는 국가시험에 응시할 수 없다.
④ 부정행위를 한 자에 대하여는 2년간 국가시험에 응시할 수 없게 한다.
⑤ 국가시험등관리기관의 장은 국가시험을 시행하고자 할 때 시험실시에 필요한 사항을 시험실시 90일 전까지 공고하도록 한다.

19 의료인 국가시험은 매년 몇 회 시행해야 하나?
① 1회 ② 1회 이상 ③ 2회 ④ 2회 이상 ⑤ 3회

20 의료인 국가시험 등에 관하여 보건복지부령으로 정하는 사항이 아닌 것은?
① 시험과목 ② 시험방법 ③ 합격자 결정방법

④ 시험장소　　⑤ 그 밖에 시험에 관하여 필요한 사항

21 질병의 원인이 상해일 경우 일반진단서에 추가적으로 적어야 될 사항으로 짝지어진 것은?

가. 상해의 원인	나. 치료기간	다. 식사의 가능 여부	라. 가해자의 인적사항

① 가, 나, 다　② 가, 다　③ 나, 라　④ 라　⑤ 가, 나, 다, 라

22 자신이 직접 의약품을 조제할 수 있는 경우가 아니면 처방전을 작성하여 환자에게 교부할 의무가 있는 자는?

가. 의사	나. 한의사	다. 치과의사	라. 조산사

① 가, 나, 다　② 가, 다　③ 나, 라　④ 라　⑤ 가, 나, 다, 라

23 다음 중 처방전의 작성과 교부에 대한 설명으로 잘못된 것은?

① 환자에게 의약품을 투여할 필요가 있는 때에 처방전을 작성·교부한다.
② 처방전의 서식·기재사항 등은 보건복지부령으로 정한다.
③ 처방전에는 의약품의 명칭·분량은 물론 용법까지 기재한다.
④ 어떠한 경우에도 의사 등은 자신이 직접 의약품을 조제·투여해서는 안된다.
⑤ 한국표준질병사인분류에 따른 질병분류기호는 환자의 요구가 있으면 기재하지 아니 한다.

24 다음 ( ) 안에 알맞은 단어로 짝지어진 것은?

의료인은 이 법이나 다른 법령에 특별히 규정된 경우 외에는 (ⓐ)·(ⓑ) 또는 (ⓒ)을(를) 하면서 알게 된 다른 사람의 비밀을 누설하거나 발표하지 못한다.

① ⓐ : 의료, ⓑ : 치료, ⓒ : 간호　② ⓐ : 진료, ⓑ : 조산, ⓒ : 간호
③ ⓐ : 진료, ⓑ : 간호, ⓒ : 조산　④ ⓐ : 의료, ⓑ : 치료, ⓒ : 간호
⑤ ⓐ : 의료, ⓑ : 조산, ⓒ : 간호

25 의료인은 임신 몇 주 이전에 태아나 임부를 진찰하거나 검사하면서 알게 된 태아의 성을 발설하면 아니 되는가?

① 2주　② 12주　③ 22주　④ 32주　⑤ 42주

26 환자가 아닌 다른 사람이 환자에 관한 기록을 열람할 수 있는 경우에 해당한 것은?

> 가. 「국민건강보험법」에 따라 급여비용 심사 등을 위하여 건강보험심사평가원에 제공하는 경우
> 나. 「형사소송법」에 따른 경우
> 다. 「병역법」에 따라 지방병무청장이 징병검사와 관련하여 징병검사대상자의 진료기록·치료 관련 기록의 제출을 요구한 경우
> 라. 민사소송 중에 변호사의 요구가 있는 경우

① 가, 나, 다 ② 가, 다 ③ 나, 라 ④ 라 ⑤ 가, 나, 다, 라

27 진료기록부에 기재하여야 하는 사항이 아닌 것은?

① 진료받는 자의 주소, 병력
② 간호에 관한 사항
③ 주된 증상
④ 주사, 처치 등 치료내용
⑤ 진료일시분

28 다음 중 간호기록부의 기재사항과 거리가 먼 것은?

① 체온·맥박·호흡·혈압에 관한 사항
② 투약에 관한 사항
③ 주된 증상, 진단 결과, 진료경과 및 예견
④ 섭취 및 배설물에 관한 사항
⑤ 처치와 간호에 관한 사항

29 의료기록 보존기간을 긴 것부터 짧은 순으로 배열한 것은?

① 처방전 - 수술기록 - 진단서부본
② 수술기록 - 진단서부본 - 처방전
③ 수술기록 - 처방전 - 진단서부본
④ 진단서부본 - 수술기록 - 처방전
⑤ 진단서부본 - 처방전 - 수술기록

30 진료에 관한 기록 보존기간이 다른 것은?

① 환자 명부 ② 검사소견기록 ③ 방사선사진 ④ 처방전 ⑤ 조산기록부

31 각 중앙회의 윤리위원회의 위원장이 심의·의결하려는 경우 해당 안건의 당사자에게 의견을 진술할 기회를 주어야 하는 사유는?

> 가. 면허취소 처분 요구에 관한 사항
> 나. 자격정지 처분 요구에 관한 사항
> 다. 의료기관 개설 허가 취소 요구에 관한 사항
> 라. 각 중앙회 소속 회원에 대한 자격심사 및 징계에 관한 사항

① 가, 나, 다　② 가, 다　③ 나, 라　④ 라　⑤ 가, 나, 다, 라

32 중앙회의 정관에 적어야 할 사항이 아닌 것은?
① 사업계획서　② 목적
③ 중앙회·지부·분회의 소재지　④ 임원의 선임에 관한 사항
⑤ 정관 변경에 관한 사항

33 의료인의 보수교육에 대한 설명 중 잘못된 것은?
① 중앙회는 회원의 자질 향상을 위하여 실시한다.
② 교육시간은 연간 10시간 이상으로 한다.
③ 수련병원도 보수교육을 실시할 수 있다.
④ 중앙회의 정관에 따라 설립된 의학분야별 전문학회도 보수교육을 실시할 수 있다.
⑤ 면허증을 발급받은 신규 면허취득자는 면제된다.

34 보수교육 위탁기관에 해당되지 않는 곳은?
① 중앙회의 정관에 따라 설치된 의학 분야별 전문학회
② 의학 전문대학원
③ 한국보건복지인력개발원
④ 다른 법률에 따른 보수교육 실시기관
⑤ 면허에 관련된 학과가 개설된 전문대학 이상의 학교

35 보수교육에 대해 각 중앙회장이 정하는 사항은?

가. 교육시간　나. 교과과정　다. 교육대상　라. 실시 방법

① 가, 나, 다　② 가, 다　③ 나, 라　④ 라　⑤ 가, 나, 다, 라

36 보건복지부장관이 중앙회에 정관의 변경 또는 임원을 새로 뽑을 것을 명할 수 있는 사유가 아닌 것은?
① 보수교육실시 결과를 위반한 때
② 중앙회가 정관으로 정한 사업 이외의 사업을 할 때
③ 지부가 정관으로 정한 사업 이외의 사업을 할 때
④ 국민보건향상에 장애가 되는 행위를 한 때
⑤ 의료 및 국민보건의 향상에 관한 협조요청에 불응할 때

37 의료기관을 개설할 수 있는 자라고 볼 수 없는 것은?
① 모든 의료인 ② 의료법인 ③ 지방의료원
④ 「민법」 또는 특별법에 의한 비영리법인 ⑤ 한국보훈복지의료공단

38 한의사가 개설할 수 있는 의료기관은?

가. 한방병원 나. 요양병원 다. 한의원 라. 종합병원

① 가, 나, 다 ② 가, 다 ③ 나, 라 ④ 라 ⑤ 가, 나, 다, 라

39 의료기관의 개설에 관한 설명이다. 잘못된 것은?
① 종합병원 개설시 시·도지사의 허가
② 한방병원 개설시 시·도지사에 신고
③ 의원의 개설장소 이전시 시장·군수·구청장에 신고
④ 치과병원 개설시 시·도지사의 허가
⑤ 조산원 개설시 시장·군수·구청장에 신고

40 서울특별시 서초구에서 의원을 개설하고자 할 때의 조치는?
① 보건복지부장관의 허가 ② 서울시장의 허가 ③ 서울시장에게 신고
④ 서초구청장의 허가 ⑤ 서초구청장에게 신고

41 다음 중 요양병원의 입원대상자로 조합된 것은?

가. 노인성질환자 나. 만성질환자 다. 노인성치매환자 라. 정신질환자

① 가, 나, 다 ② 가, 다 ③ 나, 라 ④ 라 ⑤ 가, 나, 다, 라

42 연평균 1일 입원환자 50명, 외래환자 210명인 종합병원에 의사는 몇 명 이상 두어야 하나?
① 5명 ② 6명 ③ 7명 ④ 8명 ⑤ 10명

43 연평균 1일 입원환자 60명, 외래환자 180명인 병원의 간호사 정원은 몇 명이어야 하나?
① 17명 ② 20명 ③ 22명 ④ 30명 ⑤ 32명

44 연평균 1일 입원환자 81명, 외래환자 180명인 요양병원의 간호사 정원은 몇 명이어야 하나?

① 15명 ② 16명 ③ 18명 ④ 20명 ⑤ 22명

45 요양병원은 간호조무사를 간호사 정원의 어느 범위 내에서 둘 수 있는가?

① 1/4 ② 1/3 ③ 2/3 ④ 3/4 ⑤ 전부

46 의무기록사를 두어야 하는 의료기관은?

① 한방병원 ② 병원 ③ 요양병원 ④ 치과병원 ⑤ 종합병원

47 진단용방사선발생장치를 설치·운영하고자 하는 의료기관은?

① 보건복지부장관의 허가를 받아야 한다.

② 시·도지사의 허가를 받아야 한다.

③ 시·도지사에게 신고하여야 한다.

④ 시장·군수·구청장의 허가를 받아야 한다.

⑤ 시장·군수·구청장에게 신고하여야 한다.

48 의료기관이 특수의료장비를 설치·운영하려면 누구에게 등록하여야 하는가?

가. 보건복지부장관	나. 시·도지사	다. 보건소장	라. 시장·군수·구청장

① 가, 나, 다 ② 가, 다 ③ 나, 라 ④ 라 ⑤ 가, 나, 다, 라

49 의료기관을 휴업·폐업할 때의 절차는?

① 한의원은 휴업·폐업 시 모두 관할 시장·군수·구청장에게 신고

② 종합병원은 휴업·폐업 시 모두 관할 도지사에게 허가

③ 치과병원은 휴업·폐업 시 모두 시장·군수·구청장에게 허가

④ 병원은 휴업할 때 시장·군수·구청장에게 신고, 폐업할 때 허가

⑤ 의원은 휴업할 때 시장·군수·구청장에게 허가, 폐업할 때 신고

50 폐업 또는 휴업의 신고를 하는 의료기관의 개설자가 진료기록부 등을 직접 보관하고자 하는 경우에는 누구의 허가를 받아야 하는가?

① 관할 경찰서장 ② 시·도지사 ③ 시장·군수·구청장

④ 보건복지부장관 ⑤ 관할보건소장

적중예상문제 정답 및 해설 · 의료법

01. ① 02. ④ 03. ④ 04. ① 05. ③ 06. ④ 07. ① 08. ② 09. ② 10. ⑤ 11. ① 12. ④ 13. ② 14. ⑤
15. ④ 16. ① 17. ③ 18. ④ 19. ② 20. ④ 21. ① 22. ② 23. ④ 24. ⑤ 25. ④ 26. ① 27. ② 28. ③
29. ② 30. ④ 31. ③ 32. ① 33. ② 34. ⑤ 35. ③ 36. ① 37. ① 38. ① 39. ② 40. ⑤ 41. ① 42. ②
43. ④ 44. ② 45. ③ 46. ⑤ 47. ⑤ 48. ④ 49. ① 50. ⑤

01. 법 제1조(목적)
「의료법」의 목적
1) 모든 국민이 수준 높은 의료 혜택을 받을 수 있도록
2) 국민의료에 필요한 사항을 규정함으로써
3) 국민의 건강을 보호하고 증진

02. 법 제2조(의료인) 제1항
의료인의 종류
- 의사·치과의사·한의사·조산사 및 간호사

03. 법 제2조(의료인) 제1항
※ 약사는 「약사법」에 따르면 ②, ③, ⑤는 의료기사

04. 법 제2조(의료인) 제2항
의료인의 종별에 따른 임무
1) 의사 : 의료와 보건지도
2) 치과의사 : 치과 의료와 구강 보건지도
3) 한의사 : 한방 의료와 한방 보건지도
4) 조산사 : 조산과 임부·해산부·산욕부 및 신생아 에 대한 보건과 양호지도
5) 간호사 : 상병자나 해산부의 요양을 위한 간호 또는 진료 보조 및 대통령령으로 정하는 보건활동
※ ⑤에서 보건진료원으로서의 보건활동은 대통령령으로 정하는 간호사의 보건활동 중 하나임(영 제2 조(간호사의 보건활동) 참조)

05. 법 제2조(의료인) 제2항
의료인의 사명
- 국민보건 향상을 이루고 국민의 건강한 생활 확보에 이바지

06. 법 제2조(의료인) 제2항, 영 제2조(간호사의 보건활동)
간호사의 임무
1) 상병자나 해산부의 요양을 위한 간호 또는 진료 보조
2) 대통령령으로 정하는 보건활동
※ ③, ⑤는 대통령령으로 정하는 보건활동 중 일부
※ ④는 조산사의 임무임

07. 법 제3조(의료기관) 제2항
의료기관의 종류
1) 의원급 의료기관 : 의원, 치과의원, 한의원
2) 조산원
3) 병원급 의료기관 : 병원, 치과병원, 한방병원, 요양병원, 종합병원

08. 법 제3조(의료기관) 제2항
의료기관의 종류
- 의원급 의료기관(의원, 치과의원, 한의원), 조산원, 병원급 의료기관(병원, 치과병원, 한방병원, 요양병원, 종합병원)
※ 약국은 「의료법」에서 규정한 의료기관이 아님에 유의 할 것

09. 법 제3조(의료기관) 제2항
요양병원의 종류 - 정신병원, 의료재활시설(병원 등의 요건을 갖출 것)
※ 라.는 「감염병의 예방 및 관리에 관한 법률」에 따라 감염병환자의 대량 발생 시 설치되는 감염병관리기관

10. 제3조(의료기관) 제2항, 법 제3조의2(병원 등)
병원급과 병원 등
1) 병원급 : 병원, 치과병원, 한방병원, 요양병원, 종합 병원
2) 병원 등 : 병원, 치과병원, 한방병원, 요양병원
※ 종합병원은 병원급 의료기관으로 병원 등에는 포함 되지 않음

11. 법 제5조(의사·치과의사 및 한의사 면허) 제1항
예비시험 응시자
-보건복지부장관이 인정하는 외국의 해당 학교를 졸업하고 외국의 의사·치과의사 또는 한의사 면허를 받은 자는 예비시험에 합격하여야 국가시험에 응시 할 수 있음

12. 법 제6조(조산사 면허)
조산사 국가시험 응시자격
1) 간호사 면허를 가지고 보건복지부장관이 인정하는 의료기관에서 1년간 조산 수습과정을 마친 자
2) 보건복지부장관이 인정하는 외국의 조산사 면허를 받은 자
※ 따라서 조산사는 간호사 면허와 함께 2개의 면허가 있어야 함

13. 규칙 제3조(조산 수습의료기관 및 수습생 정원) 제3항
조산 수습의료기관의 수습생 정원
- 월평균 분만 건수의 10분의 1 이내

14. 법 제6조(조산사 면허), 규칙 제3조(조산 수습의료기관 및 수습생 정원) 제1항
조산사
1) 조산사 국가시험 응시자격
(1) 간호사 면허를 가지고 보건복지부장관이 인정하는 의료기관에서 1년간 조산 수습과정을 마친 자
(2) 보건복지부장관이 인정하는 외국의 조산사 면허를 받은 자
2) 조산 수습의료기관 : 산부인과 수련병원 및 소아청소년과 수련병원으로서 월평균 분만 건수가 100건 이상 되는 의료기관
※ ⑤는 외국의 조산사 면허를 받은 자는 조산사 국가시험에 응시가 가능하다가 올바른 표현임
※ 약국은 「의료법」에서 규정한 의료기관이 아님에 유의 할 것

15. 법 제8조(결격사유 등)
의료인 결격사유와 결격사유 제외자
1) 의료인 결격사유
(1) 정신질환자
(2) 마약·대마·향정신성의약품 중독자
(3) 금치산자·한정치산자
(4) 보건의료 관련 법령을 위반하여 금고 이상의 형을 선고받고 그 형의 집행이 종료되지 아니하였거나 집행을 받지 아니하기로 확정되지 아니한 자
2) 결격사유 제외자
(1) 장애인
(2) 파산선고를 받고 복권되지 아니한 자
※ 정신지체인은 장애인이므로 결격사유에서 제외됨

16. 법 제8조(결격사유 등)
※ 가.의 장애인 나.의 파산선고를 받고 복권되지 아니한 자는 결격사유에 해당되지 않으며, 다.처럼 벌금형을 선고받은 자는 금고 이상의 형이 아니므로 의료인 결격사유가 아님

17. 법 제9조(국가시험 등), 영 제3조(국가시험 등의 범위)
국가시험 및 예비시험 대상 면허
1) 국가시험 실시 대상 면허 : 의사, 치과의사, 한의사, 조산사, 간호사
2) 예비시험 실시 대상 면허 : 의사, 치과의사, 한의사

18. 법 제9조(국가시험 등) 제1항·제2항, 영 제4조(국가시험 등의 시행 및 공고 등) 제2항·제3항, 법 제8조(결격사유 등), 법 제10조(응시자격의 제한 등) 제3항
의료인 국가시험
1) 의료인 국가시험 등의 시행권자 : 보건복지부장관
2) 국가시험관리의 위탁 : 보건복지부장관은 시험관리능력이 있다고 인정되는 관계전문기관(국가시험 등 관리기관)에 위탁 가능
3) 결격사유자는 의료인이 될 수 없음
4) 부정한 방법으로 국가시험 등에 응시한 자나 국가시험 등에 관하여 부정행위를 한 자
(1) 수험을 정지시키거나 합격을 무효로 하며
(2) 그 다음에 치러지는 2회의 국가시험 등에 응시할 수 없음
5) 국가시험 등의 공고
(1) 공고자 : 국가시험 등 관리기관의 장이 미리 보건복지부장관의 승인을 받아서
(2) 공고내용 : 시험 일시, 시험 장소, 시험과목, 응시 원서 제출기간, 그 밖에 시험의 실시에 관하여 필 요한 사항
(3) 공고기한 : 시험 실시 30일전까지
※ 시험장소는 지역별 응시인원이 확정된 후 30일 전까지 공고할 수 있음

※ 공고기한을 개정하는 사항은 2013년 1월 1일 이 후에 시행하는 시험부터 적용되므로 2012년 말 까지는 공고기한이 시험실시 30일 전까지임

19. 영 제4조(국가시험 등의 시행 및 공고 등)
국가시험 등의 시행
- 보건복지부장관은 매년 1회 이상 국가시험과 예비시험을 시행

20. 영 제5조(시험과목 등)
의료인의 국가시험 등에 대해 보건복지부령으로 정하는 사항
- 국가시험 등의 시험과목, 시험방법, 합격자 결정방 법, 그 밖에 시험에 관하여 필요한 사항

21. 규칙 제9조(진단서의 기재사항) 제2항
질병의 원인이 상해로 인한 것인 경우 추가 기재사항
1) 상해의 원인 또는 추정되는 상해의 원인 2) 상해의 부위 및 정도 3) 치료기간 4) 입원의 필요 여부 5) 외과적 수술 여부 6) 병발증의 발생 가능 여부 7) 통상활 동의 가능 여부 8) 식사의 가능 여부 9) 상해에 대한 소견

22. 법 제18조(처방전 작성과 교부)
처방전 작성 의무자
- 의사, 치과의사
※ 한의사도 처방전을 발행할 수 있음

23. 법 제18조(처방전 작성과 교부), 규칙 제12조(처방전의 기 재 사항 등)
처방전의 작성 및 교부
1) 의사나 치과의사는 환자에게 의약품을 투여할 필요 가 있다고 인정하면 보건복지부령으로 정하는 바에 따라 처방전을 작성하여 환자에게 교부
2) 처방전의 서식, 기재사항, 보존, 그 밖에 필요한 사 항은 보건복지부령으로 정함
3) 처방전에는 처방 의약품의 명칭(일반명칭, 제품명이 나 대한약전에서 정한 명칭)・분량・용법 및 용량을 기재
4) 의사나 치과의사가 「약사법」에 따라 자신이 직접 의약품을 조제할 수 있는 경우는 처방전 교부의 예 외 사항임
5) 질병분류기호는 환자가 요구한 경우에는 기재하지 아니함

24. 법 제19조(비밀 누설 금지)
「의료법」에 규정된 비밀 누설 금지
- 의료인은 이 법이나 다른 법령에 특별히 규정된 경 우 외에는 의료·조산 또는 간호를 하면서 알게 된 다른 사람의 비밀을 누설하거나 발표하지 못한다

25. 법 제20조(태아 성 감별 행위 등 금지)
의료인의 태아 성 감별 행위 등 금지 기간
- 임신 32주 이전

26. 법 제21조(기록 열람 등) 제2항
※ 라.처럼 민사소송 중에 변호사의 요구에 환자의 동의 없이 기록을 열람할 수 없음. 따라서 「민사소송법」에 따라 문서 제출을 명한 경우로 수정하여야 함

27. 규칙 제14조(진료기록부 등의 기재 사항)
진료기록부 기재 사항
1) 진료를 받은 자의 주소・성명・주민등록번호・병력 및 가족력
2) 주된 증상, 진단 결과, 진료경과 및 예견
3) 치료 내용(주사・투약・처치 등)
4) 진료일시분
※ ② 간호에 관한 사항은 간호기록부의 기재사항임

28. 규칙 제14조(진료기록부 등의 기재 사항)
간호기록부 기재 사항
1) 체온・맥박・호흡・혈압에 관한 사항
2) 투약에 관한 사항
3) 섭취 및 배설물에 관한 사항
4) 처치와 간호에 관한 사항
※ ③ 주된 증상, 진단 결과, 진료경과 및 예견은 진료 기록부 기재 사항임

29. 규칙 제15조(진료에 관한 기록의 보존) 제1항
※ ②에서 수술기록(10년)-진단서 등의 부본(3년)-처방전 (2년)

30. 규칙 제15조(진료에 관한 기록의 보존)
진료에 관한 기록의 보존기간
- 환자 명부, 검사소견기록, 방사선사진 및 그 소견서, 간호기록부, 조산기록부 : 5년
※ ④ 처방전은 보존기간이 2년임

31. 법 제11조의3(윤리위원회의 운영 등) 제4항
    윤리위원회의 의견 진술 기회 사유
    1) 자격정지 처분 요구에 관한 사항
    2) 각 중앙회 소속 회원에 대한 자격심사 및 징계에 관한 사항

32. 영 제13조(정관의 기재 사항 등)
    정관의 기재 사항(대통령령)
    1) 목적 2) 명칭 3) 중앙회·지부·분회의 소재지 4) 재산 또는 회계와 그 밖에 관리·운영에 관한 사항 5) 임원의 선임에 관한 사항 6) 회원의 자격 및 징계에 관한 사항 7) 정관 변경에 관한 사항 8) 공고 방법에 관한 사항 9) 윤리위원회의 운영 등에 관한 사항

33. 규칙 제20조(보수교육)
    보수교육
    1) 보수교육시간 : 연간 8시간 이상 이수
    2) 보수교육 위탁 실시 기관
       (1) 지부 또는 중앙회의 정관에 따라 설치된 의학· 치의학·한의학·간호학 분야별 전문학회 및 전문단체
       (2) 의과대학·치과대학·한의과대학·의학전문 대학원·치의학전문대학원·한의학전문대학 원·간호대학 및 그 부속병원
       (3) 수련병원
       (4) 한국보건복지인력개발원
       (5) 다른 법률에 따른 보수교육 실시기관
    3) 보수교육 면제자
       (1) 전공의
       (2) 의과대학·치과대학·한의과대학·간호대학의 대학원 재학생
       (3) 면허증을 발급받은 신규 면허취득자
       (4) 보건복지부장관이 보수교육을 받을 필요가 없다고 인정하는 사람
    4) 보수교육 유예자
       (1) 해당 연도에 6개월 이상 환자진료 업무에 종사 하지 아니한 사람
       (2) 보건복지부장관이 보수교육을 받기가 곤란하다고 인정하는 사람

34. 규칙 제20조(보수교육)
    ※ ⑤는 의료기사 등의 보수교육 위탁기관

35. 규칙 제22조(보수교육 실시 방법 등)
    보수교육에 대해 각 중앙회장이 정하는 사항
    1) 보수교육의 교과과정 2) 실시 방법 3) 그 밖에 보수 교육을 실시하는 데에 필요한 사항

36. 법 제32조(감독)
    중앙회 정관을 변경하거나 임원을 새로 선출할 것을 명할 수 있는 경우
    1) 중앙회나 그 지부가 정관으로 정한 사업 외의 사업 을 하는 경우
    2) 국민보건 향상에 장애가 되는 행위를 한 때
    3) 요청(의료와 국민보건 향상에 관한 협조 요청)을 받고 협조하지 아니한 경우

37. 법 제33조(개설) 제2항
    의료기관을 개설할 수 있는 자
    1) 의사, 치과의사, 한의사 또는 조산사
    2) 국가나 지방자치단체
    3) 의료법인
    4) 「민법」이나 특별법에 따라 설립된 비영리법인
    5) 준정부기관, 지방의료원, 한국보훈복지의료공단
    ※ 의료인 중 간호사는 의료기관을 개설할 수 없음

38. 법 제33조(개설) 제2항
    한의사가 개설 가능한 의료기관
    - 한방병원, 요양병원 또는 한의원

39. 법 제33조(개설) 제3항·제4항, 규칙 제25조(의료기관 개설 신고), 규칙 제26조(의료기관 개설신고 사항의 변경 신고) 제1항, 규칙 제27조(의료기관 개설허가) 제1항, 규칙 제28조(의료 기관 개설허가 사항의 변경허가) 제1항
    의료기관 신고 및 허가
    1) 의료기관 개설 신고 및 허가
       (1) 의원·치과의원·한의원 또는 조산원(의원급과 조산원) 개설 : 시장·군수·구청장에게 신고
       (2) 종합병원·병원·치과병원·한방병원 또는 요양병원(병원급) 개설 : 시·도지사의 허가
    2) 의료기관 개설사항 변경
       (1) 의료기관 개설신고 사항의 변경신고 : 시장·군수·구청장에게 신고
       (2) 의료기관 개설허가 사항의 변경허가 : 시·도지사의 허가

40. 법 제33조(개설) 제3항
의원·치과의원·한의원 또는 조산원 개설
- 시장·군수·구청장에게 신고
※ 서울특별시 서초구는 자치구이므로 의원 개설시 서초구청장에게 신고하여야 함

41. 규칙 제36조(요양병원의 운영)
요양병원의 입원 대상
- 주로 요양이 필요한 자
1) 노인성 질환자
2) 만성질환자
3) 외과적 수술 후 또는 상해 후 회복기간에 있는 자
※ 전염성 질환자는 요양병원의 입원 대상으로 하지 아 니함
※ 정신질환자(노인성 치매환자는 제외)는 정신병원 외의 요양병원의 입원 대상으로 하지 아니함

42. 규칙 제38조(의료인 등의 정원), 규칙 [별표 5] (의료기관에 두는 의료인의 정원)
종합병원, 병원, 의원의 의사 정원
1) 연평균 1일 입원환자를 20명으로 나눈 수 (소수점은 올림)
2) 외래환자 3명은 입원환자 1명으로 환산
※ 따라서 (50+(210/3))/20=(50+70)/20=120/20=6명

43. 규칙 제38조(의료인 등의 정원), 규칙 [별표 5] (의료기관에 두는 의료인의 정원)
한방병원, 요양병원, 한의원을 제외한 모든 의료기관의 간호사 정원
1) 연평균 1일 입원환자를 2.5명으로 나눈 수(소수점은 올림)
2) 외래환자 12명은 입원환자 1명으로 환산
※ 따라서 (60+(180/12))/2.5=(60+15)/2.5=75/2.5 =30명

44. 규칙 제38조(의료인 등의 정원), 규칙 [별표 5] (의료기관에 두는 의료인의 정원)
요양병원의 간호사 정원
1) 연평균 1일 입원환자 6명마다 1명
2) 외래환자 12명은 입원환자 1명으로 환산
3) 간호조무사는 간호사 정원의 2/3 범위 내에서 둘 수 있음
※ 따라서 (81+(180/12))/6=(81+15)/6=96/6=16명

45. 규칙 제38조(의료인 등의 정원), 규칙 [별표 5] (의료기관에 두는 의료인의 정원)
요양병원의 간호사
- 간호조무사는 간호사 정원의 2/3 범위 내에서 둘 수 있음

46. 규칙 제38조(의료인 등의 정원)
의무기록사
- 종합병원에 보건복지부장관이 정하는 바에 따라 필요 한 수
※ 의무기록실은 병원급에 설치

47. 법 제37조(진단용 방사선 발생장치) 제1항
진단용 방사선 발생장치를 설치·운영하려는 의료기관
1) 보건복지부령으로 정하는 바에 따라 시장·군수·구청장에게 신고
2) 보건복지부령으로 정하는 안전관리기준에 맞도록 설치·운영

48. 법 제38조(특수의료장비의 설치·운영) 제1항
특수의료장비를 설치·운영하려는 의료기관
1) 보건복지부령으로 정하는 바에 따라 시장·군수·구청장에게 등록
2) 보건복지부령으로 정하는 설치인정기준에 맞게 설 치·운영

49. 법 제40조(폐업·휴업 신고와 진료기록부 등의 이관) 제1항 폐업·휴업 신고
- 의료기관 개설자는 의료업을 폐업하거나 1개월 이
상 휴업하려면 보건복지부령으로 정하는 바에 따라 관할 시장·군수·구청장에게 신고
※ 따라서, 의료기관의 종류에 관계없이 관할 시장· 군수 ·구청장에게 신고

50. 법 제40조(폐업·휴업 신고와 진료기록부 등의 이관) 제2항
진료기록부 등의 직접 보관
- 의료기관 개설자가 보건복지부령으로 정하는 바에 따라 진료기록부 등의 보관계획서를 제출하여 관할 보건소장의 허가를 받은 경우에는 직접 보관 가능

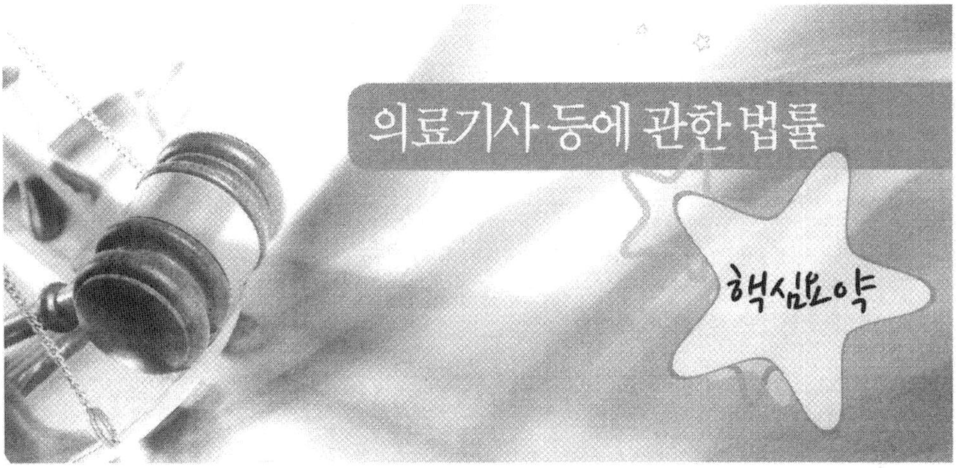

Ⅰ. 총 칭

1. 의료기사 등에 관한 법률의 목적

의료기사, 의무기록사 및 안경사의 자격·면허 등에 관하여 필요한 사항을 정함으로써 국민의 보건 및 의료 향상에 이바지한다.

2. 의료기사 등의 정의

1) 의료기사

의사 또는 치과의사의 지도 아래 진료나 의화학적 검사에 종사하는 사람

2) 의무기록사

의무에 관한 기록을 주된 업무로 하는 사람

3) 안경사

안경(시력보정용에 한정)의 조제 및 판매와 콘택트렌즈(시력보정용이 아닌 경우 포함)의 판매를 주된 업무로 하는 사람

3. 의료기사의 종류

1) 의료기사의 종류(6종)

임상병리사, 방사선사, 물리치료사, 작업치료사, 치과기공사 및 치과위생사

2) 의료기사 등의 종류(8종)

의료기사의 종류 + 보건의료정보관리사, 안경사

※ 의료기사의 종류와 의료기사 등의 종류를 구분할 것

4. 의료기사 등의 업무 범위와 한계

1) 의료기사 등의 업무 범위

의료기사 등의 업무 범위와 한계는 대통령령으로 정한다.

2) 의료기사의 업무 한계

(1) 의료기사

의사 또는 치과의사의 지도를 받아 업무를 수행한다.

행정처분, 의사나 치과의사의 지도를 받지 아니하고 업무를 하는 행위(의무기록사와 안경사 제외) : 품위손상행위로 자격정지 사유

위 반 시 「의료법」제27조(무면허 의료행위 등 금지)의 규정 위반

(2) 치과기공사

치과의사가 발행하는 치과기공물 제작의뢰서에 의하여 업무를 수행한다.

Ⅱ. 자격관리

1. 의료기사 등의 국가시험 응시 가능자

1) 취득하려는 면허에 상응하는 보건의료에 관한 학문을 전공하는 대학·산업대학 또는 전문대학을 졸업한 사람

2) 보건복지부장관이 인정하는 외국의 1)에 해당하는 학교와 같은 수준 이상의 교육과정 을 이수하고 외국의 해당 의료기사 등의 면허를 받은 사람

2. 결격사유

1) 의료기사 등의 결격사유

(1) 정신질환자 (전문의가 의료기사 등으로서 적합하다고 인정하는 사람은 제외)

(2) 마약·대마 또는 향정신성의약품 중독자

(3) 금치산자·한정치산자

(4) 보건관련 법규 위반으로 금고 이상의 실형을 선고받고 그 집행이 끝나지 아니하거나 면 제되지 아니한 사람

행정처분, 의료기사 등의 결격사유에 해당하게 된 경우: 면허취소

2) 결격사유 제외자

(1) 장애인

(2) 파산선고를 받고 복권되지 아니한 사람

3. 국가시험

1) 국가시험의 시행

(1) 대통령령이 정하는 바에 따라 해마다 1회 이상 보건복지부장관이 실시한다.

(2) 국가시험관리기관의 지정·고시

- 다음 요건을 모두 갖춘 기관

① 정부가 설립·운영비용의 일부를 출연한 비영리법인일 것

② 국가시험에 관한 조사·연구 등을 통하여 국가시험에 관한 전문적인 능력을 갖출 것

※ 보건복지부장관은 대통령령으로 정하는 바에 따라 시험 관리 능력이 있다고 인정되는 관계 전문기관으로 하여금 국가시험을 관리하게 할 수 있다.

(3) 공고

① 공고자 : 국가시험관리기관의 장

② 승인자 : 보건복지부장관

③ 공고사항 : 시험일시, 시험장소, 시험과목, 응시원서 제출기간, 그 밖에 시험 실시에 관하여 필요한 사항

④ 공고 기한 : 시험일 90일 전까지

※ 시험장소는 지역별 응시인원이 확정된 후 시험일 30일 전까지 공고할 수 있다.

2) 국가시험의 범위

(1) 출제범위

의료기사 등의 종류에 따른 전공과목 및 보건의료 관계 법규에 대하여 의료기사 등이 갖추어야 할 지식과 기능

(2) 구분

① 필기시험과 실기시험으로 구분하여 실시한다.

② 실기시험은 필기시험합격자에 대해서만 실시한다.

③ 보건복지부장관이 필요하다고 인정하는 경우에는 필기시험과 실기시험을 병합하여 실시한다.

3) 시험위원

국가시험관리기관의 장이 국가시험을 실시할 때마다 시험과목별로 전문지식을 갖춘 사람 중에서 시험위원을 위촉한다.

4) 국가시험의 응시

국가시험에 응시하려는 사람은 응시원서를 국가시험관리기관의 장에게 제출한다.

5) 시험과목

시행규칙 [별표 1] 의료기사등 국가시험의 필기시험과목과 실기시험의 범위 참조

6) 합격자 결정 방법

(1) 필기시험

각 과목 만점의 40%이상, 전 과목 총점의 60%이상 득점한 사람

(2) 실기시험

만점의 60% 이상 득점한 사람

4. 국가시험 응시자격의 제한

1) 의료기사 등의 결격사유 해당자
2) 부정한 방법으로 국가시험에 응시한 사람
   (1) 시험을 정지시키거나 합격 무효
   (2) 2회에 한정하여 국가시험 응시불가

5. 면허의 등록 및 발급

1) 보건복지부장관은 의료기사 등의 면허를 할 때에는 그 종류에 따르는 면허대장에 그 면허에 관한 사항을 등록하고 그 면허증을 발급한다.
2) 국가시험에 합격한 사람은 보건복지부령으로 정하는 서류를 첨부하여 보건복지부 장관에게 면허증 발급을 신청한다.
3) 보건복지부장관은 면허증 발급 신청을 받았을 때에는 그 신청인에게 면허증 발급을 신청 받은 날부터 14일 이내에 종류에 따라 면허증을 발급한다.
4) 외국의 면허를 받은 사람의 경우에는 외국에서 면허를 받은 사실 등에 대한 조회가 끝 난 날부터 14일 이내에 발급된다.

Ⅲ. 의료기사 등의 의무

1. 의료기사 등의 권리

1) 무면허자의 업무금지

의료기사 등이 아니면 의료기사 등의 업무를 하지 못한다.

※ 예외 : 대학·산업대학 또는 전문대학에서 취득하려는 면허에 상응하는 교육과정을 이수하기 위하여 실습 중에 있는 사람의 실습에 필요한 경우

벌칙, 의료기사 등의 면허 없이 의료기사 등의 업무를 한 사람 : 3년 이하의 징역 또는 1천만 원 이하의 벌금

2) 명칭사용제한

의료기사 등이 아니면 의료기사 등의 명칭 또는 이와 유사한 명칭을 사용하지 못한다.

벌칙, 의료기사 등의 면허 없이 의료기사 등의 명칭 또는 이와 유사한 명칭을 사용한 자 : 300 만 원 이하의 벌금

3) 의료기사 등의 의무

(1) 면허증 대여금지

의료기사 등의 면허증은 타인에게 빌려 주지 못한다.

행정처분, 타인에게 의료기사 등의 면허증을 빌려 준 경우 : 면허취소 사유

벌칙, 타인에게 의료기사 등의 면허증을 빌려 준 사람 : 3년 이하의 징역 또는 1천만 원 이하 의 벌금

(2) 비밀누설의 금지

의료기사 등은 이 법 또는 다른 법령에 특별히 규정된 경우를 제외하고는 업무상 알게 된 비밀을 누설하여서는 아니 된다.

※ 비밀누설 금지에 대해 다른 법령에 특히 규정된 경우의 예

①「감염병 예방 및 관리에 관한 법률」제42조 제2항

②「후천성면역결핍증 예방법」제5조 제1항등

벌칙, 업무상 알게 된 비밀을 누설한 사람: 3년 이하의 징역 또는 1천만 원 이하의 벌금(친고 죄)

※ 친고죄: 범죄의 피해자, 기타 법률이 정한 자의 고소가 있어야 공소할 수 있는 범죄

(3) 실태 등의 신고

① 신고내용 : 의료기사 등은 대통령령이 정하는 바에 의하여 그 실태와 취업상황을 보건복지부장관에게 신고한다.

과태료 실태와 취업상황에 관한 신고를 하지 아니한 자: 100만 원 이하의 과태료

② 신고시기 : 보건복지부장관이 보건의료시책 상 필요하다고 인정할 때

③ 공고 : 보건복지부장관은 신고를 하게 하려는 경우에는 신고의 방법·절차와 그 밖에 신고에 필요한 사항을 정하여 신고 시작 60일 전까지 공고한다.

IV. 치과기공소와 안경업소

1. 치과기공소의 개설등록 등

1) 치과기공소의 개설등록

(1) 치과기공소를 개설할 수 있는 사람

치과의사, 치과기공사

※ 1개소의 치과기공소만을 개설할 수 있다.

행정처분, 2개 이상의 치과기공소를 개설한 경우: 영업정지 및 개설등록취소 사유

벌칙, 치과기공사의 면허 없이 치과기공소를 개설한 자(치과의사 제외) : 3년 이하의 징역 또는 1천만 원 이하의 벌금

벌칙, 2개소 이상의 치과기공소를 개설한 자 : 300만 원 이하의 벌금

(2) 치과기공소를 개설하려는 자

특별자치도지사 · 시장 · 군수 · 구청장에게 개설 등록한다.

행정처분, 치과진료를 행하는 의료기관 또는 등록한 치과기공소가 아닌 곳에서 치과기공소의 업무를 행한 때 : 자격정지 사유

행정처분, 개설등록을 하지 아니하고 치과기공소를 개설 · 운영한 때: 자격정지 사유

벌칙, 등록을 하지 아니하고 치과기공소를 개설한 자 : 300만 원 이하의 벌금

2) 치과기공소의 시설 및 장비(보건복지부령으로 정하는 시설 및 장비)

(1) 기공용 레이드 1대 이상　　(2) 주조기 1대 이상
(3) 기공용 모터 3대 이상　　(4) 기공용컴프레서1대이상
(5) 치과용 프레스 1대 이상　　(6) 전기로 1대 이상
(7) 포설린로 1대 이상　　(8) 초음파 청소기 1대 이상
(9) 서베이어 1대 이상　　(10) 진동기 1대 이상
(11) 트리머 1대 이상　　(12) 샌드기 1대 이상
(13) 진공 매몰기 1대 이상　　(14) 핀덱스 1대 이상

행정처분, 치과기공소의 개설자가 시설 및 장비를 갖추지 못한 때: 시정명령

2. 치과기공사 등의 준수사항

1) 치과기공사

치과기공물제작 등 업무를 수행할 때 치과의사가 발행한 치과기공물제작의뢰서에 따라야 한다.

행정처분, 치과의사가 발행하는 치과기공물 제작의뢰서에 따르지 아니하고 치과기공물 제작 등 업무를 한 때 : 면허취소 사유

벌칙, 치과의사가 발행한 치과기공물제작의뢰서에 따르지 아니하고 치과기공물제작 등 업무를 행한 자 : 3년 이하의 징역 또는 1천만 원 이하의 벌금

2) 치과기공물제작 등 업무를 의뢰한 치과의사 및 치과기공소 개설자

보건복지부령으로 정하는 바에 따라 치과기공물제작의뢰서를 보존하여야 한다.

※ 치과의사 및 치과기공소 개설자는 각자 2년 동안 보존

행정처분, 치과기공물제작의뢰서를 보존하지 아니한 때: 자격정지 사유

3) 치과기공물제작 등 업무를 의뢰한 치과의사

실제 기공물 제작 등이 치과기공물제작의뢰서에 따라 적합하게 이루어지고 있는지 여부를 확인할 수 있다.

※ 해당 치과기공소 개설자는 이에 따라야 한다.

행정처분, 치과의사가 치과기공물제작의뢰서에 따라 적합하게 이루어지고 있는지 여부를 확인 시, 이에 따르지 아니한 치과기공소 개설자 : 자격정지 사유

3. 안경업소의 개설등록 등

1) 안경업소의 개설등록

(1) 안경사만이 안경의 조제나 안경 및 콘택트렌즈의 판매업소 개설 가능하다.

※ 안경은 조제와 판매가 가능하나 콘택트렌즈는 판매만 가능하다.

벌칙, 안경사의 면허 없이 안경업소를 개설한 사람 : 3년 이하의 징역 또는 1천만 원 이하의 벌금

(2) 안경사는 1개의 안경업소만을 개설한다.

행정처분, 2개 이상의 안경업소를 개설한 경우: 영업정지 및 개설등록취소 사유

벌칙, 2개 이상의 안경업소를 개설한 자: 300만 원 이하의 벌금

(3) 안경업소를 개설하려는 사람은 보건복지부령으로 정하는 바에 따라 특별자치도지사 · 시

장 · 군수 · 구청장에게 개설등록 한다.

벌칙, 등록을 하지 아니하고 안경업소를 개설한 자 : 300만 원 이하의 벌금

(4) 안경업소를 개설하려는 사람은 보건복지부령으로 정하는 시설 및 장비를 갖출 것

행정처분, 안경업소의 개설자가 시설 및 장비를 갖추지 못한 때: 시정명령

(5) 안경 및 콘택트렌즈를 전자상거래 및 통신판매의 방법으로 판매하여서는 아니 된다.

벌칙, 안경 및 콘택트렌즈를 전자상거래 및 통신판매의 방법으로 판매한 자 : 300만 원 이하의 벌금

(6) 안경사는 안경 및 콘택트렌즈를 안경업소에서만 판매한다.

벌칙, 안경 및 콘택트렌즈를 안경업소 외의 장소에서 판매한 안경사 :3 00만 원 이하의 벌금

(7) 안경사는 콘택트렌즈를 판매하는 경우 콘택트렌즈의 사용방법과 부작용에 관한 정보를 제공한다.

행정처분, 안경사가 콘택트렌즈의 사용방법과 부작용에 관한 정보를 제공하지 아니한 경우 : 시정명령

2) 안경업소의 시설기준(보건복지부령으로 정하는 시설 및 장비)

(1) 시력표 (2) 표본 렌즈

(3) 측정 의자 (4) 동공 거리(p.d.) 측정기

(5) 정점굴절계기(렌즈미터) (6) 조제용 연마기

(7) 렌즈 절단기(렌즈 가공기기) (8) 가열기

(9) 안경 세척기

※ 안경업소는 채광과 환기가 잘 되고 청결하여야 하며 안경의 조제 및 판매에 지장이 없도록 적합한 시설을 갖추어야 한다.

※ 안경의 조제 및 판매는 시력보정용으로 한정하며, 콘택트렌즈 판매는 시력보정용이 아닌 것을 포함한다.

행정처분, 안경업소의 개설자가 시설 및 장비를 갖추지 못한 때 : 시정명령

4. 폐업 등의 신고

1) 치과기공소 또는 안경업소의 폐업 또는 등록사항 변경

(1) 신고대상

특별자치도지사 · 시장 · 군수 · 구청장

(2) 신고기간

지체 없이(폐업하거나 등록사항을 변경한 날부터 14일 이내)

2) 치과기공소 또는 안경업소를 양도 · 양수하여 개설자가 변경된 경우

(1) 신고대상

특별자치도지사 · 시장 · 군수 · 구청장

(2) 신고의무자

양수인

(3) 신고기간

양도 · 양수한날부터 14일 이내

5. 치과기공소와 안경업소의 과대광고 등의 금지

1) 치과기공소 또는 안경업소는 해당 업무에 관하여 거짓광고 또는 과대광고를 하지 못한다.
   행정처분, 거짓광고 또는 과대광고를 한 경우: 영업정지 및 개설등록취소 사유
2) 누구든지 영리를 목적으로 특정 치과기공소 · 안경업소 또는 치과기공사 · 안경사에게 고객을 알선 · 소개 또는 유인하여서는 아니 된다.
   벌칙, 영리를 목적으로 고객을 알선 · 소개 또는 유인한 자: 300만 원 이하의 벌금
3) 치과기공소와 안경업소의 해당 업무에 관한 광고의 범위와 그 밖에 필요한 사항은 「독점규제 및 공정거래에 관한 법률」에서 정하는 바에 따른다.

6. 치과기공소와 안경업소의 보고와 검사 등

1) 보고 · 검사권자
   보건복지부장관, 시 · 도지사 또는 시장 · 군수 · 구청장
   ※ 이 법에서 시 · 도지사란 특별시장 · 광역시장 · 도지사 · 특별자치도지사를 이른다.
2) 대상
   치과기공소 또는 안경업소의 개설자
3) 내용
   지도 · 감독에 필요한 범위에서 보고를 명하거나 소속 공무원으로 하여금 업무 상황, 시설 등을 검사하게 할 수 있다.
   과태료 보고를 하지 아니하거나 검사를 거부·기피 또는 방해한 자 : 100만 원 이하의 과태료
4) 소속 공무원의 증표
   소속 공무원은 권한을 나타내는 증표를 지니고 관계인에게 보여주어야 한다.

V. 협 회

1. 협회

1) 협회설립
   면허의 종류에 따라 전국적으로 조직을 가지는 단체(협회)를 설립할 수 있다(의무조항 아님).
2) 협회의 성격
   법인
3) 협회에 관하여 이 법에 규정되지 아니한 사항
   「민법」중 사단법인에 관한 규정 준용

2. 보수교육

1) 보수교육 명령권자
   보건복지부장관이 보건복지부령에 의해 실시한다.

2) 보수교육 기관 : 의료기사 등에 대한 보수교육 업무를 위탁받은 기관
보수교육 업무를 위탁받으려는 기관은 보수교육계획서를 보건복지부장관에게 제출한다.
※ 보수교육계획서의 내용 : 보수교육의 대상, 교과과정, 실시방법 및 보수교육이수 인정기준, 그 밖에 보수교육에 필요한 사항

3) 교육시간
연간 8시간 이상(횟수에 대한 규정 없음)

4) 보수교육 대상자
보건기관 · 의료기관 · 치과기공소 · 안경업소 등에서 업무에 종사하는 의료기사 등

5) 보수교육 면제자
(1) 군복무 중인 사람
(2) 본인의 질병이나 그 밖의 불가피한 사유로 보수교육을 받기가 곤란한 사람
※ 보수교육이 면제되는 사람은 그 보수교육이 시작되기 전 보수교육 면제신청서에 면제 대상자임을 증명할 수 있는 서류를 첨부하여 보수교육을 하는 기관의 장에게 제출한다.

VI. 행정처분,

1. 면허의 취소 등

1) 면허의 취소
(1) 면허취소권자 : 보건복지부장관
(2) 면허취소사유
① 면허를 취소하여야 하는 경우
의료기사 등의 결격사유에 해당하게 된 경우
② 면허를 취소할 수 있는 경우
㉠ 타인에게 의료기사 등의 면허증을 빌려 준 경우
㉡ 치과의사가 발행하는 치과기공물제작의뢰서에 따르지 아니하고 치과기공물제작 등 업무를 한 때
㉢ 면허자격정지기간에 의료기사 등의 업무를 한 때
㉣ 3회 이상 면허자격정지처분을 받은 경우

2) 면허증의 재발급
(1) 면허취소로 인한 재발급 시기
면허가 취소된 후 그 처분의 원인이 된 사유가 소멸되는 등 대통령령으로 정하는 사유가 있다고 인정될 때
(2) 재발급자
보건복지부장관
(3) 재발급 사유와 시기

① 의료기사 등의 결격사유 중 정신질환자, 마약 · 대마 또는 향정신성의약품중독자, 금치산자 · 한정치산자로 면허가 취소된 경우 : 취소의 원인이 된 사유가 소멸되었을 때

② 보건관련 법규위반으로 금고 이상의 실형을 선고받고 그 집행이 끝나지 아니하거나 면제되지 아니한 사유로 면허가 취소된 경우 : 해당 형의 집행이 끝나거나 면제된 후 1년이 지난 사람으로서 뉘우치는 빛이 뚜렷할 때

③ 타인에게 의료기사 등의 면허증 대여, 면허자격정지기간에 의료기사 등의 업무를 하거나 3회 이상 면허자격정지처분을 받아 면허가 취소된 경우 : 면허가 취소된 후 1년 이 지난 사람으로서 뉘우치는 빛이 뚜렷할 때

④ 치과의사가 발행하는 치과기공물제작의뢰서에 따르지 아니하고 치과기공물제작 등 업무를 하여 면허가 취소된 경우 : 면허가 취소된 후 6개월이 지난 사람으로서 뉘우치는 빛이 뚜렷할 때

3) 면허증의 재발급 신청

(1) 재발급 신청 사유

① 의료기사 등이 면허증을 분실 또는 훼손하였거나 면허증의 기재사항이 변경된 경우

② 면허가 취소된 후 재발급 사유에 해당된 경우

(2) 신청서 제출 경로

시 · 도지사를 거쳐 보건복지부장관에게 제출한다.

(3) 면허증의 반납

면허증을 재발급 받은 후 분실된 면허증을 발견하였을 때에는 지체 없이 그 면허증을 보건복지부장관에게 반납한다.

4) 면허증을 갈음하는 증서

면허증을 재발급 받을 때까지 신청서에 대한 보건복지부장관의 접수증으로 면허증을 갈음한다.

2. 자격의 정지

1) 면허자격의 정지

(1) 자격정지 기간

6개월 이내

(2) 자격정지 사유

① 품위를 현저히 손상시키는 행위를 한 경우

② 치과기공소 또는 안경업소의 개설자가 될 수 없는 자에게 고용되어
치과기공사 또는 안경사의 업무를 행한 경우

③ 치과진료를 행하는 의료기관 또는 등록한 치과기공소가 아닌 곳에서
치과기공사의 업무를 행한 때

④ 개설등록을 하지 아니하고 치과기공소를 개설·운영한 때

⑤ 치과기공물제작의뢰서를 보존하지 아니한 때

⑥ 업무를 의뢰한 치과의사가 기공물 제작 등이 치과기공물제작의뢰서에 따라 적합하게 이루어지는지 여부를 확인하는 것을 따르지 아니할 때

⑦ 그 밖에 이 법 또는 이 법에 따른 명령에 위반한 경우

행정처분, 면허자격정지기간에 의료기사 등의 업무를 하거나 3회 이상 면허자격 정지처분을 받은 경우: 면허취소 사유

2) 품위손상행위의 범위(대통령령)

(1) 의료기사 등의 업무 범위를 벗어나는 행위(영제2조)

(2) 의사나 치과의사의 지도를 받지 아니하고 의료기사 등의 업무를 하는 행위 (의무기록사 와 안경사 제외) (영제2조)

(3) 학문적으로 인정되지 아니하거나 윤리적으로 허용되지 아니하는 방법으로 업무를 하는 행위

(4) 검사결과를 사실과 다르게 판시하는 행위

행정처분, 품위를 현저히 손상시키는 행위를 한 경우 : 자격정지 사유

3) 면허증의 회수절차

(1) 보건복지부장관은 면허의 취소 또는 면허자격의 정지처분을 하였을 때에는 그 사실을 주소지를 관할하는 시 · 도지사에게 통보한다.

(2) 시 · 도지사(특별자치도지사제외)는 지체 없이 시장 · 군수 · 구청장에게 통보한다.

(3) 통보를 받은 특별자치도지사 · 시장 · 군수 · 구청장은 지체 없이 면허의 취소처분을 받은 해당 의료기사 등의 면허증을 회수하여 보건복지부장관에게 제출한다(시장 · 군수 · 구청장은 시 · 도지사를 거쳐 제출).

3. 치과기공소 또는 안경업소 개설자에 대한 시정명령

1) 시정명령권자

특별자치도지사 · 시장 · 군수 · 구청장

2) 사유

(1) 치과기공소 또는 안경업소의 개설자가 보건복지부령으로 정하는 시설 및 장비를 갖추지 못한 때(법 제11조의 2 제4항 및 제12조 제4항)

(2) 안경사가 콘택트렌즈의 사용방법과 부작용에 관한 정보를 제공하지 아니한 경우(법 제12조 제7항)

(3) 치과기공소 또는 안경업소의 개설자가 보건복지부령으로 정하는 바에 따라 폐업 또는 등록의 변경사항을 신고하지 아니한 때(법 제13조)

3) 조치

위반된 사항의 시정을 명할 수 있다.

행정처분, 시정명령을 이행하지 아니한 경우: 영업정지 및 개설등록취소 사유

4. 치과기공소 또는 안경업소의 개설등록의 취소 등

1) 영업정지 및 개설등록 취소권자
특별자치도지사 · 시장 · 군수 · 구청장

2) 기간
(1) 영업정지를 받은 경우: 6개월 이내의 기간
(2) 개설등록의 취소처분을 받은 경우 : 6개월 이내에 개설 불가
(3) 면허자격정지처분을 받은 경우 : 면허자격정지기간 동안 영업 불가
※ 예외 : 치과기공물제작의뢰서를 보존하지 아니하거나 업무를 의뢰한 치과의사가 기공물제작 등이 치과기공물제작의뢰서에 따라 적합하게 이루어지는지 여부를 확인하는 것을 따르지 아니하여 면허자격정지처분을 받은 경우

3) 영업정지 또는 등록취소 사유
(1) 2개 이상의 치과기공소 또는 안경업소를 개설한 경우(법 제11조의 2 제2항, 제12조 제 2항)
(2) 거짓광고 또는 과대광고를 한 경우(법 제14조 제1항)
(3) 안경사의 면허가 없는 사람으로 하여금 안경의 조제 및 판매와 콘택트렌즈의 판매를 하게 한 경우
(4) 영업정지처분을 받은 치과기공소 또는 안경업소의 개설자가 영업정지기간에 영업을 한 경우
(5) 치과기공사가 아닌 자로 하여금 치과기공사의 업무를 하게 한 때
(6) 시정명령을 이행하지 아니한 경우(법 제23조)

4) 업무정지처분 효과의 승계
(1) 치과기공소 및 안경업소의 업무정지처분이 확정된 때
- 양수한 자에게 승계한다.
(2) 치과기공소 및 안경업소의 업무정지처분절차가 진행 중인 때
- 양수인에 대하여 절차를 계속 진행한다.
(3) 양수인이 그 처분 또는 위반사실을 알지 못하였음을 증명하는 때
- 양수인에게 승계하지 아니한다.
(4) 영업정지처분을 받았거나 영업정지처분의 절차가 진행 중인 때
- 해당자는 그 사실을 보건복지부령으로 정하는 바에 따라 양수인에게 지체 없이 통지한다.
※ 내용증명으로 양수인에게 알린다.

5. 행정처분,의 종류

1) 면허의 취소
2) 자격의 정지
3) 시정명령
4) 영업정지 또는 개설등록의 취소

6. 수수료

1) 수수료 규정

보건복지부령

2) 수수료 납부자

(1) 의료기사 등의 면허를 받으려는 사람

(2) 면허증을 재발급 받으려는 사람

(3) 국가시험에 응시하려는 사람

3) 수수료

(1) 국가시험에 응시하려는 사람 : 국가시험관리기관의 장이 보건복지부장관의 승인을 얻어 결정한 수수료

(2) 면허증의 재발급 : 2천원

(3) 면허사항에 관한 증명 : 500원

7. 권한의 위임 또는 위탁

1) 권한의 위임

(1) 보건복지부장관의 권한은 그 일부를 대통령령으로 정하는 바에 따라 위임할 수 있다.

(2) 위임 대상

시 · 도지사, 질병관리본부장, 시장 · 군수 · 구청장 또는 보건소장

2) 업무의 위탁

(1) 보건복지부장관은 의료기사 등에 대한 교육 등 업무의 일부를 대통령령이 정하는 바에 의하여 관계전문기관 등에 위탁할 수 있다.

(2) 의료기사 등에 대한 보수교육 위탁기관

① 「고등교육법」에 따른 학교로서 해당 의료기사 등의 면허에 관련된 학과가 개설된 전문대학 이상의 학교

② 해당 의료기사 등의 면허의 종류에 따라 설립된 단체

③ 해당 의료기사 등의 업무와 관련된 연구기관

(3) 보건복지부장관은 보수교육 위탁의 내용을 고시하여야 한다.

3) 민감정보 및 고유식별정보의 처리

(1) 처리권자

보건복지부장관, 특별자치도지사, 시장, 군수, 자치구의 구청장(해당 권한이 위임·위탁된 경우에는 그 권한을 위임·위탁받은 자 포함), 국가시험관리기관

(2) 자료 내용

① 건강에 관한 정보(「개인정보 보호법」)

② 범죄경력자료에 해당하는 정보(「개인정보 보호법 시행령」)

③ 주민등록번호 또는 외국인등록번호가 포함된 자료(「개인정보 보호법 시행령」)

(3) 불가피한 사무의 내용

① 국가시험의 관리(법 제6조)
② 국가시험 응시자격의 확인(법 제7조)
③ 의료기사 등의 면허의 등록과 면허증 발급(법 제8조)
④ 치과기공소의 개설등록(법 제11조의2)
⑤ 안경업소의 개설등록(법 제12조)
⑥ 치과기공소 및 안경업소의 폐업 및 등록사항 변경 신고(법 제13조)
⑦ 행정처분, 등(법 제21조~제26조)
⑧ 면허증 재발급(영 제12조)

Ⅶ. 벌칙,

1. 3년 이하의 징역 또는 3천만 원 이하의 벌금

1) 의료기사 등의 면허 없이 의료기사 등의 업무를 한 사람
2) 타인에게 의료기사 등의 면허증을 빌려 준 사람
3) 업무상 알게 된 비밀을 누설한 사람(친고죄)
4) 치과기공사의 면허 없이 치과기공소를 개설한 사람(치과의사 제외)
5) 치과의사가 발행한 치과기공물제작의뢰서에 따르지 아니하고 치과기공물제작등 업무를 행한 사람
6) 안경사의 면허 없이 안경업소를 개설한 사람

2. 500만 원 이하의 벌금

1) 의료기사 등의 면허 없이 의료기사 등의 명칭 또는 이와 유사한 명칭을 사용한 자
2) 2개 이상의 치과기공소를 개설한 자
3) 2개 이상의 안경업소를 개설한 자
4) 등록을 하지 아니하고 치과기공소를 개설한 자
5) 등록을 하지 아니하고 안경업소를 개설한 자
6) 안경 및 콘택트렌즈를 전자상거래 및 통신판매의 방법으로 판매한 자
7) 안경 및 콘택트렌즈를 안경업소 외의 장소에서 판매한 안경사
8) 영리를 목적으로 특정 치과기공소·안경업소 또는 치과기공사·안경사에게 고객을 알선 · 소개 또는 유인한 자

3. 양벌규정 적용 위반행위

1) 의료기사 등에 관한 법률 제30조(벌칙) : 3년 이하의 징역 또는 1천만 원 이하의 벌금
2) 의료기사 등에 관한 법률 제31조(벌칙) : 300만 원 이하의 벌금

3) 예외사항 : 법인 또는 개인이 그 위반행위를 방지하기 위하여 해당업무에 관하여 상당 한 주의와 감독을 게을리 하지 아니한 경우

4. 과태료

1) 500만 원 이하의 과태료

(1) 실태와 취업 상황에 관한 신고를 하지 아니한 자

(2) 폐업신고를 하지 아니하거나 등록사항의 변경신고를 하지 아니한 사람

(3) 보고를 하지 아니하거나 검사를 거부·기피 또는 방해한 자

※ 시행령 [별표] 과태료의 부과기준 참조

2) 과태료 부과권자

보건복지부장관, 시·도지사 또는 시장·군수·구청장

3) 과태료 부과에 따른 일반기준

(1) 과태료 금액의 2분의 1의 범위에서 금액을 줄일 수 있는 경우

① 위반행위자가「질서위반행위규제법 시행령」제2조의2제1항 각 호의 어느 하나에 해 당하는 경우

㉠「국민기초생활보장법」에 따른 수급자

㉡「한부모가족지원법」에 따른 보호대상자

㉢「장애인복지법」에 따른 제1급부터 제3급까지의 장애인

㉣「국가유공자 등 예우 및 지원에 관한 법률」에 따른 1급부터 3급까지의 상이등급 판정을 받은 사람

㉤ 미성년자

② 위반행위자가 처음 해당 위반행위를 한 경우로서 1년 이상 해당 영업을 모범적으로 영위한 사실이 인정되는 경우

③ 위반행위가 사소한 부주의나 오류로 인한 것으로 인정되는 경우

④ 위반행위자가 법 위반상태를 시정하거나 해소하기 위하여 노력한 것이 인정되는 경우

⑤ 그 밖에 위반행위의 정도, 위반행위의 동기와 그 결과, 위반 횟수 등을 고려하여 그 금액을 줄일 필요가 있다고 인정되는 경우

※ 과태료를 체납하고 있는 위반행위자에 대해서는 적용하지 않는다.

(2) 과태료 금액의 2분의 1의 범위에서 금액을 늘릴 수 있는 경우 위반행위의정도, 위반행위의 동기와 그 결과, 위반 횟수 등을 고려

※ 과태료 금액의 상한을 넘을 수 없다.

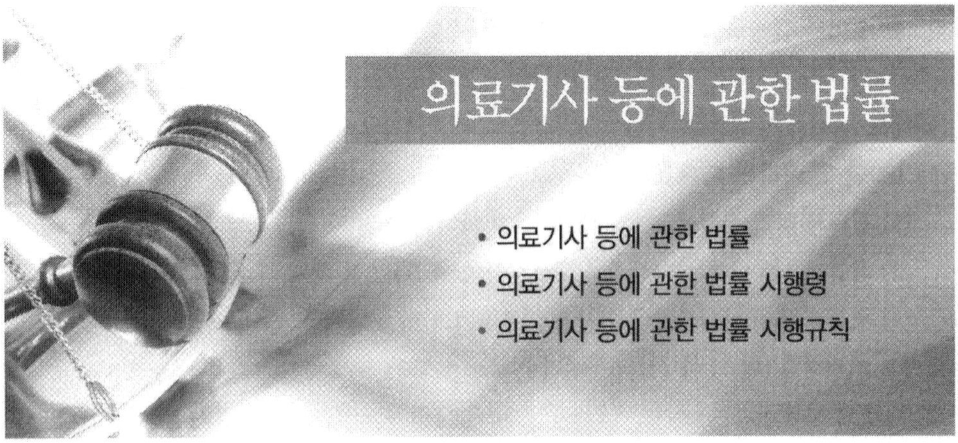

제1장 총 칙

제1조(목적) 이 법은 의료기사, 보건의료정보관리사 및 안경사의 자격·면허 등에 관하여 필요한 사항을 정함으로써 국민의 보건 및 의료 향상에 이바지함을 목적으로 한다.
<개정 2017.12.19.> [시행일:2018.12.20.]

[영] 제1조(목적) 이 영은 「의료기사 등에 관한 법률」에서 위임된 사항과 그 시행에 필요한 사 항을 규정함을 목적으로 한다. <개정 2012.5.22.>

[규] 제1조(목적) 이 규칙은 「의료기사 등에 관한 법률」 및 같은 법 시행령에서 위임된 사항과 그 시행에 관하여 필요한 사항을 규정함을 목적으로 한다.
[전문개정 2012.5.23]

제1조의2(정의) 이 법에서 사용하는 용어의 뜻은 다음과 같다.<개정 2017.12.19>

1. "의료기사"란 의사 또는 치과의사의 지도 아래 진료나 의화학적(醫化學的) 검사에 종사하는 사람을 말한다.
2. "보건의료정보관리사"란 의료 및 보건지도 등에 관한 기록 및 정보의 분류 ·확인·유지·관리를 주된 업무로 하는 사람을 말한다. [시행일:2018.12.20.]
3. "안경사"란 안경(시력보정용에 한정한다. 이하 같다)의 조제 및 판매와 콘택트렌즈(시력보정용이 아닌 경우를 포함한다. 이하 같다)의 판매를 주된 업무로 하는 사람을 말한다.

[본조신설 2011.11.22.]

[영] 제1조의2(의료기사 종별에 따른 업무) 「의료기사 등에 관한 법률」(이하 "법"이라 한다) 제2조제2항 각 호 외의 부분에서 "대통령령으로 정하는 업무"란 다음 각 호의 구분에 따른 업무를 말한다.

1. 임상병리사: 각종 화학적 또는 생리학적 검사와 관련된 다음 각 목의 업무
   가. 기계·기구·시약 등의 보관·관리·사용에 관한 업무
   나. 가검물(可檢物) 등의 채취·검사에 관한 업무
   다. 혈액의 채혈·제제(製劑) 또는 검사용 시약의 조제(調劑) 등 그 밖의 임상병리검사에 관한 업무
2. 물리치료사: 신체의 교정 및 재활을 위한 물리요법적 치료와 관련된 기기·약품의 사용·관리 등에 관한 업무
3. 작업치료사: 신체적·정신적 기능장애를 회복시키기 위한 작업요법적 치료와 관련된 작업수행 분석·평가 등에 관한 업무
4. 치과위생사: 치아 및 구강질환의 예방 및 위생 관리 등을 위한 보건기관 또는 의료기관에서 구내(口內) 진단용 방사선 촬영에 관한 업무

[본조신설 2016.11.29.]

제2조(의료기사의 종류 및 업무) ① 의료기사의 종류는 임상병리사, 방사선사, 물리치료사, 작업치료사, 치과기공사 및 치과위생사로 한다. <개정 2016. 5.29>

② 의료기사는 종별에 따라 다음 각 호의 업무 및 이와 관련하여 대통령령으로 정하는 업무를 수행한다.<신설 2016. 5.29>

임상병리리사: 각종 화학적 또는 생리학적 검사
방사선사: 방사선 등의 취급 및 방사선 등 관련 기기의 취급 또는 관리
물리치료사: 신체의 교정 및 재활을 위한 물리요법적 치료
작업치료사: 신체적·정신적 기능장애를 회복시키기 위한 작업요법적 치료
치과기공사: 보철물의 제작, 수리 또는 가공
치과위생사: 치아 및 구강질환의 예방과 위생관리 등
[전문개정 2011.11.22.]
[제목개정 2016. 5.29.]

제3조(업무 범위와 한계) 의료기사, 보건의료정보관리사 및 안경사(이하 "의료기사등" 이라 한다)의 구체적인 업무의 범위와 한계는 대통령령으로 정한다.
<개정 2017.12.19.> [전문개정 2011.11.22]

[영] 제2조(의료기사, 의무기록사 및 안경사의 업무 범위 등) ① 법 제3조에 따른 의료기사,

의무기록사 및 안경사(이하 "의료기사등"이라 한다)의 업무의 범위와 한계는 다음 각 호의 구분에 따른다. <개정 2015.3.3., 2016.11.29.>

1. 임상병리사: 병리학·미생물학·생화학·기생충학·혈액학·혈청학·법의학·요화학(尿化學)·세포병리학의 분야, 방사성동위원소를 사용한 가검물 등의 검사 및 생리학적 검사(심전도·뇌파·심폐기능·기초대사나 그 밖의 생리기능에 관한 검사를 말한다)의 분야에서 임상병리검사에 필요한 다음 각 목의 업무에 종사한다.
   가. 기계·기구·시약 등의 보관·관리·사용
   나. 가검물 등의 채취·검사
   다. 검사용 시약의 조제
   라. 혈액의 채혈·제제·제조·조작·보존·공급
   마. 그 밖의 임상병리검사업무
2. 방사선사: 전리방사선(電離放射線) 및 비전리방사선의 취급과 방사성동위원소를 이용한 핵의학적 검사 및 의료영상진단기·초음파진단기의 취급, 방사선기기 및 부속 기자재의 선택 및 관리 업무
3. 물리치료사: 온열치료, 전기치료, 광선치료, 수치료(水治療), 기계 및 기구 치료, 마사지·기능훈련·신체교정운동 및 재활훈련과 이에 필요한 기기·약품의 사용·관리, 그 밖의 물리요법적 치료업무
4. 작업치료사: 신체적·정신적 기능장애를 원활하게 회복시키기 위하여 일상생활에서 사용하는 물체나 기구를 활용한 감각·활동훈련, 작업적 일상생활훈련, 인지재활치료, 삼킴장애재활치료, 상지(上肢)보조기 제작 및 훈련, 작업수행분석 및 평가 업무, 그 밖의 작업요법적 훈련·치료 업무
5. 치과기공사: 치과의사의 진료에 필요한 작업 모형, 보철물(심미 보철물과 악안면 보철물을 포함한다), 임플란트 맞춤 지대주(支臺柱) 및 상부구조, 충전물(充塡物), 교정장치 등 치과기공물의 제작·수리 또는 가공, 그 밖의 치과기공업무
6. 치과위생사: 치석 등 침착물(沈着物) 제거, 불소 도포, 임시 충전, 임시 부착물 장착, 부착물 제거, 치아 본뜨기, 교정용 호선(弧線)의 장착·제거, 그 밖에 치아 및 구강 질환의 예방과 위생에 관한 업무. 이 경우 「의료법」 제37조제1항에 따른 안전관리기준에 맞게 진단용 방사선 발생장치를 설치한 보건기관 또는 의료기관에서 구내 진단용 방사선 촬영업무를 할 수 있다.
7. 의무기록사: 의료기관에서 질병 및 수술 분류, 진료기록의 분석·진료통계, 암 등록, 전사(轉寫) 등 각종 의무(醫務)에 관한 기록 및 정보를 유지·관리하고 이를 확인하는 업무
8. 안경사: 안경(시력보정용으로 한정한다. 이하 같다)의 조제(調製) 및 판매와 콘택트렌즈(시력보정용이 아닌 것을 포함한다. 이하 같다)의 판매 업무. 이 경우 안경

및 콘택트렌즈의 도수를 조정하기 위한 시력검사[약제를 사용하는 시력검사 및 자동굴절검사기기를 사용하지 아니하는 타각적(他覺的) 굴절검사는 제외한다]를 할 수 있다. 다만, 6세 이하의 아동에 대한 안경의 조제·판매와 콘택트렌즈의 판매는 의사의 처방에 따라야 한다.

② 의료기사는 의사 또는 치과의사의 지도를 받아 제1항에서 규정한 업무를 수행한다.
[전문개정 2012.5.22.]

제2장 자격관리

제4조(면허) ① 의료기사등이 되려면 다음 각 호의 어느 하나에 해당하는 사람으로서 의료기사등의 국가시험(이하 "국가시험"이라 한다)에 합격한 후 보건복지부장관의 면허를 받아야 한다. <개정 2017. 12. 19., 2018. 12. 11.>

1. 「고등교육법」 제2조에 따른 대학ㆍ산업대학ㆍ전문대학(이하 "대학등"이라 한다)에서 취득하려는 면허에 상응하는 보건의료에 관한 학문을 전공하고 졸업한 사람. 다만, 보건의료정보관리사의 경우 「고등교육법」 제11조의2에 따른 인정기관(이하 "인정기관"이라 한다)의 보건의료정보관리사 교육과정 인증을 받은 대학등에서 보건의료정보 관련 학문을 전공하고 보건복지부령으로 정하는 교과목을 이수하여 졸업한 사람이어야 한다.
2. 삭제 <1999.2.8>
3. 삭제 <1999.2.8>
4. 외국의 제1호에 해당하는 학교(보건복지부장관이 정하여 고시하는 인정기준에 해당하는 학교를 말한다)와 같은 수준 이상의 교육과정을 이수하고 외국의 해당 의료기사등의 면허를 받은 사람

② 제1항제1호 단서에도 불구하고 입학 당시 인정기관의 인증을 받은 대학등에 입학한 사람으로서 그 대학등에서 보건의료정보 관련 학문을 전공하고 보건복지부령으로 정하는 교과목을 이수하여 졸업한 사람은 졸업 당시 해당 대학등이 인정기관의 인증을 받지 못한 경우라 하더라도 보건의료정보관리사 국가시험 응시자격을 갖춘 것으로 본다. <신설 2017. 12. 19.>
[제목개정 2011. 11. 22.]

제5조(결격사유) 다음 각 호의 어느 하나에 해당하는 사람에 대하여는 의료기사등의 면허를 하지 아니한다. <개정 2017.12.19>

1. 「정신건강증진 및 정신질환자 복지서비스 지원에 관한 법률」 제3조제1호에 따른 정신질환자. 다만, 전문의가 의료기사등으로서 적합하다고 인정하는 사람의 경우에는

그러하지 아니하다.

2. 「마약류 관리에 관한 법률」에 따른 마약류 중독자
3. 피성년후견인, 피한정후견인
4. 이 법 또는 「형법」 중 제234조, 제269조, 제270조제2항부터 제4항까지, 제317조제1항, 「보건범죄 단속에 관한 특별조치법」, 「지역보건법」, 「국민건강증진법」, 「후천성면역결핍증 예방법」, 「의료법」, 「응급의료에 관한 법률」, 「시체해부 및 보존에 관한 법률」, 「혈액관리법」, 「마약류 관리에 관한 법률」, 「모자보건법」 또는 「국민건강보험법」을 위반하여 금고 이상의 실형을 선고받고 그 집행이 끝나지 아니하거나 면제되지 아니한 사람

[제목개정 2011. 11. 22.]

제6조(국가시험) ① 국가시험은 대통령령이 정하는 바에 따라 해마다 1회 이상 보건복지부장관이 실시한다.

② 보건복지부장관은 대통령령으로 정하는 바에 따라 「한국보건의료인국가시험원법」에 따른 한국보건의료인국가시험원으로 하여금 국가시험을 관리하게 할 수 있다.
<개정 2015. 6. 22.>

[영] 제3조(국가시험의 범위) ① 법 제6조의 규정에 의한 의료기사등의 국가시험(이하 "국가시험"이라 한다)은 의료기사등의 종류에 따라 임상병리· 방사선· 물리치료 ·작업치료·치과기공·치과위생·의무기록·안경광학 및 보건의료 관계 법규에 대하여 의료기사등이 갖추어야 할 지식과 기능에 관하여 실시한다.

② 국가시험은 필기시험과 실기시험으로 구분하여 실시하되, 실기시험은 필기시험 합격자에 대해서만 실시한다. 다만, 보건복지부장관이 필요하다고 인정하는 경우에는 필기시험과 실기시험을 병합하여 실시할 수 있다.

③ 제2항의 필기시험의 시험과목, 실기시험의 범위 및 합격자 결정, 그 밖에 필요한 사항은 보건복지부령으로 정한다.

[전문개정 2012.5.22]

[영] 제4조(국가시험의 시행과 공고) ① 보건복지부장관은 법 제6조제2항에 따라 「한국보건의료인국가시험원법」에 따른 한국보건의료인국가시험원(이하 "국가시험관리기관"이라 한다)으로 하여금 국가시험을 관리하도록 한다.
<개정 2015.12.22.>

② 국가시험관리기관의 장은 국가시험을 실시하려는 경우에는 미리 보건복지부장관의 승인을 받아 시험일시·시험장소·시험과목, 응시원서 제출기간, 그 밖에 시험 실시

에 필요한 사항을 시험일 90일 전까지 공고하여야 한다. 다만, 시험장소는 지역별 응시 인원이 확정된 후 시험일 30일 전까지 공고할 수 있다.
[전문개정 2012.5.22.]

[영] 제5조(시험위원) 국가시험관리기관의 장은 국가시험을 실시할 때마다 시험과목별로 전문지식을 갖춘 사람 중에서 시험위원을 위촉한다.
[전문개정 2012.5.22]

[영] 제6조(국가시험의 응시) 국가시험에 응시하려는 사람은 국가시험관리기관의 장이 정하는 응시원서를 국가시험관리기관의 장에게 제출하여야 한다.
[전문개정 2012.5.22]

[규] 제8조(시험과목) 「의료기사 등에 관한 법률 시행령」(이하 "영"이라 한다) 제3조제1항에 따른 의료기사·의무기록사 및 안경사(이하 "의료기사등"이라 한다) 국가시험의 필기시험 과목과 실기시험의 범위는 별표 1의2와 같다.
<개정 2016. 11. 30.>

[규] 제9조(합격자 결정 등) ① 영 제3조제1항에 따른 의료기사등의 국가시험(이하 “국가시험”이라 한다)의 합격자는 필기시험에서는 각 과목 만점의 40퍼센트 이상 및 전 과목 총점의 60퍼센트 이상 득점한 사람으로 하고, 실기시험에서는 만점의 60 퍼센트 이상 득점한 사람으로 한다.
② 국가시험의 출제방법, 과목별 배점비율, 그 밖에 시험 시행에 필요한 사항은 영 제 4조제1항에 따라 보건복지부장관이 지정 · 고시하는 관계전문기관(이하 “국가시험관리기관”이라 한다)의 장이 정한다.
[전문개정 2012.5.23]

제7조(응시자격의 제한 등) ① 제5조 각 호의 어느 하나에 해당하는 사람은 국가시험에 응시 할 수 없다.
② 부정한 방법으로 국가시험에 응시한 사람 또는 국가시험에 관하여 부정행위를 한 사람에 대하여는 그 시험을 정지시키거나 합격을 무효로 한다.
③ 보건복지부장관은 제2항에 따라 시험이 정지되거나 합격이 무효로 된 사람에 대하여 처분의 사유와 위반 정도 등을 고려하여 보건복지부령으로 정하는 바에 따라 그 다음에 치러지는 국가시험 응시를 3회의 범위에서 제한할 수 있다.
<개정 2016. 6. 4.>

제8조(면허의 등록 등) ① 보건복지부장관은 의료기사등의 면허를 할 때에는 그 종류에 따르는 면허대장에 그 면허에 관한 사항을 등록하고 그 면허증을 발급하여야 한다.

② 제1항에 따른 면허의 등록과 면허증에 관하여 필요한 사항은 보건복지부령으로 정한다. [전문개정 2011.11.22]

[영] 제7조(면허증의 발급) ① 국가시험에 합격한 사람은 보건복지부령으로 정하는 서류를 첨부하여 보건복지부장관에게 면허증 발급을 신청하여야 한다.

② 보건복지부장관은 제1항에 따라 면허증 발급을 신청한 사람에게 보건복지부령으로 정하는 바에 따라 면허증을 발급한다.

[전문개정 2012.5.22.]

[규] 제11조(면허대장) 법 제8조제1항의 의료기사등의 면허대장은 별지 제1호서식에 따른다. <개정 2013. 12. 5.> [전문개정 2012. 5. 23.]

[규] 제12조(면허증의 발급) ① 영 제7조제1항에 따라 의료기사등의 면허증 발급을 신청하려는 사람은 별지 제2호서식의 의료기사등 면허증 발급신청서(전자문서로 된 신청서를 포함한다)에 다음 각 호의 서류를 첨부하여 국가시험관리기관을 거쳐 보건복지부장관에게 제출하여야 한다. <개정 2012. 5. 23., 2015. 2. 3., 2016. 12. 30.>

1. 졸업증명서 또는 이수증명서. 다만, 법 제4조제1항제4호에 해당하는 사람의 경우에는 졸업증명서 또는 이수증명서 및 해당 면허증 사본
2. 법 제5조제1호 및 제2호의 결격사유에 해당하지 아니함을 증명하는 의사의 진단서
3. 응시원서의 사진과 같은 사진(가로 3.5센티미터, 세로 4.5센티미터) 1장

② 삭제 <1998. 9. 23.>

③ 보건복지부장관은 제1항에 따라 면허증의 발급 신청을 받았을 때에는 그 신청인에게 면허증 발급을 신청받은 날부터 14일 이내에 종류에 따라 각각 별지 제3호서식의 면허증을 발급하여야 한다. 다만, 법 제4조제1항제4호에 해당하는 사람의 경우에는 외국에서 면허를 받은 사실 등에 대한 조회가 끝난 날부터 14일 이내에 발급하여야 한다.

<개정 2012. 5. 23.> [제목개정 2012. 5. 23.]

제3장 의료기사 등의 의무

제9조(무면허자의 업무금지 등) ① 의료기사등이 아니면 의료기사등의 업무를 하지 못한다. 다만, 대학등에서 취득하려는 면허에 상응하는 교육과정을 이수하기 위하여 실습 중에 있는 사람의 실습에 필요한 경우에는 그러하지 아니하다. <개정 2017. 12. 19.>

② 의료기사등이 아니면 의료기사등의 명칭 또는 이와 유사한 명칭을 사용하지 못한다.

③ 의료기사등의 면허증은 타인에게 빌려 주지 못한다.

[전문개정 2011. 11. 22.]

[시행일 : 2018.12.20.]

제10조(비밀누설의 금지) 의료기사등은 이 법 또는 다른 법령에 특별히 규정된 경우를 제외하고는 업무상 알게 된 비밀을 누설하여서는 아니 된다.

[전문개정 2011.11.22.]

제11조(실태 등의 신고) ① 의료기사등은 대통령령으로 정하는 바에 따라 최초로 면허를 받은 후부터 3년마다 그 실태와 취업상황을 보건복지부장관에게 신고하여야 한다.

② 보건복지부장관은 제20조의 보수교육을 받지 아니한 의료기사등에 대하여 제1항에 따른 신고를 반려할 수 있다.

③ 보건복지부장관은 대통령령으로 정하는 바에 따라 제1항에 따른 신고 업무를 전자적으로 처리할 수 있는 전자정보처리시스템(이하 "신고시스템"이라 한다)을 구축·운영할 수 있다. <신설 2016. 5. 29.>

[전문개정 2011. 11. 22.]

[영] 제8조(실태 등의 신고) 의료기사등은 법 제11조제1항에 따라 그 실태와 취업상황을 제7조에 따른 면허증을 발급받은 날부터 매 3년이 되는 해의 12월 31일까지 보건복지부령으로 정하는 바에 따라 보건복지부장관에게 신고하여야 한다. 다만, 다음 각 호의 어느 하나에 해당하는 경우에는 그 구분에 따른 날부터 매 3년이 되는 해의 12월 31일까지 신고하여야 한다.

1. 법 제21조에 따라 면허가 취소된 후 면허증을 재발급받은 경우: 면허증을 재발급 받은 날
2. 법률 제11102호 의료기사 등에 관한 법률 일부개정법률 부칙 제3조제1항에 따라 신고를 한 경우: 신고를 한 날

[전문개정 2014.11.19.]

제4장 치과기공소와 안경업소

제11조의2(치과기공소의 개설등록 등) ① 치과의사 또는 치과기공사가 아니면 치과기공소를 개설할 수 없다.

② 치과의사 또는 치과기공사는 1개소의 치과기공소만을 개설할 수 있다.

③ 치과기공소를 개설하려는 자는 보건복지부령으로 정하는 바에 따라 특별자치시장ㆍ특별자치도지사ㆍ시장ㆍ군수ㆍ구청장(자치구의 구청장에 한한다. 이하 같다)에게 개설등록을 하여야 한다. <개정 2013. 6. 4.>

④ 제3항에 따라 치과기공소를 개설하고자 하는 자는 보건복지부령으로 정하는 시설 및 장비를 갖추어야 한다.

[본조신설 2011. 4. 28.]

[규] 제12조의2(실태 등의 신고) ① 법 제11조제1항 및 영 제8조에 따라 의료기사등의 실태와 취업상황을 신고하려는 사람은 별지 제3호의2서식의 의료기사등의 실태 신고서(전자문서로 된 신고서를 포함한다)에 다음 각 호의 서류를 첨부하여 법 제16조제1항에 따른 협회의 장(이하 "각 협회의 장"라 한다)에게 제출하여야 한다.

1. 제19조제3항에 따른 보수교육 이수증(이수한 사람만 해당한다)
2. 제18조제8항에 따른 보수교육 면제·유예 확인서(면제·유예된 사람만 해당한다)

② 제1항에 따라 신고서를 제출받은 각 협회의 장은 법 제20조에 따른 신고인의 보수교육 이수 여부 등을 확인하여야 한다.

③ 각 협회의 장은 제1항에 따른 신고 내용과 결과를 분기별로 보건복지부장관에게 보고하여야 한다. 다만, 법 제22조제3항에 따라 면허의 효력이 정지된 의료기사등이 제1항에 따른 신고를 한 경우에는 그 내용과 결과를 지체 없이 보건복지부장관에게 보고하여야 한다.

[본조신설 2014. 11. 21.]

[종전 제12조의2는 제12조의3으로 이동 <2014. 11. 21.>]

[규] 제12조의3(치과기공소의 개설등록 등) ① 법 제11조의2제3항에 따라 치과기공소를 개설하려는 사람은 별지 제4호서식의 치과기공소 개설등록 신청서에 시설 및 장비 개요서를 첨부하여 특별자치시장·특별자치도지사·시장·군수·구청장(자치구의 구청장을 말한다. 이하 같다)에게 제출하여야 한다. <개정 2013. 12. 5., 2014. 11. 21.>

1. 삭제 <2014. 11. 21.>
2. 삭제 <2014. 11. 21.>

② 제1항에 따른 신청을 받은 특별자치시장·특별자치도지사·시장·군수·구청장은 「전자정

부법」 제36조제1항에 따른 행정정보의 공동이용(이하 "행정정보의 공동이용"이라 한다)을 통하여 치과의사 면허증(개설자가 치과의사인 경우만 해당한다) 또는 치과기공사 면허증(개설자가 치과기공사인 경우만 해당한다)을 확인하여야 한다. 다만, 신청인이 확인에 동의하지 아니하는 경우에는 신청인이 면허증 사본을 첨부하도록 하여야 하며, 신청인이 면허증 원본을 제시하는 경우에는 담당 공무원의 확인으로 사본 제출을 갈음할 수 있다.
<개정 2013. 12. 5., 2014. 11. 21.>

③ 특별자치시장·특별자치도지사·시장·군수·구청장은 제1항에 따라 개설등록 신청을 받았을 때에는 치과기공소 등록대장에 다음 각 호의 사항을 적고 신청인에게 별지 제5호서식의 치과기공소 개설등록증을 발급하여야 한다. <개정 2013. 12. 5.>

1. 개설등록번호와 개설등록 연월일
2. 개설자의 성명, 주소 및 주민등록번호
3. 치과기공소의 명칭과 소재지

[전문개정 2012. 5. 23.]

[제12조의2에서 이동, 종전 제12조의3은 제12조의4로 이동 <2014. 11. 21.>]

[규] 제12조의4(치과기공소의 시설 및 장비) 법 제11조의2제4항에서 "보건복지부령으로 정하는 시설 및 장비"란 다음 각 호의 시설 및 장비를 말한다.

1. 기공용 레이드(lathe) 1대 이상
2. 주조기 1대 이상
3. 기공용 모터 3대 이상
4. 기공용 컴프레서 1대 이상
5. 치과용 프레스 1대 이상
6. 전기로(電氣爐) 1대 이상
7. 포설린로(porcelain furnace) 1대 이상
8. 초음파 청소기 1대 이상
9. 서베이어(surveyor) 1대 이상
10. 진동기 1대 이상
11. 트리머(trimmer) 1대 이상
12. 샌드기(sand blast machine) 1대 이상
13. 진공 매몰기 1대 이상
14. 핀덱스(pindex machine) 1대 이상

[전문개정 2012. 5. 23.]

[제12조의3에서 이동, 종전 제12조의4는 제12조의5로 이동 <2014. 11. 21.>]

제11조의3(치과기공사 등의 준수사항) ① 치과기공사는 제3조에 따른 업무(이하 "치과기공물제작등 업무"라 한다)를 수행할 때 치과의사가 발행한 치과기공물제작의뢰서에 따라야 한다.

② 치과기공물제작등 업무를 의뢰한 치과의사 및 치과기공소 개설자는 보건복지부령으로 정하는 바에 따라 치과기공물제작의뢰서를 보존하여야 한다.

③ 치과기공물제작등 업무를 의뢰한 치과의사는 실제 기공물 제작 등이 치과기공물 제작의뢰서에 따라 적합하게 이루어지고 있는지 여부를 확인할 수 있으며 해당 치과기공소 개설자는 이에 따라야 한다.

[본조신설 2011.4.28]

[규] 제12조의5(치과기공물제작의뢰서) ① 법 제11조의3제1항의 치과기공물제작의뢰서는 별지 제6호서식에 따른다.

② 법 제11조의3제2항에 따라 치과의사 및 치과기공소 개설자는 치과기공물제작의뢰서를 각자 2년 동안 보존하여야 한다.

[전문개정 2012. 5. 23.]

[제12조의4에서 이동 <2014. 11. 21.>]

제12조(안경업소의 개설등록 등) ① 안경사가 아니면 안경을 조제하거나 안경 및 콘택트렌즈의 판매업소(이하 "안경업소"라 한다)를 개설할 수 없다.

② 안경사는 1개의 안경업소만을 개설할 수 있다.

③ 안경업소를 개설하려는 사람은 보건복지부령으로 정하는 바에 따라 특별자치시장ㆍ특별자치도지사ㆍ시장ㆍ군수ㆍ구청장에게 개설등록을 하여야 한다. <개정 2013. 6. 4.>

④ 제3항에 따라 안경업소를 개설하려는 사람은 보건복지부령으로 정하는 시설 및 장비를 갖추어야 한다.

⑤ 누구든지 안경 및 콘택트렌즈를 다음 각 호의 어느 하나에 해당하는 방법으로 판매 등을 하여서는 아니 된다. <개정 2016. 5. 29.>

1. 「전자상거래 등에서의 소비자보호에 관한 법률」 제2조에 따른 전자상거래 및 통신판매의 방법
2. 판매자의 사이버몰(컴퓨터 등과 정보통신설비를 이용하여 재화 등을 거래할 수 있도록 설정된 가상의 영업장을 말한다) 등으로부터 구매 또는 배송을 대행하는 등 보건복지부령으로 정하는 방법

⑥ 안경사는 안경 및 콘택트렌즈를 안경업소에서만 판매하여야 한다.

<신설 2011. 11. 22.>

⑦ 안경사는 콘택트렌즈를 판매하는 경우 콘택트렌즈의 사용방법과 유통기한 및 부작용에 관한 정보를 제공하여야 한다. <신설 2016. 5. 29.>

[규] 제13조(안경업소의 개설등록 등) ① 법 제12조제3항에 따라 같은 조 제1항에 따른 안경업소(이하 "안경업소"라 한다)를 개설하려는 사람은 별지 제7호서식의 안경업소 개설등록 신청서에 안경업소 운영을 위하여 보유하고 있는 시설 및 장비 개요서를 첨부하여 특별자치시장·특별자치도지사·시장·군수·구청장에게 제출하여야 한다.
<개정 2013. 12. 5., 2015. 2. 3.>

② 제1항에 따른 신청을 받은 특별자치시장·특별자치도지사·시장·군수·구청장은 행정정보의 공동이용을 통하여 안경사 면허증을 확인하여야 한다. 다만, 신청인이 확인에 동의하지 아니하는 경우에는 신청인이 면허증 사본을 첨부하도록 하여야 하며, 신청인이 면허증 원본을 제시하는 경우에는 담당 공무원의 확인으로 사본 제출을 갈음할 수 있다. <개정 2013. 12. 5.>
[전문개정 2012. 5. 23.]

[규] 제14조(안경업소 등록대장과 등록증) 특별자치시장·특별자치도지사·시장·군수·구청장은 제13조에 따라 안경업소 개설등록 신청을 받았을 때에는 안경업소 등록대장에 다음 각 호의 사항을 적고 신청인에게 별지 제8호서식의 안경업소 개설등록증을 발급하여야 한다. <개정 2013. 12. 5.>

1. 개설등록번호 및 개설등록 연월일
2. 개설자의 성명, 주소 및 주민등록번호
3. 안경업소의 명칭과 소재지

[전문개정 2012. 5. 23.]

[규] 제15조(안경업소의 시설기준 등) 법 제12조제4항에서 "보건복지부령으로 정하는 시설 및 장비"란 채광과 환기가 잘 되고 청결하며 안경(시력보정용으로 한정한다)의 조제 및 판매와 콘택트렌즈(시력보정용이 아닌 것을 포함한다)의 판매에 적합한 시설과 장비를 말한다.
[전문개정 2015. 2. 3.]

제13조(폐업 등의 신고) 치과기공소 또는 안경업소의 개설자는 폐업을 하거나 등록사항을 변경한 경우에는 보건복지부령으로 정하는 바에 따라 지체 없이 특별자치시장 · 특별자치도지사 · 시장 · 군수 · 구청장에게 신고하여야 한다. <개정 2013. 6. 4.>
[전문개정 2011. 11. 22.]

[규] 제16조(폐업 등의 신고) ① 법 제13조에 따라 치과기공소 또는 안경업소의 폐업 또는 등록사항 변경 신고를 하려는 사람은 별지 제9호서식의 치과기공소·안경업소 폐업 또는 등록사항 변경 신고서에 개설등록증을 첨부하여 폐업하거나 등록사항을 변경한 날부터 14일 이내에 특별자치시장·특별자치도지사·시장·군수·구청장에게 제출하여야 한다. <개정 2013. 12. 5.>

② 치과기공소를 양도·양수하여 개설자가 변경된 경우에는 제1항에도 불구하고 양수인이 별지 제10호서식의 치과기공소 양도·양수 신고서에 다음 각 호의 서류를 첨부하여 양도·양수한 날부터 14일 이내에 특별자치시장·특별자치도지사·시장·군수·구청장에게 신고하여야 한다. <개정 2013. 12. 5., 2014. 11. 21.>

1. 치과기공소 개설등록증
2. 양도계약서 사본 등 양도·양수 사실을 증명할 수 있는 서류

③ 제2항에 따른 신고를 받은 특별자치시장·특별자치도지사·시장·군수·구청장은 행정정보의 공동이용을 통하여 양수인의 치과의사 면허증(양수인이 치과의사인 경우만 해당한다) 또는 치과기공사 면허증(양수인이 치과기공사인 경우만 해당한다)을 확인하여야 한다. 다만, 신고인이 확인에 동의하지 아니하는 경우에는 신고인이 면허증 사본을 첨부하도록 하여야 하며, 신고인이 면허증 원본을 제시하는 경우에는 담당 공무원의 확인으로 사본 제출을 갈음할 수 있다.
<개정 2013. 12. 5., 2014. 11. 21.>

④ 안경업소를 양도·양수하여 개설자가 변경된 경우에는 제1항에도 불구하고 양수인이 별지 제11호서식의 안경업소 양도·양수 신고서에 다음 각 호의 서류를 첨부하여 양도·양수한 날부터 14일 이내에 특별자치시장·특별자치도지사·시장·군수·구청장에게 신고하여야 한다. <개정 2013. 12. 5.>

1. 안경업소 개설등록증
2. 양도계약서 사본 등 양도·양수 사실을 증명할 수 있는 서류

⑤ 제4항에 따른 신고를 받은 특별자치시장·특별자치도지사·시장·군수·구청장은 행정정보의 공동이용을 통하여 양수인의 안경사 면허증을 확인하여야 한다. 다만, 신고인이 확인에 동의하지 아니하는 경우에는 신고인이 면허증 사본을 첨부하도록 하여야 하며, 신고인이 면허증 원본을 제시하는 경우에는 담당 공무원의 확인으로 사본 제출을 갈음할 수 있다. <개정 2013. 12. 5.>
[전문개정 2012. 5. 23.]

제14조(과대광고 등의 금지) ① 치과기공소 또는 안경업소는 해당 업무에 관하여 거짓광고 또는 과장광고를 하지 못한다. <개정 2016. 5. 29.>

② 누구든지 영리를 목적으로 특정 치과기공소ㆍ안경업소 또는 치과기공사ㆍ안경사에게 고객을 알선ㆍ소개 또는 유인하여서는 아니 된다.

③ 제1항 및 제2항에 따른 과장광고 등의 금지와 관련하여 필요한 사항은 「표시ㆍ광고의 공정화에 관한 법률」 및 「독점규제 및 공정거래에 관한 법률」에서 정하는 바에 따른다. <개정 2016. 5. 29.>

[제목개정 2016. 5. 29.]

第15조(보고와 검사 등)① 특별자치시장ㆍ특별자치도지사ㆍ시장ㆍ군수ㆍ구청장은 치과기공소 또는 안경업소의 개설자에게 그 지도ㆍ감독에 필요한 범위에서 보고를 명하거나 소속 공무원으로 하여금 업무 상황, 시설 등을 검사하게 할 수 있다. <개정 2013. 6. 4.>

② 제1항의 경우에 소속 공무원은 그 권한을 나타내는 증표 및 조사기간, 조사범위, 조사담당자 및 관계 법령 등 보건복지부령으로 정하는 사항이 기재된 서류를 지니고 이를 관계인에게 보여주어야 한다. <개정 2016. 5. 29.>

③ 소속 공무원이 제1항에 따라 업무 상황, 시설 등을 검사하는 경우 그 절차ㆍ방법 등에 관하여는 이 법에서 정하는 사항을 제외하고는 「행정조사기본법」에서 정하는 바에 따른다. <신설 2016. 5. 29.>

[전문개정 2011. 11. 22.]

제5장 협 회

第16조(협회) ① 의료기사등은 그 면허의 종류에 따라 전국적으로 조직을 가지는 단체(이하 “협회”라 한다)를 설립할 수 있다. <개정 2011.11.22>

② 협회는 법인으로 한다. <개정 2011.11.22>

③ 삭제 <1999.2.8>

④ 협회에 관하여 이 법에 규정되지 아니한 사항은 「민법」 중 사단법인에 관한 규정 을 준용한다. <개정 2011.11.22>

[제목개정 2011.11.22]

第16조(중앙회) ① 의료기사등은 대통령령으로 정하는 바에 따라 그 면허의 종류에 따라 전국적으로 조직을 가지는 단체(이하 "중앙회"라 한다)를 설립하여야 한다. <개정 2017. 12. 19.>

② 중앙회는 법인으로 한다. <개정 2011. 11. 22., 2017. 12. 19.>

③ 중앙회에 관하여 이 법에 규정되지 아니한 사항은 「민법」 중 사단법인에 관한 규정을 준용한다. <개정 2011. 11. 22., 2017. 12. 19.>

④ 중앙회는 대통령령으로 정하는 바에 따라 특별시ㆍ광역시ㆍ도 및 특별자치도에 지부를 설치하여야 하며, 시ㆍ군ㆍ구(자치구를 말한다)에 분회를 설치할 수 있다. 다만, 그 외의 지부나 외국에 지부를 설치하려면 보건복지부장관의 승인을 받아야 한다. <신설 2017. 12. 19.>

⑤ 중앙회가 지부나 분회를 설치한 때에는 그 지부나 분회의 책임자는 지체 없이 특별시장ㆍ광역시장ㆍ도지사ㆍ특별자치도지사 또는 시장ㆍ군수ㆍ구청장에게 신고하여야 한다. <신설 2017. 12. 19.>

⑥ 각 중앙회는 제22조의2에 따른 자격정지 처분 요구에 관한 사항을 심의ㆍ의결하기 위하여 윤리위원회를 둔다. <신설 2017. 12. 19.>

⑦ 제6항에 따른 윤리위원회의 구성, 운영 등에 필요한 사항은 대통령령으로 정한다. <신설 2017. 12. 19.>

[제목개정 2017. 12. 19.]

[시행일 : 2018.12.20.]

제17조 삭제 <1999.2.8.>

제17조(설립 인가 등) ① 중앙회를 설립하려면 대통령령으로 정하는 바에 따라 정관과 그 밖에 필요한 서류를 보건복지부장관에게 제출하여 설립 인가를 받아야 한다. 중앙회가 정관을 변경하고자 하는 때에도 또한 같다.

② 보건복지부장관은 제1항에 따른 인가를 하였을 때에는 그 사실을 공고하여야 한다.

③ 중앙회의 업무, 정관에 기재할 사항 및 그 밖에 필요한 사항은 대통령령으로 정한다.

[본조신설 2017. 12. 19.]

[시행일 : 2018.12.20.]

제18조 삭제 <1999.2.8.>

제18조(협조 의무) 중앙회는 보건복지부장관으로부터 국민의 보건 및 의료 향상에 관한 협조 요청을 받으면 협조하여야 한다.

[본조신설 2017. 12. 19.]

[시행일 : 2018.12.20.]

제19조 삭제 <1999.2.8.>

第19조(감독) ① 보건복지부장관은 중앙회나 그 지부가 다음 각 호의 어느 하나에 해당하는 때에는 정관의 변경 또는 시정을 명할 수 있다.

1. 정관이 정하는 사업 외의 사업을 한 때
2. 국민의 보건 및 의료향상에 장애가 되는 행위를 한 때
3. 제18조에 따른 요청을 받고 협조하지 아니한 때

② 보건복지부장관은 감독상 필요한 경우 중앙회나 그 지부에 대하여 그 업무에 관한 사항을 보고하게 할 수 있다.

[본조신설 2017. 12. 19.]

[시행일 : 2018.12.20.]

第20조(보수교육) ①보건기관ㆍ의료기관ㆍ치과기공소ㆍ안경업소 등에서 각각 그 업무에 종사하는 의료기사등(1년 이상 그 업무에 종사하지 아니하다가 다시 업무에 종사하려는 의료기사등을 포함한다)은 보건복지부령으로 정하는 바에 따라 보수(補修)교육을 받아야 한다. <개정 2016. 5. 29.>

② 제1항에 따른 보수교육의 시간ㆍ방법ㆍ내용 등에 필요한 사항은 대통령령으로 정한다. <신설 2016. 5. 29.>

[전문개정 2011. 11. 22.]

[영] 제11조(보수교육) ① 법 제20조제1항에 따른 보수교육(이하 "보수교육"이라 한다)의 시간·방법 및 내용은 다음 각 호의 구분에 따른다.

1. 보수교육의 시간(보건복지부장관이 인정하는 교육시간을 말한다): 매년 8시간 이상. 다만, 1년 이상 의료기사등의 업무에 종사하지 아니하다가 다시 그 업무에 종사하려는 사람의 경우 그 종사하려는 연도의 교육시간에 관하여는 다음 각 목의 구분에 따른다.
   가. 1년 이상 2년 미만 그 업무에 종사하지 아니한 사람: 12시간 이상
   나. 2년 이상 3년 미만 그 업무에 종사하지 아니한 사람: 16시간 이상
   다. 3년 이상 그 업무에 종사하지 아니한 사람: 20시간 이상
2. 보수교육의 방법: 대면 교육 또는 정보통신망을 활용한 온라인 교육
3. 보수교육의 내용: 다음 각 목의 사항
   가. 직업윤리에 관한 사항
   나. 업무 전문성 향상 및 업무 개선에 관한 사항
   다. 의료 관계 법령의 준수에 관한 사항
   라. 그 밖에 가목부터 다목까지와 유사한 사항으로서 보건복지부장관이 보수교육에 필요하다고 인정하는 사항

② 보건복지부장관은 제1항제1호에 따른 교육시간의 인정과 관련하여 그 인정기준, 운영기준 및 평가기준 등에 관한 사항을 정하여 고시하여야 한다.
[본조신설 2016.11.29.]

[규] 제18조(보수교육) ① 영 제14조제3항에 따라 의료기사등에 대한 보수교육 업무를 위탁받은 기관(이하 "보수교육실시기관"이라 한다)은 매년 법 제20조 및 영 제11조에 따른 보수교육(이하 "보수교육"이라 한다)을 실시하여야 한다. <개정 2016. 11. 30.>
② 삭제 <2016. 11. 30.>
③ 삭제 <2016. 11. 30.>
④ 다음 각 호의 어느 하나에 해당하는 사람에 대해서는 해당 연도의 보수교육을 면제한다. <개정 2016. 11. 30.>
1. 신고일 기준 1년 내에 보건기관·의료기관·치과기공소 또는 안경업소 등에서 그 업무에 종사한 기간이 6개월 미만인 사람(1년 미만의 기간 동안 의료기사등의 업무에 종사하지 아니하다가 다시 그 업무에 종사한 사람만 해당한다)
2. 군 복무 중인 사람(군에서 해당 업무에 종사하는 의료기사 등은 제외한다)
3. 각 의료기사등의 해당 전공 관련 대학원 및 의학전문대학원·치의학전문대학원의 재학생
4. 영 제7조에 따라 면허증을 발급받은 신규 면허 취득자
5. 그 밖에 보건복지부장관이 보수교육에 상응하다고 인정하는 교육을 받은 사람 등 보건복지부장관이 보수교육을 받을 필요가 없다고 인정하는 사람

⑤ 보건복지부장관은 본인의 질병이나 그 밖의 불가피한 사유로 보수교육을 받기가 곤란하다고 인정하는 사람에 대해서는 해당 연도의 보수교육을 유예할 수 있다. 이 경우 보수교육이 유예된 사람은 유예사유가 해소(解消)된 후 유예된 보수교육을 받아야 한다.
⑥ 보건복지부장관은 보수교육실시기관의 보수교육 내용과 그 운영에 대하여 평가할 수 있다.
⑦ 제4항 또는 제5항에 따라 보수교육을 면제받거나 유예받으려는 사람은 해당 연도의 보수교육 실시 전에 별지 제12호서식의 보수교육 면제·유예 신청서에 보수교육 면제 또는 유예의 사유를 증명할 수 있는 서류를 첨부하여 보수교육실시기관의 장에게 제출하여야 한다.
⑧ 제7항에 따른 신청을 받은 보수교육실시기관의 장은 보수교육 면제 또는 유예 대상자 여부를 확인하고, 신청인에게 별지 제12호의2서식의 보수교육 면제·유예 확인서를 발급하여야 한다.
[전문개정 2014. 11. 21.]

[규] 제19조(보수교육 계획서 및 실적보고서 제출 등) ① 보수교육실시기관의 장은 매년 12월 31일까지 별지 제13호서식의 다음 연도 보수교육 계획서(전자문서로 된 보수교육 계획서를 포함한다)에 다음 각 호의 서류를 첨부하여 보건복지부장관에게 제출하여야 한다. 이 경우 보수교육 계획서에는 교과과정, 실시방법, 피교육자 경비부담액 및 보수교육 이수 인정기준 등 보수교육의 운영에 필요한 사항이 포함되어야 한다.

1. 피교육자 경비부담액 산출근거
2. 과목별 보수교육 인정기준

② 보수교육실시기관의 장은 매년 3월 31일까지 별지 제13호의2서식의 전년도 보수교육실적보고서(전자문서로 된 보수교육 실적보고서를 포함한다)를 보건복지부장관에게 제출하여야 한다.

③ 보수교육실시기관의 장은 보수교육을 받은 사람에게 별지 제14호서식의 보수교육 이수증을 발급하여야 한다.

[전문개정 2014. 11. 21.]

[규] 제21조(보수교육 관계서류의 보존) 보수교육실시기관의 장은 다음 각 호의 서류를 3년 동안 보존하여야 한다.

1. 보수교육대상자 명단(대상자 교육 이수 여부가 적혀 있어야 한다)
2. 보수교육면제자 명단
3. 그 밖에 교육 이수자가 교육을 이수하였다는 사실을 확인할 수 있는 서류

[전문개정 2012.5.23]

제6장 행정처분

제21조(면허의 취소 등) ① 보건복지부장관은 의료기사등이 다음 각 호의 어느 하나에 해당하면 그 면허를 취소할 수 있다. 다만, 제1호의 경우에는 면허를 취소하여야 한다. <개정2016. 5. 29.>

1. 제5조제1호부터 제4호까지의 규정에 해당하게 된 경우
2. 삭제 <1999.2.8>
3. 제9조제3항을 위반하여 타인에게 의료기사등의 면허증을 빌려 준 경우

3의2. 제11조의3제1항을 위반하여 치과의사가 발행하는 치과기공물제작의뢰서에 따르지 아니하고 치과기공물제작등 업무를 한 때

4. 제 22조제1항에 따른 면허자격정지기간에 의료기사등의 업무를 하거나 3회 이 상

면허자격정지처분을 받은 경우

② 의료기사등이 제1항에 따라 면허가 취소된 후 그 처분의 원인이 된 사유가 소멸되는 등 대통령령으로 정하는 사유가 있다고 인정될 때에는 보건복지부장관은 그 면허증을 재발급할 수 있다. 다만, 제1항제3호 및 제4호에 따라 면허가 취소된 경우 와 제5조제4호에 따른 사유로 면허가 취소된 경우에는 그 취소된 날부터 1년 이내 에는 재발급하지 못한다. <개정 2011.11.22.>

[제목개정 2011.11.22]

[영] 제12조(면허증의 재발급) ① 법 제21조제2항의 규정에 의한 면허증의 재발급 사유는 다음 각 호의 구분에 따른다.

1. 법 제5조제1호부터 제3호까지의 사유로 면허가 취소된 경우: 취소의 원인이 된 사유가 소멸되었을 때
2. 법 제5조제4호의 사유로 면허가 취소된 경우: 해당 형의 집행이 끝나거나 면제된 후 1년이 지난 사람으로서 뉘우치는 빛이 뚜렷할 때
3. 법 제21조제1항제3호 또는 제4호에 따라 면허가 취소된 경우: 면허가 취소된 후 1년이 지난 사람으로서 뉘우치는 빛이 뚜렷할 때
4. 법 제21조제1항제3호의2에 따라 면허가 취소된 경우: 면허가 취소된 후 6개월 이 지난 사람으로서 뉘우치는 빛이 뚜렷할 때

② 제1항에 따른 면허증 재발급의 절차·방법등에 관하여 필요한 사항은 보건복지부 령으로 정한다.

[전문개정 2012.5.22]

[규] 제22조(면허증의 재발급 신청) ① 의료기사등이 면허증을 분실 또는 훼손하였거나 면허증의 기재사항이 변경되어 면허증의 재발급을 신청하려는 경우에는 별지 제15호서식의 의료기사등 면허증 재발급 신청서(전자문서로 된 신청서를 포함한다)에 다음 각 호의 서류 또는 자료를 첨부하여 보건복지부장관에게 제출하여야 한다.

<개정 2015. 2. 3., 2016. 12. 30.>

1. 면허증(면허증을 분실한 경우에는 그 사유설명서)
2. 사진(신청 전 6개월 이내에 모자 등을 쓰지 않고 촬영한 천연색 상반신 정면사진으로 가로 3.5센티미터, 세로 4.5센티미터의 사진을 말한다) 1장
3. 변경 사실을 증명할 수 있는 서류(면허증 기재사항이 변경되어 재발급을 신청하는 경우만 해당한다)

② 영 제12조제1항에 따른 사유로 면허증을 재발급 받으려는 사람은 별지 제15호서식의 의료기사등 면허증 재발급 신청서에 다음 각 호의 서류 또는 자료를 첨부하여

주소지를 관할하는 특별시장·광역시장·특별자치시장·도지사 및 특별자치도지사(이하 "시·도지사"라 한다)를 거쳐 보건복지부장관에게 제출하여야 한다.
<개정 2013. 12. 5., 2015. 2. 3., 2016. 12. 30.>

1. 사진(신청 전 6개월 이내에 모자 등을 쓰지 않고 촬영한 천연색 상반신 정면사진으로 가로 3.5센티미터, 세로 4.5센티미터의 사진을 말한다) 1장
2. 면허취소의 원인이 된 사유가 소멸하였음을 증명할 수 있는 서류(영 제12조제1항 제1호의 사유에 해당하는 경우에만 제출한다)
3. 뉘우치는 빛이 뚜렷하다고 인정될 수 있는 서류(영 제12조제1항제2호부터 제4호까지의 사유에 해당하는 경우에만 제출한다)

③ 의료기사등이 제1항에 따라 면허증을 재발급받은 후 분실된 면허증을 발견하였을 때에는 지체 없이 그 면허증을 보건복지부장관에게 반납하여야 한다.
[전문개정 2012. 5. 23.]

[규] 제23조(면허증을 갈음하는 증서) 의료기사등이 제22조제1항에 따라 면허증의 재발급을 신청한 경우에는 면허증을 재발급받을 때까지 그 신청서에 대한 보건복지부장관의 접수증으로 면허증을 갈음할 수 있다.
[전문개정 2012.5.23]

제22조(자격의 정지) ① 보건복지부장관은 의료기사등이 다음 각 호의 어느 하나에 해당하는 경우에는 6개월 이내의 기간을 정하여 그 면허자격을 정지시킬 수 있다.
<개정 2011.11.22>

1. 품위를 현저히 손상시키는 행위를 한 경우
2. 치과기공소 또는 안경업소의 개설자가 될 수 없는 자에게 고용되어 치과기공사 또는 안경사의 업무를 행한 경우

2의2. 치과진료를 행하는 의료기관 또는 제11조의2제3항에 따라 등록한 치과기공소가 아닌 곳에서 치과기공사의 업무를 행한 때

2의3. 제11조의2제3항을 위반하여 개설등록을 하지 아니하고 치과기공소를 개 설·운영한 때

2의4. 제11조의3제2항을 위반하여 치과기공물제작의뢰서를 보존하지 아니한 때

2의5. 제11조의3제3항을 위반한 때

3. 그 밖에 이 법 또는 이 법에 따른 명령에 위반한 경우

② 제1항제1호에 따른 품위손상행위의 범위에 관하여는 대통령령으로 정한다.

③ 보건복지부장관은 의료기사등이 제11조에 따른 신고를 하지 아니한 때에는 신고할 때까지 면허의 효력을 정지할 수 있다. <신설 2011. 11. 22.>

④ 제1항에 따른 자격정지처분은 그 사유가 발생한 날부터 5년이 지나면 하지 못한다. 다만, 그 사유에 대하여 「형사소송법」 제246조에 따른 공소가 제기된 경우에는 공소가 제기된 날부터 해당 사건의 재판이 확정된 날까지의 기간은 시효기간에 산입하지 아니한다. <신설 2016. 12. 2.>

[제목개정 2011. 11. 22.]

[영] 제13조(의료기사등의 품위손상행위의 범위) 법 제22조제1항제1호에 따른 품위 손상행위의 범위는 다음 각 호와 같다.

1. 제2조에 따른 의료기사등의 업무 범위를 벗어나는 행위
2. 의사나 치과의사의 지도를 받지 아니하고 제2조의 업무를 하는 행위(의무기록사와 안경사의 경우는 제외한다)
3. 학문적으로 인정되지 아니하거나 윤리적으로 허용되지 아니하는 방법으로 업무를 하는 행위
4. 검사결과를 사실과 다르게 판시하는 행위

[전문개정 2012.5.22]

[규] 제24조(면허증의 회수) ① 보건복지부장관은 법 제21조제1항 또는 제22조제1항에 따라 면허의 취소 또는 면허자격의 정지처분을 하였을 때에는 그 사실을 주소지를 관할하는 시·도지사에게 통보하여야 하며, 시·도지사(특별자치시장 및 특별자치 도지사는 제외한다)는 지체 없이 시장·군수·구청장에게 통보하여야 한다. <개정 2013. 12. 5.>

② 제1항에 따른 통보를 받은 특별자치시장·특별자치도지사·시장·군수·구청장은 지체 없이 면허의 취소처분을 받은 해당 의료기사등의 면허증을 회수하여 보건복지부장관에게 제출하여야 한다. 이 경우 시장·군수·구청장은 시·도지사를 거쳐 제출하여야 한다.
<개정 2013. 12. 5.>

[전문개정 2012. 5. 23.]

제22조의2(중앙회의 자격정지 처분의 요구) 각 중앙회의 장은 의료기사등이 제22조제1항제1호에 해당하는 행위를 한 경우에는 제16조제6항에 따른 윤리위원회의 심의、의결을 거쳐 보건복지부장관에게 자격정지 처분을 요구할 수 있다.

[본조신설 2017. 12. 19.]

[시행일 : 2018. 12. 20.]

제23조(시정명령) ①특별자치시장、특별자치도지사、시장、군수、구청장은 치과기공소 또는 안경업소의 개설자가 다음 각 호의 어느 하나에 해당되는 때에는 위반된 사항의 시정

을 명할 수 있다. <개정 2011. 4. 28., 2011. 11. 22., 2013. 6. 4., 2016. 5. 29.>

1. 제11조의2제4항 및 제12조제4항에 따른 시설 및 장비를 갖추지 못한 때

1의2. 제12조제7항을 위반하여 안경사가 콘택트렌즈의 사용방법과 유통기한 및 부작용 관한 정보를 제공하지 아니한 경우

2. 제13조에 따라 폐업 또는 등록의 변경사항을 신고하지 아니한 때

② 보건복지부장관은 제28조제2항에 따른 업무의 수탁기관이 제20조제2항에 따른 보수교육의 시간·방법·내용 등에 관한 사항을 위반하여 보수교육을 실시하거나 실시하지 아니한 경우에는 시정을 명할 수 있다. <신설 2016. 5. 29.>

[제목개정 2011. 11. 22.]

제24조(개설등록의 취소 등) ① 특별자치시장·특별자치도지사·시장·군수·구청장은 치과기공소 또는 안경업소의 개설자가 다음 각 호의 어느 하나에 해당할 때에는 6개월 이내의 기간을 정하여 영업을 정지시키거나 등록을 취소할 수 있다.
<개정 2011. 4. 28., 2011. 11. 22., 2013. 6. 4., 2016. 5. 29.>

1. 제11조의2제2항 또는 제12조제2항을 위반하여 2개 이상의 치과기공소 또는 안경업소를 개설한 경우
2. 제14조제1항을 위반하여 거짓광고 또는 과장광고를 한 경우
3. 안경사의 면허가 없는 사람으로 하여금 안경의 조제 및 판매와 콘택트렌즈의 판매를 하게 한 경우
4. 이 법에 따라 영업정지처분을 받은 치과기공소 또는 안경업소의 개설자가 영업정지기간에 영업을 한 경우
5. 치과기공사가 아닌 자로 하여금 치과기공사의 업무를 하게 한 때
6. 제23조에 따른 시정명령을 이행하지 아니한 경우

② 제1항에 따라 개설등록의 취소처분을 받은 사람은 그 등록취소처분을 받은 날부터 6개월 이내에 치과기공소 또는 안경업소를 개설하지 못한다. <개정 2011. 11. 22.>

③ 치과기공소 또는 안경업소의 개설자가 제22조에 따른 면허자격정지처분을 받은 경우에는 그 면허자격정지기간 동안 해당 치과기공소 또는 안경업소는 영업을 하지 못한다. 다만, 치과기공소의 개설자가 제22조제1항제2호의4 및 제2호의5에 따른 면허자격정지처분을 받은 경우로서 해당 치과기공소에 그 개설자가 아닌 치과의사 또는 치과기공사가 종사하고 있는 경우에는 그러하지 아니하다.
<개정 2011. 4. 28., 2011. 11. 22., 2013. 6. 4.>

④ 제1항에 따른 치과기공소 및 안경업소의 업무정지처분의 효과는 그 처분이 확정된 치과기공소 및 안경업소를 양수한 자에게 승계되고, 업무정지처분절차가 진행 중인 때에는 양수인에 대하여 그 절차를 계속 진행할 수 있다. 다만, 양수인이 그 처분 또는 위

반사실을 알지 못하였음을 증명하는 때에는 그러하지 아니하다. <신설 2011. 4. 28.>

⑤ 제1항에 따른 업무정지처분을 받았거나 업무정지처분의 절차가 진행 중인 자는 행정처분을 받은 사실 또는 행정처분, 절차가 진행 중인 사실을 보건복지부령으로 정하는 바에 따라 양수인에게 지체 없이 통지하여야 한다. <신설 2011. 4. 28.>

[제목개정 2011. 11. 22.]

[규] 제24조의2(행정처분, 사실 등의 통지) 법 제24조제5항에 따라 같은 조 제1항에 따른 영업정지처분을 받았거나 영업정지처분의 절차가 진행 중인 사람은 행정처분을 받은 사실이나 행정처분,절차가 진행 중인 사실을「우편법 시행규칙」제25조제1항제 4호가목에 따른 내용증명으로 양수인에게 지체 없이 알려야 한다.

[전문개정 2012.5.23]

제25조(행정처분,의 기준) 제21조부터 제24조까지의 규정에 따른 행정처분,의 세부적인 사항은 보건복지부령으로 정한다.

[전문개정 2011.11.22.]

제26조(청문) 보건복지부장관 또는 특별차지시장·특별자치도지사 · 시장 · 군수 · 구청장은 다음 각 호의 어 느 하나에 해당하는 처분을 하려면 청문을 하여야 한다.

<개정 2013. 6.4.>

1. 제21조제1항에 따른 면허의 취소
2. 제24조제1항에 따른 등록의 취소

[전문개정 2011.11.22.]

제26조의2(자료 제공의 요청 등) 보건복지부장관은 이 법에 따른 업무를 수행하기 위하여 필요한 경우에는 지방자치단체의 장에게 치과기공소 또는 안경업소의 설치 및 운영 현황에 관한 자료 제공을 요청할 수 있다. 이 경우 요청을 받은 지방자치단체의 장은 특별한 사유가 없으면 이에 따라야 한다.

[본조신설 2013. 6. 4.]

제27조(수수료) 다음 각 호의 어느 하나에 해당하는 사람은 보건복지부령으로 정하는 바에 따라 수수료를 내야 한다.

1. 의료기사등의 면허를 받으려는 사람
2. 면허증을 재발급받으려는 사람
3. 국가시험에 응시하려는 사람

[전문개정 2011.11.22]

[규] 제25조(수수료 등) ① 국가시험에 응시하려는 사람은 법 제27조제3호에 따라 국가시험관리기관의 장이 보건복지부장관의 승인을 받아 결정한 수수료를 현금이나 정보 통신망을 이용한 전자화폐 또는 전자결제 등의 방법으로 내야 한다. 이 경우 수수료의 금액 및 납부방법 등은 영 제4조제2항에 따라 국가 시험관리기관의 장이 공고 한다.

② 제22조에 따른 면허증의 재발급 신청을 하거나 면허사항에 관한 증명 신청을 하는 사람은 다음 각 호의 구분에 따른 수수료를 수입인지나 정보통신망을 이용한 전자화폐 또는 전자결제 등의 방법으로 내야 한다.

1. 면허증의 재발급 수수료: 2천원
2. 면허사항에 관한 증명 수수료: 500원

[전문개정 2012.5.23]

제28조(권한의 위임 또는 위탁) ① 이 법에 따른 보건복지부장관의 권한은 그 일부를 대통령령으로 정하는 바에 따라 소속 기관의 장, 특별시장ㆍ광역시장ㆍ특별자치시장ㆍ도지사ㆍ특별자치도지사, 시장ㆍ군수ㆍ구청장 또는 보건소장에게 위임할 수 있다. <개정 2013. 6. 4.>

② 보건복지부장관은 의료기사등의 실태 등의 신고 수리, 의료기사등에 대한 교육 등 업무의 일부를 대통령령으로 정하는 바에 따라 관계 전문기관 또는 단체 등에 위탁할 수 있다. [전문개정 2011. 11. 22.]

[영] 제14조(업무의 위탁) ① 법 제28조제2항에 따라 보건복지부장관은 법 제20조에 따른 의료기사등에 대한 보수교육(補修教育)을 다음 각 호의 어느 하나에 해당하는 기관 중 교육능력을 갖춘 기관에 위탁한다.

1. 「고등교육법」 제2조에 따른 학교로서 해당 의료기사등의 면허에 관련된 학과가 개설된 전문대학 이상의 학교
2. 해당 의료기사등의 면허의 종류에 따라 법 제16조에 따라 설립된 단체
3. 해당 의료기사등의 업무와 관련된 연구기관

② 보건복지부장관은 제1항에 따른 보수교육 위탁의 내용을 고시하여야 한다.

[전문개정 2012.5.22]

[영] 제14조의2(민감정보 및 고유식별정보의 처리) 보건복지부장관, 특별자치시장, 특별자치도지사, 시장, 군수, 자치구의 구청장(해당 권한이 위임·위탁된 경우에는 그 권한을 위임·위탁받은 자를 포함한다) 또는 국가시험관리기관은 다음 각 호의 사무를 수

행하기 위하여 불가피한 경우 「개인정보 보호법」 제23조에 따른 건강에 관한 정보, 같은 법 시행령 제18조제2호에 따른 범죄경력자료에 해당하는 정보, 같은 법 시행령 제19조제1호 또는 제4호에 따른 주민등록번호 또는 외국인등록번호가 포함된 자료를 처리할 수 있다. <개정 2014.11.19., 2015.3.3.>

1. 법 제6조에 따른 국가시험의 관리
2. 법 제7조에 따른 국가시험 응시자격의 확인
3. 법 제8조에 따른 의료기사등의 면허의 등록과 면허증 발급

3의2. 법 제11조에 따른 의료기사등의 실태와 취업상황의 신고

4. 법 제11조의2에 따른 치과기공소의 개설등록
5. 법 제12조에 따른 안경업소의 개설등록
6. 법 제13조에 따른 치과기공소 및 안경업소의 폐업 및 등록사항 변경 신고
7. 법 제21조부터 제26조까지의 규정에 따른 행정처분, 등
8. 제12조에 따른 면허증 재발급

[전문개정 2012.5.22.]

제29조(다른 법률과의 관계) 이 법에 따른 안경업소의 등록 및 그 취소 등에 대하여는 「의료기기법」 제17조와 제36조를 적용하지 아니한다.

[전문개정 2011.11.22]

제7장 벌칙,

제30조(벌칙) ① 다음 각 호의 어느 하나에 해당하는 사람은 3년 이하의 징역 또는 3천만 원 이하의 벌금에 처한다. <개정 2016. 12. 2.>

1. 제9조제1항 본문을 위반하여 의료기사등의 면허 없이 의료기사등의 업무를 한 사람
2. 제9조제3항을 위반하여 타인에게 의료기사등의 면허증을 빌려 준 사람
3. 제10조를 위반하여 업무상 알게 된 비밀을 누설한 사람
4. 제11조의2제1항을 위반하여 치과기공사의 면허 없이 치과기공소를 개설한 자. 다만, 제11조의2제1항에 따라 개설등록을 한 치과의사는 제외한다.
5. 제11조3제1항을 위반하여 치과의사가 발행한 치과기공물제작의뢰서에 따르지 아니하고 치과기공물제작등 업무를 행한 자
6. 제12조제1항을 위반하여 안경사의 면허 없이 안경업소를 개설한 사람

② 제1항제3호의 죄는 고소가 있어야 공소를 제기할 수 있다.

[제목개정 2011.11.22]

제31조(벌칙) 다음 각 호의 어느 하나에 해당하는 자는 500만원 이하의 벌금에 처한다. <개정 2016. 12. 2.>

1. 제9조제2항을 위반하여 의료기사등의 면허 없이 의료기사등의 명칭 또는 이와 유사한 명칭을 사용한 자

1의2. 제11조의2제2항을 위반하여 2개소 이상의 치과기공소를 개설한 자

2. 제12조제2항을 위반하여 2개 이상의 안경업소를 개설한 자

2의2. 제11조의2제3항을 위반하여 등록을 하지 아니하고 치과기공소를 개설한 자

3. 제12조제3항을 위반하여 등록을 하지 아니하고 안경업소를 개설한 자

3의2. 제12조제5항을 위반한 사람

3의3. 제12조제6항을 위반하여 안경 및 콘택트렌즈를 안경업소 외의 장소에서 판매한 안경사

4. 제14조제2항을 위반하여 영리를 목적으로 특정 치과기공소·안경업소 또는 치과기공사·안경사에게 고객을 알선·소개 또는 유인한 자

[제목개정 2011. 11. 22.]

제32조(양벌규정) 법인의 대표자나 법인 또는 개인의 대리인, 사용인, 그 밖의 종업원이 그 법인 또는 개인의 업무에 관하여 제30조 또는 제31조의 위반행위를 하면 그 행위자를 벌하는 외에 그 법인 또는 개인에게도 해당 조문의 벌금형을 과(科)한다. 다만, 법인 또는 개인이 그 위반행위를 방지하기 위하여 해당 업무에 관하여 상당한 주의와 감독을 게을리하지 아니한 경우에는 그러하지 아니하다.

[전문개정 2011. 11. 22.]

제33조(과태료) ① 제23조제2항에 따른 시정명령을 이행하지 아니한 자에게는 500만원 이하의 과태료를 부과한다. <신설 2016. 5. 29.>

② 다음 각 호의 어느 하나에 해당하는 자에게는 100만원 이하의 과태료를 부과한다. <개정 2016. 5. 29.>

1. 제11조에 따른 실태와 취업 상황을 허위로 신고한 사람
2. 제13조에 따른 폐업신고를 하지 아니하거나 등록사항의 변경신고를 하지 아니한 사람
3. 제15조제1항에 따른 보고를 하지 아니하거나 검사를 거부·기피 또는 방해한 자
4. 삭제 <1999. 2. 8.>
5. 삭제 <1999. 2. 8.>

③ 제1항 및 제2항에 따른 과태료는 대통령령으로 정하는 바에 따라 다음 각 호의 자가 부

과 · 징수한다. <개정 2016. 5. 29.>

1. 보건복지부장관: 제1항에 따른 과태료
2. 특별자치시장 · 특별자치도지사 · 시장 · 군수 · 구청장: 제2항에 따른 과태료

④ 삭제 <2011. 7. 14.>

⑤ 삭제 <2011. 7. 14.>

[제목개정 2011. 11. 22.]

부 칙

[법] 부칙 <제15268호, 2017. 12. 19.>

제1조(시행일) 이 법은 공포 후 1년이 경과한 날부터 시행한다. 다만, 제5조제1호의 개정규정은 공포한 날부터 시행한다.

제2조(중앙회에 관한 경과조치) 이 법 시행 당시 사단법인 대한임상병리사협회, 사단법인 대한방사선사협회, 사단법인 대한물리치료사협회, 사단법인 대한작업치료사협회, 사단법인 대한치과기공사협회, 사단법인 대한치과위생사협회, 사단법인 대한의무기록협회, 사단법인 대한안경사협회는 각각 제16조 및 제17조의 개정규정에 따라 설립된 것으로 본다.

제3조(의무기록사에 관한 경과조치) 이 법 시행 당시 종전의 규정에 따라 의무기록사 면허를 취득한 사람은 제4조의 개정규정에 따른 보건의료정보관리사 면허를 취득한 사람으로 본다.

제4조(보건의료정보관리사 교육과정 인증에 관한 경과조치) 이 법 시행 당시 보건복지부장관에게 의무기록사 국가시험 응시 자격을 부여하기에 적합한 교육과정을 운영하는 것으로 인정받은 대학등은 제4조제1항제1호 단서의 개정규정에 따라 보건의료정보관리사 교육과정 인증을 받은 것으로 본다. 다만, 이 법 시행 후 2년 이내에 같은 개정규정에 따라 인정기관의 인증을 받아야 한다.

제15조(과태료의 부과기준) 법 제33조제1항 및 제2항에 따른 과태료의 부과기준은 별표와 같다. <개정 2016.11.29.>

[전문개정 2011.11.16.]

[영] 부칙 <제27633호, 2016.11.29.>

제1조(시행일) 이 영은 공포한 날부터 시행한다. 다만, 제11조의 개정규정은 2016년 11월 30일부터 시행한다.

제2조(보수교육에 관한 특례) ① 1년 이상 의료기사등의 업무에 종사하지 아니하다가 다시 그 업무에 종사하려는 사람의 최초의 보수교육 시간에 대해서는 제11조제1항제1호 단서의 개정규정에도 불구하고 2016년 12월 31일까지는 8시간 이상으로 한다.

② 의료기사등에 대한 보수교육의 교육시간당 인정시간에 관하여는 제11조제2항의 개정규정에도 불구하고 2016년 12월 31일까지는 제14조제3항에 따라 보수교육 업무를 위탁받은 기관의 장이 정하는 바에 따른다.[영] 제15조(과태료의 부과기준) 법 제33조제1항에 따른 과태료의 부과기준은 별표와
같다. [전문개정 2011.11.16.]

[규] 부칙 <제497호, 2017. 5. 30.>
(정신건강증진 및 정신질환자 복지서비스 지원에 관한 법률 시행규칙)

제1조(시행일) 이 규칙은 2017년 5월 30일부터 시행한다.

제2조부터 제10조까지 생략

제11조(다른 법령의 개정) ①부터 ⑤까지 생략

⑥ 의료기사 등에 관한 법률 시행규칙 일부를 다음과 같이 개정한다.
별표 1의2 제4호다목 중 "「정신보건법」"을 "「정신건강증진 및 정신질환자 복지서비스 지원에 관한 법률」"로 한다. ⑦부터 ⑫까지 생략

제12조 생략

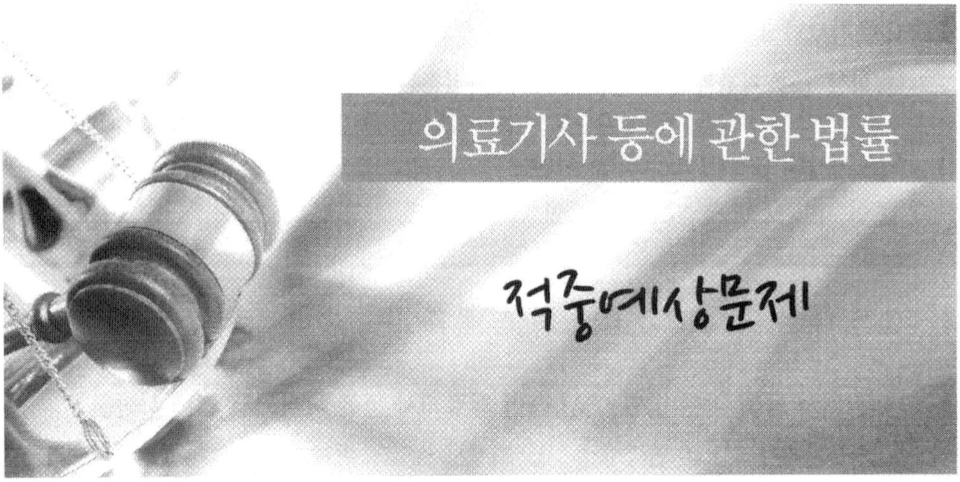

01 「의료기사 등에 관한 법률」의 목적에 해당되는 것은?

① 의료의 적정 및 국민건강의 보호증진 ② 보건시책의 효율적 추진
③ 국민의 보건 및 의료향상에 이바지 ④ 감염병의 발생과 유행을 방지
⑤ 국민의 건강한 생활 확보

02 다음은 의료기사에 대한 설명이다. 다음 ( ) 안에 알맞은 것은?

의사 또는 치과의사의 지도 아래 ( )에 종사하는 사람

① 의학적 검사 ② 진료나 의화학적 검사
③ 진료의 보조 및 의화학적 검사 ④ 진료 또는 의무기록
⑤ 의무기록 또는 진료의 보조

03 의료기사의 종류에 해당하는 사람은?

가. 물리치료사 나. 의무기록사 다. 작업치료사 라. 안경사

① 가, 나, 다 ② 가, 다 ③ 나, 라 ④ 라 ⑤ 가, 나, 다, 라

04 「의료기사 등에 관한 법률」에서 정한 의료기사 등의 종류는?

① 5종 ② 6종 ③ 8종 ④ 10종 ⑤ 12종

05 의료기사 등에 관한 업무 범위와 한계를 규정하고 있는 것은?

① 보건복지부령 ② 법률 ③ 대통령령 ④ 국무총리령 ⑤ 조례

06 임상병리사의 혈액에 대한 업무와 거리가 먼 것은?

① 사용 ② 공급 ③ 보존 ④ 조작 ⑤ 제조

07 다음은 의료기사의 종류에 따른 업무의 일부를 설명한 것이다. 잘못 설명된 것은?

① 물리치료사 : 전기치료

② 임상병리사 : 방사성동위원소를 사용한 가검물 등의 검사

③ 방사선사 : 방사성동위원소를 이용한 핵의학적 검사

④ 치과위생사 : 구내 진단용 방사성 촬영업무

⑤ 작업치료사 : 물리요법적 치료업무

08 의료기사가 되려면 누구로부터 어떤 인정을 받아야 하나?

① 시·도지사 - 면허 ② 보건복지부장관 - 자격 ③ 시·도지사 - 자격

④ 보건복지부장관 - 면허 ⑤ 시장·군수·구청장 - 면허

09 의료기사 등의 결격사유에 해당되지 않는 사람은?

① 청각장애인 ② 향정신성의약품중독자 ③ 정신질환자

④ 한정치산자 ⑤ 금치산자

10 의료기사 등의 결격사유에 해당하는 사람으로 알맞은 것은?

가. 정신질환자 나. 지적장애인 다. 한정치산자 라. 파산선고를 받고 복권되지 아니한 사람

① 가, 나, 다 ② 가, 다 ③ 나, 라 ④ 라 ⑤ 가, 나, 다, 라

11 의료기사 등의 국가시험 합격자 결정방법이 옳은 것은?

① 필기시험에서는 전 과목 총점의 60% 이상 득점한 사람

② 실기시험에서는 각 과목 만점의 40% 이상 전 과목 총점의 60% 이상 득점한 사람

③ 필기시험에서는 가 과목 만점의 40% 이상 득점한 사람

④ 실기시험에서는 만점의 60% 이상 득점한 사람

⑤ 필기시험과 실기시험에서 전 과목 총점의 40% 이상 득점한 사람

12 국가시험관리기관의 장이 보건복지부장관의 승인을 받아 하는 공고 사항이 아닌 것은?

① 시험일시 ② 시험장소 ③ 시험과목
④ 응시원서제출기간 ⑤ 시험위원의 위촉

13 다음 중 의료기사 등의 국가시험에 대한 설명으로 잘못된 것은?

① 보건복지부장관은 시험 관리 능력이 있다고 인정되는 관계 전문기관으로 하여금 국가시험을 관리하게 할 수 있다.
② 보건복지부장관이 필요하다고 인정하는 경우에는 필기시험과 실기시험을 병합하여 실시할 수 있다.
③ 필기시험의 시험과목, 실기시험의 범위 및 합격자 결정, 그 밖에 필요한 사항은 보건 복지부장관이 정한다.
④ 국가시험관리기관의 장이 시험위원을 위촉한다.
⑤ 국가시험에 응시하려는 사람은 응시원서를 국가시험관리기관의 장에게 제출한다.

14 다음 중 국가시험에 응시할 수 있는 사람은?

가. 미성년자 나. 장애인 다. 파산선고를 받고 복권되지 아니한 사람 라. 국가시험에서 부정행위를 한 사람

① 가, 나, 다 ② 가, 다 ③ 나, 라 ④ 라 ⑤ 가, 나, 다, 라

15 다음 중 면허증의 발급에 대한 설명으로 올바른 것은?

① 국가시험기관의 장에게 면허증 발급을 신청한다.
② 면허증 발급은 신청을 받은 날부터 14일 이내에 한다.
③ 면허증 발급신청서류는 대통령령으로 정한다.
④ 면허증 발급은 법률로 정한다.
⑤ 외국의 면허를 받은 사람은 사실조회 즉시 발급한다.

16 의료기사 등의 면허의 등록과 면허증에 관하여 필요한 사항을 규정한 것은?

① 법률 ② 대통령령 ③ 보건복지부령 ④ 조례 ⑤ 행정안전부령

17 의료기사 등의 국가시험에 합격한 사람은 누구에게 면허증 발급을 신청하는가?

① 보건복지부장관 ② 시·도지사 ③ 보건소장
④ 협회장 ⑤ 시장·군수·구청장

18 의료기사 등의 의무로 보기 어려운 것은?
① 의료기사 등이 아니면 의료기사 등의 업무를 하지 못한다.
② 의료기사 등의 면허증은 타인에게 빌려 주지 못한다.
③ 의료기사 등은 업무상 알게 된 비밀을 누설하여서는 아니 된다.
④ 의료기사 등은 실태와 취업현황을 보건복지부장관에게 신고하여야 한다.
⑤ 비밀누설금지는 친고죄에 해당한다.

19 다음 중 의료기사 등의 권리로 짝지어진 것은?

가. 무면허자의 업무금지	나. 면허증 대여금지
다. 명칭사용 제한	라. 비밀누설 금지

① 가, 나, 다 ② 가, 다 ③ 나, 라 ④ 라 ⑤ 가, 나, 다, 라

20 의료기사 등의 실태와 취업상황 신고에 대한 설명으로 잘못된 것은?
① 대통령령이 정하는 바에 의한다.
② 보건복지부장관에게 신고한다.
③ 보건의료시책 상 필요하다고 인정할 때 하게 된다.
④ 신고의 공고는 신고 시작 30일 전까지 하여야 한다.
⑤ 위반 시에는 100만 원 이하의 과태료 처분을 받을 수 있다.

21 다음 중 치과기공소의 개설에 대한 설명으로 잘못된 것은?
① 치과의사 또는 치과기공사만 개설할 수 있다.
② 1개소의 치과기공소만을 개설할 수 있다.
③ 특별자치도지사·시장·군수·구청장에게 개설등록을 하여야 한다.
④ 개설자가 치과기공사인 경우에는 지도치과의사를 정하여야 한다.
⑤ 기공용 레이드는 1대 이상을 갖추어야 한다.

22 치과기공소를 개설할 수 있는 사람으로 올바른 것은?

가. 치과의사	나. 치과위생사	다. 치과기공사	라. 의사

① 가, 나, 다 ② 가, 다 ③ 나, 라 ④ 라 ⑤ 가, 나, 다, 라

23 치과기공물제작의뢰서는 몇 년 동안 보존하여야 하는가?
① 2년 ② 3년 ③ 5년 ④ 10년 ⑤ 영구보존

24 안경업소의 양수자가 취해야할 행정적 절차는?

① 시·도지사에게 신고

② 시·도지사의 허가

③ 특별자치도지사·시장·군수·구청장에게 신고

④ 특별자치도지사·시장·군수·구청장의 허가

⑤ 절차제한이 없다.

25 안경업소 개설자가 갖추어야 하는 시설 및 장비가 아닌 것은?

① 주조기 ② 동공 거리 측정기 ③ 정점굴절계기

④ 가열기 ⑤ 안경 세척기

26 치과기공소 또는 안경업소의 개설자가 폐업하고자 할 때 신고 기간은?

① 3일 이내 ② 7일 이내 ③ 14일 이내 ④ 1개월 이내 ⑤ 6개월 이내

27 치과기공소 또는 안경업소의 광고에 대한 설명으로 올바른 것은?

가. 거짓광고를 하지 못한다. 나. 과대광고를 하지 못한다. 다. 광고의 범위와 그 밖에 필요한 사항은 「독점규제 및 공정거래에 관한 법률」 에서 정하는 바에 따른다. 라. 잡지에는 광고하지 못한다.

① 가, 나, 다 ② 가, 다 ③ 나, 라 ④ 라 ⑤ 가, 나, 다, 라

28 의료기사 등으로 개업을 할 수 있는 자로 올바른 것은?

가. 물리치료사	나. 안경사	다. 작업치료사	라. 치과기공사

① 가, 나, 다 ② 가, 다 ③ 나, 라 ④ 라 ⑤ 가, 나, 다, 라

29 의료기사 등의 단체(협회)에 대한 규정으로 옳은 것은?

① 협회는 법인으로 한다.

② 해당되는 의료기사 등은 당연히 회원이 된다.

③ 보건복지부장관의 설립인가를 받아야 한다.

④ 반드시 설립하여야 하지만 전국적으로 조직을 가질 필요는 없다.

⑤ 법률에 규정되지 아니한 사항은 「민법」 중 재단법인에 관한 규정을 준용한다.

30 다음 중 의료기사 등의 보수교육에 관하여 올바른 것은?

① 매년 1회 이상 실시한다.

② 보수교육에 관하여 필요한 사항은 보수교육실시기관의 장이 정한다.

③ 교육시간은 연간 10시간 이상이다.

④ 해당업무에 종사하지 않는 자는 교육을 받지 않아도 된다.

⑤ 관계서류의 보존기간은 5년이다.

31 의료기사 등에 관한 보수교육 면제자로 옳은 것은?

가. 군복무 중인 사람 나. 보건복지부장관이 보수교육을 받을 필요가 없다고 인정하는 사람 다. 본인의 질병으로 보수교육을 받기가 곤란한 사람 라. 대학원 재학생

① 가, 나, 다　② 가, 다　③ 나, 라　④ 라　⑤ 가, 나, 다, 라

32 의료기사 등의 면허취소사유에 해당하는 것은?

① 과태료 처분을 받은 때　② 자격정지처분을 2회 받은 때

③ 한정치산자선고를 받은 때　④ 검사결과를 사실과 다르게 판시한 때

⑤ 실태와 취업상황신고를 게을리 한 때

33 의료기사 등의 면허취소 사유에 해당하는 것은?

① 2회 이상 면허자격정지처분을 받은 때

② 면허자격정지기간 중에 의료기사 등의 업무를 행할 때

③ 과태료 처분을 받았을 때

④ 정당한 사유 없이 실태 취업상황의 신고를 하지 않았을 때

⑤ 품위손상행위를 한 때

34 의료기사 면허증을 빌려 주어 면허가 취소된 후, 뉘우치는 빛이 뚜렷하여 재발급을 받을 수 있는 것과 관계가 있는 것은?

① 취소된 날로부터 6개월 경과 후　② 취소된 날로부터 10개월 경과 후

③ 취소된 날로부터 1년 경과 후　④ 취소된 날로부터 2년 경과 후

⑤ 취소된 날로부터 3년 경과 후

35 의료기사 등이 면허증의 재발급을 신청한 경우 면허증을 재발급 받을 때까지 면허증을 갈음할 수 있는 증서는?

① 인증서 ② 합격증 ③ 증명서 ④ 접수증 ⑤ 가면허증

36 의료기사 등에 대한 면허자격정지 기간은?

① 6개월 이내 ② 6개월 이상 1년 이내 ③ 6개월 이상 2년 이내
④ 1년 이상 2년 이내 ⑤ 1년 이상 3년 이내

37 의료기사 등의 품위손상행위에 해당하는 것은?

① 안경업소의 개설자가 될 수 없는 자에게 고용되어 안경사의 업무를 행한 경우
② 검사결과를 사실과 다르게 판시하는 행위
③ 치과진료를 행하는 의료기관 또는 등록한 치과기공소가 아닌 곳에서 치과기공사의 업무를 행한 때
④ 개설등록을 하지 아니하고 치과기공소를 개설 운영한 때
⑤ 치과기공물제작의뢰서를 보존하지 아니한 때

38 의료기사 등의 면허자격을 정지시킬 수 있는 사유는?

가. 의사와 치과의사의 지도를 받지 아니하고 의료기사 등의 업무를 한 때 나. 윤리적으로 허용되지 아니한 방법으로 업무를 한 때 다. 치과기공물제작의뢰서를 보존하지 아니한 때 라. 치과기공소의 개설자가 될 수 없는 자에게 고용되어 치과기공사의 업무를 한 때

① 가, 나, 다 ② 가, 다 ③ 나, 라 ④ 라 ⑤ 가, 나, 다, 라

39 치과기공소 또는 안경업소의 개설자에 대해 영업정지 또는 등록취소를 할 수 있는 자는?

① 특별자치도지사·시장·군수·구청장 ② 시·도지사
③ 보건복지부장관 ④ 대통령
⑤ 보건소장

40 치과기공소 또는 안경업소의 개설자가 영업정지 처분을 받았을 경우 그 기간으로 가장 적절한 것은?

① 3개월 이내 ② 6개월 이내 ③ 6개월 이상 ④ 1년 이내 ⑤ 1년 이상

41 치과기공소 또는 안경업소의 개설자가 면허자격정지처분을 받았을 경우 영업정지 기간으로 가장 적절한 것은?

① 3개월 이내 ② 6개월 이내 ③ 6개월 이상 ④ 1년 이내 ⑤ 1년 이상

42 「의료기사 등에 관한 법률」에서 청문을 실시하여야 하는 자는?

가. 보건복지부장관	나. 시·도지사
다. 시장·군수·구청장	라. 보건소장

① 가, 나, 다 ② 가, 다 ③ 나, 라 ④ 라 ⑤ 가, 나, 다, 라

43 「의료기사 등에 관한 법률」에서 규정한 수수료 납부 대상자는?

> 가. 의료기사 등의 면허를 받으려는 사람
> 나. 면허증을 재발급 받으려는 사람
> 다. 국가시험에 응시하려는 사람
> 라. 치과기공소 또는 안경업소를 개설하려는 사람

① 가, 나, 다 ② 가, 다 ③ 나, 라 ④ 라 ⑤ 가, 나, 다, 라

44 「 의료기사 등에 관한 법률」에 따른 보건복지부장관의 권한의 일부를 위임할 수 있는 대상에 해당되지 않는 자는?

① 시·도지사 ② 질병관리본부장 ③ 시장·군수·구청장
④ 보건소장 ⑤ 협회장

45 다음 중 국가시험관리기관이 국가시험의 관리에 관한 사무 등을 수행하기 위하여 「의료기사 등에 관한 법률」 에서 명시한 불가피하게 처리할 수 있는 자료의 범위가 아닌 것은?

① 건강에 관한 정보 ② 범죄경력자료 ③ 가족 구성원에 관한 정보
④ 주민등록번호 ⑤ 외국인등록번호

46 다음 중 의료기사 등이 3년 이하의 징역 또는 1천만 원 이하의 벌금에 처하는 경우로 올바른 것은?

> 가. 의료기사 등의 면허 없이 의료기사 등의 업무를 한 사람
> 나. 타인에게 의료기사 등의 면허증을 빌려 준 사람
> 다. 치과의사가 발행한 치과기공물제작의뢰서에 따르지 아니하고 치과기공물제작 등 업무를 행한 사람
> 라. 등록을 하지 아니하고 치과기공소를 개설한 사람

① 가, 나, 다 ② 가, 다 ③ 나, 라 ④ 라 ⑤ 가, 나, 다, 라

47 위반 시 벌칙이 300만 원 이하의 벌금인 것은?

> 가. 등록을 하지 아니하고 치과기공소를 개설한 자
> 나. 영리를 목적으로 특정 안경사에게 고객을 알선·소개·유인한 자
> 다. 2개 이상의 치과기공소를 개설한 자
> 라. 안경사의 면허 없이 안경업소를 개설한 자

① 가, 나, 다 ② 가, 다 ③ 나, 라 ④ 라 ⑤ 가, 나, 다, 라

48 다음 중 의료기사 등에 대해 100만 원 이하의 과태료에 처하는 경우가 아닌 것은?

① 실태와 취업상황에 관한 신고를 하지 아니한 자
② 등록을 하지 아니하고 치과기공소를 개설한 자
③ 폐업신고를 하지 아니한 자
④ 등록사항의 변경신고를 하지 아니한 자
⑤ 보고를 하지 아니하거나 검사를 거부·기피 또는 방해한 자

49 다음에서 벌칙에 대하여 맞는 것은?

① 의료인과 의료기사는 비밀누설금지를 위반하면 적용되는 벌칙은 다르다.
② 의료기사 등이 면허 또는 업무에 관하여 광고행위를 했을 때 벌칙은 3년 이하의 징역 또는 300만 원 이하의 벌금이다.
③ 무면허 의료기사 등의 업무를 했을 때는 3년 이하의 징역 또는 1천만 원 이하의 벌금 에 해당된다.
④ 등록하지 아니하고 안경업소를 개설하면 100만 원 이하의 벌금에 해당된다.
⑤ 의료기사 등이 품위손상행위를 했을 때 과태료 100만 원 이하이다.

50 「의료기사 등에 관한 법률」에서 과태료를 부과·징수할 수 없는 자는?

① 보건복지부장관 ② 시·도지사 ③ 시장·군수·구청장
④ 보건소장 ⑤ 광역시장

적중예상문제 정답 및 해설 · 의료기사 등에 관한 법률

01. ③	02. ②	03. ②	04. ③	05. ③	06. ①	07. ⑤	08. ④	09. ①	10. ②	11. ④	12. ⑤	13. ③
14. ①	15. ②	16. ③	17. ①	18. ①	19. ②	20. ④	21. ④	22. ②	23. ①	24. ③	25. ①	26. ③
27. ①	28. ③	29. ①	30. ④	31. ②	32. ③	33. ②	34. ③	35. ④	36. ①	37. ②	38. ⑤	39. ①
40. ②	41. ⑤	42. ②	43. ①	44. ⑤	45. ③	46. ①	47. ①	48. ②	49. ③	50. ④		

01. 법 제1조(목적)
「의료기사 등에 관한 법률」의 목적
1) 의료기사, 의무기록사 및 안경사의 자격·면허 등에 관하여 필요한 사항을 정함으로써
2) 국민의 보건 및 의료향상에 이바지함

02. 법 제1조의2(정의)
의료기사 등의 정의
1) 의료기사 : 의사 또는 치과의사의 지도 아래 진료나 의화학적 검사에 종사하는 사람
2) 의무기록사 : 의무에 관한 기록을 주된 업무로 하는 사람
3) 안경사 : 안경(시력보정용에 한정)의 조제 및 판매와 콘택트렌즈(시력교정용이 아닌 경우 포함)의 판매를 주된 업무로 하는 사람

03. 법 제2조(의료기사의 종류)
의료기사의 종류(6종)
- 임상병리사, 방사선사, 물리치료사, 작업치료사, 치과기공사 및 치과위생사

04. 법 제1조의2(정의), 법 제2조(의료기사의 종류)
※ 의료기사 등의 종류(8종) = 의료기사(6종) + 의무기록사, 안경사

05. 법 제3조(업무 범위와 한계)
의료기사 등의 업무 범위와 한계
- 의료기사 등의 업무의 범위와 한계는 대통령령으로 정함

06. 영 제2조(의료기사, 의무기록사 및 안경사의 업무 범위 등) 제1항
임상병리사의 혈액에 대한 업무 범위
- 혈액의 채혈·제제·제조·조작·보존·공급

07. 영 제2조(의료기사, 의무기록사 및 안경사의 업무 범위 등) 제1항
※ ⑤에서 물리요법적 치료업무는 물리치료사의 업무

08. 법 제4조(면허) 제1항
의료기사 등의 면허권자
- 보건복지부장관

09. 법 제5조(결격사유)
결격사유
1) 의료기사 등의 결격사유
(1) 정신질환자(전문의가 의료기사 등으로서 적합하다고 인정하는 사람은 제외)
(2) 마약·대마 또는 향정신성의약품 중독자
(3) 금치산자·한정치산자
(4) 보건관련 법규 위반으로 금고 이상의 실형의 선고를 받고 그 집행이 종료되지 아니하거나 면제 되지 아니한 사람
2) 결격사유 제외자
(1) 장애인
(2) 파산선고를 받고 복권되지 아니한 사람

10. 법 제5조(결격사유)
※ 장애인(나. 정신지체인)과 파산선고를 받고 복권되지 아니 한 사람은 결격사유 제외자임

11. 규칙 제9조(합격자 결정 등) 제1항
합격자 결정 방법
1) 필기시험 : 각 과목 만점의 40% 이상, 전 과목 총점의 60% 이상 득점한 사람
2) 실기시험 : 만점의 60% 이상 득점한 사람

12. 영 제4조(국가시험 시행과 공고) 제2항
공고 사항
- 시험일시, 시험장소, 시험과목, 응시원서 제출기간, 그 밖에 시험 실시에 관하여 필요한 사항

13. 법 제6조(국가시험) 제2항, 영 제3조(국가시험의 범위) 제 2항·제3항, 영 제5조(시험위원), 영 제6조(국가시험의 응시)

의료기사 등의 국가시험
1) 보건복지부장관은 대통령으로 정하는 바에 따라 시험 관리 능력이 있다고 인정되는 관계 전문기관으로 하여금 국가시험을 관리하게 할 수 있음
2) 국가시험은 필기시험과 실기시험으로 구분하여 실시하되, 실기시험은 필기시험 합격자에 대해서만 실시. 다만, 보건복지부장관이 필요하다고 인정하는
경우에는 필기시험과 실기시험을 병합하여 실시할 수 있음
3) 필기시험의 시험과목, 실기시험의 범위 및 합격자 결정, 그 밖에 필요한 사항은 보건복지부령으로 정함
4) 국가시험관리기관의 장은 국가시험을 실시할 때마다 시험과목별로 전문지식을 갖춘 사람 중에서 시험위원을 위촉
5) 국가시험에 응시하고자 하려는 사람은 국가시험관리기관의 장이 정하는 응시원서를 국가시험관리기관의 장에게 제출하여야 함
※ ③에서 필기시험의 시험과목, 실기시험의 범위 및 합격자 결정, 그 밖에 필요한 사항은 보건복지부령으로 정함

14. 법 제7조(응시자격의 제한 등)
국가시험 응시자격의 제한
1) 의료기사 등의 결격사유 해당자
(1) 정신질환자
(2) 마약·대마 또는 향정신성의약품 중독자
(3) 금치산자·한정치산자
(4) 보건관련 법규위반으로 금고 이상의 실형을 선고 받고 그 집행이 끝나지 아니하거나 면제되지 아니한 사람
2) 부정한 방법으로 국가시험에 응시한 사람
(1) 시험을 정지시키거나 합격 무효
(2) 2회에 한정하여 국가시험 응시불가
※ 미성년자에 대한 규제는 없으며, 장애인과 파산선고를 받고 복권되지 아니한 사람은 의료인 결격사유 에 해당되지 않으므로 국가시험에 응시할 수 있음

15. 법 제8조(면허의 등록 등), 영 제7조(면허증의 발급), 규칙 제12조(면허증의 발급)
면허의 등록 및 발급
1) 국가시험에 합격한 사람은 보건복지부령이 정하는 서류를 첨부하여 보건복지부장관에게 면허증 발급을 신청
2) 보건복지부장관은 면허증 발급 신청을 받았을 때에는 그 신청인에게 면허증 발급을 신청 받은 날부터 14일 이내에 종류에 따라 면허증을 발급
3) 보건복지부령으로 정하는 바에 따라 면허증을 발급
4) 외국의 면허를 받은 사람의 경우에는 외국에서 면허증을 받은 사실 등에 대한 조회가 끝난 날부터 14일 이내에 발급
※ ①에서 보건복지부장관에게 신청을 하며, ③에서 보건복지부령으로 정하며, ④에서 면허증 발급은 보건복지부령으로 정하고, ⑤에서 사실 등에 대한 조회가 끝난 날부터 14일 이내에 발급

16. 법 제8조(면허의 등록 등) 제2항
※ 면허의 등록과 면허증에 관하여 필요한 사항은 보건복지부 령으로 정함

17. 영 제7조(면허증의 발급) 제1항
면허증의 교부신청 대상
- 국가시험에 합격한 사람은 보건복지부장관에게 면허증 발급을 신청

18. 법 제9조(무면허자의 업무금지 등), 법 제10조(비밀누설의 금지), 법 제11조(실태 등의 신고)
의료기사 등의 권리 및 의무
1) 의료기사 등의 권리
(1) 무면허자의 업무금지 : 의료기사 등이 아니면 의료기사 등의 업무를 하지 못함
(2) 명칭사용 제한 : 의료기사 등이 아니면 의료기사 등의 명칭 또는 이와 유사한 명칭을 사용하지 못함
2) 의료기사 등의 의무
(1) 면허증 대여금지 : 의료기사 등의 면허증은 타인 에게 빌려 주지 못함
(2) 비밀누설의 금지 : 의료기사 등은 이 법 또는 다른 법령에 특별히 규정된 경우를 제외하고는 업무상 알게 된 비밀을 누설하여서는 아니됨(친고 죄)
(3) 실태 등의 신고 : 의료기사 등은 대통령령이 정 하는 바에 의하여 그 실태와 취업상황을 보건복지부장관에게 신고
※ ①은 의료기사 등만이 의료기사 등의 업무를 할 수 있게 하는 권리 조항임

19. 법 제9조(무면허자의 업무금지 등)
의료기사 등의 권리
1) 무면허자의 업무금지 : 의료기사 등이 아니면 의료기사 등의 업무를 하지 못함(의료기사 등의 업무종사권)
2) 명칭사용 제한 : 의료기사 등이 아니면 의료기사 등의 명칭 또는 이와 유사한 명칭을 사용하지 못함(의료기사 등의 명칭사용권)
※ 나.와 라.는 의료기사 등의 의무사항

20. 법 제11조(실태 등의 신고), 영 제8조(실태 등의 신고), 법 제33조(과태료) 제1항

의료기사 등의 실태와 취업상황 신고

1) 신고 내용 : 의료기사 등은 대통령령이 정하는 바에 의하여 그 실태와 취업상황을 보건복지부장관에게 신고

2) 신고 시기 : 보건복지부장관이 보건의료시책상 필 요하다고 인정할 때

3) 공고 : 보건복지부장관은 신고를 하게 하려는 경우 에는 신고의 방법·절차와 그 밖에 신고에 필요한 사항을 정하여 신고 시작 60일 전까지 공고

4) 과태료 : 실태와 취업상황에 관한 신고를 하지 아니 한 자 : 100만 원 이하의 과태료

21. 법 제11조의2(치과기공소의 개설등록 등), 규칙 제2조의2(치과 기공소의 개설 등록 등) 제1항, 규칙 제12조의3(치과기공소의 시설 및 장비)

치과기공소

1) 치과기공소의 개설등록

(1) 치과기공소를 개설할 수 있는 사람 : 치과의사, 치과기공사

- 1개소의 치과기공소만을 개설할 수 있음

(2) 치과기공소를 개설하려는 자 : 특별자치도지 사 · 시장 · 군수 · 구청장에게 개설등록

2) 치과기공소의 시설 및 장비(보건복지부령)

- 기공용 레이드 1대 이상, 주조기 1대 이상, 기공 용 모터 3대 이상, 기공용 컴프레서 1대 이상, 치과용 프레스 1대 이상, 전기로 1대 이상, 포설린 로 1대 이상, 초음파 청소기 1대 이상, 서베이어 1대 이상, 진동기 1대 이상, 트리머 1대 이상, 샌드기 1대 이상, 진공 매몰기 1대 이상, 펀덱스 1 대 이상

※ ④의 지도치과의사 제도는 법이 개정되면서 사라 진 사항임

21. 법 제11조의2(치과기공소의 개설등록 등) 제1항

치과기공소의 개설등록

- 치과의사 또는 치과기공사가 아니면 치과기공소를 개설할 수 없음

23. 규칙 제12조의4(치과기공물제작의뢰서) 제2항

※ 치과의사 및 치과기공소 개설자는 치과기공물제작의뢰서를 각자 2년 동안 보존

24. 규칙 제16조(폐업의 신고 등) 제2항

안경업소의 양수자

- 양수인은 양도·양수한 날부터 14일 이내에 특별자 치도지사 · 시장 · 군수 · 구청장에게 신고

25. 규칙 제15조(안경업소의 시설기준 등) 제2항

안경업소의 시설기준(보건복지부령)

1) 시력표, 표본 렌즈, 측정 의자, 동공 거리(p.d.) 측정기, 정점굴절계기(렌즈미터), 조제용 연마기, 렌즈 절단기(렌즈 가공기기), 가열기, 안경 세척기

2) 안경업소는 채광과 환기가 잘 되고 청결하여야 하며 안경의 조제 및 판매에 지장이 없도록 적합한 시설 을 갖추어야 함

※ ① 주조기는 치과기공소가 갖추어야 할 장비

26. 법 제13조(폐업 등의 신고), 규칙 제16조(폐업의 신고 등) 제1항

※ 폐업을 하거나 등록사항 변경 시 : 지체 없이(14일 이내) 특별자치도지사 · 시장 · 군수 · 구청장에게 신고

27. 법 제14조(과대광고 등의 금지)

치과기공소와 안경업소의 과대광고 등의 금지

1) 치과기공소 또는 안경업소는 해당 업무에 관하여 거짓광고 또는 과대광고를 하지 못함

2) 누구든지 영리를 목적으로 특정 치과기공소·안경 업소 또는 치과기공사·안경사에게 고객을 알선·소개 또는 유인하여서는 아니됨

3) 치과기공소와 안경업소의 해당 업무에 관한 광고의 범위와 그 밖에 필요한 사항 : 「독점규제 및 공정거래에 관한 법률」에서 정하는 바에 따름

※ 잡지 등에 대한 규제는 법률에 없음

28. 법 제11조의2(치과기공소의 개설등록 등), 법 제12조(안경 업소 의 개설등록 등)

개설등록

- 안경사와 치과기공사만이 가능

29. 법 제16조(협회)

협회

1) 협회설립 : 면허의 종류에 따라 전국적으로 조직을 가지는 단체(협회)를 설립할 수 있음(의무조항 아님)

2) 협회의 성격 : 법인

3) 협회에 관하여 이 법에 규정되지 아니한 사항 : 「민 법」 중 사단법인에 관한 규정 준용

4) 보건복지부장관의 인가에 대한 규정은 없음

30. 법 제20조(보수교육), 규칙 제18조(보수교육), 규칙 제21조 (보수교육 관계서류의 보존)

보수교육

1) 보수교육 시간 : 연간 8시간(횟수에 대한 규정은 없음)

2) 보수교육에 관한 사항 규정 : 보건복지부령

3) 보수교육 대상자 : 보건기관·의료기관·치과기공소·안경업소 등에서 업무에 종사하는 의료기사 등
4) 보수교육 관계서류의 보존기간 : 3년

31. 규칙 제18조(보수교육) 제3항
보수교육 면제자
1) 군복무 중인 사람
2) 본인의 질병이나 그 밖의 불가피한 사유로 보수교육 을 받기가 곤란한 사람
※ 나.는 「의료법」에서 규정한 의료인의 보수교육 면제자에 해당함

32. 법 제21조(면허의 취소 등)
면허취소 사유
1) 의료기사 등의 결격사유에 해당할 경우
(1) 정신질환자
(2) 마약、대마 또는 향정신성의약품 중독자
(3) 금치산자、한정치산자
(4) 보건관련 법규위반으로 금고 이상의 실형을 선고 받고 그 집행이 끝나지 아니하거나 면제되지 아니한 사람
2) 타인에게 의료기사 등의 면허증을 빌려 준 경우
3) 치과의사가 발행하는 치과기공물제작의뢰서에 따르지 아니하고 치과기공물 제작 등 업무를 한 때
4) 면허자격정지기간에 의료기사 등의 업무를 한 때
5) 3회 이상 면허자격정지처분을 받은 경우
※ ③ 한정치산자는 의료인 결격사유로 면허를 취소하여 야 함

33. 법 제21조(면허의 취소 등)
※ ① 면허자격정지처분을 3회 이상 받은 경우
④ 정당한 사유 없이 실태·취업상황의 신고를 하지 않았을 때는 100만 원 이하의 과태료
⑤ 품위손상행위를 한 때는 면허의 자격정지 사유

34. 법 제21조(면허의 취소 등) 제2항
면허가 취소된 날부터 1년 이내에 재발급하지 못하는 경우
1) 타인에게 의료기사 등의 면허증을 빌려 준 경우
2) 면허자격정지기간에 의료기사 등의 업무를 하거나 3회 이상 면허자격정지처분을 받은 때
3) 보건관련 법규위반으로 금고 이상의 실형을 선고 받고 그 집행이 끝나지 아니하거나 면제되지 아니한 때

35. 규칙 제23조(면허증을 갈음하는 증서)
면허증을 갈음하는 증서
보건복지부장관의 접수증

36. 법 제22조(자격의 정지) 제1항
의료기사 등의 자격정지 기간
- 6월 이내

37. 영 제13조(의료기사 등의 품위손상행위의 범위), 법 제 22조(자격의 정지) 제1항
※ ①, ③, ④, ⑤는 자격정지 사유

38. 법 제22조(자격의 정지), 영 제13조(의료기사 등의 품위 손상행위 의 범위)
※ 가.와 나.는 품위손상행위로 자격정지 사유이며, 다.와 라. 는 자격정지 사유임

39. 법 제24조(개설등록의 취소 등) 제1항
치과기공소 또는 안경업소의 영업정지 및 개설등록 취소권자
- 특별자치도지사、시장、군수、구청장

40. 법 제24조(개설등록의 취소 등)
영업정지기간
1) 영업정지를 받은 경우 : 6개월 이내의 기간
2) 개설등록의 취소처분을 받은 경우 : 6개월 이내에 개설 불가
3) 면허자격정지처분을 받은 경우 : 면허자격정지기간 동안 영업 불가

41. 법 제24조(개설등록의 취소 등) 제3항
※ 면허자격정지처분을 받은 경우 : 면허자격정지 기간 동안 영업 불가

42. 법 제26조(청문)
청문 실시자
- 보건복지부장관 또는 특별자치도지사·시장·군수·구청장

43. 법 제27조(수수료)
수수료 납부자
1) 의료기사등의 면허를 받으려는 사람
2) 면허증을 재발급 받으려는 사람
3) 국가시험에 응시하려는 사람

44. 법 제28조(권한의 위임 또는 위탁) 제1항
보건복지부장관의 권한 위임 대상
- 시、도지사, 질병관리본부장, 시장、군수、구청장 또는 보건소장

45. 영 제14조의2(민감정보 및 고유식별정보의 처리)
민감정보 및 고유식별정보의 처리
1) 처리권자
- 보건복지부장관, 특별자치도지사, 시장, 군수, 자 치구의 구청장(해당 권한이 위임·위탁 된 경우에는 그 권한을 위임·위탁받은 자 포함), 국가시험관리기관
2) 자료 내용
(1) 건강에 관한 정보
(2) 범죄경력자료에 해당하는 정보
(3) 주민등록번호 또는 외국인등록번호가 포함된 자료
3) 불가피한 사무의 내용
(1) 국가시험의 관리
(2) 국가시험 응시자격의 확인
(3) 의료기사 등의 면호의 등록과 면허증 발급
(4) 치과기공소의 개설등록
(5) 안경업소의 개설등록
(6) 치과기공소 및 안경업소의 폐업 및 등록사항 변경 신고
(7) 행정처분, 등
(8) 면허증 재발급

46. 법 제30조(벌칙), 법 제31조(벌칙)
※ 라.에서 등록을 하지 아니하고 치과기공소를 개설한 자는 300만 원 이하의 벌금에 처함

47. 법 제31조(벌칙)
※ 라.는 의료기사 등의 면허 없이 의료기사 등의 업무를 행한 자이므로 3년 이하의 징역 또는 1천만 원 이하의 벌금에 처함

48. 법 제33조(과태료) 제1항
100만 원 이하의 과태료
1) 실태와 취업상황에 관한 신고를 하지 아니한 자
2) 폐업신고를 하지 아니하거나 등록사항의 변경신고를 하지 아니한 사람
3) 보고를 하지 아니하거나 검사를 거부·기피 또는 방해 한 자
※ ②에서 등록을 하지 아니하고 치과기공소를 개설한 자는 300만 원 이하의 벌금에 처함

49. 법 제30조(벌칙), 법 제31조(벌칙), 법 제33조(과태료), 법 제22조(자격정지)
※ ① 의료인과 의료기사 모두 비밀누설금지를 위반하면 3년 이하의 징역 또는 1천만 원 이하의 벌금
② 의료기사 등의 광고행위에 대한 벌칙은 없음
③ 무면허 의료기사 등의 업무를 했을 때는 3년 이하 의 징역 또는 1천만 원 이하의 벌금
④ 등록하지 아니하고 안경업소를 개설하면 300만 원 이하의 벌금
⑤ 의료기사 등이 품위손상행위를 했을 때는 자격정지 사유임

50. 제33조(과태료) 제2항
과태료 부과·징수권자
- 보건복지부장관, 시·도지사 또는 시장·군수·구청장